AF649692

Dr. Sue Morter

DIE ENERGIE CODES

Dr. Sue Morter

DIE ENERGIE CODES

Das 7-Schritte-Programm, um Körper und Geist zu heilen und zum wahren Selbst zu finden

mvg verlag

Bibliografische Information der Deutschen Nationalbibliothek
Die Deutsche Nationalbibliothek verzeichnet diese Publikation in der Deutschen Nationalbibliografie. Detaillierte bibliografische Daten sind im Internet über https://dnb.de abrufbar.

Für Fragen und Anregungen
info@m-vg.de

Wichtiger Hinweis
Dieses Buch gibt die Meinungen und Vorstellungen der Autorin wieder. Es stellt keinen Ersatz für eine individuelle medizinische Beratung dar und sollte auch nicht als solcher benutzt werden. Leser sollten ihren Arzt, ihren Therapeuten oder andere kom petente Fachleute konsultieren, bevor sie die in diesem Buch gemachten Vorschläge aufgreifen oder Schlüsse daraus ziehen. Der Verlag und die Autorin haften für keine nachteiligen Auswirkungen, die in einem direkten oder indirekten Zusammenhang mit den Informationen stehen, die in diesem Buch enthalten sind. Einige Namen oder Erkennungsmerkmale von beschriebenen Personen wurden geändert.

4. Auflage 2026
© 2020 by mvg Verlag, ein Imprint der Münchner Verlagsgruppe GmbH
Türkenstraße 89
80799 München
Tel.: 089 651285-0

Die amerikanische Originalausgabe erschien 2019 bei Atria, einem Imprint von Simon & Schuster, Inc., New York, unter dem Titel *The Energy Codes.* © 2019 by Dr. Sue Morter. All rights reserved.

Alle Rechte, insbesondere das Recht der Vervielfältigung und Verbreitung sowie der Übersetzung, vorbehalten. Kein Teil des Werkes darf in irgendeiner Form (durch Fotokopie, Mikrofilm oder ein anderes Verfahren) ohne schriftliche Genehmigung des Verlages reproduziert oder unter Verwendung elektronischer Systeme gespeichert, verarbeitet, vervielfältigt oder verbreitet werden. Wir behalten uns die Nutzung unserer Inhalte für Text und Data Mining im Sinne von § 44b UrhG ausdrücklich vor.

Übersetzung: Juliane Molitor
Redaktion: Ralf Lay
Umschlaggestaltung: Manuela Amode
Umschlagabbildung: shutterstock.com/ Carlos Amarillo
Satz: Satzwerk Huber, Germering
Druck: CPI
Printed in the EU

ISBN Print 978-3-7474-0138-5

Weitere Informationen zum Verlag finden Sie unter

www.mvg-verlag.de

Beachten Sie auch unsere weiteren Verlage unter www.m-vg.de

INHALT

Vorwort 9
Einleitung 11

Teil I
Eine neue Sichtweise – der Quantenflip

KAPITEL 1
Projekt Erwachen: von Schmerz auf Seligkeit umschalten 25

KAPITEL 2
Ihre Rolle bei der Erschaffung Ihres Lebens 54

KAPITEL 3
Ihr unsichtbares Ich: die Grundlagen der Bioenergie 83

Teil II
Eine neue Art zu sein – das Energie-Code-Programm

KAPITEL 4
Der Verankerungs-Code: in den eigenen Körper zurückkehren 121

KAPITEL 5
Der Gefühls-Code: die Sprache der Seele 152

KAPITEL 6
Der Clearing-Code: die Heilkraft des Unterbewusstseins 184

KAPITEL 7
Der Herz-Code: das universelle Lösungsmittel 215

KAPITEL 8
Der Atem-Code: die Kraft des Lebens selbst 241

KAPITEL 9
Der Chemie-Code: die Alchemie der Verkörperung 274

KAPITEL 10
Der Seelen-Code: Wo die Vielen eins werden 308

Teil III

Eine neue Art zu leben – das verkörperte Dasein

KAPITEL 11
Den Quantenflip machen, jeden Tag aufs Neue 341

KAPITEL 12
Auf der Vorderseite: als Seelenselbst leben 364

Literatur 373
Arbeitsmaterialien und Hilfsmittel 376
Dank 380
Über die Autorin 383

Für meine Mutter und meinen Vater,
Marjorie Ruth Kibler Morter und Dr. M. T. Morter jr.
Ich danke euch aus den Tiefen meiner Seele.
Und möge unser Traum lebendig bleiben …

VORWORT

Hin und wieder treffe ich auf einen anderen Lebensreisenden, dessen Erfahrungen und Überzeugungen derart auffallend mit meinen eigenen in Resonanz sind, dass ich buchstäblich auf und ab springe und spontan ein Lied singe. Bei meinem ersten Treffen mit Dr. Sue habe ich nicht nur gesungen, sondern auch wie wild meinen fröhlichen Tanz aufgeführt. Es ist wirklich ein Vergnügen, in die Augen eines anderen Menschen zu schauen, der das Leben und unser Verhältnis zu unserem Gehirn ähnlich wahrnimmt.

Im Jahr 2008 war mein TED-Vortrag »My Stroke of Insight« (etwa »Mein Schlaganfall der Einsicht«) der erste seiner Art, der im Internet ein Riesenerfolg wurde. Diese Präsentation beeindruckte Millionen Menschen auf der ganzen Welt, nicht nur weil ich eine Hirnforscherin aus Harvard war, die eine schwere Gehirnblutung gehabt und sich vollständig davon erholt hatte, sondern auch wegen der Erkenntnisse, die wir über die Beziehung zwischen Naturwissenschaft und Spiritualität auf einer neurologischen Ebene gewonnen haben.

Laut Louis Pasteur *bevorzugt das Glück denjenigen, dessen Verstand darauf vorbereitet ist.* Und genau wie ich die richtige Person mit dem richtigen Hintergrund und der richtigen Ausbildung war, um durch mein Schlaganfallerlebnis maximalen Einblick in das Gehirn zu gewinnen, ist Dr. Sue genau die richtige Person, um aufgrund ihrer außergewöhnlichen Erfahrungen mit Energiemedizin, Meditation, Erleuchtung und Embodiment (dem Zusammenspiel zwischen Körper und Geist) Weisheit anzusammeln.

Dr. Sues Vater, Dr. M. T. Morter jr., war ein hoch angesehener Chiropraktiker, der viele höchst innovative Prinzipien, die der Wissenschaft der Bioenergetik zugrunde liegen, erforschte und definierte. Er entwickelte die *BioEnergetic Synchronization Technique* (B.E.S.T.), die wirkt, indem sie die natürlichen

Selbstheilungskräfte des Körpers stimuliert. Für ihn war die Beschäftigung mit bioenergetischen Übungen kognitiv, klinisch und intuitiv.

Dr. Sue wuchs mitten in der sich entwickelnden Diskussion auf. Für sie wurde Bioenergetik zu einer Art, zu leben, zu einem Erwachen und zu einem tiefen Wissen. Ausgestattet mit einer traditionellen Ausbildung in Chiropraktik und mit Tausenden Stunden klinischer Praxis, hat sich Dr. Sue zu einer wahren Vorreiterin auf dem Gebiet der Quantenmedizin entwickelt. Dies weiß ich aus eigener Erfahrung, denn sie hat mir geholfen, mein verletztes Gehirn wieder ins Gleichgewicht zu bringen, damit ich mich ganz erholen konnte. In den Sitzungen mit Dr. Sue hatte ich zum ersten Mal in siebzehn Jahren seit dem Schlaganfall wieder das Gefühl heimzukehren.

Gott sei Dank erwartet unsere Gesellschaft, dass jede sich entwickelnde Wissenschaft vom Status quo auf den Prüfstand gestellt und angemessen getestet wird. Doch während die traditionelle Wissenschaft die Anwendung der wissenschaftlichen Methode verlangt, die nach eigener Definition erfordert, dass Ergebnisse sowohl linear getestet als auch reproduzierbar sind, geschehen regelmäßig nicht erklärbare Wunder der Heilung, weil *die Welt um uns herum offenbar nicht den Gesetzen der Linearität gehorcht.*

Es ist wirklich aufregend, in einer Zeit zu leben, in der etablierte Neurowissenschaftler innovative Methoden einsetzen, um die Biologie, die dem Erfolg nicht linearer Heilverfahren zugrunde liegt, besser zu verstehen.

Gegen Ende meines oben erwähnten TED-Vortrags sagte ich, dass ich meine Motivation, mich von diesem verheerenden Schlaganfall zu erholen, daraus bezog, dass ich mir eine Welt voller schöner, friedlicher, mitfühlender und liebevoller Menschen vorstellte – Menschen, die wissen, dass sie in jedem Moment die Wahl haben, wer und wie sie in dieser Welt sein möchten. Dr. Sue ist einer dieser Menschen, und sie hat es sich zur Lebensaufgabe gemacht, anderen zu helfen, das Gleiche zu werden.

Ich würde sagen, Frieden ist nur einen Gedanken weit entfernt. Indem wir uns bewusst dafür entscheiden, die Verschaltungen unseres gesamten Gehirns einzusetzen, können wir tiefen inneren Frieden erleben. In diesem Buch stellt Dr. Sue Techniken vor, mit denen Sie genau das üben können. Und für dieses Geschenk an die Menschheit bin ich ewig dankbar. Genießen Sie Ihre Lebensreise!

Dr. Jill Bolte Taylor

EINLEITUNG

Ich saß mit geschlossenen Augen in einem abgedunkelten Ballsaal mit Hunderten anderen Meditierenden um mich herum, als ich mich plötzlich schwerelos fühlte. Ich erlebte mich hoch über dem Boden schwebend und in ein so intensives Strahlen versunken, dass es war, als stünde ich in Flammen vor lauter Licht. Ich konnte meine absolute Weite spüren. Ich hatte den 360-Grad-Blick, freie Sicht in jede Richtung, und alles war in ein Licht getaucht, das zehnmal heller war als der hellste Tag in der Wüste, den ich je erlebt hatte. Weg war mein Gefühl, einen Körper zu haben. Stattdessen war ich ein kristallener Lichtstrahl. Und als ich die unermessliche Weite mit meinen geistigen Augen sah, wusste ich: Das *bin* ich. Ich war das Universum und alles, was es in sich birgt. Dieses brillante, allumfassende Strahlen, das mein ganzes Wesen durchdrang, das *war* ich. Ich sah die Erde unter mir, sie war etwa so groß wie eine Murmel, und mit jedem Atemzug wurde das Licht zu einer liebevollen Präsenz, die durch mein System hindurch in die Erde floss. Ich war immens und eins mit der ganzen Schöpfung.

Ja, diese Erfahrung hat mein Weltbild erschüttert!

Schon als kleines Mädchen hatte ich gehört, wie meine Eltern am Esstisch über Energie sprachen: Alles ist Energie, und Energie ist das, woraus wir Menschen wirklich gemacht sind. Mein Vater war ein Pionier der »Energiemedizin«, ein brillanter Chiropraktiker, dessen Arbeit international anerkannt wurde, eine Legende auf seinem Gebiet. Als Kind, das in seinem Schatten aufwuchs, wollte ich immer in seiner Nähe sein und war stets erpicht auf seine Anerkennung. Als junge Erwachsene arbeitete ich mit ihm in seiner Praxis und besuchte seine beliebten Seminare. Von der Beobachterin meines Vaters entwickelte ich mich zu seiner aktiven Partnerin. Nachdem ich selbst lizenzierte Chiropraktikerin geworden war, verbrachte ich viele kostbare Stunden mit ihm. Wir teilten eine tiefe Zuneigung zur Menschheit und eine permanente Begeisterung für neue Energieübungen, die wir entdeckten oder entwickelten, um den Menschen zu helfen, denen wir dienten.

Doch obwohl ich mich ständig mit der Vorstellung von Energie auseinandersetzte, hatte ich eine derart unendliche Energieausdehnung noch nie erlebt. Dieses persönliche Erlebnis veränderte meine Wirklichkeit. Der Begriff »Energie« hatte plötzlich eine viel tiefere Bedeutung für mich. Mit einem Mal wusste ich, *dass ich genau das wirklich war*: diese reine, intelligente Energie – lodernd und lebendig. Friedvoll. Ewig. Jenseits von Zeit und Raum. Ich war weise und absolut. Ich existierte mühelos. Es gab nichts, was mir fehlte oder was ich wollte. Ich war absolut vollständig. Es war ein Zustand der exquisiten Perfektion, von dem ich wusste, dass er mein Zuhause war. Er war wirklicher als jede Wirklichkeit, die ich kannte, und der einzige Ort, an dem ich jemals sein wollte.

Und in welch krassem Kontrast stand dieser Zustand zu meinen bisherigen Lebenserfahrungen, die sich manchmal geradezu quälend anfühlten und im besten Fall wie ein steiler Aufstieg auf einen Berg! Alles war so mühsam. Jeder Tag begann auf irgendeiner tiefen Ebene, und ich fühlte mich, als würde ich auf ein Schlachtfeld geschickt und müsse dort um mein Leben kämpfen. Als Kind entwickelte ich im Umgang mit diesen Gefühlen eine schwächende Schüchternheit, was dazu führte, dass ich permanent verängstigt und unsicher war. Zwei Sommer lang habe ich mir Baseball von der Seitenlinie aus angeschaut, weil ich Angst hatte, auf dem Spielfeld »etwas falsch zu machen«. Doch als ich endlich zum Batter aufgestiegen war, erzielte ich einen Home Run nach dem anderen. Das habe ich so interpretiert, dass ich immer so viel wie möglich zuschauen und lernen sollte, bevor ich irgendwo einsteige, weil ich sonst scheitern könnte. In der Mittel- und Oberstufe ging ich auf Nummer sicher, indem ich zur Überfliegerin wurde und immer alles »richtig« machte, um mich sattelfest zu fühlen und von allen die Bestätigung zu bekommen, ein »guter Mensch« zu sein. Ich war Cheerleader, Mannschaftssportlerin, bekam hervorragende Noten, wurde bei staatlichen Theaterwettbewerben als »beste Schauspielerin« ausgezeichnet und zur »beliebtesten« und »wahrscheinlich erfolgreichsten Schülerin« gewählt. Doch trotz all meiner Bemühungen und der beachtlichen Anerkennung fürchtete ich immer noch, nicht gut genug zu sein. In der Tat verbrachte ich die meiste Zeit regelrecht in Angst und Schrecken.

Mitte dreißig war ich meine beste Version einer guten Ärztin, Bürgerin und Freundin, getrieben von Perfektionismus und Überengagement, aber völlig erschöpft. Ich war zwar beruflich und finanziell erfolgreich, aber es mangelte mir an Freude, Liebe, Erfüllung und echtem Selbstbewusstsein. Ich litt auch körperlich, vor allem fast täglich an Migräne. Dann konnte ich nicht einmal den Kopf vom Kissen heben, geschweige denn zur Arbeit gehen. Immer öfter fragte ich mich: *War das wirklich schon alles?*

Doch eines Tages klickte es bei mir. Gott war zwar nie ein Teil meiner Weltanschauung gewesen, aber jetzt war ich verzweifelt genug, die Dinge nicht immer auf meine Weise tun zu wollen, und bat um Hilfe. An diesem Abend stellte ich mich auf meinen Balkon, schaute in den Himmel und forderte fast: »Zeig es mir, denn ich bin offenbar nicht sehr gut darin, mit diesem Leben klarzukommen!«

In diesem Moment der Kapitulation veränderte sich etwas. Ich fühlte mich leichter, und mein Leben verbesserte sich auf der Stelle. Eine ganze Reihe von Ereignissen ergab sich wie von selbst. Leute luden mich zu Meditationskursen ein, führten Gespräche über das Bewusstsein und das Studium der Erleuchtung mit mir und gaben mir Bücher und Ratschläge, mein Leben auf ganz andere Weise anzugehen. Momente des Erwachens in den Meditationskursen veränderten meine Sichtweise auf das, was wirklich war. Wenig später machte ich in jenem Ballsaal diese tief greifende Erfahrung, die mich für immer aus dem Leid und dem Kampf herausholen würde, die mein Leben bis dahin nur allzu oft geprägt hatten.

Ich vermute, dass auch Sie Ihre Kämpfe und Schwierigkeiten hatten, die Sie an den Rand der Erschöpfung gebracht haben, sodass Sie diesen Teil meiner Erfahrung gut nachvollziehen können. Vielleicht hat Ihnen jemand das Herz gebrochen oder Sie haben keine dauerhafte Liebe gefunden. Vielleicht haben Sie unter körperlichen Erkrankungen oder Schmerzen gelitten, unter finanziellen Schwierigkeiten oder Stress, unter Enttäuschung oder Ernüchterung. Es gibt so vieles, worunter wir leiden können: geringes Selbstwertgefühl, Wut, Trauer, Groll oder Bedauern; das Unvermögen, die Vergangenheit loszulassen und in der Gegenwart zu leben; Schuld, Scham oder die Unfähigkeit, das hervorzubringen, was wir wirklich mögen und gern in unserem Leben hätten; Ängste, Depressionen, Verlust oder Missbrauch; der Verlust des Bewusstseins für unser wahres Selbst.

Ich weiß mit Sicherheit, dass auch Sie einige dieser Gefühle und Zustände kennen, weil wir alle sie kennen. Sie *sind* die Conditio humana ... *bis sie es nicht mehr sind!* Die wunderbare Wahrheit ist nämlich, dass wir uns als Spezies darüber hinaus entwickeln. Gemeinsam stehen wir kurz vor einem entscheidenden Durchbruch im menschlichen Bewusstsein. Das Leben aus der leidvollen Perspektive des kleinen, unsicheren Ich, das wir schon immer gekannt haben, ist nicht unsere einzige Option. Wir tragen eine andere in uns. Wir sind in der Tat für eine andere Sicht auf das Leben verdrahtet, die Sicht auf ein Leben, in dem wir uns unserer wahren Großartigkeit voll und ganz bewusst sind.

Wie Sie systematisch zu dieser weitaus lohnenderen Sichtweise wechseln können, werde ich Ihnen in diesem Buch zeigen. Sie werden sehen, dass es eine glücklichere und erfolgreichere Version Ihrer selbst gibt, die Ihnen hier und jetzt zur Verfügung steht – genau wie die Version von mir, die ich an jenem Tag im Ballsaal erlebt habe. Diese Version, die ich mit jeder Faser meines Wesens kenne, ist, was ich wirklich bin ... und was auch Sie tatsächlich sind. Weil das nicht nur meine Wahrheit ist, sondern ebenso Ihre. Das ist es, was wir *alle* wirklich sind.

Das Beste daran ist, dass wir diese Wirklichkeit nicht nur von Zeit zu Zeit wahrnehmen können, etwa wenn wir bei der Meditation einen spontanen Durchbruch haben, sondern dass wir sie auch wirklich erleben können, zuverlässig und beständig in unserem ganz normalen Alltag. Das ist das Versprechen der *Energie-Codes,* wie ich sie nenne. Wenn Sie anfangen, die Energie-Codes einzusetzen, lernen Sie nicht, nur gelegentlich einen höheren Bewusstseinszustand zu erreichen. Das mag zunächst zwar aufregend klingen, aber die Macht der Energie-Codes ist sehr viel überzeugender und weitreichender. Wenn Sie damit arbeiten, nehmen Sie die eine Veränderung vor, die alles in Ihrer Welt zum Besseren verändert. Sie implementieren die eine Lösung, die jedes Problem zum Verschwinden bringt, das Sie jemals hatten.

Kaum zu glauben? Klingt zu schön, um wahr zu sein? Ich versichere Ihnen, dass es genau so ist. Wenn Sie mit der Sichtweise leben, die durch die Energie-Codes erreicht wird, wird Ihr Leben bedeutungsvoll und, mehr noch, erfüllend. Jeder Tag wird von einem starken Gespür für Bestimmung und Leidenschaft befeuert. Ihr Gesundheitszustand verbessert sich dramatisch: Symptome klingen ab, Sie fühlen sich energetisiert, vital und lebendig. Sie haben einfache und wirksame Methoden für den Umgang mit jedem auftretenden Schmerz oder jeder Krankheit, die sich einstellt. Sie fühlen sich klar, positiv, gestärkt und zutiefst mit sich selbst und dem Leben verbunden. Selbstliebe und Selbstwert zu empfinden ist Ihr innerer Dauerzustand. Wenn Sie Ihr ganzes Selbst leben und nicht nur Ihren rationalen, konditionierten Verstand, treffen Sie Entscheidungen, die Ihrer tiefen inneren Weisheit entsprechen, welche Ihnen leicht zugänglich ist. Jede Unternehmung ist ein spannendes Abenteuer, in dem Sie die vorherrschende kreative Kraft sind. Sie sind der Schöpfer Ihres Lebens und manifestieren bewusst, was Sie wirklich lieben. Das Leben ist magisch, voller Wunder, Ehrfurcht und Vertrauen.

Ich weiß, dass es so ist, weil ich es jeden Tag lebe und weil ich Tausenden anderen Menschen geholfen habe, auch so leben zu lernen. Unmittelbar nach meinem erhabenen Erlebnis im Ballsaal, einem Erwachen des Bewusstseins im Jahr 2001, erlebte ich dessen tief greifende Folgen. Ich war plötzlich in der Lage, Probleme zu lösen, die in meinem Leben schon lange bestanden hatten. Ja, ich sah diese Probleme nicht einmal mehr als Probleme an. Ich verstand, dass jede Herausforderung meiner Entwicklung und meinem Erwachen diente – meinem Besten. Mein Leben wurde glücklicher und gesünder und übertraf in der Folge alles, was ich bisher gekannt hatte. Ich wurde spontan geheilt. Meine Migräne verschwand einfach, und innerhalb weniger Monate begann sich die schmerzhafte Skoliose zu korrigieren, unter der ich seit meiner Geburt litt. Heute ist diese Fehlhaltung, eine seitliche Verkrümmung der Wirbelsäule, bei der auch die Wirbelkörper verdreht sein können, ganz verschwunden. In den nächsten Jahren heilten Verletzungen wie zwei Kompressionsfrakturen in beiden Armen und eine schreckliche Verstauchung des Knöchels schnell und ohne herkömmliche Behandlungsmethoden mit vorübergehender Ruhigstellung aus. Statt mich ständig von perfektionistischen Ansprüchen ausbremsen zu lassen, vertraute ich mich dem Fluss des Lebens an und spürte eine umfassende Leichtigkeit. Ich war nicht mehr permanent in Eile, sondern vertraute auf das Timing der sich ergebenden Umstände. Ich hatte nicht mehr das Bedürfnis, mich zu beweisen, indem ich alles verbesserte, womit ich in Kontakt kam. Vielmehr erkannte ich die perfekte Schönheit, die bereits allem immanent ist. Nicht Erfolg, sondern Erfüllung war mein Ziel, und doch stellte sich der Erfolg ein, auf scheinbar ganz natürliche Weise, als Nebenprodukt sozusagen.

Mein Patientenstamm wuchs, ohne dass ich mich anstrengen musste, neue Geschäftsfelder zu generieren, und die Probleme mit schwierigen Fällen wurden gelöst. Die Menschen wurden geheilt und empfahlen mich ihren Familien und Freunden. Unglaubliche neue Mitarbeiter kamen in die Klinik, ohne dass ich nach ihnen suchen musste. Das Büro des Gouverneurs bot mir eine Position in der Zulassungsbehörde (Indiana Board of Chiropractic Examiner) an, und ich wurde eingeladen, Vorträge auf Fachkonferenzen zu halten. Das Leben entfaltete sich auf allen Ebenen mit Anmut und Leichtigkeit.

Ich war so begeistert von den positiven Veränderungen, dass ich immer wieder zu meinem erhabenen Erlebnis zurückkehren wollte. Mehr noch, ich wollte lernen, dort zu *verweilen*. Ich machte es mir zur Aufgabe herauszufinden, wie das geht, nicht nur für mich selbst, sondern auch, damit andere die Wahrheit darüber erfahren, wer sie wirklich sind, und die erstaunlichen Vorteile nutzen konnten. In den nächsten Jahren verwandelte ich mein Leben in ein lebendiges Labor, machte viele Entdeckungen und fing dann an, diese Entdeckungen mit anderen zu teilen. Schon bald stellten sich bei allen Beteiligten erstaunliche Ergebnisse ein. Da wusste ich, dass ich etwas Bedeutendem auf der Spur war. Etwas Großem, wenn nicht sogar Revolutionärem. Für mich war es in der Tat die Erfüllung von Sinn und Zweck des menschlichen Lebens!

Seit Anbeginn unseres Erdenlebens suchen wir nach Möglichkeiten, mit unserer wahren, grenzenlosen Natur als spirituelle Wesen (unserer Seele oder unserem Seelenselbst) in Kontakt zu treten und die kleine, begrenzte, ängstliche und von Schmerzen geplagte Identität (unser Ego oder unsere Schutzpersönlichkeit) zu überwinden, mit der wir so viel von unserer Lebenszeit verbringen. Als ich dann mit anderen Menschen arbeitete (mit früheren Versionen der Methoden, die Sie in diesem Buch kennenlernen werden) und sie zu ihren eigenen Interpretationen des Durchbruchs gelangten, den ich erlebt hatte, wusste ich, dass ich den Schlüsseln auf der Spur war, die dieses Potenzial in uns allen freisetzen konnten. Menschen teilten mir mit, dass ihre Meditationen zunehmend mehr waren als ein Entspannen des denkenden Geistes und ein Verweilen im Zustand des inneren Friedens. Vielmehr erlebten sie erweiterte Wirklichkeiten, »sahen« mit ihren inneren Augen und hatten Zugang zu einer nie gekannten, von Herzen kommenden Weisheit. Sie berichteten, dass sie sich nicht mehr so leicht auf Streitgespräche einließen, sondern lieber aus einer höheren Perspektive nach neuen Lösungen suchten, von denen alle Beteiligten profitierten. Es fiel ihnen leichter, zu lieben, Mitgefühl aufzubringen und zu vergeben. Sie erfuhren Heilung, emotional und physisch.

Ich war zwar auf eine umfassende Version dessen gestoßen, was wir sein können, von der ich wusste, dass sie normalerweise nur eifrigen Yoga-Meditierenden zugänglich ist, aber mir war klar, dass wir alle von diesem Ort aus leben sollten und dass wir *alle* ihn entdecken können, wenn wir nur wissen wie.

Wie ich die Energie-Codes entwickelte

Glücklicherweise hinterließ mein erhabenes Erlebnis einen unauslöschlichen Eindruck in meinem Geist und meinem Körper. Als ich an jenem Tag im Ballsaal in meinen Körper zurückkehrte, konnte ich mich noch ganz genau daran erinnern, wie es sich angefühlt hatte, und ich wusste, dass ich dorthin würde zurückkehren können, indem ich die Merkmale dieses Erlebnisses neu erschuf – in meinem Körper und in meinem Bewusstsein. Die besondere Art, meinen denkenden Geist zu fokussieren, eine langsame und absichtsvolle Atmung, das gewaltige Gefühl, in meinem Kern zentriert zu sein, eine andächtige innere Einstellung und eine vertraute, zarte, liebevolle Präsenz – all das waren wesentliche Bestandteile des Puzzles. Ich wiederholte und überprüfte jede Nuance meiner Erfahrung und versuchte dann, diese Nuancen neu zu erschaffen und zu beobachten, was sich dabei in meinem Bewusstsein zeigte.

Ich verbrachte meine Abende in langen Meditationen, die manchmal die ganze Nacht dauerten, und meine Tage in Sitzungen mit meinen Patienten und Klienten, um das umzusetzen, was ich jeweils in der Nacht zuvor auf der Reise nach innen gelernt hatte. Zu jedem meiner Experimente machte ich mir sorgfältige Notizen darüber, was meinen Körper und Geist in diesen erweiterten Zustand oder in seine Nähe zu versetzen schien, bis ich ihn willentlich neu erschaffen konnte.

Stück für Stück, Workshop für Workshop und Patient für Patient entschlüsselte ich, was für mich und für andere funktionierte, um Zugang zu unserer wahren Natur zu bekommen. Und im Verlauf dieses Prozesses kam eine Reihe von lebensverändernden Prinzipien und Methoden zum Vorschein. Indem ich von dem, was funktionierte, nur das Wirksamte und Erfolgreichste behielt, kodifizierte ich die Schritte, die es uns ermöglichen, unser Seelenselbst zu leben. Weil dies alles mit der Wahrnehmung, dem Verankern und einer verstärkten Präsenz der essenziellen Energie in unserem Körper zu tun hat, nannte ich diese Schritte »Energie-Codes«. Mittlerweile habe ich durch meine Forschungen herausgefunden, dass sowohl alte Texte als auch die moderne Naturwissenschaft bestätigen, was ich entdeckte. Die Codes sind allumfassend und ganzheitlich, und das Beste daran ist, dass jeder sie problemlos nutzen kann.

Wir sind alle in der Lage, zu dieser höheren Dimension unserer selbst zu erwachen und unser wahres Potenzial auszuleben, indem wir optimales Wohlbefinden als Dauerzustand im Leben genießen. In der Tat gehört es zu unserer Lebensaufgabe, genau das zu verwirklichen. Unsere Göttlichkeit *zu erkennen, zu erleben* und vor allem *zu leben* – nicht in meditativer Stille, sondern im ganz normalen Alltag – ist der Himmel auf Erden, der uns bereits jetzt leicht zugänglich ist.

Das Wissen, das Sie brauchen, liegt in Ihren Händen. Jene Schritte, die Energie-Codes, werden auf den Seiten dieses Buches in einfachen Worten erklärt. Ich weiß ganz sicher, dass sie Ihr Leben genauso verwandeln werden, wie sie mein Leben und das Tausender anderer Menschen verändert haben.

Entdecken Sie Ihre Großartigkeit

Wie Sie sehen werden, geht es mir mehr darum, Ihnen das nahezubringen, was mit Ihnen *stimmt*, was gut und echt ist, als um irgendetwas, was ich in der Schule über das Diagnostizieren und Beheben von Problemen gelernt habe. Egal, ob wir uns auf Pathologie oder Prävention konzentrieren, unsere Kultur beschäftigt sich vorrangig mit dem, was falsch läuft, und mit der Frage, wie es in Ordnung gebracht werden kann. Meine Botschaft ist eine andere. Sie hat etwas damit zu tun, wer Sie wirklich sind und woraus Sie erschaffen wurden. Ja, ich werde Ihnen zeigen, wie Sie körperlich, geistig und emotional heil werden können, aber – und das ist noch besser – ich werde Ihnen auch vermitteln, wie Sie Ihre eigene Großartigkeit ebenso annehmen können wie die umfassende Wahrheit, dass an Ihnen von vornherein gar nichts falsch war. Ich möchte, dass Sie diese Erfahrung auf einer ganz tiefen Ebene erleben und lernen, wie Sie sie jeden Tag umsetzen und zum Ausdruck bringen können.

Dies ist sehr viel wichtiger als jede Errungenschaft im Außen, wichtiger als der Gewinn irgendeiner Trophäe oder eines Preises, das Brechen eines Rekords, wichtiger als der Erwerb von noch mehr Dingen, wichtiger, als abzunehmen oder um eine Beförderung zu bitten – und sie sogar zu bekommen! Die eine einfache innere Errungenschaft, auf die es mehr ankommt als auf alles andere, ist *das Erwachen zum eigenen wahren Wesen*. Es mag einem erstaunlich vorkommen, aber dieses Unterfangen steht im Vordergrund, wenn es um unser Bewusstsein als Spezies geht. Es steht wirklich an erster Stelle!

Das ist auch nicht neu, sondern vielmehr grundlegend für die Bibel, den Koran, die Thora, die Upanischaden und viele andere alte Texte. Menschen aus Kulturen auf der ganzen Welt beschäftigen sich seit Tausenden von Jahren mit dieser Fragestellung. Viele von uns interessieren sich irgendwann dafür, wer wir sind und warum wir hier sind.

Die Nutzung von Energie zu medizinischen Zwecken reicht ebenfalls bis in die früheste aufgezeichnete Geschichte zurück. Altägyptische Hieroglyphen beschreiben den Einsatz von Energie zur Steigerung der Muskelspannung und zur Heilung des physischen Körpers. Die Urchristen bewirkten wundersame Heilungen durch »Handauflegen«. Vor mehr als 3000 Jahren entstanden im alten Indien die Veden, später die Upanischaden und der Atharvaveda. In diesen alten Schriften zum menschlichen Potenzial und zur menschlichen Entwicklung wird unter anderem beschrieben, wie sich Energie im Körper bewegt und wie die Schwingungsfrequenz erhöht wird, um Heilung zu fördern und das Bewusstsein für höhere Bereiche zu wecken. Solche Praktiken waren keine imaginäre »Magie«. Vielmehr beruhten (und beruhen) sie auf der Tatsache, *dass wir Energiewesen sind*!

Heutzutage enthüllen wissenschaftliche Forschungen, was Praktizierende schon vor langer Zeit wussten. Die Wissenschaft kann die Existenz des menschlichen Energiefelds beweisen. Dieses Feld ist so real und empfindlich wie unsere Haut – und beeinflusst unsere physische Wirklichkeit auf dramatische Weise. Wir entdecken beispielsweise, dass unsere DNA über unser Energiefeld Handlungsanweisungen erhält. Das geht unter anderem aus den Forschungsergebnissen von Dr. Bruce Lipton hervor. Er arbeitete an der Medizinischen Hochschule der Stanford University und erbrachte den Beweis, dass Veränderungen in Organismen eher durch eine Genaktivierung hervorgerufen werden, die von der *Oberfläche der Zellwand* ausgeht, als vom genetischen Code des Zellkerns, wie allgemein angenommen wurde. Dies zeigt uns, dass Botschaften aus der Umgebung unserer Zellen, und dazu gehören auch unsere Gedanken und Gefühlszustände, an der Oberfläche der Zelle einen ganz bestimmten Energiefluss erzeugen, der darüber entscheidet, was die Zelle »tut«. Diese Entdeckung leistete einen wichtigen Beitrag zu einem neuen Wissenschaftszweig namens »Epigenetik«, der grundsätzlich davon ausgeht, dass unser Umfeld für unser Erleben sowie für unsere Gesundheit und unser Wohlergehen wichtiger ist als unser genetisches Erbe. Dieses Umfeld wird erzeugt von der Energie unserer individuellen Gedanken und Aktionen, die zur Produktion und Bewegung chemischer Moleküle führen, was wiederum die Aktivierung unserer DNA und der gesamten Zellfunktion zur Folge hat. Anders ausgedrückt: Durch das, was wir denken und unternehmen, beeinflussen wir unsere Energie und erschaffen unsere eigenen Heilungsmöglichkeiten!

Dank dieser neuen Erkenntnisse wird immer deutlicher, wie wichtig es ist, dass wir unseren Energiefluss wiederherstellen und aufrechterhalten. Wenn wir unser wahres Potenzial in Anspruch nehmen wollen, müssen wir die »Schaltkreise« in unserem Gehirn und unserem Körper so ausbauen, dass wir als bewusste Energiewesen leben können. Dann werden wir in der Lage sein, jeden Teil von uns zu heilen und auf meisterhafte Weise für eine Lebenserfahrung wahrer Großartigkeit zu sorgen.

Ich brauche keine Wissenschaft, die mir bestätigt, dass all das so zutrifft. Doch weil ich in einem Haushalt aufgewachsen bin, in dem es immer eine Rolle spielte, ob eine Erkenntnis einen belegbaren Hintergrund hat, freut sich die entsprechend konditionierte Akademikerin in mir über jeden empirischen Beweis, der meine Erfahrung bestätigt. Das hilft meinem denkenden Geist, das nachzuholen, was mein Herz, mein Bauch und meine innere Weisheit von Natur aus bereits wissen. Glücklicherweise macht die Wissenschaft jetzt so wunderbare Fortschritte, wenn es darum geht, die Lücke zwischen der sichtbaren, materiellen Welt und der unsichtbaren Welt der Intuition, Intention und Spiritualität zu schließen, dass wir alle die Möglichkeit haben, Erfahrung mit diesem »Wissen« zu machen, bevor wir es kennen und ihm vertrauen.

Die Frage, die sich jetzt stellt, lautet: Wie lange wird es dauern, bis wir dieser Erforschung unserer wahren Natur einen hohen Stellenwert beimessen und sie für uns selbst beantworten? Wann wird es wirklich offenkundig, dass nichts wichtiger ist, als diese wahre Natur zu kennen und aus ihr heraus zu leben? Die Antwort ist: Es dauert normalerweise bis zu dem Tag, an dem unser Schmerz so unerträglich wird, dass wir uns umschauen und uns fragen, ob das Leben nicht mehr zu bieten hat. Ich aber denke: Warum sollten Sie nicht lieber schon heute als morgen daran interessiert sein, aus Ihrem wahren Selbst heraus zu leben, damit Sie Ihr künftiges Leben damit verbringen können, den größten Erfolg zu feiern, den Sie jemals hatten? Dieses Buch führt Sie Schritt für Schritt zum Erreichen dieses Ziels.

Was erwartet Sie in diesem Buch?

In Teil I, »Eine neue Sichtweise – der Quantenflip«, schaffen Sie die Grundlage, die Sie brauchen, um Ihr Leben, das von Ihrem angstbasierten Ich eingeschränkt war, erfolgreich in eines zu verwandeln, in dem Sie als das grenzenlose, ganze, kreative Wesen leben können, das Sie in Wirklichkeit sind. Dieser Teil bietet die Grundlage für Ihre Auseinandersetzung mit sich selbst und Ihrer Umwelt, damit Sie Ihr grenzenloses Potenzial ausschöpfen und das Leben erschaffen können, das Sie sich wirklich wünschen. Mit den Erkenntnissen, die Sie in Teil I gewonnen haben, sind Sie bereit für die Arbeit, die Sie in Teil II zu Ihrem Seelenselbst führt.

In Teil II, »Eine neue Art zu sein – das Energie-Code-Programm«, lernen Sie die sieben Energie-Codes kennen, die jene Schaltkreise in Ihnen aktivieren, mit denen es Ihnen möglich wird, Ihr Seelenselbst auszuleben. Die Codes bilden ein komplettes System, das Ihnen hilft, ins Gleichgewicht zu kommen, Ihre eigene Großartigkeit zu erkennen und – was am wichtigsten ist – ein magisches Leben zu führen. Auf einfache und unkomplizierte Weise zeigen sie Ihnen, wie Sie das, was Sie wirklich sind, verkörpern und ein Leben führen können, das Sie wirklich lieben werden.

Egal, ob Sie hier zum ersten Mal mit Energiemedizin in Kontakt kommen oder sich schon gut damit auskennen, die revolutionären Methoden der Energie-Codes bieten einzigartige Einblicke, die Ihr Leben genauso verändern können wie das der Menschen, mit denen Sie es zu tun haben.

In Teil III, »Eine neue Art zu leben – das verkörperte Dasein«, werden wir untersuchen, wie Sie die Energie-Codes in Ihren Alltag integrieren können und wie diese neue Art zu leben letztendlich Ihre Präsenz in der Welt verstärkt und den Beitrag, den Sie für die Welt leisten.

Obwohl dieses Buch ein mächtiges Transformationswerkzeug ist, das sich auf wissenschaftliche Erkenntnisse aus der Quantenphysik, der Neurobiologie und der Energieheilung stützt, habe ich alles dafür getan, es allgemein zugänglich zu machen, damit Sie es *nutzen* können. Nach dem, was ich bisher an Ergebnissen gesehen habe, könnten Sie in wenigen Monaten oder sogar Wochen eine völlig neue Version Ihrer selbst sein – gesünder, glücklicher, stärker. Aber nur, wenn Sie umsetzen, was Sie hier erfahren! Die Zeit wird trotzdem vergehen. Deshalb möchte ich Sie dazu einladen, die Arbeit wirklich zu tun. Ich verspreche Ihnen, dass Sie am Ende dankbar sein werden.

Bereit loszulegen? Prima! Auf geht's!

Teil I

EINE NEUE SICHTWEISE – DER QUANTENFLIP

Kapitel 1

PROJEKT ERWACHEN: VON SCHMERZ AUF SELIGKEIT UMSCHALTEN

»Alles ist Energie … auch dieses Pult«, sage ich oft in meinen Vorträgen und tippe dabei mit dem Stift auf die Holzoberfläche neben mir. Bei dem Klicken, das ertönt, wenn die beiden Objekte zusammenkommen, sehe ich, dass es auch in den Köpfen des Publikums klick macht.

Die wichtigste (und für viele Zuhörer verblüffende) Erkenntnis, die sie aus solchen Vorträgen mitnehmen, ist die Tatsache, dass wir Menschen unter der greifbaren physischen Form unseres Körpers reine, intelligente, bewusste Energie sind – wie alles andere im Universum.

Wir machen uns keine Gedanken darüber, ob der Boden, auf dem wir gehen, die Gegenstände, die wir verwenden, oder die Menschen, denen wir begegnen und mit denen wir uns austauschen, aus Energie bestehen. Aber sie bestehen aus Energie. Und was noch wichtiger ist: *wir* auch. Die physische Welt, wie wir sie mit unseren fünf Sinnen wahrnehmen, ist eigentlich Energie, komprimiert und dicht genug, dass wir sie berühren können. Wir bezeichnen diese komprimierte Energie als »Materie«, aber in Wirklichkeit unterscheidet sie sich nicht von anderen Arten der Energie wie Licht- und Schallwellen oder Gedanken.

Ich bin als Tochter eines Pioniers der Energiemedizin aufgewachsen und habe vieles gehört und gesehen, das die energetische Wirklichkeit unseres Wesens bestätigte. In seinem langen Berufsleben war mein Vater, Dr. M. T. Morter jr., Präsident von zwei chiropraktischen Hochschulen und arbeitete als Forscher und Professor mit Tausenden von Patienten und Praktizierenden weltweit zusammen, immer auf dem neuesten Stand der Entwicklung. Doch so überwältigend die Entdeckungen, an denen ich teilhaben durfte, auch waren – nichts, was ich in der jahrelangen Zusammenarbeit mit meinem Vater gesehen oder gehört habe, hat mich darauf vorbereitet, was es wirklich bedeutet, ein *Energiewesen* zu sein. Erst als ich selbst die umfassende Erfahrung machte, wie sich das anfühlt, erkannte ich tief im Innern, was und wer ich wirklich bin – und wir *alle* sind.

Wir sind Energie. Unsere Materie, unser Geist und unsere Gedanken sind Energie. Unser Fleisch und unsere Knochen sind Energie. Wir sind ganzheitliche, multidimensionale Wesen aus reiner Energie. Und das Ausmaß, in dem wir uns dieser Wahrheit über uns selbst bewusst sind, entspricht dem Ausmaß, in dem wir entweder in Schmerz oder in Seligkeit leben.

Nach meinem Erwachen wurde mir klar, dass bestimmte Aspekte meiner neuen Auffassung davon, wer und was wir eigentlich sind, in der Arbeit meines Vaters keine Rolle spielten. Zu lernen, wie man es auf der Ebene des reinen Bewusstseins zur Meisterschaft bringen und das Leben auf dieser unsichtbaren »spirituellen« Energieebene von innen nach außen erforschen kann, war mir neu. Also suchte ich Antworten in alten östlichen Traditionen und bei den Meistern des Bewusstseins, die in diesen Traditionen praktizierten. Schließlich verließ ich das Familienunternehmen und machte mich selbstständig, um die fundierten Wahrheiten weiterzugeben, die ich lebte und erlebte. Ich dachte, mein Vater hätte Verständnis dafür. Er sagte immer, er verstehe mich. Immerhin hatte er das Gleiche getan, als er im Gesundheitswesen zu arbeiten begann und sich von der Arbeit seiner Familie abspaltete. Er war zwar enttäuscht, als ich mich von der Familie entfernte, und mit manchen meiner Entscheidungen war er nicht einverstanden, aber im Großen und Ganzen waren wir zwei Seiten derselben Medaille, denn wir arbeiteten beide daran, Menschen auf der ganzen Welt zu heilen und stärker zu machen.

Als Papa starb, war ich 51 Jahre alt. Im Moment des Übergangs war ich an seiner Seite und hielt seine Hand. Ich wollte nicht, dass er geht. Er war mein Idol, mein Held, mein Mentor. Er hat einige der grundlegenden Techniken entwickelt, die ich noch heute in meiner Praxis einsetze. Wir hatten uns so oft ausgetauscht, auch als wir nicht mehr Seite an Seite arbeiteten. Ich konnte mir ein Leben ohne ihn einfach nicht vorstellen.

Papas letzte Worte an mich waren: »Ich liebe dich von ganzem Herzen.«

»Ich liebe dich auch«, flüsterte ich.

Zwei Wochen nach seinem Tod leitete ich in Colorado ein dreitägiges Retreat für Frauen. 20 Minuten bevor ich die Bühne betreten und mit der ersten Sitzung des Retreats beginnen musste, bekam ich eine E-Mail von meinem Bruder Ted, in der einfach stand: »Hier ist Papas letzter Wille.« Da meine Mutter schon ein paar Jahre zuvor verstorben war, ging es in diesem Testament um die Verteilung ihres gesamten Besitzes.

Als ich es durchlas, blieb mir die Luft weg. Abgesehen von meinem Anteil des Erlöses aus dem Verkauf meines Elternhauses, waren meine beiden Brüder die Alleinerben des gesamten Nachlasses.

»Hat er mich nicht mehr geliebt?«, fragte ich mich. »Womit habe ich diese Art von Zurückweisung verdient?« Tränen traten mir in die Augen, als ich mir den nächsten Stuhl schnappte. Ein paar Minuten lang saß ich nur kopfschüttelnd da. *Wie kann das sein?* Ich war erschüttert. Wie sollte ich in wenigen Augenblicken auf die Bühne gehen und dieses Programm leiten?

Es war ja nicht so, dass ich das Geld oder irgendwelche materiellen Güter wollte oder brauchte, auch wenn es ein Schlag war, nicht einmal die Teetassen meiner Mutter und ihre Gemälde mitnehmen zu dürfen. Nein, aus dem Testament meines Vaters ausgeschlossen zu werden fühlte sich an wie der größte Liebesentzug, den ich mir vorstellen konnte. Wir haben zusammengearbeitet und gemeinsam viel entdeckt und erreicht. Ich habe mein ganzes junges Leben damit verbracht, mir seine Anerkennung und Aufmerksamkeit zu verdienen. Und später war ich viele Jahre und Tausende von Kilometern auf Reisen, um Vorträge über seine Arbeit zu halten, obwohl dies immer bedeutete, meine eigene Praxis im Stich zu lassen. In diesem Moment fühlte es sich an, als hätte er mir seine Unterstützung für alles entzogen, was ich war und tat. Der Schmerz ging tief. Er war unerträglich.

»Fertig, Dr. Sue?« Eine Stimme brachte mich in den Raum zurück und erinnerte mich daran, dass ich gleich auf die Bühne musste.

»Wie kann ich in einem solchen Moment andere belehren und unterstützen?«, fragte ich mich wieder und wieder. Dann erinnerte ich mich an die Arbeit, die ich mache, und an das, was ich unterrichte. Ich musste mich zusammenreißen – mental, emotional und vor allem energetisch. Ich musste meine

»zerschmetterte« Energie neu ausrichten und wieder integrieren, damit ich mich ganz fühlen und mit der Arbeit weitermachen konnte, die meine Mission in der Welt ist. Also machte ich sofort, was ich in den letzten 15 Jahren entdeckt und anderen vermittelt hatte.

Ich wendete die Energie-Codes an.

Mein Körper beruhigte sich zuerst, als mich das Gefühl der Sicherheit und des Friedens durchströmte. Mein Verstand folgte und landete sanft auf dem soliden Selbstempfinden, das wie ein warmer Lichtball war, der in mir immer größer und heller wurde. Plötzlich wusste ich, dass mir diese Wendung der Ereignisse nichts ausmachte. Alles würde gut werden. Ich wusste aus Erfahrung, dass mir das, was mir vor Kurzem noch niederschmetternd vorgekommen war, später in einem umfassenderen Kontext von Nutzen sein würde.

Vor allem aber konnte ich die Liebe meines Vaters wieder spüren. Ich sah ein, dass er durch meinen Ausschluss aus seinem Testament letztendlich keinen Verrat begangen hatte. Ich war in der Lage, dies als ein Geschenk der Liebe zu sehen, das sich mir genau zum richtigen Zeitpunkt offenbaren würde.

Als diese neue Perspektive die Oberhand gewann, breitete sich ein Lächeln auf meinem Gesicht aus. Aus meinem Kern heraus fühlte ich mich gestärkt und mit Energie versorgt. Ich konnte es kaum erwarten, die Bühne zu betreten und das zu tun, was ich mehr als 250 Tage im Jahr mache: über die beeindruckende Entdeckung zu sprechen, *wer wir wirklich sind* und wie wir jeden Aspekt unseres Lebens auf wundersame Weise verändern, indem wir bewusster leben als jene andere Version von uns.

Im Laufe dieses Wochenendes setzte ich die Energie-Codes immer wieder ein und blieb ruhig, liebevoll und sehr präsent. Wenn in den folgenden Wochen und Monaten negative Gedanken und Gefühle zum Testament meines Vaters auftauchten, setzte ich erneut die Energie-Codes ein, nicht nur, um mit ihnen zu arbeiten, sondern auch, um selbst von ihnen zu profitieren. Ich vertiefte mein Mitgefühl und mein Verständnis für alle an der Situation Beteiligten und bekam letztlich sogar einen Einblick in den höheren Sinn hinter dem Grund, aus dem all das überhaupt passiert war (davon mehr etwas später in diesem Buch).

Nun, ich muss sagen, dass alles sehr viel anders verlaufen wäre, wenn ich die Nachricht über das Testament meines Vaters zu einem früheren Zeitpunkt in meinem Leben bekommen hätte, also vor meinem spirituellen Durchbruch und bevor ich die Energie-Codes entwickelt hatte. Ich hätte die Entscheidung meines Vaters in »Was stimmt nicht mit mir?« oder »Womit habe ich das verdient?« übersetzt und mich in Selbstzweifeln gesuhlt. Wütend und verletzt hätte ich mich möglicherweise von meiner Familie zurückgezogen und damit unsere ganze Beziehung ruiniert. Und weil meine Karriere so eng mit der meines Vaters verbunden war, hätte ich vielleicht sogar mein Lebenswerk aufgegeben. Ich weiß ganz sicher, dass dies für mich ein Weg des Leidens und des Schmerzes gewesen wäre.

Woher weiß ich das? Bis wir nicht alle die Erfahrung einer größeren Wirklichkeit über uns selbst gemacht haben, erleben wir uns in schwierigen Lebenssituationen als unzulänglich und haben das Gefühl, dass uns etwas fehlt und dass mit uns etwas nicht stimmt. Wenn wir keine Version von uns selbst kennen, die in der Tat perfekt, ganz und vollständig ist – die Version, die ich »das Seelenselbst« nenne –, haben wir keinen Bezugspunkt außerhalb dieser alten Unzulänglichkeitsgeschichte.

Unser Problem als Menschen ist nicht, dass wir unzulänglich sind, uns etwas fehlt oder mit uns etwas nicht stimmt. Unser Problem ist, dass wir *glauben*, wir seien so. Dieses fundamentale Missverständnis liegt allen anderen Problemen zugrunde, jeder Dysfunktion und jedem Schmerz. Es kann Geschenke in Bürden verwandeln, Liebe in nicht erwiderte Bedürftigkeit und ein paar schwierige Momente in lebenslange Gebrechen.

Die gute Nachricht ist, dass wir nicht mehr mit dieser Unwahrheit leben müssen. Wir brauchen uns die alten Geschichten darüber, wer wir sind und was in unserem Leben »real« ist, nicht mehr immer wieder zu erzählen. Wir können unsere Großartigkeit erkennen, sie wieder in Anspruch nehmen, uns als die mächtigen Energiewesen annehmen, die wir sind – und von diesem Standpunkt aus Neues erschaffen.

Das gelingt uns, wenn wir uns daran erinnern, dass wir *Energiewesen* sind und Energie der Schlüssel zu allem ist.

In Schmerz oder Seligkeit leben

Mein transformierendes »Lichtstrahl«-Erlebnis, mein spontaner Durchbruch während der Meditation, zeigte mir die Wahrheit über meine Essenz als Energiewesen so deutlich, dass ich sie weder ignorieren noch leugnen konnte. Als strahlendes Lichtwesen über der Erde schwebend, befand ich mich in einer ganz anderen Wirklichkeit. Ich war erwacht und nahm das Leben – und mich selbst darin – plötzlich ganz anders wahr. Es war, als befände ich mich auf einem Tauchgang und schaue durch eine Tauchermaske nach draußen, um zu erkennen, dass die Unterwasserwelt, die ich jetzt erlebte, wirklicher und echter war als das Leben an Land. Es fühlte sich an, als sei ich schon immer an diesem Ort gewesen und würde ihn niemals mehr verlassen. Hier war ich mehr daheim als in irgendeinem Konzept von »Heimat« oder »Zuhause«, das ich mir jemals hätte vorstellen können. Statt Angst zu haben wie fast mein ganzes Leben lang, erlebte ich mich plötzlich als absolut *vollständig*. Es gab nichts zu erreichen, nichts zu tun. Ich konnte einfach in meiner Absolutheit *sein*, in der Einheit mit allem.

Dieses allumfassende Gefühl der Ganzheit stand in krassem Gegensatz dazu, wie ich mich bis dahin selbst erlebt hatte. Als junge Erwachsene habe ich meinem Vater in seinen Seminaren assistiert und empfand das zwar als sinnvolle Aufgabe, litt aber auch unter kräftezehrenden Migräneanfällen und ständiger Müdigkeit: Jahrelang schlief ich während meiner Mittagspausen ein. Ich war immer bereit, es allen recht zu machen, alles in Ordnung zu bringen und allen Konflikten aus dem Weg zu gehen. Meine Beziehungen waren oft mühsam, aber ich setzte alles daran, damit sie »funktionierten«, auch wenn das bedeutete, dass ich mir selbst untreu wurde. Nach meinem Examen an der Chiropraktischen Hochschule eröffnete ich eine Praxis und hatte nach außen hin großen Erfolg. Es mangelte mir jedoch an innerer Freude und wahrer Erfüllung. Kurz, ich litt. Nicht, weil ich irgendetwas »falsch« gemacht hätte, sondern weil ich nach Regeln arbeitete, die nichts mit meiner wahren Natur zu tun hatten.

Wenn wir uns abmühen, dann nicht etwa, weil wir Fehler haben oder unwürdig sind, sondern weil wir versuchen, Problemen, Schmerzen und Schwierigkeiten mit genau den Kräften zu begegnen, die sie hervorgebracht haben: dem denkenden Geist und der Schutzpersönlichkeit (unserem Ego oder unserer Identität).

DIE SCHMERZLICHE SICHTWEISE DER SCHUTZPERSÖNLICHKEIT

Bis wir uns als Energie oder Geist erkennen, glauben wir, dass wir unser Körper und/oder Verstand *sind.* Schon allein diese Fehleinschätzung unserer Identität verursacht unermessliches Leid und ist der Kern jedes Problems, das wir im Leben haben; denn mit dieser Sichtweise schließen wir so viel von unserer wahren Natur aus! Wir haben das Gefühl, dass etwas fehlt. Das sehen wir dann so, dass *uns* etwas fehlt, dass mit *uns* etwas nicht stimmt. Dann investieren wir viel Zeit und geben uns große Mühe, das Gefühl der Unzulänglichkeit zu kompensieren, wie ich es getan habe, während ich erwachsen wurde, privat und jahrelang in meinem Beruf. Stress, Dysfunktion und Krankheit, das sind alles Nebenprodukte dieser Fehlwahrnehmung. Wir versuchen, uns als würdig zu erweisen und als diejenigen, die recht haben. Wir versuchen zu reparieren, was scheinbar defekt ist.

Wenn wir uns nicht mit der Energie identifizieren, die wir tatsächlich sind, können wir unsere inhärente Ganzheit und das entsprechende Wohlbefinden nicht spüren. Um mit einer gewissen Orientierung durchs Leben steuern zu können, fängt der Verstand dann an, Geschichten darüber zu schreiben, was uns fehlt oder mit uns nicht stimmt.

Diese Geschichten und Gedanken beeinflussen uns wiederum auf der energetischen Ebene (weil wir Energie sind). Die Kraft der Gedanken beeinflusst unsere Wirklichkeit, und mit diesem inneren Narrativ ist es nicht anders. Wenn der Verstand nicht erkennt, dass wir in das Geflecht des Universums integriert und von Natur aus verbunden sind mit allem, was ist, sondern Storys darüber schreibt, dass wir von allem getrennt und allein seien, dann nehmen wir uns auch als getrennt und allein wahr. Derart isoliert, fühlen wir uns nicht sicher. Wir glauben, Schutz zu brauchen, um in der Welt existieren zu können. Wir sind ständig auf der Hut vor Bedrohungen und suchen die Welt im Äußeren nach Orten ab, an denen wir nicht die Zustimmung, Akzeptanz und Liebe bekommen, von denen wir glauben, dass wir sie unbedingt brauchen, um in Sicherheit zu sein. Statt etwas zu erschaffen, was unserem Herzenswunsch entspricht, und aktiv darauf hinzuarbeiten, ein sinnvolles und erfülltes Leben zu führen, kämpfen wir permanent ums Überleben.

Diese angstbasierte, überlebensorientierte Identität wird manchmal als »Ego« oder »falsches Selbst« bezeichnet, aber ich nenne sie »die Schutzpersönlichkeit«. Wie auch immer Sie es nennen, diese abwehrende oder übervorsichtige Herangehensweise an das Leben schränkt uns in dem ein, was wir zu versuchen bereit sind, denn »Sicherheit« hat immer oberste Priorität. Dies macht uns in Beziehungen zu anderen sehr abhängig, bringt uns aus dem Gleichgewicht und verursacht Dauerstress, der letztendlich einen hohen Tribut fordert – geistig, emotional und körperlich.

Hinzu kommt, dass der Kampf, den wir als Schutzpersönlichkeit führen, aussichtslos ist, weil er auf der einzigen destruktiven Annahme beruht, dass *wir* das Problem sind. Obwohl wir alle unsere eigenen Methoden im Umgang mit dieser Überzeugung haben und ihr bis zu einem gewissem Grad sogar ausweichen, bleibt es keinem von uns erspart, zumindest teilweise mit dieser schmerzlichen Sichtweise zu leben. Sie ist einfach ein Aspekt der menschlichen Verfassung … bis sie es nicht mehr ist!

Glücklicherweise ist es die vorrangige Aufgabe der Energie-Codes, unsere Schutzpersönlichkeit in unsere wahre Natur, das Seelenselbst, zu integrieren. Diese Integration bietet ein nahezu unbegrenztes Potenzial für Heilung auf jeder Ebene unseres Lebens. Wir ändern die Spielregeln. Wir ignorieren die Vorstellung, dass das Leben aus der Schutzpersönlichkeit heraus unsere einzige Option ist. Wir als Spezies entwickeln eine neue ganzheitlichere Art zu leben, zu lieben und zu sein.

DER HIMMEL AUF ERDEN: UNSERE ENTWICKLUNG ZUM LEBEN ALS SEELENSELBST

Wenn wir beginnen, uns als die reinen, großartigen Energiewesen zu sehen, die wir sind, begeben wir uns automatisch auf die Reise, um Ganzheit zu erfahren. Es ist wirklich so einfach.

Wenn wir wissen, dass wir Energiewesen sind, wenden wir uns ab von den angstbasierten Geschichten, die unser Verstand sich ausdenkt, und einer anderen Option zu, die uns auch zur Verfügung steht, der Sichtweise unserer wahren, ewigen Natur als Seelenselbst. Statt den Blick nach außen zu richten und den

Horizont nach allem abzusuchen, was uns schaden könnte, konzentrieren wir uns auf die Energie in und um unseren Körper und verlassen uns darauf, dass sie uns zeigt, was für uns wahr ist. Dann geht das Leben mühelos seinen Gang. Gelegenheiten für Liebe und Entfaltung werden uns auf natürliche Weise offenbart. Wir müssen sie nur annehmen, Ja sagen und zulassen, dass sie sich entfalten. Wir lieben mit aller Macht und sind liebevoll mächtig. Wir kennen und spüren unsere Einheit mit allem und fühlen uns von nichts getrennt. Stress und Sorgen kommen erst gar nicht auf, weil wir zweifelsfrei wissen, dass alles in unserem Leben letztendlich unserer Entfaltung und unserem Wohlbefinden dient.

Ich spreche aus eigener Erfahrung über diesen friedvollen, magischen Zustand. Meine Reise in das Erwachen als Seelenselbst folgte auf einen entscheidenden Moment der Hingabe, der mich irreversibel verändert hat. Mein Körper fühlte sich an, als glühe er. Mein Verstand wollte sich nur damit beschäftigen, wem oder was ich hier ausgesetzt war, statt es in irgendeiner Weise zu verarbeiten. Ich hatte plötzlich eine völlig neue Sichtweise dazu gewonnen, wer und was wir wirklich sind. Obwohl ich meine Erfahrung noch nicht einmal annähernd integriert hatte (ich war anfangs in der Tat ziemlich desorientiert und wurde in ein Nachbarhaus gebracht, um mich hinzulegen), wusste ich, dass meine Wirklichkeit nie wieder dieselbe sein würde. Das hat sich als richtig erwiesen, und die Zeit, die unmittelbar auf diese Erfahrung folgte, war, gelinde gesagt, sehr interessant!

Als ich in dieser Nacht nach Hause kam, geriet ich in einen Zustand der Verzückung, den ich nicht mehr verlassen wollte. Viele Tage lang wurde ich, wann immer ich den Kopf vom Kissen hob, aus dieser Ekstase gezogen und hatte das Gefühl, unter den donnernden Rotorblättern eines startenden Hubschraubers zu stehen. Es war, als hätte ich eine Hochfrequenzenergie in mir aufgenommen, mit der weder mein Körper noch mein Geist etwas anfangen konnte. Wenn ich meinen Kopf dann wieder niederlegte oder in Meditation ging, tauchte ich sofort erneut in diesen unvorstellbar wunderbaren Zustand ein. Visionen von schillernden Farben, Formen und anderen Reichen taten sich in meinem Kopf auf – das Schönste, was ich je gesehen hatte. Darauf folgten skizzenhafte Bilder, die gleichzeitig Botschaften und Wahrnehmungen von Wahrheiten aller Art vermittelten. Das alles war großartig, brillant und makellos! Ich war in der Seligkeit, im Zustand von *Ananda* oder *Samadhi,* wie es in der Yoga-Tradition heißt, und wollte nie wieder dort weg!

Tagelang blieb ich im Bett und erlebte mich einfach als Wesen aus reiner, göttlicher Energie. Meine Schutzpersönlichkeit verschmolz mit meinem Seelenselbst. Ich spürte Freiheit im Geist und im Herzen und eine tiefe, angenehme Entspannung im Körper, und ich verbrachte viele Momente staunend und ehrfürchtig in dem reinen Bewusstsein, dass wir wirklich kosmische Wesen sind. Dieser Prozess war jedoch noch nicht unmittelbar. Meine Öffnung für die feinstoffliche Energie war erst der Anfang meines Verständnisses dafür, was es bedeutet, ein Energiewesen, also das Seelenselbst zu *sein*.

Nach etwa einer Woche hatte ich die Hochfrequenzenergie so weit integriert, dass ich sitzen, stehen und herumlaufen konnte. Doch die Welt außerhalb meines Schlafzimmers wirkte immer noch hart und laut. Ich reagierte außerordentlich empfindlich auf Geräusche aus dem Radio oder Fernseher und auf schnelle Bewegungen – Menschen, die an mir vorbeieilten, vorbeirasende Autos und sogar geschäftige Kellner im Restaurant. Zuerst fühlte sich mein Körper so leicht an, dass ich ihn kaum spürte. Mit der Zeit verankerte ich mich ganz bewusst in meinem Körper, was ein Gefühl von unglaublicher Stärke erzeugte.

Dennoch war die Rückkehr in meinen Alltag eine echte Herausforderung. Ich fühlte mich irgendwie »zwischen den Welten« und hatte keine Ahnung, wie ich von hier aus arbeiten sollte. Ich war nicht mehr in der Lage, nur in die Gesichter der Menschen zu schauen, ihre Körpersprache zu lesen und einfach ihren Worten zu vertrauen. Jetzt konnte ich die Energie *unter* der Oberfläche sehen, die sie mir präsentierten. Mir offenbarte sich etwas anderes, was sich wahrer und echter anfühlte. Meine Aufmerksamkeit wurde auf eine andere Realitätsebene gelenkt, die ich vorher nicht wahrgenommen hatte, außer in einer kurzen Phase meiner frühen Kindheit.

Als ich etwa sechs Jahre alt war, spielte ich in einem Bach, während die Sonne auf die gekräuselte Oberfläche des Baches schien. Den Kaulquappen wuchsen Beine in seinen Untiefen, und die Sommerluft war perfekt und ganz still. Ich schaute auf meine Hände über dem Wasser und sah goldenes Licht um sie herum, das in alle Richtungen strahlte. In diesem Alter hatte ich häufig farbige Energiekugeln um Menschen herum gesehen, beispielsweise um meinen Vater, wenn er mit Patienten arbeitete oder unterrichtete, oder um meine Mutter, wenn sie malte, oder um andere Kinder auf dem Schulspielplatz. Ich dachte, dies sei normal und alle könnten es sehen.

Doch nachdem ich mehrmals die schmerzhafte Erfahrung gemacht hatte, dass andere nicht die gleichen Erscheinungen sahen, über die ich da sprach, bekam ich Angst, sie könnten mich für seltsam halten und ablehnen. Mit etwa acht Jahren kappte ich meine Verbindung zu diesen Wahrnehmungen. In meinen Zwanzigern und Dreißigern erinnerte ich mich jedoch an die schönen Erlebnisse und wollte sie unbedingt wieder hervorrufen, vermochte es aber nicht. Ich fragte mich, ob ich einfach »alles erfunden« hätte, wie Kinder es angeblich tun.

Nachdem ich mich für den energetischen Bereich geöffnet hatte, konnte ich die Energie nicht nur wieder genau so *sehen* wie in meiner Kindheit, sondern auch *spüren* und *fühlen*. Sie war die ganze Zeit real gewesen. Nur die Geschichten, die ich mir selbst über diese vermeintlich »imaginären« Energiekugeln erzählte, hatten mich zwischenzeitlich dazu gebracht, sie auch nicht mehr wahrzunehmen!

Jetzt war ich wieder in der Lage, Phänomene zu erkennen, die andere nicht wahrnehmen konnten. Und ich fühlte mich nicht wohl mit dieser Fähigkeit, vor allem, weil es mir oft schwerfiel, mir einen Reim auf das zu machen, was ich sah und fühlte. Wenn ich Patienten eine Frage zu etwas stellte, was ich sah oder spürte, erkannten sie nicht, was ich da aufgenommen hatte. Ihre Energiemuster, die eine starke Emotion wie Trauer, Angst oder Wut abbildeten, waren für mich offensichtlich, aber die Patienten sagten, bei ihnen sei »alles in Ordnung« und sie fühlten sich »großartig«.

Doch statt mit meinen Wahrnehmungen wieder hinterm Berg zu halten, beharrte ich darauf. Und ich stellte fest, dass meine Patienten, die zunächst »nicht gewusst hatten, wovon ich sprach«, bei ihrem nächsten Besuch berichteten, dass das, was ich bemerkt hatte, die ganze Zeit der Fall gewesen war. Sie hatten es damals einfach nicht bemerkt. In einer Sitzung mit meiner Patientin Cecile hatte ich mich beispielsweise nach dem schwachen Energiefluss in ihrem System erkundigt. Damals behauptete sie, mit ihrer Beziehung sei alles in Ordnung, aber als sie wiederkam, sagte sie, dass sie ein sehr reales Problem mit ihrem Ehemann nicht habe wahrhaben wollen. Brian, den ich nach dem starken Energieverlust fragte, den ich bei ihm sehen konnte, behauptete, mit seinen vielen Dienstreisen komme er gut klar. Doch als er wiederkam, hatte er erkannt, dass es höchste Zeit war, den Beruf zu wechseln. Unzählige Male kamen die Leute zurück und sagten, sie seien sich eines Problems nicht bewusst gewesen, aber nach unserer Sitzung sei ihnen »ein Licht aufgegangen«.

Ich sah und spürte also Störungen im Energiefeld eines Menschen, bevor er selbst sie wahrnehmen konnte. Ein bruchstückhaftes Energiefeld veranlasste mich zu einer Befragung des Klienten, die oft zu einer aufschlussreichen Offenbarung seines zugrunde liegenden Problems führte, etwa ein Missbrauch in der Kindheit oder ungesunde Verhaltensmuster. Wir können diese Probleme lösen, sobald das Bewusstsein des Patienten mit seinem Licht das Gesamtbild erhellt. Diese Bestätigung meiner Erkenntnisse erregte meine Aufmerksamkeit. Es war, als gäbe es eine subtile oder feinstoffliche Ebene der Wahrheit unter dem, was jemand bewusst wahrnimmt, eine Ebene, die Zeit und Aufmerksamkeit braucht, um offensichtlich zu werden.

Andere Veränderungen waren etwas schwieriger zu bewältigen, beispielsweise das erhöhte Bewusstsein für mein eigenes Energiefeld. Manchmal spürte und sah ich, wenn ich mit jemandem sprach, mein eigenes Energiefeld um meinen Körper. Und plötzlich fühlte es sich an, als überlagere meine Energie die der anderen Person und ich sei sozusagen auf ihr, obwohl ich in Wirklichkeit eine ganz normale Distanz zu ihr hielt. Das war verwirrend! Mir kam es so vor, als seien wir irgendwie »ineinander«, weil sich unsere Energien so stark überlappten. Also trat ich einen Schritt zurück, und die andere Person folgte mir, bis wir uns durch einen Raum oder den Bürgersteig hinunter»getanzt« hatten. (Später erfuhr ich, dass sich unsere Energiefelder sehr wohl überlappen. Doch bis unser Nervensystem die sensorische Sensitivität – oder die »Verschaltungen«, wie ich es nenne – entwickelt hat, um dies wahrzunehmen, merken wir es einfach nicht und haben das Gefühl, dass in dem Raum zwischen uns »nichts ist«. Aber dieses Energiefeld ist tatsächlich das, was uns alle als eine Menschheit miteinander verbindet.)

So unbeholfen sich diese neue Art zu sein manchmal auch anfühlte, jede meiner Interaktionen mit der Welt sagte mir, dass ich zurück war. Mein *wahres Ich* war zurück. Ich fühlte mich mehr im Frieden mit mir und mehr in mir selbst zu Hause, als ich mich jemals gefühlt hatte, seit ich diese besonderen mystischen Momente in meiner Kindheit erlebt hatte. Ich war ohne Grund fröhlich, herzlich und entspannt und fühlte mich Tag und Nacht wohl. Ich atmete anders, tiefer als je zuvor. Ich wusste, dass alles in Ordnung war und dass sich die zuvor schmerzlichen Umstände meines Berufs- und Privatlebens ändern würden. Es war, als hätte sich irgendeine »Antwort« aufgetan.

Ich wusste auch, dass dieses neu erweiterte **echte** Ich erst einmal lernen musste, mit den Widersprüchen umzugehen, mit denen ich täglich konfrontiert war – etwa »rationale« Entscheidungen treffen zu müssen und gleichzeitig meinem inneren Wissen zu folgen, nicht nur für mich als Person, sondern auch als Ärztin, als Freundin und als Vertraute vieler bedeutender Führungskräfte in meiner Gemeinde. Ich konnte beispielsweise oft feststellen, dass hohe Funktionsträger der größeren Metropolregion nicht integer handelten, und diese Einsicht machte es mir möglich, die für mich richtigen Entscheidungen zu treffen, ohne in Konflikt zu geraten oder dazugehören oder rebellieren zu müssen. Wenn ich mit jemandem sprach, konnte ich oft deutlich sehen, wie sich mein Gegenüber seine Lebensumstände erschuf, um eine »kleinere« Version seines wahren Wesens zu verteidigen und zu schützen, als bestehe es unbewusst darauf, sein falsches Selbst zu leben und sich von Drama und Schmerz zu ernähren.

Einfach ausgedrückt, stimmte die Wirklichkeit, die ich sah – die Wirklichkeit von uns als ganzen, vollständigen und mächtigen Energiewesen –, oft nicht überein mit der Eigenwahrnehmung anderer oder der Art und Weise, wie sie ihr Leben führten. Mir wurde klar, dass ich an einem Scheideweg stand. Ich musste mich entscheiden: Mache ich, was richtig ist, oder nicht? In Seligkeit leben oder in ein Leben der Verleugnung, der Selbsttäuschung und des Schmerzes zurückkehren? So viel von dem, was ich mir im Leben aufgebaut hatte – meine Freundschaften, meine Praxis und meine Beziehungen –, schien auf dem Spiel zu stehen. Dennoch war mir klar, dass meine neue Wirklichkeit wichtiger war als alles andere. Es war meine Wahrheit, und ich *musste* mit ihr in Verbindung bleiben.

Indem ich den energetischen Botschaften folgte, die aus meinem Innern aufstiegen, entschied ich mich jeden Moment neu für Seligkeit, und zwar oft jenseits aller Logik oder dessen, was andere »Wirklichkeit« nennen. Berater empfahlen mir nachdrücklich, bestimmte Verfahren oder Geräte in meine Praxis aufzunehmen. Die entsprechenden Behandlungen, so behaupteten sie, seien »auf dem neuesten Stand« der Technik. Aber wenn sich der Rat für mich nicht richtig anfühlte, sagte ich einfach: »Nein, danke.« Monate oder Jahre später erschienen Testberichte, denen zufolge die jeweilige Ausrüstung nicht die Leistung erbracht hatte, mit der ursprünglich geworben worden war. Oder ich wurde eingeladen, Investitionen zu tätigen, Geschäftspraktiken zu übernehmen oder an Konferenzen teilzunehmen, die auf den ersten Blick einen sehr guten Eindruck machten, aber dieser Energiefluss traf einfach eine andere Entscheidung für mich, was dazu führte, dass ich viele dieser Angebote ablehnte. Dann stellte sich, manchmal erst Jahre später, heraus, dass die ach so gute Gelegenheit oft nicht integer für die Beteiligten abgelaufen war.

Allmählich lenkte Gnade mein Leben, das, was ich »eine *Welle* der Gnade« nenne. Viele Male hatte ich einfach so ein Gefühl, meine Aufmerksamkeit in eine bestimmte Richtung lenken zu müssen, nur um oft innerhalb von Stunden oder Tagen eine fabelhafte Einladung zu bekommen, die genau zu dem passte, worauf ich mich da fokussierte, beispielsweise an einem Dokumentarfilm mitzuwirken oder auf einer sehr wichtigen Konferenz zu sprechen – und das alles mit buchstäblich null Aufwand von meiner Seite. Außerdem hatte ich unzählige Male das Gefühl, mit jemandem in Verbindung treten zu wollen, mit dem ich monate- oder jahrelang nicht gesprochen hatte. Wenn ich dann anrief oder eine Nachricht schickte, bekam ich die Antwort, dass derjenige mich genau »an diesem Tag« etwas fragen oder mir ein Anliegen mitteilen wollte – und »da war ich«!

Mein Leben wurde magisch und entfaltete sich auf mühelose und freudvolle Weise ohne die lähmende Unsicherheit, die inneren Konflikte und die Selbstzweifel, unter denen ich früher gelitten hatte. Endlich war ich auf einer höheren Ebene angekommen und konnte mich in eine erhobene Version der Entscheidungsfindung einwählen, die kein Nachdenken erforderte. Ich folgte einfach den greifbaren energetischen Impulsen, die mir augenblicklich sagten, welche Wahl für mich die richtige war, und auf wundersame Weise stimmten diese Impulse immer. Aus dem Bauch zu reagieren erwies sich unweigerlich als weitaus bessere Wahl denn alles, was sich mein logischer, gebildeter Verstand allein hätte einfallen lassen können. Ein neues Unternehmen zu gründen, mit meinem Büro umzuziehen und berufliche Beziehungen zu beenden, die nicht mehr mit meiner wahren Vision in Einklang zu bringen waren, das alles waren jetzt einfache Entscheidungen, die aus meinem Wesenskern kamen. Die Energie, die mich durchströmte, wurde mein Kompass. Und im Lauf der Zeit brauchte ich keine Bestätigung meiner Entscheidungen aus externen Quellen mehr.

Mit dieser Art inneren Wissens und innerer Führung zu leben ist mehr als eine Befreiung. Statt mich so sehr zu bemühen, den Dingen auf den Grund zu gehen und die Umstände nach meinem Willen zu beugen, lasse ich mich durchs Leben führen. Und das ist eine Enthüllung geworden, die Entfaltung des für mich richtigen Weges. Eine höhere Weisheit kam ins Spiel. Sie übertraf die begrenzte Vision meines konditionierten Verstandes.

Während ich der Wahrheit folgte, die in mir auftauchte, entwickelte sich mein Leben in eine neue Richtung. Ich fühlte mich veranlasst, mehr Kurse in Energieheilung zu geben. Diese Kurse fanden im Empfangsraum meiner Klinik statt und waren schnell ausgebucht. Sehr häufig gab es nur Stehplätze. Ich gab auch regelmäßig Meditationskurse, in denen ich die Erfahrungen mit meinen Patienten und Schülern teilte, die ich selbst in der Meditation gemacht hatte.

Beispielsweise bemerkte ich eines Abends im meditativen Zustand, wie ein Schwall von Energie durch das Zentrum meiner Wirbelsäule bis tief ins Becken fiel und dort zirkulierte. Und während dies geschah, »erstrahlte« die Mitte meines Gehirns, und ich machte die Erfahrung, absolut präsent zu sein, während mein ganzes Wesen von einem inneren Wissen ergriffen wurde. Also führte ich die Gruppe im nächsten Kurs durch einen ähnlichen Prozess. Während wir übten, was ich vorher ausprobiert hatte, beobachtete ich, worauf die Energiefelder der anderen reagierten. Ich konnte sehen, dass ihnen das, was ich mitgeteilt hatte, half, ihre eigenen Energiefelder zu wecken, zu verändern und zu handhaben, was wiederum ihr Leben positiv beeinflusste. Beim nächsten Kurstermin erzählten sie von den neuen Ereignissen, die sich bei ihnen seit unserem letzten Treffen zugetragen hatten.

Woche für Woche, Monat für Monat veränderte sich etwas bei ihnen. Bonnie beispielsweise sah nach jahrelanger Unentschlossenheit endlich ein, dass sie ihren Job durchaus kündigen konnte. Nicole hatte einen Durchbruch, der es ihr ermöglichte, in einen zutiefst entspannenden meditativen Zustand zu gelangen, wie sie ihn intensiven Bemühens nicht erreicht hatte. Courtney schließlich ließ in der Meditation los und erlaubte der Energie, durch ihren Körper zu fließen, was zur Befreiung von einem Migränekopfschmerzmuster führte, unter dem sie seit zwanzig Jahren gelitten hatte. Diese und viele andere Ergebnisse wurden durch regelmäßiges Praktizieren spezifischer Atemmuster, Entspannung des Geistes und angeleitete Meditation erzielt. Ich beobachtete, notierte und kodifizierte alles. Klare Prinzipien und Übungen traten zutage und wurden zu den Energie-Codes, die Sie in diesem Buch kennenlernen werden.

In meinem neuen Leben wurde ich auch eingeladen, in den Krankenhäusern der Umgebung über die energiemedizinischen Methoden zu sprechen, die ich in meiner Klinik unterrichtete und einsetzte, und zwar schon lange bevor diese Themen vom etablierten Gesundheitswesen aufgegriffen wurden. Die Menschen sprachen darauf an, und es kamen immer mehr Einladungen. Alles ging schnell und mühelos vonstatten, und das nur, weil ich mich ergeben und Ja gesagt hatte zu der greifbaren Energie, die in mir aufstieg, und zu der ihr innewohnenden Weisheit. Ich konnte buchstäblich sehen, wie die Energie von einer Situation zur anderen floss.

Heute betrachte ich alle Situationen, in die ich gerate, als Impulse aus dem Universum, die mich zu meiner Größe treiben. Alte, wenig hilfreiche Beziehungsdynamiken schmelze ich weg und finde Liebe, wo Schmerz und sogar Entfremdung waren. Ich habe nicht nur meine Migräne und meine Skoliose vollständig geheilt, sondern fühle mich auch deutlich jünger als vor zwanzig Jahren. Ich glaube nun nicht nur an Wunder, sondern sehe die ganze Zeit, dass sie geschehen. Und jetzt, da ich weiß, woher diese Wunder kommen und wie wir uns diesen Ort erschließen können, kann ich das Wunderbare und Magische im Leben anderer dauerhaft unterstützen.

Dieses von Gnade erfüllte Leben zu führen ist nicht nur möglich, es ist auch unser Geburtsrecht. Es ist das, wofür wir und unser Leben eigentlich »gemacht« sind. Daher kann das, was mir geschehen ist, selbstverständlich auch Ihnen passieren.

In der Tat ist das Erwachen zu diesem Wandel der persönlichen Identität – von der Schutzpersönlichkeit zum Seelenselbst – *der eigentliche Zweck des menschlichen Lebens.* Wenn die Seele auf das Bewusstsein trifft, erwacht die Menschheit zu ihrer Wahrheit, und wir wissen, was Frieden ist. Dafür sind wir auf diesem Planeten – um unser seelisches und energetisches Wesen zu entdecken und als dieses wahre Wesen in physischer Form hier zu leben. Wir sind hier, um unsere Göttlichkeit in unserer Menschlichkeit zu erwecken und um den Himmel auf Erden zu erfahren und das zu leben, was ich »Himmel-Erde« nenne, einen einzigen geeinten Raum.

All dies steht uns in genau dieser Minute zur Verfügung. Wie das? Weil wir in Wirklichkeit bereits das Seelenselbst sind. Wir können es spontan erleben, in einer Nanosekunde, wie ich es an jenem Tag in der Meditation erlebt habe. Es ist genau hier und wartet darauf, dass wir es anerkennen. Wir müssen nirgendwohin gehen und brauchen nichts zu unternehmen, um das Seelenselbst zu werden. Es gibt keine entsprechenden Qualifizierungsmaßnahmen, keine Reifen, durch die man springen könnte, aber ... wir kennen es einfach nicht. Und diese Unkenntnis unseres wahren Wesens ist der Seinszustand unserer Schutzpersönlichkeit. Mit den Energie-Codes werde ich Ihnen vermitteln, wie Sie zu Ihrer Ganzheit und Vollkommenheit erwachen können, zu Ihrem wahren Selbst und Ihrer Großartigkeit, und wie Sie die Präsenz dieses wahren Selbst in Ihrem Alltag steigern können. Das wird Ihr Leben auf magische Weise verändern, wie es auch meines verändert hat.

Obwohl dieser Wechsel von der Schutzpersönlichkeit zum Seelenselbst ganz spontan sein kann – wie es zumindest teilweise bei mir der Fall war und auch bei anderen, die ähnlich tief greifende und transformierende Erfahrungen gemacht haben –, findet die Aktualisierung des Seelenselbst bei den meisten von uns in Phasen statt. Und während Sie vielleicht bis jetzt *absichtlich* auf dieses Erwachen hingearbeitet haben oder auch nicht, haben Sie in Wirklichkeit Ihr ganzes Leben lang darauf hingearbeitet, weil Sie hierhergekommen sind, um genau das zu tun. Ja, alles, was bis jetzt in Ihrem Leben geschehen ist, hat Sie dazu bewogen, zu Ihrem wahren Wesen zu erwachen. Aus diesem Grund nenne ich das Leben »Projekt Erwachen«.

Indem Sie verstehen, wie sich dieses Erwachen entwickelt, können Sie selbst dazu beitragen, es leichter, schneller und anmutiger zu ermöglichen. Ich werde das, was ich als »Modell des Erwachens« bezeichne, hier ausführlich darlegen. »Sehen« zu können, woher und wohin wir uns entwickeln, kann dem denkenden Geist helfen, die notwendigen Veränderungen vorzunehmen, um das Seelenselbst leichter wahrzunehmen und zu leben.

Das Modell des Erwachens

Das Modell des Erwachens spiegelt die drei unterschiedlichen Bewusstseinsebenen wider, die wir verkörpern, während wir uns auf den Weg zur Entdeckung und zum Ausleben unserer Wahrheit machen. Dieses Modell hat zwei Seiten – wie eine Münze. Die Rückseite (»Zahl« oder »Revers« der Münze in der Abbildung unten) bildet zwei Phasen ab und steht für die Schutzpersönlichkeit. Hier sind wir permanent im Überlebensmodus, folgen den reaktiven Vorgaben unseres Systems und wenden unsere ganze Energie auf, um Sicherheitsstrategien zu entwickeln und uns zu schützen. Wir gelangen nur dann auf die Vorderseite des Modells (»Kopf«), wenn wir unsere enge Bindung an die reaktiven Muster oder Schaltkreise unseres Nervensystems aufgeben und neue Schaltkreise mit höherer Kapazität bauen, die es uns ermöglichen, unser kreatives Genie, unsere Schöpferkraft vollständig zu aktivieren. Auf der Vorderseite des Modells nehmen wir unsere wahre Macht in Anspruch und leben aus ihr heraus – erschaffen unser Leben als Seelenselbst bewusst und aktiv.

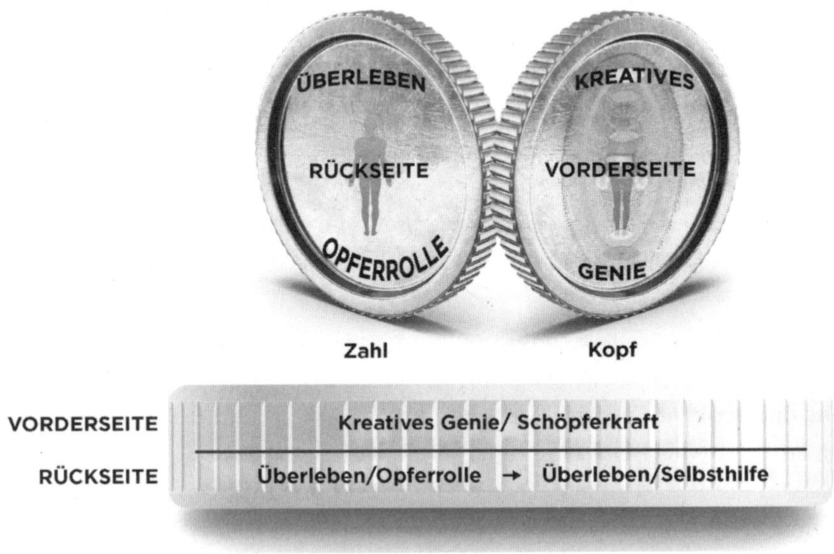

PHASE 1: OPFERROLLE

Phase 1 der Rückseite des Modells, in unserem Diagramm auf Seite 42 links unten, ist die Perspektive des Überlebens/die Opferrolle. Einfach ausgedrückt, sehen wir das Leben hier als etwas, »was uns passiert«, und glauben, dass wir keinen Einfluss darauf hätten. Wir sind uns unserer Rolle als Einflussnehmer oder Schöpfer absolut nicht bewusst und verfallen daher in Fatalismus und Resignation. Wir glauben, dass wir nicht tun können, was wir wollen, weil sich uns äußere Kräfte entgegenstellen, die sich unserer Kontrolle zu entziehen scheinen. In der Tat befinden wir uns möglicherweise so weit hinten auf der Rückseite des Modells, dass wir nicht einmal wissen, wie unglücklich wir sind oder dass es eine andere Daseinsform gibt. Vielleicht machen wir einfach alles mit und glauben, wir müssten genau das tun, weil das Leben nun mal so sei.

Beispielsweise hadern Sie in Phase 1 mit Ihrem Unglück oder dem Gefühl, keine Erfüllung zu finden oder in ungünstige Umstände geboren zu sein, nicht über die Hochschulbildung zu verfügen, die Sie wollten, zu jung geheiratet zu haben, keiner bestimmtem Leidenschaft folgen, keinen bestimmten Beruf ergreifen zu können oder einfach nicht genug Geld zu haben, um das tun zu können, was Sie wirklich möchten. (Oder Sie denken vielleicht gar nicht darüber nach und erwähnen es überhaupt nicht.) Dieses Paradigma ist gekennzeichnet von Wut, Angst, Hoffnungslosigkeit, Hilflosigkeit, Resignation, Fatalismus, Überlebenskampf und dergleichen. Das Motto lautet: »Das Leben ›passiert mir‹, und ich habe keine Kontrolle darüber. So ist es eben.« Das fassen Sie vielleicht nicht einmal in Worte. Diese Auffassung greift einfach um sich, als ob sie die Wahrheit sei.

PHASE 2: SELBSTHILFE

Hier finden sich die meisten Menschen heute wieder. Damit haben sie zwar einen großen Bewusstseinsschritt aus Phase 1 gemacht, aber sie halten sich immer noch auf der Rückseite des Modells auf, weil sie nach wie vor aus dem unbewussten Gefühl der Unzulänglichkeit heraus als Schutzpersönlichkeit agieren, statt kreativ von einem Ort aus zu agieren, an dem sie ihre wahre Macht und Größe als Seelenselbst erkannt haben.

In dieser Phase akzeptieren wir unseren elenden Zustand nicht mehr als das Leben, wie es eben ist. Vielmehr erwachen wir zu der Wahrnehmung, dass wir leiden, und erkennen die Möglichkeit, dass wir das vielleicht nicht müssen. Statt resignierte Opfer zu sein, kommt uns die Idee, dass sich etwas ändern könnte. Wir *könnten* glücklicher oder gesünder sein, *könnten* mehr respektiert und geachtet werden. Also überlegen wir, was wir unternehmen sollten, um diese Änderungen zu bewirken.

In diesem Paradigma sehen wir das Leben (sowohl das »Gute« als auch das »Schlechte« darin) immer noch weitgehend als etwas, »was uns passiert«, aber zumindest glauben wir, *irgendetwas* dagegen tun zu können (zumindest manchmal). Wir erkennen, dass wir unsere Situation oft verbessern oder sogar in Ordnung bringen können, und haben möglicherweise dadurch, dass wir einige unserer Gedanken und Handlungen bewusst wählen, eine gewisse Kontrolle über das, was wir erleben. Mit der richtigen Einstellung können wir das Beste aus einer schlechten Situation machen und erkennen auf diese Weise möglicherweise einen Nutzen oder ein Geschenk in unserem Schmerz. Das Motto dieser Phase lautet: »Auch wenn mir das Leben übel mitspielt, mache ich das Beste daraus.« Dahinter steht die Ansicht: »Etwas stimmt nicht, aber ich kriege das wieder hin.«

Ich nenne das »Selbsthilfe«, weil wir in dieser Phase alles geben, um zu heilen, was wir in uns oder anderen für falsch, fehlend oder gar kaputt halten, und danach streben, glücklicher zu sein. Viele unserer Bewältigungsstrategien, Therapien und Selbsthilfebücher arbeiten auf dieser Bewusstseinsebene. Wir diagnostizieren ein Problem und arbeiten dann an seiner Lösung. Dieses Paradigma hat mir auf jeden Fall geholfen, mein eigenes Schmerzniveau zu senken und mehr zu erreichen, als ich zu einem früheren Zeitpunkt in meinem Leben überhaupt wollte. Dafür und für die Hilfe, die ich vielen meiner Patienten damit anbieten konnte, bin ich sehr dankbar. Dies ist zwar weitaus besser, als vollkommen mattgesetzt zu sein, und hat vielen von uns jahrzehntelang gute Dienste geleistet, aber es ist nicht der hoch entwickelte Bewusstseinszustand, in dem wir sein wollen, und würdigt unsere wahren Fähigkeiten nicht.

Ständig »Probleme« zu suchen und zu finden und unsere Ressourcen dafür einzusetzen, sie in Ordnung zu bringen, macht uns lediglich zu besseren Problemlösern. Das führt leider dazu, dass wir Probleme brauchen, die wir lösen können, um »zu wissen, wer wir sind«. Wir bauen unsere Fähigkeit, Freude und

Ganzheit zu empfinden, nicht auf, ohne sie stets im Gegensatz zum Schmerz zu sehen. Wir kommen nicht weiter. Auf einer tieferen Ebene sehen wir uns in Phase 2 immer noch als diejenigen, die im Leben irgendwie zu kurz gekommen sind, nur dass wir jetzt Mittel und Wege haben, um dies zu kompensieren. Wir denken immer noch nicht wie mächtige Schöpfer. Daher kann uns dieses Paradigma nicht wirklich weiterhelfen.

Glücklicherweise können wir eine Bewusstseinsstufe erreichen, die weit darüber hinausgeht, »das Beste aus dem zu machen, was uns das Leben gibt«. Es ist die Vorderseite unseres Modells, auf der wir erfahren, wer wir wirklich sind, mit all unserer Macht und Herrlichkeit. In dem Moment, in dem ich über der Erde schwebte und in meinem eigenen Glanz badete, erkannte ich diese Wahrheit über mich selbst – und uns alle. Ja, auch Sie!

PHASE 3: SCHÖPFERKRAFT

Die Vorderseite des Modells zeigt eine ganz andere Interpretation des Lebens als die Rückseite. Hier wird das kreative Genie oder die Schöpferkraft des Seelenselbst gelebt. Man erkennt nun allmählich, dass es so etwas wie schlechte Bedingungen oder den »Silberstreif am Horizont«, aus denen man das Beste machen beziehungsweise den man finden muss, gar nicht gibt, weil von vornherein nie etwas gefehlt hat, falsch oder defekt war. Auch wenn der »Silberstreif am Horizont« eine schöne Idee ist, die uns geholfen haben mag, als wir auf der Rückseite des Modells gefangen waren, nutzen wir unsere kreativen Fähigkeiten damit nur unzulänglich. Auf der Vorderseite des Modells hingegen wissen wir, dass uns jede Herausforderung dient, und wir spüren, fühlen und wissen, dass wir auf der höchsten Seelenebene eine Rolle bei ihrer Entstehung gespielt haben. Alles hat einen Sinn, und der besteht darin, unsere wahre Größe in uns wachzurufen. Ja, wir spielen eine Rolle in unserem eigenen Prozess des Erwachens. Der größere Teil von uns lädt den kleineren ein, eine Verbindung mit ihm einzugehen, indem er die Erfahrung der Ganzheit generiert, nach der wir suchen.

Aus diesem Blickwinkel betrachtet, entfaltet sich das Leben immer zu unseren Gunsten, egal, wie es uns im Moment vorkommen oder sich anfühlen mag. Es gibt keine Ausnahmen. Unsere Schutzpersönlichkeit geht in dieser Wahrheit auf, weil sie erkennt, dass unser Leben anders verlaufen wäre, wenn es anders hätte verlaufen sollen. Wie ich die Teilnehmer an meinen Kursen oft frage: »Woher wissen wir, dass das passieren sollte?« Die Antwort lautet: »Weil es passiert ist.«

Statt aus einer Situation »das Beste zu machen«, was impliziert, dass etwas »Schlechtes« passiert ist, sollten wir daran arbeiten, das »Gute« daran zu sehen. Was, wenn das die Wahrheit wäre: Die Situation, wie immer sie auch sein mag, war überhaupt nie »schlecht«? Natürlich wird diese Vorstellung umso schwieriger sein, je schmerzhafter eine Situation ist. Okay. Wir werden diese Idee im Laufe dieses Buches weiterverfolgen. Im Moment möchte ich nur, dass Sie über Folgendes nachdenken: Was wäre, wenn Sie erkennen könnten, dass jedes Ereignis in Ihrem Leben letztlich nur zu Ihrem Vorteil stattfindet? Und was, wenn Sie wüssten, dass Sie in diesem Prozess eine Rolle spielen, um zu einer größeren Wirklichkeit zu gelangen, eine mit mehr Freiheit und mehr Macht? Was, wenn sich hinter Ihrem größten Schmerz das größte Geschenk versteckte, das Sie jemals bekommen werden? Diese Erkenntnis würde in der Tat die Qualität Ihres Lebens auf der Erde verändern, also genau das bewirken, weswegen Sie hierhergekommen sind.

Wenn Sie in der Lage wären, Ihr Leben so zu sehen – als geschehe es ausschließlich zu Ihrem letztendlichen Nutzen –, wären Sie im Fluss des Lebens. Dann könnten Sie den größeren Plan hinter den Kulissen sehen und den Gewinn in jedem Verlust viel schneller erkennen. Sie würden beispielsweise sehen, wie die Kündigung Ihres Jobs dazu geführt hat, dass Sie schließlich zu Ihrer wahren Berufung gefunden haben. Sie würden feststellen, dass Sie durch die Wunde, die Sie lahmgelegt hat, Mitgefühl und tiefes Selbstbewusstsein gelernt haben. Vielleicht könnten Sie anfangen, den Verlust eines geliebten Menschen als eine Möglichkeit zu betrachten, Tiefen Ihres Herzens auszuloten, die Sie sonst wohl nie kennengelernt hätten. Dann würden Sie tiefe Dankbarkeit für das Leben und all seine Geheimnisse empfinden und Verluste letztendlich überhaupt nicht mehr als solche ansehen. Sie werden wissen und sehen, dass mit jedem Ereignis, wie schwer es auch sein mag, ein Nutzen verbunden ist, der das Leid, das es bringt, ausgleicht oder sogar größer ist. Mit dieser Erkenntnis nimmt Ihr Leid dramatisch ab und hört vielleicht sogar auf, zu existieren.

Stellen Sie sich jetzt vor, Sie könnten vorauswissen, wie Sie mit Ihrem Körper, Ihrem Geist und Ihrem Energiefeld umgehen müssen, damit die großen Erlebnisse niemals Schmerzen und Leid hervorrufen. In diesem Buch werden Sie lernen, *mit allem, was Sie sind,* bewusst unter der Ebene der Geschichten zu arbeiten, die von der Schutzpersönlichkeit erzählt werden, damit jede einzelne Lebenserfahrung zu einem bedeutungsvollen Schritt wird, der Sie tiefer in Ihre Ganzheit, Ihre Wahrheit und eine vertrauensvolle Beziehung zum Universum trägt.

Die Ereignisse in unserem Leben durch die Brille des Vertrauens zu sehen – in dem Wissen, dass »alles gut« und zu unseren Gunsten ist – erspart uns mit der Zeit den Prozess, in dessen Verlauf wir uns selbst oder anderen vergeben, weil wir uns in bestimmten Situationen befinden. Dies ist die Sichtweise des Seelenselbst, dessen Motto lautet: »Was immer in meinem Leben geschieht, ist zu meinen Gunsten, und ich habe es auf einer höheren Bewusstseinsebene erschaffen, um meine eigene Herrlichkeit zu entdecken.«

Wenn wir das Leben aus dem Blickwinkel »Alles ist gut« betrachten, sind wir kurz davor, zur Vorderseite des Modells zu wechseln. Dieses Erwachen findet jedoch nicht einfach dadurch statt, dass wir unsere Überzeugungen darüber, wer wir sind, neu formulieren oder unser Denken über die Natur des Lebens ändern. Es tut sich keine »spirituelle Abkürzung« auf, wenn wir uns hier eine möglichst rosarote Geschichte erzählen. Weit gefehlt.

Seit Jahrtausenden vertreten spirituelle Traditionen die Vorstellung, dass wir spirituelle Wesen sind, die eine irdische oder physische Erfahrung machen. Ich möchte, was diesen Punkt betrifft, eine andere Erkenntnis vermitteln, nämlich dass wir spirituelle Wesen sind, die in einer physisch-energetischen Welt tatsächlich eine *spirituelle* Erfahrung machen. Und damit wir die ganze Fülle unseres wahren Wesens erfahren und leben können, müssen wir anfangen, völlig bewusst als geistige Wesen – als Energiewesen – in diesem physischen Aspekt des Lebens zu sein. Das heißt, wir müssen über das intellektuelle Wissen, dass wir Energie oder Geist sind, hinausgehen und unser energetisches oder spirituelles Wesen tatsächlich *verkörpern.* Wir müssen unsere Energie in unserem physischen Körper buchstäblich zum Leben erwecken und uns mit ihr identifizieren. Wenn wir das angehen, wechseln wir automatisch zur Sichtweise des Seelenselbst und zur Vorderseite des Modells. Dieser Wechsel ist plötzlich, radikal und umfassend, weshalb ich ihn als den »Quantenflip« bezeichne.

Verkörperung, nicht nur Erleuchtung macht den Quantenflip

In der Quantenphysik gibt es ein Phänomen, das ich als »Quantenflip« bezeichne. Dieser Begriff beschreibt die Fähigkeit eines Quants, eines grundlegenden Elements der atomaren Welt, seine Richtung augenblicklich zu ändern, ohne sich jemals auf einen Nullimpuls-Zustand zu verlangsamen, wie dies bei anderer Materie der Fall zu sein scheint. Man kann sich das so vorstellen, als würde man eine Murmel einen Hügel hinaufrollen. In der linearen Physik würde sie sich ein Stück den Hügel hinaufbewegen und dann langsamer werden, bis sie einen Nullimpuls erreicht hat. Dann würde sie langsam zurückrollen und mit der Zeit immer schneller werden. Im quantenphysikalischen Szenario rollt die Murmel jedoch bergauf und dann sofort wieder zurück, ohne jemals an diesem Punkt der Fastbewegungslosigkeit abzubremsen. Einen Moment lang bewegt sich die Murmel quasi in zwei Richtungen gleichzeitig – geht nie durch den Prozess der Verlangsamung und anschließenden Richtungsänderung, sondern dreht sich augenblicklich in eine neue Richtung! Ja, Quanten können zwischen zwei stabilen Bewegungszuständen mit gleichem oder entgegengesetztem Impuls hin und her springen, ohne den Nullimpuls-Zustand zu durchlaufen, der sie trennt, und so einen »Quantenflip« ausführen.

Auf die gleiche Weise wechseln wir zur Vorderseite des Modells und werden zum Seelenselbst. Von einem Moment zum anderen sehen wir eine vollkommen andere Welt und können unsere Wahl entsprechend treffen.

Grundsätzlich gibt es immer zwei Richtungen, in die wir schauen können, und von dem, was wir sehen, kann beides wahr werden, wenn wir dem jeweils besonderen Schöpfungspotenzial folgen. Das eine führt uns auf die Vorderseite des Modells, das andere auf die Rückseite. Wir können wählen, und das Quantenuniversum wird uns bei dieser Wahl unterstützen. Es ist völlig unerheblich, ob wir unsere Murmel ein Leben lang denselben Hügel hinaufgerollt haben. Unsere Wirklichkeit kann sich augenblicklich ändern, wenn wir es wünschen. Und wie der Quantenflip beweist, müssen wir noch nicht einmal an diesen Punkt der Fastbewegungslosigkeit kommen, um die Wende zu vollziehen!

Der denkende Geist ist stark in den Quantenflip involviert. Der Unterschied zwischen dieser Methode und anderen, mit denen Sie sich vielleicht beschäftigt haben, besteht darin, dass wir unseren denkenden Geist oder Verstand hier auf eine ganz andere Weise einsetzen – in enger Zusammenarbeit mit dem *Körper* und dem göttlichen Geist. Sie werden feststellen, dass ich den Schwerpunkt auf den *Körper* lege. Immerhin sind wir zwar spirituelle Wesen, aber wir sind in diese dreidimensionale Welt gekommen und haben uns verkörpert. Daher spielt der Körper eine große Rolle für unsere Befreiung vom überaktiven, ängstlichen Verstand, und wir können und sollten ihn beim Erwachen zu unserem Vorteil nutzen. Wie Sie sehen werden, involviert die Verkörperung des Seelenselbst den Aufbau neuer Schaltkreise im Körper und im Gehirn, die es dem Verstand ermöglichen, diese Energie wahrzunehmen. Als Seelenselbst zu leben lässt sich auf diese Schaltkreise zurückführen – darauf, dass die Kommunikationswege und die sensorischen Verschaltungen vorhanden sind, um die Energie, die das ist, was wir wirklich sind, im Körper zu spüren, zu verankern und zu aktivieren.

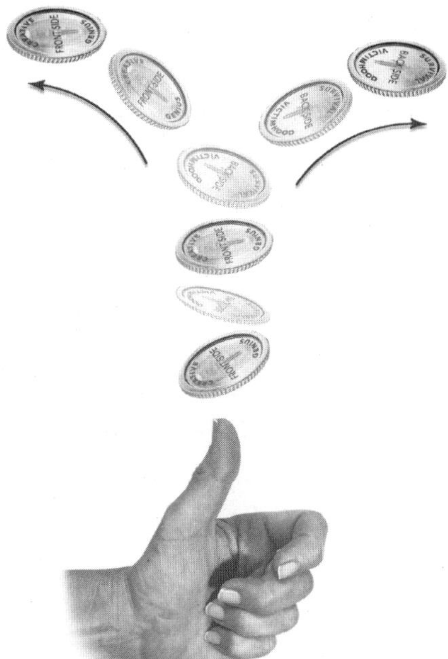

Der Quantenflip
(zwei Richtungen gleichzeitig)

Es ist, als sei jeder von uns eine Stadt und unser Nervensystem das Stromnetz. Dort, wo kein Anschluss an das Stromnetz vorhanden ist, »sehen« wir nichts. Die Straßenlaternen in diesen Bereichen bleiben dunkel, bis wir ihnen Energie zuführen und sie anschalten. Dann wird bewusste Energie dorthin fließen, und wir werden in der Lage sein, auf ganz neue Weise wahrzunehmen, was an diesen Orten vor sich geht.

Indem wir diesen lichtdurchfluteten Zustand erreichen, kehren wir zu unserem wahren Wesen zurück. Der göttliche Geist *ist* Licht. Als Geistwesen sind wir buchstäblich aus der Hochfrequenzenergie namens Licht *gemacht*. Die moderne Wissenschaft sagt uns, dass sogar unsere Zellen Licht aussenden, wenn sie ihre Funktionen erfüllen. Man hat herausgefunden, dass Neuronen im Gehirn und in den Spinalnerven Photonen (winzige Lichtteilchen, die unsere Atomstruktur beeinflussen) produzieren, wenn sie sich gegenseitig Impulse senden und kommunizieren. Durch Mikrotubuli ins Gewebe gelenktes Licht kann verschiedene Teile des Gehirns schneller aktivieren, als interneuronale Synapsen es können. Wir sind wirklich erstaunliche und wundersame Geschöpfe … aus Lichtenergie!

Der Grund, warum wir unsere eigene Göttlichkeit nicht kennen, ist nicht, dass wir nicht göttlich sind. Wir haben nur nicht die entsprechenden Verschaltungen, um diese Göttlichkeit *wahrnehmen* zu können. Dieser Mangel schränkt unsere Fähigkeit, Aspekte unseres wahren Wesens zu erleben, beträchtlich ein. Damit wir unsere Ganzheit verkörpern, sie kennen, fühlen und leben können, müssen wir die Schaltkreise im Nervensystem aufbauen und aktivieren, um »das Licht auszuschalten«. Dazu arbeiten wir direkt mit dem Energiesystem.

Wenn wir wirklich verstanden haben, dass alles Energie ist, wir selbst eingeschlossen, fangen wir an, das Leben unterhalb der physischen, materiellen Ebene, also auf den feinstofflichen Ebenen zu sehen und uns dort mit ihm auszutauschen. Hier im Flüssigen, wo sich die Dinge verschieben und fließen, ist uns Veränderung am leichtesten zugänglich. Hier haben wir die größte Kraft, ein Leben zu erschaffen, das wir wirklich lieben.

Der Schlüssel zu einer voll ermächtigten Lebenserfahrung ist, die Energie zu verkörpern, die wir sind. Wir müssen uns nicht nur darüber im Klaren sein, wer wir als Energiewesen sind, wir müssen diese Wahrheit auch vollständig verkörpern. In den nächsten Kapiteln erfahren Sie, wie Sie, gerade weil Sie verkörpert sind, direkten Zugang zu Ihrer Intuition bekommen und wie sich dadurch, dass

Sie mehr aus der Intuition wie aus dem Rationalen heraus leben, ein Dasein manifestiert, das von Ihrem kreativsten Selbst geleitet wird. Sie werden sehen, dass dies nicht nur ein effektiver und zuverlässiger Weg zu dauerhaften positiven Veränderungen ist, sondern auch die schnellste Möglichkeit, Ihre Ganzheit hier in physischer Form zu erleben.

Mit diesem einen Schlüssel erschließen Sie sich Ihre angeborene kreative Fähigkeit, jeden Aspekt Ihres Lebens zu verwandeln – von Ihrer Gesundheit über Ihre Beziehungen und Ihr Bewusstsein für sich selbst und Ihre Bestimmung bis hin zu dem Beitrag, den Sie für den Planeten leisten. Ohne dieses Wissen bleiben wir jedoch in einer sehr begrenzten Version unserer selbst gefangen, die von Kampf, Leid und Schmerz geprägt ist.

Was sind die Energie-Codes?

Bei den Energie-Codes handelt es sich um eine Reihe von Methoden, die Sie selbst anwenden können, um Ihren eigenen Quantenflip zu generieren – um sich aus Verwirrung, Leid, Erschöpfung und Frustration zu holen und zu Befähigung, Freude, Klarheit, Wohlbefinden und kreativem Ausdruck zu bringen. Mithilfe dieser Methoden lernen Sie, neue innere Schaltkreise aufzubauen, die Ihre wahre Natur als Energiewesen unterstützen. Indem Sie den natürlichen Energiefluss im Körper wiederherstellen, sorgen Sie für eine Verlagerung Ihrer Energie von der Schutzpersönlichkeit zum Seelenselbst.

Die Energie-Codes geben Ihnen die Mittel und Wege an die Hand, um in Ihrem Körper, Ihrem Geist und Ihrer Seele zu spüren und zu wissen, dass alles in Ihrem Leben Energie ist. Sie leben unter der Ebene des denkenden Geistes und seiner Geschichten, in Ihrem Wesenskern und weit weg von Drama und Schmerz. Wenn Sie das Leben aus dieser tiefen und reichen Perspektive betrachten, ändert sich die Bedeutung von fast allem, womit Sie sich beschäftigen. Sobald Sie Ihr bewusstes Gewahrsein in Ihren Körper bringen, werden Sie feststellen, dass die Energie-Codes unglaublich erdend sind, was es Ihnen ermöglicht, insgesamt eine höhere Bewusstseinsebene wahrzunehmen wie der Baum, der seine Wurzeln ganz tief in die Erde schickt, um auch nach oben hin immer größer zu werden.

Indem Sie als das Energiewesen leben, das Sie sind, können Sie ohne Zögern und Zweifel Ihr wahres Geschenk an die Welt verkörpern. Beispielsweise ist Jamie, die sich intensiv mit den Energie-Codes beschäftigt, jetzt in der Lage, anmutige Entscheidungen für Ihre alternde Mutter zu treffen, mit der sie früher schmerzhafte Kämpfe ausgefochten hat. Viele Teenager haben die Energie-Codes verwendet, um ihren Platz in der Welt zu finden, und konnten destruktive Verhaltensweisen aufgeben – wie Drogenabhängigkeit, Essstörungen und Ritzen, um sich selbst zu »spüren«. Das Bedürfnis, sich anzupassen oder dazuzugehören, nimmt ab, wenn wir uns als kreative Energie und als unsere eigenen natürlichen Anführer sehen, statt der Masse zu folgen und uns permanent mit anderen zu vergleichen. Mit Ihrem neuen Wissen über sich selbst als Schöpfer erleben Sie eine nie gekannte Geduld und Präsenz und beginnen ein Leben als Leitbild, ohne jemals gewusst zu haben, dass Sie ein solches sind.

Die Energie-Codes zu praktizieren fühlt sich auch einfach gut an! Ich werde Ihnen Atemübungen zeigen sowie einfache, aber wirksame Bewegungs- und Meditationsübungen, einschließlich spezieller Yoga-Asanas, die Ihre Energie in den Bereichen Ihres Körpers – und Ihres Lebens – wieder in Bewegung bringt, in denen sie festsitzt, Schmerzen verursacht und Sie davon abhält, die echteste Version Ihrer selbst zu erleben. Sobald der Energiefluss wiederhergestellt ist, werden Sie sofort zahlreiche positive Veränderungen feststellen. Dazu können gehören: die Linderung und Heilung geistiger, emotionaler und körperlicher Störungen und Erkrankungen, mehr Energie, Motivation und Klarheit, Ausgeglichenheit und Wohlbefinden in jedem Bereich Ihres Lebens sowie das Erkennen Ihres wahren Wesens und das Leben Ihrer Bestimmung. Statt Ihren Weg durchs Leben zu »denken«, fühlen Sie sich tief in Ihrem Innern sehr klar und begegnen dem Leben als etwas, was »so sein soll« und sich zu Ihren Gunsten entwickelt.

Mary hatte beispielsweise das Gefühl, nicht im richtigen Job zu sein, um wahre Erfüllung im Leben finden zu können. Sie war von Menschen umgeben, die uninspiriert wirkten und sich den ganzen Tag über Angelegenheiten unterhielten, die sich kleinlich und negativ anfühlten. Sie wollte ihren Job kündigen und einen anderen Beruf erlernen, der eher ihrem Wunsch entsprach, zu wachsen und sich weiterzuentwickeln. Jetzt, da sie die Energie-Codes praktiziert, stellt sie fest, dass ihre spirituelle Übung *in* ihrem gegenwärtigen Beruf zu finden ist, und erlebt jedes Mal echte Erfüllung, wenn sie eine ihrer Übungen mitten am Tag macht. Sie weiß nun, dass alles in ihrem Leben auf ihr eigenes Erwachen hinausläuft. Dieser Wechsel der Sichtweise hat ihre Interpretation dessen verändert, was sie sieht, und damit auch, worüber sie sich Gedanken macht und was sie alles unternimmt.

Geist ist eine Kraft – die größte Kraft der Natur –, und Sie sind dieser Geist. Die Energie-Codes werden Sie nicht in etwas verwandeln, was Sie nicht sind. Sie helfen Ihnen einfach, Ihre nicht genutzte Großartigkeit, die Sie bereits in sich tragen, zum Ausdruck zu bringen!

Die Energie-Codes arbeiten mit Energie, und ich habe bei meinen eigenen Patienten und in den Kliniken bei Ärzten, Krankenschwestern, Energiepsychologen und Praktizierenden gesehen, dass sie die enormen Vorteile anderer energiebasierter Methoden noch verstärkt haben, zum Beispiel Akupunktur, Akupressur, Chiropraktik, Craniosakraltherapie, Massage, Myofascial Release, Osteopathie, Reflexzonenmassage, Reiki und Rolfing. Es geht mir jedoch nicht nur darum, Ihre Gesundheit und Ihr Wohlbefinden zu verbessern, und ganz sicher beschränke ich mich nicht darauf, etwas »in Ordnung zu bringen«, was in Ihrem Leben fehlt oder schiefläuft. Die Energie-Codes gehen weiter, indem sie den Quantenflip auslösen und Sie auf die Vorderseite des Modells katapultieren, damit Sie als bewusstes, erwachtes Energiewesen leben können, und sie unterstützen Sie in dieser neuen Art, zu leben.

Mit anderen Worten: In diesem Buch geht es nicht darum, den Verstand zu nutzen, um auf einer Story-Ebene die Wahrheit darüber zu erfahren, wer wir wirklich sind. Es geht auch nicht nur um Erleuchtung oder Heilung. Es geht darum, das kreativ-geniale Energiewesen, das Sie sind, zu *verkörpern* und zu leben. Das wird die Art, wie Sie in jedem Bereich Ihres Lebens Erfahrungen machen und kreativ werden, radikal verändern.

Der Zustand Ihrer Energie wirkt sich unmittelbar auf Ihre Sichtweise und den Zustand Ihres Lebens aus. Ich weiß das, weil ich es lebe, und ich kann es auch ganz deutlich im Leben anderer sehen. Und für Sie gilt es genauso. Obwohl unser Quantenflip auf die Vorderseite des Modells mit der entsprechenden Sichtweise und das Leben als Seelenselbst keine intellektuelle Angelegenheit ist, also nicht mit dem Verstand allein erfasst wird, gehört es zu diesem Prozess, den Verstand für eine neue Wirklichkeit und ein neues Weltbild zu öffnen. Damit haben wir in Kapitel 1 einen guten Anfang gemacht, und damit werden wir in Kapitel 2 fortfahren.

Kapitel 2

IHRE ROLLE BEI DER ERSCHAFFUNG IHRES LEBENS

In Kapitel 1 habe ich geschrieben, dass Sie Energie sind, dass Energie Ihre wahre Natur ist und Sie in Wirklichkeit ein Energiewesen sind. Sie haben erfahren, dass das Ausmaß, in dem Sie darüber Bescheid wissen, das Ausmaß des Schmerzes – oder der Seligkeit – bestimmt, mit dem Sie Ihr Leben verbringen. Ebenso wie die Tatsache, ob Sie auch *aus diesem Wissen heraus leben.* In diesem Kapitel zeige ich Ihnen, warum das alles zutrifft. Wir werden untersuchen, wie Sie als Energiewesen der einzige Schöpfer Ihrer Erfahrungen sind und wie Sie ein Leben erschaffen, das Sie wirklich lieben, indem Sie das Dasein eher auf der Energieebene ansprechen als auf der psychologisch-mentalen Ebene der »Story«.

Zum Quantenflip von der Schutzpersönlichkeit zum Seelenselbst gehört auch, dass Sie sich mit dem Seelenselbst *identifizieren.* Dafür müssen Sie sich zunächst darüber bewusst werden, dass es eine energetische Wirklichkeit gibt, die sich unter der Storyebene Ihres Lebens abspielt. Um Ihren Geist für diese tiefere Wirklichkeit zu öffnen und Sie auf die Arbeit vorzubereiten, die Sie in Teil II machen werden, gebe ich die Einsichten und fundamentalen Wahrheiten an Sie weiter, die ich auf diesem Weg gefunden habe.

Wir sind Teil einer größeren Wahrheit, eines umfassenderen Seinszustands, als wir uns normalerweise bewusst sind. Dies wurde von Anbeginn der Zeit gelehrt, aber während diese Wahrheit in vielen indigenen Kulturen gelebt wird, haben uns unsere modernen religiösen, kulturellen und sozialen Strukturen von dieser spirituellen, energetischen, verbundenen Wirklichkeit abgezogen. Die Quantenwissenschaft stützt dieses Wissen, indem sie bewiesen hat, dass wir alle miteinander, mit der Erde und mit unserer physischen Welt verbunden sind. Jetzt ist es unsere kulturelle und spirituelle Aufgabe, mit der Wissenschaft gleichzuziehen und als wahre Energiewesen zu leben mit dem tiefen Wissen, dass alles, was existiert, Energie ist. In vielerlei Hinsicht ist diese Erkenntnis das fehlende Glied in der Kette, nach dem so viele von uns schon immer gesucht haben! Glücklicherweise ist unsere Zeit gekommen, diese Wahrheit zu kennen und zu leben.

Die Wissenschaft hinter alldem mag kompliziert sein, aber ich werde es sehr einfach halten. Ich habe die wichtigsten Prinzipien in dem zusammengefasst, was ich die »Fünf Energie-Code-Wahrheiten« nenne. Sie haben mir in den Jahren, in denen ich meine wahre Natur als Energiewesen gesucht und gefunden habe, sehr geholfen. Ich hoffe, dass sie auch Sie darin unterstützen werden, sich mit Ihrem wahren Selbst vertraut zu machen. Diese fünf Wahrheiten, die wir uns anschließend etwas genauer anschauen wollen, sind die folgenden:

1. Alles ist Energie.
2. Ihr Leben ist ein Spiegelbild Ihrer Energie.
3. Sie sind der Schöpfer Ihres Lebens.
4. Ihre Schöpfung – Ihr Leben – dehnt sich immer weiter aus.
5. Sinn und Zweck Ihres Lebens ist, Ihre Schöpferkraft zu entdecken.

Wahrheit 1: Alles ist Energie

Das gesamte Universum ist nichts anderes als Energie mit verschiedenen Wellenlängen, die in unterschiedlichen Frequenzen schwingt. Die höchsten Frequenzen sind reines Licht, das für das menschliche Auge auch nicht sichtbar sein kann. Schallfrequenzen sind einfach stärker verdichtete Versionen derselben Energie. Unsere Gedanken und Gefühle sind nur verschiedene Schwingungsfrequenzen, und selbst die physische Form ist nichts anderes als komprimierte Energie. Was wir als »positive« Gedanken erleben, sind Energiemuster, die offener und weitläufiger sind, während die Energiemuster »negativer« Gedanken dichter sind. Später werden wir erfahren, wie wir jedes einzelne dieser Muster zu unserem Vorteil nutzen können, um mit den Resultaten in unserem Leben umzugehen.

Unser physischer Körper besteht aus unendlich vielen verschiedenen Frequenzen. Die fünf wichtigsten Körpersysteme – Atmungs-, Hormon-, Immun-, Herz-Kreislauf- und Verdauungssystem – existieren als einzigartige Frequenzen im Energiespektrum und unterscheiden sich sogar von den Frequenzen der einzelnen Organe, aus denen sie bestehen.

Spezifische Energiefelder gibt es auf allen Ebenen des Lebens, von der Ebene eines ganzen Organismus über die verschiedenen Körpersysteme und die Organe und Drüsen, die diese Systeme bilden, bis hin zu den Zellen, Molekülen, Atomen und subatomaren Partikeln in jedem Organ. Alles in unserer Welt – das, was wir sehen, und das, was wir nicht sehen können – ist im Wesentlichen Energie und schwingt in einer bestimmten Frequenz oder Wellenlänge.

Wenn alles Energie ist, dann heißt das: Es gibt nichts, was *nicht* Energie ist. Und *das* bedeutet, dass nichts isoliert existiert. Die Dinge sind nicht getrennt. Alles existiert in dem, was mein Kollege, der Biophysiker Dr. James L. Oschman, in seinem Buch *Energiemedizin. Konzepte und ihre wissenschaftliche Basis* eine »lebende Matrix« nennt: in Schichten der Vernetzung. Auf der realsten und wahrsten Ebene ist in einem großen einheitlichen Feld alles mit allem anderen verbunden.

Was ich am erstaunlichsten finde, ist, dass jede Energieebene weiß, was auf der anderen geschieht, weil sie alle durch Kommunikationswege miteinander verbunden sind. Wir sind ein einheitliches Energiesystem. In diesem Buch werden Sie lernen, die gemeinsame Frequenz aller Energieebenen unter der Oberfläche anzuzapfen, und die großartige Tatsache erkennen, dass wir alle Teil eines ganzen Universums sind, das aus derselben feinstofflichen Energie besteht.

Nur zu oft betrachten wir uns selbst und unsere Aktivitäten isoliert und glauben, dass das, was wir denken oder tun, keine Auswirkungen auf irgendetwas oder irgendjemanden hat. Die Wahrheit aber ist, dass durch diese Matrix, das Netz oder einheitliche Feld, *alles miteinander verbunden* ist und *Einfluss auf alles* nimmt. Auf der fundamentalsten Ebene unseres Seins sind wir alle eins. Das bedeutet: Was auch immer wir unternehmen, ist von Bedeutung. Was wir in einem Bereich unseres Lebens machen, beeinflusst jeden Bereich unseres Lebens, und alles, was wir tun, wirkt sich auf alle anderen und alles andere aus. Das bedeutet auch, dass sich unser Verstand zwar gern getrennt oder allein glaubt, unsere Ressourcen aber weitaus umfassender sind, als wir es uns bisher vorgestellt haben.

Die Wissenschaft bestätigt diese Vernetzung schon seit Jahren. Eine der ausschlaggebenden Erfahrungen für mein eigenes Verständnis dieses Themas machte ich, als ich auf einem Seminar meines Vaters ein Forschungsvideo von Dr. Valerie Hunt, emeritierte Professorin für Physiologie an der UCLA (University of California, Los Angeles), anschaute. Mithilfe von Kirlian- oder Elektrofotografie wurde deutlich, dass sich das Biofeld eines Individuums – das Energiefeld in seinem und um seinen Körper – in Reaktion auf seine Gedanken und sein Handeln in verschiedenen Mustern und Frequenzen bewegte. Wenn jemand kräftige, gesunde Vollwertkost wie Obst und Gemüse aß, war sein Feld groß und robust. Nach dem Genuss von Junkfood war es fast nicht mehr nachweisbar. Als sein Hund ins Zimmer kam, wurde das Feld eines Probanden größer und blieb dem Tier, das um ihm herumrannte, die ganze Zeit auf der Fährte. Als eine Person »Om« chantete, dehnte sich ihr Feld auf das Zehnfache aus.

Dieser Film zeigte, dass unser persönliches Energiefeld mit einer bestimmten Schwingungsfrequenz fließt und dass sich diese Frequenz entsprechend unserer inneren Aktivität (Gedanken, Gefühle, Verhaltensweisen et cetera) sowie je nachdem, womit wir es in unserer äußeren Umgebung zu tun haben, ändert. Diese Erkenntnisse wurden bestätigt und werden heute weiterentwickelt durch neuere Forschungen und die Entwicklung von Technologien wie elektromagnetischer Diagnosegeräte, unter anderen EEG und SQUID (supraleitendes Quanteninterferenzgerät), welche die Substanz namens Energie, aus der wir gemacht sind und in der wir schwimmen, überwachen und messen.

Der energetische Einfluss oder Austausch wirkt in beide Richtungen. Unsere Energie, unsere Präsenz, hat eine Wirkung auf die Welt um uns und in uns. Meine Freunde und Kollegen vom HeartMath Institute haben Forschungsergebnisse veröffentlicht, die zeigen, dass wir unsere DNA (einen Aspekt oder die Schwingungsfrequenz in unserem System) durch Emotionen (eine andere Schwingungsfrequenz in unserem System) verändern können. Mit Wut, Zorn und Hass zieht sich das DNA-Molekül zusammen. Mit Liebe, Mitgefühl und Freude dehnt es sich aus. Somit hat die Schwingungsfrequenz unserer Emotionen einen direkten Einfluss auf unseren physischen Körper oder unsere Gesundheit.

Ein anderes Beispiel stammt von dem russischen Physiker Vladimir Poponin, der in den Neunzigerjahren demonstrierte, dass sich unsere DNA auf ihre unmittelbare Umgebung auswirkt, einfach indem sie da ist. Ein Vakuum wurde erzeugt, indem die gesamte Luft aus einem Glasröhrchen gesaugt wurde, bis nichts mehr darin war, außer ein paar nach dem Zufallsprinzip platzierten Photonen (mit die kleinsten Teilchen von Materie beziehungsweise Energie in unserer physischen Welt). Als dann etwas menschliche DNA in das Vakuum gegeben wurde, reagierten die Photonen, indem sie ihre Anordnung dem DNA-Molekül entsprechend änderten. Auch als die DNA anschließend aus dem Vakuum entfernt wurde, blieben die Photonen in ihrer Position – und machten damit deutlich, dass wir unsere Welt allein dadurch beeinflussen, dass wir hier sind. Auf diese Weise, nämlich durch Photonenanordnung über Jahrtausende, hat die Menschheit »Wirklichkeit« erschaffen.

Energien beeinflussen sich also immer gegenseitig in einem ständigen Austausch. Die Schwingung eines bestimmten Energiefelds wirkt sich auf alles aus, was auf dieser Ebene schwingt. Hier ein Beispiel: Wenn Sie zwei aufeinander abgestimmte Gitarren an den gegenüberliegenden Enden eines Raumes haben und die G-Saite der einen zupfen, vibriert auch die G-Saite der anderen. Die gleiche Dynamik findet physisch zwischen Menschen statt und auch zwischen verschiedenen Aspekten oder Frequenzen in uns. Mithilfe der Energie-Codes lernen Sie, diese Aspekte in einem kollektiven Genius zusammenwirken zu lassen, wobei jedes System die anderen mit dem Ziel unterstützt, etwas zu Ihrem größten Wohlergehen beizutragen.

Dr. Valerie Hunt von der UCLA entdeckte als Erste den Zusammenhang zwischen Veränderungen in unserem Biofeld und unserer Gesundheit und stellte fest, dass körperliche Probleme tatsächlich im Energiefeld beginnen. »Bisher«, sagte sie, »wurden viele Krankheiten als ›Ätiologie unbekannt‹ charakterisiert. Mit anderen Worten: Die Ursache der Krankheit konnte nicht bestimmt werden, und daher bestand die einzig mögliche Behandlung in einer Linderung der Symptome. Physiologische Symptome treten jedoch aufgrund einer Störung im Energiefeld auf. Wenn wir die Störung in dem Feld korrigieren, verschwinden die Symptome, und wir sind geheilt. Wenn wir die Symptome direkt behandeln, kehrt die Krankheit zurück, sobald eine stressige Situation die zusammenhanglose Energie, die das Problem verursacht hat, noch mehr durcheinanderbringt.«

Das Bioenergiefeld ist eigentlich eine energetische Vorlage, die darüber bestimmt, was im physischen Körper vor sich geht. Es gibt sogar Hinweise darauf, dass eine Störung im Energiefeld einer Verletzung vorausgeht oder diese sogar ankündigt. Das bedeutet, dass es eine Störung im Energiefeld einer Person geben könnte und die Person *anschließend* beispielsweise eine Bordsteinkante übersieht und sich den Knöchel bricht. Damit wären auch »Unfälle« keine rein zufälligen Ereignisse. Alle diese wissenschaftlichen Erkenntnisse greifen auf das tiefe Wissen zurück, das ich mein ganzes Leben in mir getragen habe – ein Wissen, das auch Sie in sich tragen.

Damit lässt sich sagen: Alles ist energetisch verbunden. Die Gedanken und Gefühle, die wir wählen, wirken sich unmittelbar auf unsere DNA und unsere Zellfunktion aus. Unsere DNA beeinflusst unsere Umwelt. Daher haben wir einen Einfluss auf die Wirklichkeit, in der wir leben. Wir *erschaffen* sie, indem wir durch die Schwingungsfrequenzen, die von unseren Gedanken und Gefühlen ausgehen, ihren Ausdruck formen. Erstaunlich, nicht wahr? Und dennoch, wenn Sie auf Ihr tiefstes Wissen zurückgreifen, ist es absolut sinnvoll.

Wahrheit 2: Ihr Leben ist ein Spiegelbild Ihrer Energie

Das Leben ist ein Spiegel unseres eigenen Bewusstseins. Mit anderen Worten: Wir finden, was wir suchen. Als ich mit Patienten an ihren Symptomen und Einstellungen arbeitete, konnte ich dies sehr gut erkennen.

Jetzt, da ich die feinstoffliche, energetische Wirklichkeit unter der Oberfläche aktiv wahrnehmen kann, beobachte ich immer wieder fasziniert, wie die Energiefelder von Menschen unterschiedlich schwingen, wenn sie ihren täglichen Verrichtungen nachgehen. Ich beobachte meine Patienten, um festzustellen, ob ihre Symptome mit den Störungen übereinstimmen, die ich in ihren Energiefeldern bemerke. An einem Zehnstundentag habe ich zeitweise zwischen fünfzig und sechzig Patienten gesehen, konnte also methodisch eine Menge aussagekräftiger Informationen sammeln.

Alles, was ich sah und fühlte, bestätigte mir, dass wir intelligente, reaktionsschnelle Energie sind, die auf unterschiedliche Weise nach unseren Gedanken und Emotionen schwingt. Ich konnte beispielsweise sehen, dass die Energie einer Person lebendig und strahlend vibrierte, wenn sie inspiriert wurde von dem, was wir besprachen. Wenn jemand über etwas sprach, was er »tun musste«, wurde seine Energie klein und unbedeutend. Ich konnte also sagen, ob jemand nervös war oder etwas anderes sagte, als er wirklich fühlte, weil sein Energiefeld dann »zitterte«. Statt all dies der Körpersprache, der Stimmlage oder dem Redefluss meines Gegenübers zu entnehmen, sah ich es buchstäblich als Schwingungsänderung in seinem Energiefeld, in dem sich die Farben und die Wellenmuster änderten.

Mit zunehmender Erfahrung sah ich deutliche Energiemuster. Beispielsweise präsentierte sich das Energiefeld einer »Opferperson«, die in ihren Umständen gefangen und der Ansicht war, nichts an ihrem Leben oder ihren Beziehungen ändern zu können, dünn und etwa 70 Zentimeter über ihrer Körperoberfläche zerstreut. Dies stand in krassem Gegensatz zu dem dicken und robusten Energiefeld, das sich einige Meter um eine Person legte, die authentisch und sicher auftrat und fest entschlossen war, ihre Macht in Anspruch zu nehmen und die Initiative zu ergreifen. Ein drittes Muster, das ich, wenn auch seltener, bemerkte, war das riesige, kraftvoll zirkulierende Energiesystem eines Menschen, der glücklich, fröhlich, aufgeschlossen und inspiriert wirkte. Die Energiefelder dieser Leute sind im Kern ihres Körpers zentriert, reichen manchmal hinaus über die Decke des Raums, in dem sie sich aufhalten, und überlagern die Felder anderer in ihrem Umfeld. Es war, als könne ich durch das physische Selbst der Menschen hindurch ihr wahres Wesen sehen und ihre Sichtweise auf das Leben erkennen.

Dadurch, dass ich diese drei allgemeinen Muster immer wieder beobachtete, erkannte ich ein Spektrum von Energiemustern und die Lebensperspektiven, denen sie entsprechen. So habe ich das Modell des Erwachens entdeckt. Ob sich die Energie eines Menschen an der Oberfläche seines Feldes zerstreute oder ob sie im Gegensatz dazu integriert, fließend und im Kern zentriert war, schien widerzuspiegeln (und, wie mir später klar wurde, sogar zu *bestimmen*), ob dieser Mensch auf der Rückseite oder auf der Vorderseite des Modells lebte. Mit anderen Worten: Je mehr ihr Energiefeld eins mit ihrem Wesenskern war, desto mehr waren sie sich ihres wahren Wesens und ihrer Kraft bewusst.

Dies war ein aufregender Durchbruch für mein Verständnis dessen, was nötig ist, um von der Schutzpersönlichkeit zum Seelenselbst zu gelangen. Wenn es uns gelänge, unser Energiemuster bewusst von »zerstreut« in Richtung »einheitlich« zu verändern, dachte ich, würden wir ganz bewusst die nötigen Verschaltungen aufbauen können, um uns als Seelenselbst zu erfahren.

Zerstreute Energie ist Energie, die nicht reibungslos oder kraftvoll fließt. Stellen Sie sich vor, was passieren würde, wenn wir ein paar Steine in einen schnell fließenden Strom fallen ließen. Das Wasser würde in alle Richtungen »platschen«. Außerhalb des Hauptstroms können sich sogar Pfützen bilden, in denen das Wasser steht. Diese Streuung würde zu einer Schwächung des Wasserimpulses insgesamt führen. Es würde streckenweise träge um die Hindernisse fließen, eine Art Damm im Fluss, statt sich schnell zu bewegen. Die störenden Steine sind wie ein »Feststecken«, eine »Dichte«, eine »Blockade« oder »Müll« in Ihrem Energiefeld. Zusammengenommen verursachen sie eine »Interferenz«, ein Nebenprodukt des verlangsamten, schleppenden Energieflusses, der nicht genügend Schwung bekommt, um Gesundheit und Vitalität in unserem Körper und unserem Leben aufrechtzuerhalten.

Dies ist auch ein Beispiel für einen Mangel an Verschaltungen aufgrund des blockierten Strömungsbereichs. Wenn die Verschaltungen dort wären, würde die Energie fließen.

Indem wir dies umkehren, haben wir die Natur auf unserer Seite. Unsere Energie ist eher wie Quecksilber, ein flüssiges Metall, als wie Wasser. Stellen Sie sich vor, Sie sind wieder im Chemieunterricht und haben ein Fläschchen Quecksilber fallen lassen. Das Quecksilber spritzt in alle Richtungen und bildet kleine Perlen. Wenn die Quecksilberperlen jedoch rollen und aufeinandertreffen, verschmelzen sie sofort zu einer größeren Quecksilberpfütze. Wie Quecksilber will sich unsere Energie wiederfinden und kooperiert bereitwillig mit unseren Versuchen, »uns zusammenzubringen«.

Stellen Sie sich nun vor, dass flüssiges Quecksilber in einem breiten, robusten, gesammelten Fluss fließt. Unser Energiesystem ist darauf ausgelegt, das Gleiche zu tun, aber genau, wie die Quecksilberperle einen Schub in die richtige Richtung braucht, braucht unsere Energie einen Weg, den sie nehmen kann. Sie werden lernen, diese Wege oder Schaltkreise zu schaffen, Ihr Energiefeld wahrzunehmen und es wieder in einen einheitlichen Fluss zu lenken. (Mehr darüber erfahren Sie in Kapitel 3, wenn wir einen Rundgang durch das Energiesystem des Körpers machen.)

Unserer Energie »spritzt in alle Richtungen« und wird zerstreut, wenn wir Traumata, Ängste und Urteile sowie Ablehnung erfahren. Wir fühlen uns bewusst oder unbewusst zurückgewiesen, wenn wir Ereignisse, Resultate oder andere Dinge im Leben nicht mögen. Wann immer wir mit etwas konfrontiert sind, das größer ist, als wir verstehen können – mit etwas Überwältigendem, enorm Aufrüttelndem oder Erschreckendem –, oder wenn wir den Lauf des Lebens nicht akzeptieren, verarbeiten und mit ihm fließen können, »spritzen wir in alle Richtungen«. Wie der Strom, der plötzlich mit Steinen gefüllt ist, können unsere Prozesse nicht fortgesetzt werden. Unser Geist hält inne, und die Energie fließt nicht mehr. Diese sich widersetzenden, ablehnenden Reaktionen, die normalerweise in Form von Gedanken und Gefühlen kommen, erzeugen eine energetische Dichte mit niedriger Schwingung in unserem System. Und weil unsere Energie die Mustervorlage für unser Leben ist, verursacht diese Dichte Stauungen und Funktionsstörungen in unserem Bewusstsein und unserer physischen Welt. Diese Dichte mag sich als »Stein« im Energiestrom präsentieren (und es ist leicht, sie so zu verstehen), aber in Wirklichkeit sind sie blinde Flecken in unserem Bewusstsein, wo wir noch nicht zu unserem Seelenselbst erwacht sind. Wenn wir unsere Aufmerksamkeit auf diese blinden Flecken lenken, integrieren wir die zerstreuten Teile von uns mithilfe der Energie-Codes wieder in das gesamte Feld.

Meine einfache Energiemensch-Zeichnung zeigt das Energiefeld, wie ich es sehe, wenn ich mit Patienten arbeite. Ich halte es für hilfreich, dieses Konzept näher zu erläutern.

ENERGIEMENSCH

Das menschliche System besteht aus vielen verschiedenen Energiebändern oder -schichten. Für unsere Zwecke werden wir hier fünf primäre Ebenen oder Schichten erörtern, die von außen nach innen auf den physischen Körper einwirken, nämlich:

1. der Geistkörper, unsere Grundnatur oder reine Energie,
6. der Mentalkörper, bestehend aus unseren Gedanken und Überzeugungen,

7. der Emotionalkörper beziehungsweise fühlende Körper, die Frequenz, in der wir spüren und fühlen,
8. der Ätherkörper mit dem Chakrasystem (siehe weiter unten) und
9. der physische Körper, unser Vehikel hier auf der Erde.

In der Philosophie des Yoga entsprechen diese Schichten (in umgekehrter Reihenfolge) den in der Taittiriya Upanishad beschriebenen *Koshas* oder »Hüllen«. Diese traditionelle Struktur kannte ich nicht, als ich anfing, mit jenen Energien zu arbeiten; aber Jahre später freute ich mich, als ich herausfand, dass die alten Texte meine Erkenntnisse und die von mir entwickelten Übungen bestätigten.

Diese Energien werden von außen nach innen zunehmend dichter (oder konzentrierter), und ihre Wellenlängen verkürzen sich. Jede Schicht beeinflusst die darunterliegende. Bitte beachten Sie, dass die erste Schicht – der Geist- oder reine Energiekörper – allen anderen Schichten zugrunde liegt, sie durchdringt und letztendlich Einfluss auf das gesamte System hat. Sogar der dichte physische Körper ist nur eine komprimierte Version des Geistkörpers. Wenn wir also anfangen, die Energien des Geistkörpers zu wecken, ist das gesamte System betroffen. Dies aktiviert jene Spontanremissionen und wundersamen Heilungen, von denen wir gehört und gelesen haben, und ist unser Ziel und Fokus, wenn wir lernen, direkt mit unserer feinstofflichen Energieanatomie zu arbeiten.

In der Abbildung auf Seite 64 sehen wir, was das Ziel ist: dass die äußere Schicht, die höhere Schwingung der bewussten Energie – unsere wahre Essenz als Seelenselbst –, vollständig erwacht in unseren physischen Körper gelangt und dafür sorgt, dass bewusste Energie in unserem Kern präsent ist. Dies ist die Verkörperung, in der wir unsere Essenz, unsere Göttlichkeit, vollständig komprimieren und in eine kompakte Form bringen, bis sie physisch wird und wir als Seelenselbst *leben.* Energetische Störungen, Blockaden oder Müll, die – aufgrund von Ablehnung, Widerstand gegen Geschehnisse oder einer mangelnden Fähigkeit, Lebensumstände zu verarbeiten – im Mental- oder Emotionalkörper auftreten können, verhindern, dass diese reine Grundenergie ihre Reise vollenden kann. Dieser Müll (Blockaden aus dichter Energie) lagert sich dort an, wo der Verstand unsere wahre Natur nicht erkennen kann.

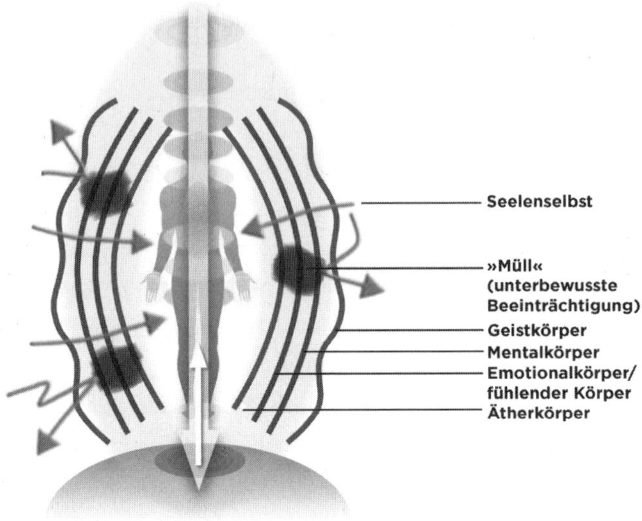

Energiemensch

Blockaden machen deutlich, wo wir als Seelenselbst noch nicht erwacht sind. Dieses »Auseinandergespritzte« ist die Schutzpersönlichkeit. Je mehr von unserer Energie derart zerstreut ist und je mehr dichte Stellen in unserem System vorhanden sind, desto mehr wenden wir uns auf der Suche nach unserem Selbst- und Ganzheitsgefühl nach außen. Doch das erzeugt nur Angst und Stress. Auf der anderen Seite werden Sie Ihre Ganzheit unabhängig von den äußeren Umständen umso besser erfahren und in Frieden, Harmonie und Anmut leben können, je einheitlicher und besser integriert die Energie in Ihrem System ist – wenn Sie beispielsweise einfach akzeptieren, was in Ihrem Leben geschieht.

ÜBERRASCHUNG IN INDIEN

Auf meiner ersten Indienreise wurde mir diese Wahrheit auf unerwartete Weise vor Augen geführt. Kurz nachdem ich mein erstes Erwachen erlebt hatte, sprach ich mit dem persönlichen Betreuer der Meditationslehrerin, die ich gerade gefunden hatte, über meine multidimensionalen Erfahrungen. Ich erklärte, dass ich andere Welten gesehen hatte in Farben, die ich aus unserer Welt nicht kannte; dass das Gewebe im Inneren meines Körpers und Gehirns erstrahlt und sichtbar geworden sei und dass ich mit meinem äußeren Blick eine Tiefenschärfe erlebt hatte, die Dinge beinahe durchsichtig habe erscheinen lassen, wenn ich sie ansah, als tanze etwas in der Luft auf der Oberfläche dieser Objekte. Ich habe auch etwas erlebt, wovon ich mittlerweile weiß, dass es als »Blaue Perle« bekannt ist, eine Sicht der Wirklichkeit durch die Linse eines stark erhöhten Bewusstseinszustands. Infolgedessen gehörte ich zu einer kleinen Gruppe, die von der Meditationslehrerin eingeladen wurde, sie in ihrem Haus in dem kleinen Ort Puttaparthi zu besuchen, der auch als Sitz des Ashrams von Sathya Sai Baba bekannt ist. Ich nahm die Einladung gern an, denn ich wusste, dass mich etwas Großes erwarten würde bei diesem Abenteuer fast am anderen Ende der Welt.

Als ich mich auf den Weg machte, dachte ich noch, ich könne vielleicht etwas von meinem eigenen Heilwissen einsetzen, um denen zu helfen, die ich treffen würde, während ich auch alles, was ich konnte, über das neue Reich kennenlernen wollte, das sich mir hier eröffnete. Doch zu meiner Überraschung hatten die Menschen, von denen ich dachte, ich könne ihnen helfen, etwas, über das ich noch nicht in vollem Umfang verfügte. Die meisten Einwohner von Puttaparthi hatten nichts von großem materiellem Wert. Und sie schienen auch nichts dergleichen zu *wollen.* Aber jeder von ihnen hatte eine zutiefst offene Seele.

Die Menschen, die in den kleinen Läden arbeiteten oder die Straße entlanggingen, um andere zu besuchen oder Lebensmittel und andere Produkte des täglichen Bedarfs zu kaufen, strahlten eine so schöne und präsente Essenz aus, dass es ein ganz vorzügliches Erlebnis war. Die Verbindung von Herz zu Herz, die durch ihren direkten und unbeirrbaren Blickkontakt zustande kam, war mehr, als ich in den USA vielleicht tage- oder sogar wochenlang erleben konnte. Doch hier war sie, wo immer ich hinschaute. Diese Menschen waren in Verbindung mit dem, worauf es am meisten ankommt: Leben aus dem wahren Selbst. Deswegen und obwohl sie durchaus Grund hatten, sich anders zu fühlen, waren ihre Energiefelder nicht voller Müll. Sie führten ihr Leben als spirituelle Wesen und waren auf einer Wellenlänge mit der Natur. Ungeachtet des offensichtlichen Mangels in ihrer äußeren Welt lebten sie im Frieden mit sich selbst. Ich erkannte, dass ihre Anwesenheit ein großes Geschenk war, ein lebendes Beispiel für die Schwingung, die ich in meinem erhabenen Zustand erlebt hatte und die wir alle erleben können, wenn wir uns erinnern wie.

Im Seelenselbst gibt es keinen Energiemüll und keine Blockaden. In unserem wahren Zustand ist sich der Geist absolut bewusst, dass wir perfekt und ganz sind. Und wenn unsere Energie nach dem Muster des Seelenselbst schwingt, machen wir ständig die Erfahrung der Ganzheit, auf der mentalen, auf der emotionalen und auf der physischen Ebene. Das kennen wir als absolutes Wohlbefinden. Die Schicht, in der es Störungen gibt oder in der sich Müll angelagert hat, ist immer auch die, mit der wir Probleme haben oder wo wir feststecken. Wenn der Müll beispielsweise im Mental- oder im Emotionalkörper lagert, interpretieren wir unsere Beweggründe und alle Ereignisse so, als befänden wir uns auf der Rückseite des Modells. Wir streiten uns mit anderen und fühlen uns im Recht, was eine innige Bindung unmöglich machen kann. Wir sind fassungslos, weil die Welt so unfreundlich und unsensibel ist. Wir sind verletzt, enttäuscht oder desillusioniert bis zur Erschöpfung. Wir leiden. Weil Störungen in einer Schicht alle darunterliegenden Schichten beeinflussen, kann Müll auf der mentalen und emotionalen Ebene zu Problemen im physischen Körper wie Verletzungen, Störungen oder Krankheiten führen. Das ist es, was Dr. Hunt erforscht hat, und es bestätigt die Realität der Verbindung zwischen Körper und Geist.

Zu erkennen, *wo* unsere Energie verteilt ist, ist der Schlüssel zur Heilung jedes »Problems«, das wir möglicherweise haben. In Teil II werde ich Ihnen die Methoden zur Verfügung stellen, die Sie brauchen, um diese zerstreute Energie entdecken und integrieren zu können, damit Sie das absolute Wohlbefinden erfahren, das Ihnen zugänglich ist.

Im Moment möchte ich jedoch, dass Sie vor allem eines erkennen: Ihr Leben wird umso schwieriger, verwirrender und schmerzhafter, je versprengter Ihre Energie ist. Umgekehrt gilt: Je besser Ihre Energie integriert oder vereinheitlicht ist, desto verantwortungsbewusster, entspannter und fröhlicher sind Sie. Und je näher zu Ihrem Kern Sie die versprengte Energie bringen können, desto mehr persönliche Macht haben Sie.

Sie sollen auch wissen, dass Sie eindeutig die Fähigkeit haben, zu integrieren – zu heilen –, was innerhalb Ihres Systems gestört ist. Und das bringt uns zu unserer nächsten Wahrheit.

Wahrheit 3: Sie sind der Schöpfer Ihres Lebens

Eines Tages führte ich mit meiner Patientin Karen ein Gespräch, bevor die Behandlung in meiner Praxis begann. Sie erzählte mir, sie habe kürzlich einen Autounfall gehabt und leide infolgedessen unter unerträglichen Nacken- und Schulterschmerzen. Sie war ohnehin ein gestresster Persönlichkeitstyp, und dies war nach ihren eigenen Aussagen »des Guten zu viel« gewesen. Während sie sprach, sah ich, dass ihre Energie über ihrem Körper versprengt war und an nichts mehr gebunden zu sein schien. Sie weinte, als sie erzählte, wie verängstigt sie gewesen war, als sie sah, dass der Lastwagen sie streifen würde. Ich legte meine Hand sanft auf Ihre Schulter – und als ich sie berührte, beruhigte sich Ihr Energiefeld allmählich. Daraufhin unterbrach ich das Gespräch und bat sie, sich auf die Behandlungsliege zu legen.

Weil ich sah, wo ihre Energie nicht floss – wo sie zerstreut war oder festsaß –, legte ich meine Hände auf ihr Herz und ihren Bauch. Allmählich veränderte sich die Energie in diesen Bereichen. Als sie mit ihrer Aufmerksamkeit meinen Händen folgte, verstärkte sich die Energie an diesen Stellen. Sie bestätigte, dass sie sich ausgeglichener fühlte, und ich sah, wie sich ihr System beruhigte. Als ich meine Hände wegnahm und sie erneut zu dem Unfall befragte, zerstreute sich ihre Energie augenblicklich in ein Spritzmuster. Ich bat sie nun, sich daran zu erinnern, wie ich meine Hände auf ihr Herz und ihren Oberbauch gelegt hatte, und dieses Gefühl für sich selbst wiederherzustellen. Auf solche Weise konnte sie ihre eigene Energie zurück in ihren Kern ziehen.

Wir sind alle in der Lage, die durch unser System fließende Energie zu steuern und zu vereinheitlichen. Das ist es, was die Energie-Codes Ihnen vermitteln. Wir können unsere Energie auch unbewusst zerstreuen durch die Nahrungsmittel, die wir zu uns nehmen, durch die Gedanken, die wir hegen, durch die Art und Weise, wie wir mit anderen umgehen, und durch die Beziehungen, die wir aufrechterhalten.

Auch unsere Erfahrungen wirken sich auf unsere Energie aus, was wiederum die nächste Erfahrung hervorbringt. Durch die Feedbackschleife schaffen wir unsere eigene Wirklichkeit und sind die Schöpfer unseres eigenen Lebens. Dies ist eine der wichtigsten Vorstellungen über uns selbst, die wir uns jemals zu eigen machen können.

Wie funktioniert diese Dynamik? Um das zu verstehen, schauen wir uns einen einfachen Aspekt unseres Energiesystems an: das Photon, eines der kleinsten bekannten Teilchen unserer Quantenwelt. Es ist in der Tat so winzig, dass angenommen wird, es habe *keine* Masse. Stellen Sie sich das Photon als mächtige Schwelle zwischen Energie und Materie vor. Es wird buchstäblich als Energie gedacht, kann aber als Teilchen der Quantenenergie gemessen werden. Wenn getestet wird, ob es sich dabei im physikalischen Sinne um Masse handelt, verhält es sich, als sei dies der Fall. Wenn getestet wird, ob es sich dabei um Energie handelt, verhält es sich entsprechend. Es reagiert auf unsere Erwartungen sowie auf unsere bewussten und unbewussten Gedanken!

PHOTONENDICHTE UND QUANTENKERN

Wenn wir über unser Energiemuster sprechen, reden wir in Wirklichkeit über die Anordnung von Photonen in unserem menschlichen System oder Biofeld. Und wenn wir sagen, dass wir unsere Energie verwalten oder steuern können, beziehen wir uns auf unsere Fähigkeit, Photonen und die Elektronen, die sie beeinflussen, in unserem Feld zu bewegen – ihre Anordnung zu ändern. Unser physischer Körper wird zum Spiegelbild unseres Photonen- und Elektronenmusters.

Ein Weg, auf dem wir dorthin gelangen, ist die Aufmerksamkeit des denkenden Geistes. Sie haben vielleicht schon gehört, dass das, worauf wir uns konzentrieren, unsere Wirklichkeit wird. Nun, hier ist diese Dynamik dahinter: Das, worauf wir uns konzentrieren, nimmt an *Photonendichte* zu. Mit anderen Worten: Wenn wir unsere Aufmerksamkeit oder Achtsamkeit auf etwas richten, ordnet unsere Aufmerksamkeit Photonen auf der energetischen Ebene neu. Unsere Absichten werden in der physischen Welt »realer« oder präsenter, wenn sich die Photonen und andere subatomare Teilchen diesem konzentrierten Gedanken gemäß anordnen. Worauf wir unsere Aufmerksamkeit richten, bestimmt also darüber, wo wir Energie sammeln, also wo wir unsere kreative Energie einsetzen. Wenn wir mehr Energie in der Außenwelt sammeln, werden wir abhängig von der Rückmeldung der Außenwelt und dem Selbstwertgefühl, das wir daraus beziehen. Wenn wir uns mehr um unseren tieferen Kern kümmern, können wir uns dort mit größerer Sicherheit und gesteigertem Wohlbefinden selbst spüren.

Dies ist übrigens das Phänomen hinter dem Gesetz der Anziehung oder Resonanzgesetz, dem metaphysischen Prinzip, das besagt, dass die Energien unserer Gedanken, Emotionen, Worte und Taten ähnliche Energien in unser Leben ziehen. Der häufig übersehene Schlüssel für diese Art von Manifestation ist, dass die Anordnung der Photonen und Elektronen – das, was wir erschaffen – nicht nur von unserem bewussten Fokus (dem, woran wir denken oder worauf wir achten) bestimmt wird, sondern auch von dem, was in unserem Unterbewusstsein vor sich geht (dessen wir uns per definitionem nicht bewusst sind). Das schauen wir uns später in diesem Buch genauer an.

Stellen Sie es sich vorerst so vor: Wenn wir kein Gefühl für unsere Ganzheit, unser wahres Wesen und unser Wohlbefinden haben, verlagert sich unser Fokus auf der Suche nach Orientierung und Schutz nach außen. Wir entwickeln die Fähigkeit wahrzunehmen, was außerhalb von uns ist, aber wir sind zerstreut. Um ein Gefühl für unsere Ganzheit, unser wahres Wesen und unser Wohlergehen zu bekommen, müssen wir unsere Aufmerksamkeit nach innen lenken, auf unseren Kern, um dort mehr Fokus und ein deutlich dichteres Quantenmuster zu erzeugen. Wenn wir unsere Energie so fokussieren, dass das sensorische Nervensystem unsere wahre Präsenz am Ort unserer tiefsten inneren Weisheit aufschnappen kann, können wir uns wieder ganz fühlen.

Die Geschichte, die ich Ihnen über meine Patientin Karen erzählt habe, ist ein gutes Beispiel. Als sie sich auf die Erinnerung an ihren Unfall konzentrierte und den Schreck, den sie empfunden hatte, noch einmal durchlebte, zersplitterte ihre Energie und breitete sich bis zu den Außenrändern ihres Feldes aus. Während ich ihr meine Hände auflegte und sie bat, ihren Fokus dorthin zu lenken, war es, als nehme die Photonendichte in ihrem Körperkern zu. Ihr sensorisches Nervensystem konnte wahrnehmen, dass ihre Energie »wieder nach Hause« kam, was dazu führte, dass sie sich beruhigte. Sobald sie wusste, wohin sie ihre Aufmerksamkeit lenken sollte, konnte sie es allein durchführen.

Dies zeigt uns erneut den wichtigsten Unterschied zwischen dem Energiemuster der Schutzpersönlichkeit und dem des Seelenselbst. Als Schutzpersönlichkeit können wir unsere Ganzheit weder spüren noch erkennen. Weil die Schutzpersönlichkeit auf Einseitigkeit beruht, fühlen wir uns in ihr weder vollständig noch sicher. Ein denkender Geist mit dieser Sichtweise ist wie gesagt ängstlich und scannt die Außenwelt ständig nach Herabsetzungen oder Bedrohungen ab. Er konzentriert sich auf das Außen, sodass sich unsere Energie nach außen verteilt, fort von unserem inneren Kern. Wenn wir im Seelenselbst leben, richtet sich unsere Energie nach innen und konzentriert sich in unserem Kern, wo wir uns als Energiewesen wahrnehmen – ganz und vollständig.

Um das Bewusstsein für unser Seelenselbst im *Alltag* zu stärken, müssen wir dieses Bewusstsein in unserem *Körper* und in unserem *Biofeld* erhöhen. Deshalb möchten wir die Photonendichte des Seelenselbst erhöhen, indem wir unsere geistige Aufmerksamkeit auf unseren Kern lenken. Wir wollen von der externen Ausrichtung auf die interne umschalten – vom Blick nach außen, um festzustellen, wie andere uns wahrnehmen, zum Blick nach innen, um zu erkennen und zu *fühlen,* wer wir wirklich sind. Erst dann erwachen wir und *werden,* was wir wirklich sind.

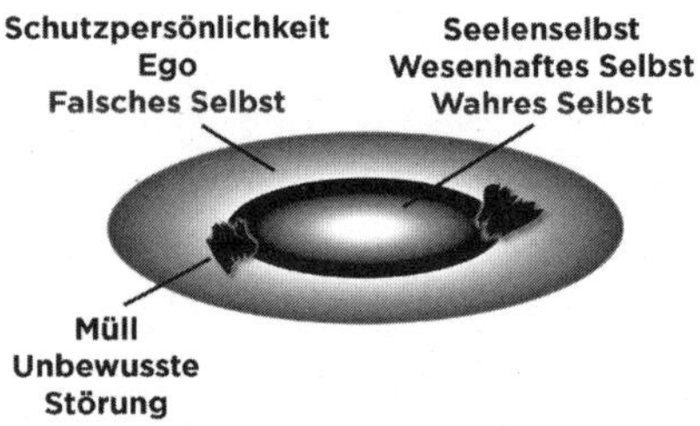

Muster der Schutzpersönlichkeit

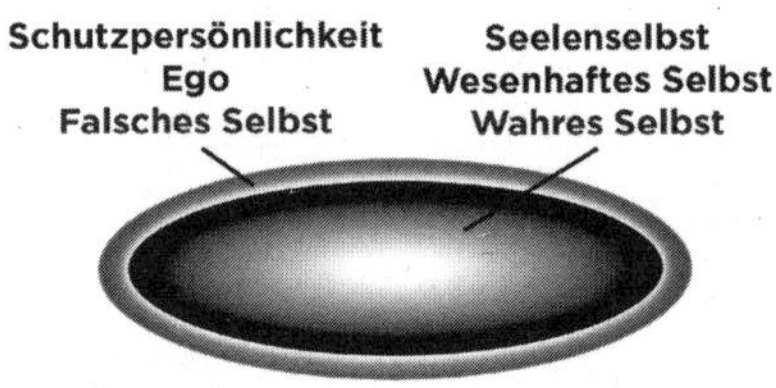

Muster des Seelenselbst

Stellen Sie sich die abgebildeten Ellipsen in der vereinfachten Darstellung als Querschnitte eines menschlichen Biofelds vor mit einer äußeren Schicht, die gewisse Mengen an energetischem Müll enthält, und einem inneren Kern, der unser wahres Wesen ist. Je mehr wir uns auf das Äußere konzentrieren, je mehr von unserer Wesensenergie wir an die Oberfläche unseres Seins bringen und je mehr Müll oder Verdichtungen wir zulassen, desto dicker wird die äußere Schicht. Wenn unsere äußere Schicht dicker wird, wird unser Kern – der Sitz des Seelenselbst – kleiner. Unser Ziel ist dann zweierlei: sowohl die Beseitigung des Mülls und die Auflösung der Verdichtungen in der äußeren Schicht als auch die Verdickung oder Steigerung der Dichte in unserem Kern.

Dies ist eine andere Art, den Fortschritt im Modell des Erwachens zu sehen: vom ängstlichen, symptomatischen Zustand der Schutzpersönlichkeit zum anmutigen, schmerzfreien Leben des Seelenselbst. Je mehr versprengte Energie oder Müll wir mit uns herumtragen, desto weniger kennen wir unser wahres Wesen und identifizieren uns damit und desto mehr haben wir im Leben zu kämpfen. Je größer die energetische Präsenz unseres wahren Wesens und je weniger versprengt unsere Energie ist, desto weniger Schmerzen und Symptome einer Dysfunktion werden wir verzeichnen.

Mit den Energie-Codes erhöhen wir die Dichte im Kern unseres Seins und rufen ein stärkeres Gefühl der Gewissheit und Authentizität – das Seelenselbst – hervor, um die versprengte Energie der Schutzpersönlichkeit zu integrieren. Indem wir unser Biofeld auf diese Weise verändern, ändern wir unsere Sichtweise, unsere Physiologie und unsere physische Lebenserfahrung.

Wir sind alle dabei, uns unserer wahren Natur als Seelenselbst stärker bewusst zu werden. Das bedeutet, dass wir energetisch immer mehr integriert und immer weniger zerstreut sind. Ich weiß, dass das Leben dieser Vorstellung manchmal zu widersprechen scheint! Aber ich versichere Ihnen, sie ist wahr. Die Wahrheiten 4 und 5 können helfen, dies zu erklären.

Wahrheit 4: Ihre Schöpfung – Ihr Leben – dehnt sich immer weiter aus

Es gibt Hinweise darauf, dass sich das physische Universum ausdehnt. Ihr Leben ist ein Teil der universellen Schöpfung ebenso wie Ihr Bewusstsein, und diese dehnen sich ebenfalls immer weiter aus. Einige Wissenschaftler, auch ich, interpretieren dies so, dass wir uns ständig weiterentwickeln. Wir sind stets dabei, zu erwachen. Dies bedeutet, dass alles, was in unserem Leben geschieht, dieser Expansion dient. Deshalb ist jedes Geschehen zu unseren Gunsten. Es ist *gut*. Ich weiß, dass es nicht immer so scheint oder sich so anfühlt, aber wenn Sie die Übungen in Teil II machen, werden Sie spüren, dass es stimmt.

Vieles von dem, was uns im Alltag so widerfährt, würden wir uns niemals bewusst aussuchen, und wir haben Mühe, uns damit auseinanderzusetzen und es zu verstehen. Aber wenn wir sagen, dass wir uns abmühen, sprechen wir von einem Ort in unserem Innern, an dem wir festsitzen, an dem unsere Lebensenergie versprengt wird und nicht genug Schwung hat, um weiterzufließen. Die

Anwendung der Energie-Codes kann Ihrem Verstand helfen, nicht mehr gegen die Ereignisse in Ihrem Leben anzukämpfen oder sie abzulehnen (und somit die Energieblockade aufrechtzuerhalten). Dies geschieht zum Teil durch die Bereitstellung eines neuen Kontexts für das Verständnis des Geschehens. Ich bezeichne diesen neuen Kontext als »Das Gespräch an der Bushaltestelle« (siehe unten).

ELLIE ENTDECKT IHRE GROSSARTIGKEIT

Meine Studentin Ellie war eine liebenswürdige, kluge und starke Frau um die vierzig, die verhindern zu können glaubte, dass ihre Vergangenheit ihr Leben beeinflusste. Als ich sie kennenlernte, litt sie an schwerer Migräne und anderen gesundheitlichen Problemen. In ihrer Kindheit hatte sie des Öfteren wegen Magen-Darm-Problemen wie Übelkeit, Verstopfung und Durchfall im Krankenhaus gelegen. Diese Probleme begleiteten sie durch ihr gesamtes Erwachsenenleben. Sie hatte auch stark zugenommen und Schwierigkeiten, in ihren Beziehungen intim und authentisch zu sein.

In ihren Zwanzigern und Dreißigern hatte Ellie das Gefühl, dass sie alles Notwendige unternahm, um ein »normales Leben« zu führen. Im Beruf war sie eine Überfliegerin und sehr erfolgsorientiert, um ihr schlechtes Selbstwertgefühl zu kompensieren. Sie flirtete viel mit Männern, nur um so etwas wie Verbundenheit zu empfinden, und fand sich bei sexuellen Kontakten manchmal in kompromittierenden Situationen wieder. Als ich sie fragte, warum es ihr so schwerfalle, Liebe und Zugehörigkeit in ihr Leben zu integrieren, vertraute sie mir an, dass ihr Vater sie missbraucht hatte, seit sie etwa vier Jahre alt war. Ihr Kinderarzt hatte ihre Verletzungen darauf zurückgeführt, dass sie zu heftig auf ihrem Fahrrad gespielt hätte. Infolge dieser Erfahrungen wuchs sie auf, ohne jemals zwischen Wahrheit und Unwahrheit unterscheiden zu lernen. Ihre Schutzpersönlichkeit war sehr gut darin, die Schuld- und Schamgefühle zu verbergen, die sich im Laufe der Jahre angesammelt hatten, und ein Selbstbild geheim zu halten, das sich in ihren eigenen Worten anfühlte »wie eine Person, die noch weniger wert war als der Staub unter einer Schlange«.

Mit zwanzig wurde sie, ledig, von einem jungen Mann schwanger, mit dem sie ein paar Mal ausgegangen war. Um ihren Vater von ihrem Kind fernzuhalten und auch die Kinder ihrer Geschwister vor ihm zu schützen, musste sie ihrer Familie die Wahrheit über seine wiederholten Übergriffe sagen. Ihre Befürchtungen, dass ihre Familie sie vielleicht nicht unterstützen würde, erwiesen sich als berechtigt. Ihre Mutter und ihre Geschwister glaubten ihr nicht. Sie drohten sogar, Ellie wegen derart »haltloser« Anschuldigungen anzuzeigen.

Während ihrer Schwangerschaft lebte Ellie bei ihren Eltern und fühlte sich vollkommen allein gelassen. Sie entschied sich, ihre Tochter zur Adoption freizugeben, um sie von ihrem Vater fernzuhalten. Dann begab sie sich in Therapie und setzte alles daran, »in Ordnung zu kommen«. Letztlich leiteten die Child Protective Services ein Strafverfahren gegen ihren Vater ein, nachdem eine von Ellies Nichten einer Vertrauenslehrerin gegenüber zugegeben hatte, dass auch sie missbraucht worden war. Ihr Vater kam ins Gefängnis. Doch Ellie spürte den von ihrer Vergangenheit und ihren gegenwärtigen inneren Konflikten verursachten Schmerz noch immer. Mit vierzig war sie – körperlich leidend, emotional unterdrückt und nach einer Reihe ungesunder Beziehungen – das perfekte Beispiel dafür, was passiert, wenn wir aus der Schutzpersönlichkeit heraus leben. Ellie brauchte eine neue Sicht auf ihr Leben.

Einmal fragte mich ein Herr in einem meiner Kurse: »Wie kann alles ›gut‹ sein, wenn ich doch schon so oft verletzt und verlassen worden bin?« In dem Moment kam eine Erklärung aus meinem Mund, in der sich Eindrücke widerspiegelten, die ich in einer Meditation empfangen hatte: »Das Gespräch an der Bushaltestelle«. Die in dieser Parabel vermittelte Sichtweise hat Ellie ebenso geholfen wie anderen meiner Schüler. Und deswegen funktioniert sie: Energie kann weder erzeugt noch zerstört werden. Und weil wir selbst reine Energie sind, wissen wir, dass wir *immer waren* und *immer sein* werden. Obwohl wir uns gegenwärtig in der irdischen materiellen Dimension befinden und eine physische Erfahrung machen, ist unsere Körperlichkeit nicht alles, was uns ausmacht. Unsere Energie – unser göttlicher Geist – ist unser wahres Selbst. Wenn wir unseren Körper und diese Ebene verlassen, werden wir immer noch sein, wer wir wirklich sind. Der Blick auf uns selbst in diesem kosmischen Kontext wirft eine Frage auf: *Was, wenn unser Leben auf diesem Planeten kein zufälliges Ereignis ist, sondern vielmehr eine zielgerichtete Möglichkeit, die größere Wirklichkeit des Seelenselbst zu erfahren?* Wenn dem so ist, wie erklären sich dann unsere bisherigen Lebenserfahrungen? Hier kommt »Das Gespräch an der Bushaltestelle« ins Spiel.

DAS GESPRÄCH AN DER BUSHALTESTELLE

Stellen Sie sich vor, Sie stehen an einer kosmischen Bushaltestelle, an der Sie und andere zwischen den Reisen zu dieser physischen Ebene eine Pause einlegen. Während Sie warten, kommen Sie mit den anderen Seelen an der Bushaltestelle ins Gespräch. Sie sprechen über Ihre Pläne für das Leben auf der Erde. Sie sprechen darüber, was Sie lernen, wie Sie wachsen und was Sie erleben möchten, damit sich Ihre wahre, göttliche Natur als Energiewesen und Schöpfer Ihres eigenen Lebens offenbart.

»Ich möchte etwas über meine Weisheit erfahren«, sagt eine der anderen Seelen.

»Ich lerne, mutig zu sein«, erklärt eine andere.

»Ich möchte bedingungslose Liebe erfahren«, sagt eine dritte.

»Und was willst du dort machen?«, fragt Sie jemand.

»Nun«, sagen Sie vielleicht, »ich werde ein paar Erfahrungen damit machen, mich selbst aufzuwecken. Ich möchte wissen, ob ich verzeihen kann. Ja, ich wähle eine Vergebungserfahrung der Stufe 10. Nicht nur Stufe 4 oder 5. Nein, dieses Mal will ich es wirklich wissen.«

»Eine Vergebung der Stufe 10 … alle Achtung! Und wie willst du das schaffen?«, fragt eine andere Seele.

»Das weiß ich noch nicht so genau. Ich gehe mal davon aus, dass mir jemand etwas antun muss, das … fast unverzeihlich ist.«

Einer der anderen Wartenden stellt schließlich die naheliegende Frage: »Was wäre das?«

Sie antworten: »Vielleicht hat jemand in der Happy Hour zu tief ins Glas geschaut, setzt sich dann trotzdem ans Steuer, überquert die Mittellinie der Straße und fährt frontal auf mein Auto auf. Dabei könnte, um es auf die Spitze zu treiben, meine ganze Familie ihr Leben verlieren, oder ich könnte schwerbehindert werden. Das alles hätte vermieden werden können und war absolut unverantwortlich. Dann, nachdem ich jahrelang verletzt und wütend war und wegen meiner unversöhnlichen Haltung noch mehr gelitten habe, werde ich tief in mein Herz vordringen und zu einer tieferen Schicht von mir gelangen – zu einer Schicht, die ich unter anderen Umständen nie kennengelernt hätte. Und dann vergebe ich dem Fahrer.«

Sie halten einen Moment inne und erinnern sich daran, dass Sie an dieser Bushaltestelle die Möglichkeit haben, Seelen anzuwerben, die Ihnen helfen, das zu erreichen, was Sie sich von Ihrem Erdenleben erwarten.

»Wer möchte der Unfallfahrer für mich sein?«, fragen Sie. Niemand hebt die Hand.

»Kommt schon«, flehen Sie. »Ich warte schon ewig auf diese Chance, mich weiterzuentwickeln. Ich meine es wirklich ernst. Kann mir bitte jemand helfen, diese Gelegenheit wahrzunehmen?«

Endlich meldet sich jemand. »Ich mach's. Ich sehe ja, wie viel es dir bedeutet. Außerdem wird es mir bei meiner eigenen Mission der Selbstvergebung helfen.«

»Wunderbar! Vielen Dank. Ich bin so gerührt, dass du das für mich tun wirst. Nun, ich schätze, wir sehen uns auf der Erde!«

Und los geht's. Sie sind bereit, die bisher größte Aufgabe Ihres Seins zu übernehmen.

»Das Gespräch an der Bushaltestelle« ist natürlich eine Metapher dafür, dass Sie Ihre eigene Energie als etwas sehen können, was die Illusion vom getrennten Ich auflöst.[1] Wir können unsere Tendenz, den natürlichen Fluss des Lebens zu unterbrechen, heilen, indem wir unsere Lebensumstände weniger persönlich nehmen und eher als ein Projekt sehen, das uns wieder in Verbindung bringt. Wenn wir unser Leben von dieser höheren Warte aus betrachten, sehen wir, dass wir erstaunlich sind, weil wir genau das erschaffen haben, was wir für unsere erwünschte Expansion und die Entdeckung unserer eigenen, tiefinnersten Schönheit, Kraft, Freundlichkeit, Liebe, unseres Mutes und dergleichen benötigen – kurz: für die Entdeckung der vielen Facetten unserer Großartigkeit.

1 Es soll niemand aus seiner Verantwortung entlassen werden, es soll keine Gewalt und dergleichen verharmlost und auch nicht Täter mit Opfer verwechselt werden. Es geht bei dieser aus irdischer Perspektive kontraintuitiven Sichtweise vielmehr darum, von der spirituellen Warte aus irdische Zusammenhänge zu erklären, um letztlich besser damit umgehen und an ihnen wachsen zu können. (Anm. d. Ü.)

Können Sie erkennen, wie uns dies die Möglichkeit gibt, die Erfahrungen, die uns in unserem Leben zuteilwerden, auf eine sehr stärkende Weise zu betrachten? Wie es jedes Gefühl, ein Opfer zu sein, und jedes Denken von der Rückseite des Modells aus der Liste unserer Erfahrungen streicht? Ich habe hier ein ziemlich krasses Beispiel gewählt, weil Tausende von Menschen in meinen Kursen weltweit auf diese Weise verwandelt wurden. Aus energetischer Sicht gibt es Ihnen den Raum, in dem Sie Ihr eigenes Herz für »Das Gespräch an der Bushaltestelle« zu öffnen vermögen, um heil zu werden.

Wir können anfangen, unser Leben auf neue Weise zu betrachten: »Okay, ich mache nicht nur das Beste aus dieser schlimmen Situation. Was, wenn ich diese Situation tatsächlich selbst ›hervorgebracht‹ hätte, um für etwas wach zu werden? Um mehr darüber zu erfahren, wer ich wirklich bin? Was, wenn ich auf einer höheren Ebene um diese Erfahrung ›gebeten‹ hätte, um einen schönen, kraftvollen und großartigen Teil meiner selbst zu erfahren, den ich vorher noch nicht kannte?«

Dies ist eine unglaublich befreiende und stärkende Einsicht. Atmen Sie an dieser Stelle einmal tief durch. Dann erkunden wir die inspirierende Energie-Code-Wahrheit Nummer 5.

Wahrheit 5: Sinn und Zweck Ihres Lebens ist, Ihre Schöpferkraft zu entdecken

Sich selbst als Schöpfer zu sehen und in Ihr wahres Wesen als Seelenselbst einzutreten bedeutet nicht, dass das, was Ihnen widerfährt, nicht schwierig wäre oder dass Sie im Zusammenhang damit keine schmerzlichen Gefühle hätten. Wenn Sie Ihr Leben jedoch aus diesem Blickwinkel betrachten und erkennen, wie Ihnen das, was passiert ist, auch geholfen hat, stellen Sie fest, dass Sie sich zusätzlich zu den Schmerzen nicht auch noch auf unnötiges Leid einlassen müssen. Sie nehmen das Geschehen nicht mehr persönlich, sehen es also nicht als etwas, was eine negative oder einschränkende Wirkung auf Sie selbst, andere oder die Welt hat. Sie erschaffen die energetischen Verdichtungen und Blockaden erst gar nicht, die dazu führen, dass Sie behindert werden, feststecken oder so handeln, als seien Sie irgendetwas anderes als ein mächtiger Schöpfer, für den sich das Leben wohlwollend, perfekt und planmäßig entfaltet. Wenn Sie einfach beschließen, an »Das Gespräch an der Bushaltestelle« zu glauben, können Sie Ihre Erfahrungen – die schmerzlichen wie die freudigen – in den bestmöglichen Kontext stellen und sich auf die positivste Weise weiterentwickeln.

Ellie ist ein großartiges Beispiel für diesen Wandel im Verständnis. Sie weiß, dass ihre schwierigen Lebensumstände und die Herausforderungen, die sie meistern musste, um ihre eigene wahre Stimme zu finden, für ihre seelische Entwicklung perfekt waren. Ellie war nicht nur dankbar dafür, wie sich alles entwickelt hatte, sondern erkannte allmählich auch die »Großartigkeit ihres Wesens«. Sie sah sich jetzt als Schöpferin ihrer gesamten Lebenserfahrung und fand sich damit in Bezug auf genau die Dinge, die ihr zuvor Schmerzen bereitet hatten, auf der Vorderseite des Modells. Was wir als Vergebung betrachten – der Verzicht auf Wut und Groll, die sich gegen eine Person richtet, die uns aus unserer Sicht geschadet hat –, ergab sich nahtlos und automatisch, als sie erkannte, welchem Zweck die Ereignisse in ihrem Leben gedient hatten, und war daher als bewusster Prozess nicht mehr notwendig.

Nach dieser Offenbarung war Ellie hoch motiviert, die Energie-Code-Methoden (die Sie in Teil II kennenlernen werden) einzusetzen, um Reste ihrer früheren Erfahrungen aufzulösen und mehr und mehr als ihr Seelenselbst zu leben. Das Ergebnis war eine Heilung in allen Bereichen ihres Lebens. Ihre Kopfschmerzen und ihre Verdauungsprobleme verschwanden, sie nahm fast 23 Kilo ab und unterhält jetzt liebevolle und vertrauensvolle Beziehungen zu ihrer Familie und anderen Menschen.

Weil ich selbst als Kind jahrelang von einem entfernten Verwandten sexuell missbraucht worden war, wusste ich genau, wie ich Ellie in die Arbeit mit den Energie-Codes einweisen musste. Diese frühen Erlebnisse hatten mich in Bezug auf Vertrauen, Liebe und Verbindung zur Außenwelt verwirrt, und da der Täter mir drohte, es würde mir schlecht ergehen, wenn ich jemandem davon erzähle, war ich jahrzehntelang nicht in der Lage gewesen, meine Wahrheit über viele Ungereimtheiten und Missstände in meinem Leben auszusprechen. Später habe ich die Prinzipien der Energie-Codes angewendet, um mir die Geschenke und Lehren aus diesen Vorfällen vor Augen zu führen. Dies ist einer der Gründe, warum ich so davon überzeugt bin, dass die Codes funktionieren. Eigentlich bin ich meinem Verwandten dankbar für sein schreckliches Verhalten, denn es hat mich gelehrt, zu vergeben, und mein tiefes Interesse geweckt, das Gute zu sehen. Es war auch ein Aspekt in meinem Leben, der mich veranlasst hat, nach Antworten zu suchen, die über das hinausgingen, was mir mein bisheriges Leben und mein Umfeld zu bieten hatten. Es hat mich auf die Suche geschickt und letztendlich zur Entwicklung der Energie-Codes sowie zum Schreiben dieses Buches beigetragen.

Wenn ich von meinem derzeitigen Ort der Integration auf der Vorderseite des Modells auf mein gesamtes Leben zurückblicke, sehe ich die verschiedenen Blickwinkel, aus denen ich mein Leben betrachtet habe – von Momenten, in denen mich meine Lebensumstände vollkommen zum Opfer gemacht haben, bis hin zu einem Leben in absoluter Freiheit und Selbstbestimmung. An diesem neuen Standpunkt werde ich nicht mehr von der Außenwelt kontrolliert, die mir Erfahrungen beschert. Hier ist offensichtlich, dass die Erfahrungen in meinem Leben alle durch mich und letztendlich von mir gekommen sind und zu meinem eigenen Vorteil waren. Mir ist klar, dass ich sie dorthin gelegt habe wie Brotkrumen, um das kleinere, getrennte Ich zur Entdeckung meines eigenen größeren Schöpferselbst zu führen.

Meine Auffassung vom »Gespräch an der Bushaltestelle« hat es mir auch ermöglicht, meinem Vater, der mich in seinem Testament nicht bedacht hatte, zu vergeben und einfach liebevoll weiterzumachen, wodurch ich einen Beitrag zu seiner Arbeit leisten konnte. Obwohl sie anfangs sehr schmerzlich war, bescherte mir diese Erfahrung eine meiner wichtigsten Erkenntnisse über meine Fähigkeiten und meine persönliche Macht. Ich stellte fest, dass ich keine Bestätigung von außen brauche, um die großartigste Version meiner selbst zu erkennen und zu leben. Mein Seelenselbst ist in jeder Schicht meines Seins kraftvoll präsent, was immer auch im Außen geschehen mag. Ich habe meinen Vater geliebt und liebe ihn immer noch sehr, und nicht einmal die Tatsache, dass er mich aus seinem Testament ausgeschlossen hat, konnte meine Gewissheit bezüglich meines eigenen Werts, meiner Macht und meiner Schöpferkraft erschüttern. Dies zu wissen und wirklich zu leben ist mehr als tiefgründig.

Wenn wir denen vergeben können, die uns etwas angetan haben, weil wir wissen, dass sie eine Rolle für unsere ultimative Befreiung und Expansion gespielt haben und dass wir – als Schöpfer unseres Lebens – unsere Beziehung zu ihnen an der »kosmischen Bushaltestelle« eingefordert haben, betrachten wir das

Leben von der Vorderseite des Modells. Des bedeutet wie gesagt nicht, dass wir uns selbst die Schuld an einer möglicherweise erheblichen Menge Schmerz und Trauma geben sollten. Vielmehr verweist es auf unsere wahre Größe. Wenn die Unterstützung gefehlt hat, nach der Sie gesucht haben, lag dies möglicherweise daran, dass Sie sie nicht gebraucht haben. Wenn Sie etwas, was Sie wollten, oder etwas, was Ihnen das Leben leichter gemacht hätte, nicht bekommen haben, dann liegt das vielleicht daran, dass Sie mächtig genug sind, es selbst zu erschaffen. Wenn etwas geschehen ist, was unglaublich schmerzhaft war, sollte es Ihnen vielleicht Ihre Größe vor Augen führen, weil nichts passieren kann, was größer ist als Sie, denn Sie sind das Universum. Vielleicht sind Sie hergekommen, um dies zu erkennen.

Bitte denken Sie einen Moment darüber nach. Als ich das gemacht habe, hat sich mein Leben für immer verändert.

Es ist wichtig, zu erkennen, dass Bitten an der »kosmischen Bushaltestelle« nicht spezifisch formuliert werden. Wir können nicht genau wissen, wie sich die von uns gewünschte Gelegenheit im Detail manifestieren wird. Auch unser Beispiel für ein »Gespräch an der Bushaltestelle«, in dem es um Vergebung der Stufe 10 ging, war rein theoretisch. Wir sprachen darüber, wie es ablaufen *könnte,* nicht, wie es ablaufen *würde.* Aber seien Sie versichert, dass wir als reines Bewusstsein immer bekommen, was wir brauchen, um so zu wachsen, wie wir es beabsichtigt haben, als wir hierhergekommen sind. Und fast immer ist das etwas, wofür wir uns scheinbar nicht bewusst entschieden haben. Wichtig für Ellies Wachstum zu der Zeit, als sie zu mir kam, war die Erkenntnis, dass sie an der Bushaltestelle nicht um den Missbrauch gebeten oder ihn hervorgerufen hatte. Sie hatte vielmehr um eine Gelegenheit gebeten, auf Stufe 10 vergeben zu können und ihre Fähigkeit zu entdecken, sich selbst und andere bedingungslos zu lieben.

Manchmal ist »Das Gespräch an der Bushaltestelle« intensiver, als wenn es um eine gleichgültige Familie oder einen schwierigen Chef geht. Warum machen manche von uns so gewaltige Erfahrungen mit Verlust, Missbrauch und Krankheit? Weil *große Wesen wirklich große Projekte annehmen und sie sofort angehen.* Große Wesen bitten an der »Bushaltestelle« um große Ereignisse, weil kleinere Lebensumstände einfach nichts mehr an der »Größe« einer alten Seele ändern. Dafür braucht es eine echte Herausforderung, etwas, das so groß ist, dass es die Grundfesten eines Wesens erschüttert, das bereits eine Menge irdischer Erfahrungen gemacht hat. Weil kleinere Probleme ohne Zögern gelöst werden können, verlangen große Wesen entsprechend große »Storys«, wie Ellie, die sehr tief graben musste, um ihre ganze Großartigkeit zu finden.

AUF DER EBENE DER ENERGIE STATT DER STORY ARBEITEN

Bis wir die spirituell-energetische Dimension unserer physischen Lebenserfahrung verstanden haben, gehen wir einfach den Weg der Story. Wir lassen uns auf die Dramen ein, die sich im Außen abspielen, an der Oberfläche des Lebens, und sind uns unserer kosmischen Agenda, die alldem zugrunde liegt, nicht bewusst. Ich bezeichne den Weg der Story als »Autoscooter-Lebensweise«. Während sich unser Leben immer weiter ausdehnt und unserem Erwachen dient, wachsen wir durch *Reibung* – psychische Schmerzen und harte Lektionen –, um herauszufinden, wer wir wirklich sind. Wir verbringen viel Zeit damit, zu erleben, was an uns nicht wahr und echt ist, weil wir glauben, wissen zu müssen, was wahr und echt ist. Wie in Autoscootern auf dem Jahrmarkt fahren wir auf etwas auf, setzen zurück, drehen das Lenkrad in eine andere Richtung und knallen auf etwas anderes. Ähnlich finden wir im Ausschlussverfahren heraus, was wahr und echt ist.

Doch wenn wir »Das Gespräch an der Bushaltestelle« wirklich führen können, werden wir in die Lage versetzt, auf erstaunliche Weise mit dem Leben zusammenzuarbeiten. Indem Sie erkennen, dass Sie der Schöpfer Ihres Daseins sind, und diese Rolle bewusst übernehmen, begeben Sie sich in eine neue Position der Macht und Autorität – vom Rücksitz des Autos oder von dessen Dach, von wo aus Sie ungeschickt Einfluss auf die Fahrt zu nehmen versucht haben, auf den Fahrersitz. Dies hilft Ihnen, sich bewusst in Richtung Ganzheit zu entwickeln, statt unbewusst zu versuchen, Ihre Angelegenheiten auf der Story-Ebene in Ordnung zu bringen, was Monate oder Jahre der Beschäftigung mit Schmerz und Blockaden erfordert, und direkt auf der Energieebene zu arbeiten, was nur Minuten, Stunden oder Tage dauert. Sie werden weiterhin sehen, dass Sie auf der Energieebene die Macht haben, schnelle, wirkungsvolle und nachhaltige Veränderungen vorzunehmen.

Wenn Sie selbst Erfahrung mit einem »Gespräch an der Bushaltestelle« machen, werden Sie feststellen, dass Sie sich vom Moment des Erkennens und Akzeptierens an wirklich von Angst und Unwissenheit befreien und Ihren Lebenszweck bewusst erfüllen. Sie werden sich an die Arbeit machen und die Verdichtungen auflösen, die Traumata oder andere Probleme verursacht haben, und nach und nach erfahren, was sie Ihnen über Ihr wahres Selbst verraten. Am wichtigsten ist, dass Sie sich in einer Schwingungsumgebung befinden, in der echte Erleuchtung stattfinden kann. Sie werden sich aus den Grenzen der dreidimensionalen Sichtweise erheben, allmählich Zugang zum mehrdimensionalen Raum des Göttlichen bekommen und dort Erfahrungen sammeln.

Erst wenn wir uns daran erinnern, dass die Story-Ebene der Welt der Symptome entspricht und dass auf der Energieebene die eigentlichen Ursache dessen liegen, was in unserem Leben geschieht, erkennen wir allmählich, dass unsere Chance, Änderungen vorzunehmen, auf der Energieebene liegt. Der Story-Weg ist immer schwerer zu gehen. Warum? Sobald der denkende Geist ein Narrativ schreibt, hält er sich daran fest – was ihm ein falsches Gefühl von Orientierung oder Erdung gibt. Dann erklärt er die Geschichte für »richtig« oder »falsch«, was ihr eine zusätzliche Energieebene verpasst und uns einen weiteren Prozess, den wir auf unserem Weg zur Lösung durchmachen müssen. Ohne die Story können wir effiziente und nachhaltige Veränderungen im Energiefluss vornehmen und damit neue und verjüngende Lebensenergien generieren.

Wir kommen gleich dazu, wie das funktioniert. Im Moment besteht Ihre Aufgabe darin, Ihr Leben als etwas zu sehen, in dem es keine Probleme gibt, die Sie überleben oder auf die Sie reagieren müssten. Betrachten Sie vielmehr jedes Problem als Projekt. Krisen sind keine »kaputten« Dinge, die geheilt oder repariert werden müssen, sondern eher Fragen, deren Antworten tief in Ihrem Innern freigesetzt werden müssen, damit sie dann in Ihr bewusstes Gewahrsein aufsteigen können. Jede Verdichtung in Ihrem System ist ein Stück Ihrer Großartigkeit, das Sie in eine Tasche gepackt haben. Jede von ihnen trägt einen besonderen Teil Ihrer Ganzheit in sich, der dafür sorgt, dass Sie sich innerhalb Ihrer selbst und in der Welt ein wenig mehr zu Hause fühlen. Wenn diese Taschen geöffnet werden und sich ihr Inhalt letztendlich wieder mit dem Fluss in Ihrem System verbindet, steigt Ihre ganze Fülle in Ihr Bewusstsein auf und schenkt Ihnen Inspiration, Begeisterung, Kreativität, Staunen, Ehrfurcht und ein höchst magisches Leben.

Bevor Sie anfangen können, auf der Energieebene zu arbeiten, um Ihr Leben zu verändern, müssen Sie ein wenig mehr über Ihr Energiesystem wissen – wie es aussieht, wie es funktioniert und wie Sie damit arbeiten können, um einen positiven, nachhaltigen Wandel zu bewirken. Deshalb nehme ich Sie in Kapitel 3 mit auf eine kleine Reise durch einige bioenergetische Grundlagen. Dann starten wir in Teil II das Energie-Code-Programm und gehen über die Theorie hinaus, um Ihre wahre Essenz als Seelenselbst zu verkörpern.

Kapitel 3

IHR UNSICHTBARES ICH: DIE GRUNDLAGEN DER BIOENERGIE

Stellen Sie sich vor, Sie kommen als Energiewesen auf diese Welt. Sie haben Ihre »Gespräche an der Bushaltestelle« gerade beendet und sind in den Bus eingestiegen. Das Nächste, was Sie mitbekommen, ist, dass Sie hart landen und es irgendwie »aufklatscht«. Ihre Energie zerstreut sich in alle Richtungen. Sie werden zu einer zersplitterten Version Ihres ursprünglichen Selbst und verlieren die gesamte Orientierung für die Navigation in Ihrer neuen Welt. Das ist ein Fall von »kosmischer Amnesie«. Sie wissen nicht, wer Sie wirklich sind. Ohne ein Gefühl für Ihre wahre Identität können Sie sich nur an dem orientieren, was Sie hier auf der physischen Ebene antreffen, und entwickeln ein neues oder falsches Selbst. In dem Versuch, aus Ihrem Leben, wie Sie es gerade erleben, schlau zu werden, schreibt Ihr denkender Geist Geschichten darüber, warum Sie sich verloren fühlen, wer Sie zu dem gemacht hat und was Ihre Lebensumstände für Sie, andere und die Welt bedeuten. Diese Geschichten, die zu Überzeugungen werden, sind sehr einschränkend im Vergleich zur Wahrheit Ihrer wesentlichen Natur.

Die gesamte Menschheit erlebt diese Aufspaltung oder den Verlust ihrer Identität. Es ist unsere kollektive Bestimmung, unsere zerstreute Energie zu integrieren oder wieder zusammenzufügen und aus unserer kosmischen Amnesie zu erwachen, um uns erneut daran zu erinnern, wer wir wirklich sind.

Deshalb bezeichne ich das Leben ja als »Projekt Erwachen«. Der Sinn des Lebens besteht darin, die höherfrequente Energie des Seelenselbst kontinuierlich zu beleben – beharrlich mit unserem ganzen Geistselbst in den Körper zu gelangen –, damit wir unsere Ganzheit hier auf der Erde erkennen und erleben können. Indem wir jeden versprengten Aspekt der Energie in unser System integrieren, bauen wir neue Schaltkreise auf und erweitern unsere Erfahrung von uns selbst. Sobald unsere Energie wieder vereint ist, wissen wir, wer wir wirklich sind. Es gibt keinen existenziellen Schmerz mehr, nichts, was sich falsch oder defekt anfühlt oder so, als fehle uns etwas. Wir fühlen uns absolut vollständig.

Ihr System ist darauf ausgelegt, zu heilen

Die gute Nachricht ist, dass Sie bereits auf dem Weg sind zu diesem »Ort« der Ganzheit. Ihr System ist darauf ausgelegt, auf diese Integration hinzuarbeiten, und gibt Ihnen Hinweise auf die Zerstreutheit Ihrer Energie, und zwar über Krankheits- und ähnliche Zeichen, die Ihre Aufmerksamkeit fordern. Ihr denkender Geist betrachtet diese Symptome vielleicht als Beschwerden, Probleme oder ungesunde Verhaltensmuster, etwa das Sabotieren von Beziehungen, die Weigerung, bei Meinungsverschiedenheiten Verantwortung zu übernehmen, und das Zurückweisen von Intimität. Der wiederholte Verlust des Arbeitsplatzes, anhaltende finanzielle Probleme und wiederkehrende körperliche Schmerzmuster können Sie quasi nötigen, Ungleichgewichte zu bemerken. Andere Symptome können chronische oder lang anhaltende Kopfschmerzen, Rückenschmerzen oder Verdauungsprobleme sein. Alles deutet darauf hin, dass Ihnen mehr zur Verfügung steht, als Sie für sich selbst akzeptiert haben.

Symptome wie diese verursachen so lange Schmerzen, bis wir sie irgendwie beilegen oder unseren Frieden mit ihnen machen, was normalerweise nur dann geschieht, wenn wir erkennen, welchem Zweck sie dienen. Sobald wir sie beigelegt haben, bekommen wir Zugang zu höherfrequenten Eigenschaften unseres wahren Wesens wie Mut, Vergebung, Mitgefühl, Liebe, Kreativität, Akzeptanz und Freude. Indem wir schwierige Situationen durchlaufen, bringen wir uns zunehmend als wahre Geistwesen zum Ausdruck.

Auch auf der inneren Energieebene haben wir Anzeichen oder Symptome. Vielleicht bestehen Ihre unbewusst schon Ihr ganzes Leben lang. Es handelt sich dabei um Energieverschiebungen, die eine körperliche Empfindung hervorrufen – einen »Knoten« im Magen, einen »Kloß« im Hals oder eine Verspannung im Kiefer als Reaktion auf Kritik, ein bevorstehendes Ereignis oder einen Gedanken an etwas oder jemanden aus Ihrer Vergangenheit. Sie sind der Schauer, der Ihnen über den Rücken läuft, die Gänsehaut an Ihren Armen und das Zittern in Ihren Beinen, wenn Sie aufgefordert werden, etwas zu tun, worauf Sie sich nicht vorbereitet fühlen.

Wir sind zwar weniger vertraut damit, das Leben auf dieser energetischen Ebene der Körperempfindungen anzusprechen, aber das ist tatsächlich der einfachste und schnellste Weg zu Heilung und Ganzheit. Auf der energetischen Ebene müssen wir nicht herausfinden, was zur Lösung unserer Probleme erforderlich ist, bevor sie sich verändern können. Hier ist eine höhere Intelligenz am Werk als der logische, rationale, Strategien entwerfende denkende Geist, und diese höhere Intelligenz führt uns zu Heilung und Ganzheit. Die Wahrheit ist auch, dass der denkende Geist gar nicht bewusst wissen muss, wie unser System genau funktioniert.

Lassen Sie mich von einigen weiteren Erfahrungen berichten, damit verständlicher wird, was ich meine.

ANDERE ÜBERRASCHUNGEN IN PUTTAPARTHI

In Puttaparthi erlebte ich einige weitere dramatische Überraschungen. Tag für Tag gingen meine Mitreisenden und ich in den Ashram, saßen stundenlang auf dem harten Marmorboden und meditierten mit Zehntausenden anderen, die auf Sai Babas Ankunft warteten. Das war ziemlich unbequem, zumal ich neu war in dieser Welt der Meditation und des spirituellen Studiums. Die Straßen und die Menschen waren staubig und schmutzig, das Essen war ungewohnt, die Gerüche waren beißend, jedenfalls für meine Sinne. Wäre ich nicht so weit von zu Hause fort gewesen, und hätte ich nicht so großartige Erfahrungen in der Meditation gemacht, bevor ich nach Indien eingeladen worden war, wäre ich höchstwahrscheinlich nach wenigen Tagen wieder abgereist. Aber irgendetwas hielt mich dort zurück.

Eines Tages gingen meine Begleiter und ich nicht in den Ashram, um dort zu sitzen, sondern wir blieben in der Wohnung unserer Lehrerin, die direkt über der Mauer des Ashrams lag und von der aus man den Hof überblicken konnte, den Sai Baba jeden Morgen langsam auf seinem Weg in die Halle durchquerte. An diesem besonderen Tag fand ein Fest für die Frauen im Ashram statt, und statt seinen gewohnten Weg zu gehen, drehte sich Sai Baba um und ging in den Bereich direkt unter unserem Fenster im dritten Stock, von dem aus wir alles beobachteten. Am Ende des roten Teppichs, der für ihn ausgelegt worden war, blieb er vor Tausenden Frauen stehen und hob die Hände, um sie zu segnen.

Ich war ein bisschen skeptisch angesichts der ganzen extravaganten Verehrung und des Kults, dessen Zeuge ich gerade wurde. Dann geschah das Seltsame. Als Sai Baba die Hände vor seinem Körper in die Höhe hob, hoben sich auch meine Hände! Sie wurden von etwas anderem als meinem Verstand oder meinem Willen gehoben. Plötzlich stand meine Brust in Flammen. Ein herrliches Gefühl der Fülle erstrahlte in meinem Innern, und ich fühlte mich leicht wie eine Feder. Eine Sekunde später drückte eine Energiewelle so heftig gegen meine Brust, dass ich nach hinten gedrückt wurde und das Gleichgewicht verlor. Julia, eine andere Frau aus unserer Gruppe, selbst eine mächtige Energieheilerin, zeigte die gleiche Reaktion. Wir stolperten beide rückwärts und schauten uns nur ungläubig an.

Plötzlich wurde mir ganz heiß, und meine Haut rötete sich. Julia half mir, mich an die Wand der Wohnung zu setzen. Kurz darauf sah ich den ganzen Raum leuchtend rot, als sei ein riesiges Flutlicht eingeschaltet worden, das mich für alles andere blind machte. Die Farbe änderte sich in Orange, Gelb, Grün, Blau, Indigo, Violett und schließlich Weiß. Später wurde mir klar, dass sich mit jeder neuen Farbe auch ein neues Gefühl in mir bemerkbar machte. Mit dem Rot im Raum ging ein tiefes Zugehörigkeitsgefühl einher. Als alles um mich herum orange wurde, war die Empfindung tröstlich, weise, verbindend und wissend. Dann folgte ein Gefühl der Belebung und Klarheit, als der Raum gelb wurde.

Alles, was ich wahrnahm, verschmolz zu einem wunderschönen Gefühl von Wärme und Staunen, als der Raum um mich herum in einer Kombination aus diesen Farben erstrahlte. Ein »liebevolles« Rosa-Orange changierte zuerst mit einem goldenen und dann mit einem grünen Farbton, und das Nächste, was ich mitbekam, war ein Gefühl wie eine warme Liebesumarmung. Als sich meine Umgebung auf diese liebevolle Präsenz eingeschwungen hatte, wurde das Licht noch intensiver. Als schaute ich verkehrt herum durch ein Fernglas, erlebte ich eine Konzentration, eine übertriebene Fokussierung meines inneren Blicks, und ein Gefühl des »Verursachens«, Erschaffens oder Kreierens erfüllte mein ganzes Sein. Es war eine Beschleunigung, eine Belebung. Und es fühlte sich an, als hätte es dies schon eine Million Mal getan. Dann erhellte ein strahlendes Kobaltblau den Raum. Das Zentrum meines Kopfes fühlte sich gleichzeitigk alt und heiß an, als würde der Raum darin Lichtjahre umfassen. Ich konnte die Grenze meines Seins nicht ausmachen. Dann blitzte ein violettes Licht auf, und ich saß eine Weile in einer großen Leere. Schließlich verschwand ich in einem riesigen Weiß, das in einer derart allumfassenden Seligkeit vibrierte, dass ich für immer dort hätte bleiben können. Es fühlte sich an, als atme mich etwas in die Ganzheit.

Als ich die Augen öffnete, war der Raum leer. Meine Begleiter hatten mich gnädigerweise allein gelassen, um den Prozess zu ermöglichen. Dieses Ereignis machte mir und einigen anderen klar, dass der sehr tiefgründige Bereich in mir, der zu Hause schon angefangen hatte, sich zu öffnen, dies fortsetzte. Ich befand mich jetzt auf ganz neue Weise in dieser beeindruckenden Energiewelt. Die Energie bewegte sich, und mein Bewusstsein folgte ihr, als gäbe es sonst nichts auf der Welt. Es war in der Tat so, als sei ich die Energie selbst. Später sollte ich erfahren, dass ich mich willentlich für diesen Zustand öffnen kann und dass ich mich über diese erstaunliche verborgene Matrix, die Grundlage unseres Seins, auch mit anderen verbinden kann. Noch später erkannte ich, dass wir alle dazu in der Lage sind.

Dies war ein unmittelbares Ereignis, aber keines, das ich zu erschaffen oder einzuüben versuchte. Diese und andere Durchbrüche geschahen spontan – ohne willentliche Anstrengungen meinerseits. Während dieser Mangel an mentaler Anstrengung irgendwann ein wichtiger Teil meiner Arbeit werden würde, mit der ich unzähligen Menschen helfe, habe ich die Reise in diesem Moment einfach genossen.

NACHTYOGA

Als ich aus Indien wieder nach Hause kam, beschleunigte sich meine Reise ins Reich der Energie. Ich erlebte einen kontinuierlichen Strom neuer »Ereignisse«, sowohl am Tag als auch bei Nacht. Ich stellte fest, dass ich die ganze Zeit von einer Energieebene aus lebte. Ich sah und spürte Energie, bevor meine eigenen Gedanken für mich offensichtlich wurden. Ich habe mich nicht bemüht, dies zu tun. Ich habe es einfach beobachtet. Es lag völlig außerhalb dessen, was ich mit meinem rationalen, denkenden Geist normalerweise steuern konnte. Beispielsweise wachte ich mitten in der Nacht in seltsamen Körperhaltungen auf, die ich später nicht wieder einnehmen konnte. Ich hatte das Gefühl, in einem unbekannten Energiemuster oder einer unbekannten Energieform zu sein, an dem oder der sich mein eigenes Energiesystem im Schlaf ausrichtete. Das war mysteriös, aber auch wunderbar, denn mein Körper heilte sich selbst spontan von der Skoliose, unter der ich von Geburt an litt, und von der Migräne, die mit dem Stress und den strukturellen Problemen durch die Wirbelsäulenfehlstellung zusammenhing.

Während sich diese nächtlichen Episoden fortsetzten, erkannte ich die Energiemuster als Ausdruck der heiligen Geometrie, die als Yogahaltungen bekannt sind. Allmählich war ich in der Lage, tagsüber zu wiederholen, was mein Körper nachts auf natürliche Weise getan hatte. Yoga war mir durchaus vertraut, aber diese Spontaneität trug meine Yogaübungen einen Riesenschritt weiter in einen neuen Bereich der Heilung und Integration. Tatsächlich entdeckte ich die enorme Heilweisheit wieder, die in der alten Yogapraxis verankert war und von der im Laufe der Jahrhunderte ein Großteil durch Übersetzung verloren gegangen ist. Mein neues Verständnis des wahren Zwecks und der Kraft des Yoga hat mich dazu inspiriert, ein Unterrichtssystem namens »BodyAwake Yoga« zu entwickeln. Dieses System hat seitdem sehr vielen Menschen Wunder und Offenbarungen beschert, und das nicht nur auf der Yogamatte. Da Yoga die Energie-Code-Übungen perfekt ergänzt, biete ich in jedem Kapitel von Teil II eine Basis-Yogaübung (Asana) an, damit Sie sich noch mehr in Ihrem Körper verankern und dort Ihr Bewusstsein wecken können.

Zusätzlich zu diesen nächtlichen Yogaübungen durchlebte ich im Schlaf eine ganze Erlebniswelt, die aus meinem Körper kam. Eigentlich befand ich mich in einer Art Halbschlaf, in einem Klartraumzustand, ähnlich einem Meditationszustand, der sich mitten in der Nacht automatisch einstellte. Ich spürte, wie meine Energie in meinem Körper etwas »durcharbeitete«, als würde sich etwas entwirren. Die Energie wurde von einer Stelle außerhalb meines physischen Körpers über meinem Kopf sowie in ihn hineingezogen und bewegte sich auf fühlbare Weise durch die gesamte Länge meines Körpers und durch die Füße wieder hinaus, was zu einer strukturellen Veränderung im Innern führte. Meine Muskeln entspannten sich, und es fühlte sich an, als könne ich in Bereiche meines Körpers schlüpfen, die ich noch nie zuvor erlebt hatte, als könne mein Selbst in jeden Teil atmen und mich dabei öffnen und entspannen. Meine Zwischenwirbelgelenke bewegten sich, das Gewebe in meinem Darm und Rumpf entspannte sich, und mein Körper dehnte sich von innen nach außen, während ich lernte, den tiefinnersten Bewegungen der Energie zu folgen. (Die Alten bezeichneten dies als Erweckung der *Kundalini*-Energie und *Samadhi,* einen Zustand intensiver innerer Konzentration.)

Je mehr ich diesen Empfindungen mit meinem Bewusstsein folgte und mit dem arbeitete, was geschah, indem ich beispielsweise den betroffenen Bereich sanft massierte, *während* er betroffen war, desto stärker konnte ich den Weg der Energie spüren und verfolgen und dem Gewebe erlauben, sich darauf auszurichten und sich zu beruhigen. Manchmal gingen die entsprechenden Veränderungen mit Emotionen einher, sodass ich plötzlich ohne ersichtlichen Grund Tränen vergoss oder große Freude empfand. Es war sowohl phänomenal als auch heilig.

Die somatische Psychologie hat herausgefunden, dass, wenn ein Trauma oder eine emotionale Überlastung auftritt und wir eine Erfahrung nicht vollständig verarbeiten können, die nicht verarbeiteten Teile dieser Erfahrung vom denkenden Geist abgespalten und im Körper – im Energiefeld – gespeichert werden. Um das Trauma aus unserem Geist-Körper-System lösen und die abgespaltenen Teile wieder integrieren zu können, müssen wir uns bewusst werden, was abgespalten wurde, und eine vollständige »Story« über uns selbst wiedererlangen. Ich hatte in meiner Praxis jahrelang erfolgreich mit dieser Überzeugung gearbeitet, aber mir selbst war etwas anderes passiert. Ich habe mich eben nicht durch die »Story« meines Lebens und seiner Ereignisse gearbeitet und nicht versucht, meine ungelösten Probleme auf der Ebene meines denkenden Geistes zu lösen. In der Tat habe ich meinen denkenden Geist überhaupt nicht eingesetzt. Er war nur der Beobachter, der die Energie einfach verfolgte. Auf diese Weise arbeitete ich *unterhalb* der Story auf der Ebene der reinen Energie, tief in meinem Innern. Für diese Erfahrung zählten nur mein *Gewahrsein,* die *Energie,* die sich durch meinen Körper bewegte, und die *Wirkung,* die diese Energie hatte – die Veränderungen, die auftraten –, wenn sie sich bewegte. In der Tat, je mehr ich dem nachgab, was geschah, desto deutlicher spürte ich, dass ich die Energie war, die sich durch mein Körpergewebe bewegte und die Blockaden von innen nach außen auflöste. Dies war absolut transformierend.

Die Energie floss, ich sah und spürte es, und es entwirrte alte emotionale Muster, die mir vorher nicht bewusst gewesen waren. Die Ergebnisse wurden greifbar, für mich und für diejenigen, die ich an dieser Arbeit teilhaben ließ: Meine Patientin Des erzielte Rekordzeiten bei ihren Adventure-Racing-Wettkämpfen. Jenny überwand ihre Fortpflanzungsprobleme und bekam mehrere Kinder, obwohl ihr zuvor von anderer Seite versichert worden war, sie könne nicht schwanger werden. Und David ließ eine Depression hinter sich, die begonnen hatte, als seine Frau vor zehn Jahren gestorben war. Diese Welt der Energie ist real, und sie ist unser Weg zu Freiheit und Glück.

Auf dieser Ebene unseres Seins – der Ebene jenseits von Gedanken und Gefühlen, von Mental- und Emotionalkörper – lade ich Sie ein herauszufinden, was als Symptome oder Probleme in Ihrem Leben auftaucht, denn auf dieser Ebene haben sie ihren Ursprung, hier wird die Energie versprengt und zerstreut. Wenn wir unser Leben auf der Energieebene heilen wollen, müssen wir auf Kontrolle durch das logische Denken verzichten. Wir müssen *unserer Energie die Führung überlassen* und dafür sorgen, dass *der denkende Geist folgt.* Unsere Energie ist unser wahres Selbst und wird uns niemals enttäuschen. Also schauen wir auf der Suche nach Anleitung und Antworten nach innen, auf die Energie, die im Körper fließt, statt uns an der Außenwelt zu orientieren. Sich in dieser Weise auf die eigene Energie zu beziehen ist die Grundlage für die Entwicklung eines Bewusstseins für das Seelenselbst und für das Leben als Seelenselbst.

Die vedischen Prinzipien des alten Indien bezeichnen als eine der wichtigsten Fähigkeiten, die wir jemals lernen werden, die Kunst, unsere Sinne aus der äußeren in die innere Welt zurückzuziehen – unser Bewusstsein aus der relativen Wirklichkeit unserer Storys in die absolute Wirklichkeit der Energie darunter zu verlagern. Ich habe das in meinem eigenen Verkörperungsprozess bereits als wahr erkannt, bevor ich diese Information hatte. Wenn wir jemals erwachen wollen, wenn wir jemals wahre Meisterschaft erlangen wollen, müssen wir dem denkenden Geist beibringen, mit der Wahrheit dessen, wer wir wirklich sind – der Energieweisheit tief im Innern –, zu verschmelzen und im positiven Sinne selbstbezogen zu werden. Ziel ist es dann nicht, zu lernen, wie man immer besser auf die Außenwelt reagiert, sondern kreativ und produktiv im eigenen Denken, Handeln und Ausdruck zu sein. Wir wollen von einem Ort der Wahrheit aus handeln, aus unserem wahrhaftigsten Selbst heraus. Denn nur dann können wir ein Leben in wahrem Glück, strahlender Gesundheit und vollkommenem Wohlbefinden führen.

Die Energie-Codes geben Ihnen eine systematische Möglichkeit, selbstbezogen zu werden und die Energie auszuleben, die Ihr Kern ist. Um sie optimal nutzen zu können, ist es allerdings hilfreich, besser zu verstehen, wie Ihr Energiesystem aussieht, wie es funktioniert und wie die Integration tatsächlich abläuft.

Alles dreht sich um den Fluss

Wie Ihnen jeder Praktizierende einer Energieheilmethode bestätigen wird, ist unser Energiesystem dynamisch und dennoch auf strukturierte Weise im Fluss. Die Abbildung des »Torus-Menschen« auf Seite 92 zeigt die Bewegung der Energie in unserem gesamten System entlang bestimmter Pfade in und um den physischen Körper sowie in den natürlichen Knotenpunkten, die »Chakras« genannt werden (siehe Seite 92f.). Der Torus ist hier eine Linse in Form eines wulstartig geformten Rings, die Licht und Kraft bricht, er besteht aus der gleichseitig dreidimensionalen Kraft der Energie, die um den Körper kreist.

DER TORUS-MENSCH

In der Grafik steht ein Mensch auf der Erde, und Energie fließt in einem donutförmigen Gitter oder Feld durch sein System und um ihn herum. Ein kleineres Feld liegt im Bereich des Herzens, wo erstaunlich viel Energie konzentriert ist. Der Pfeil, der von oben in die Krone auf dem Kopf dieses Individuums zeigt, steht für hochfrequente, universelle oder kosmische Energie, die von einem Bereich jenseits des physischen Körpers aus durch einen zentralen Kanal in dieser Person bis zu ihren Füßen und durch sie hindurch bis tief in die Erde strömt. Diese Energie, die durch den Körper des Torus-Menschen nach unten wandert, ist unsere wahre Natur oder Essenz. Es ist reine Geistesenergie, klares Bewusstsein. Es ist Ihr wahres Selbst. *Sie* strömen direkt in die Erde und von dort wieder nach oben, wodurch ein Energiefluss entsteht, der als Ihr physischer Körper erscheint.

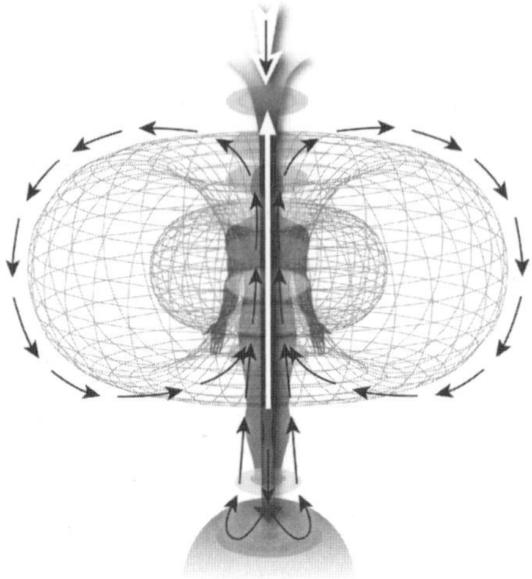

Der Torus-Mensch

Wenn diese kosmische Energie auf die Erde trifft und sich dort verankert, wird die hochfrequente Energie des Seelenselbst heruntertransformiert und steht uns zur Verfügung. Das bedeutet, dass es uns in unserer menschlichen Form möglich wird, sie wahrzunehmen und für unsere bewusste Entwicklung damit zu arbeiten. Sie steigt durch den zentralen Kanal im Körper nach oben und aktiviert unterwegs die verschiedenen Energiezentren. Obwohl wir uns infolge des unsanften Aufpralls beim Eintritt in diese Welt nicht an unser wahres Wesen erinnern können (bis wir uns später dann doch erinnern), ist diese Energie reine essenzielle Wahrheit und Klarheit. Sie ist die Seele, die wir wirklich sind. Und sie baut nicht nur den Körper auf und regeneriert ihn, sondern erschafft auch *alles,* was wir als unser physisches Leben erfahren.

DIE CHAKRAS

Schlüsselkomponenten für die Dynamik unserer Energie- und Wirklichkeitsschöpfung sind die Chakras. Das Sanskritwort *cakrá* bedeutet »Rad, Kreis«: Traditionell werden die Chakras beschrieben als »Lotosblüten in kreisender Bewegung«, wodurch der Eindruck eines Rads entsteht. Diese Energiezentren liegen entlang unseres wichtigsten Energiekanals, der Wirbelsäule. Das oberste Chakra befindet sich am Scheitelpunkt unseres Kopfes.

Ähnlich wie ein Radiosender funkt jedes Energiezentrum unseres Körpers in einer einzigartigen Frequenz – und weil jedes einer anderen Frequenz des Lichtspektrums angehört, wird es auch mit jeweils einer anderen Farbe in Verbindung gebracht. Die Farben, die ich in dieser Wohnung über dem Sai-Baba-Ashram gesehen hatte, waren das Ergebnis meiner Lebensenergie, die durch die Energiezentren im zentralen Kanal meines Systems aufstieg – und diese dabei eines nach dem anderen aufweckte. Während die Energie nacheinander durch alle meine Chakras strömte, erlebte ich die einzigartige Frequenz, die besonderen Eigenschaften und die aufrüttelnden Fähigkeiten jedes Einzelnen von ihnen.

Das Torus-Feld fließt so, wie die Pfeile in unserem Diagramm es zeigen. An den Pfeilen unter den Füßen sehen wir, dass unsere Lebensenergie, sobald sie durch den zentralen Kanal im Körper nach unten und in die Erde geflossen ist, eine Kehrtwende macht und durch den zentralen Kanal wieder aufsteigt. Während sie aufsteigt, trifft sie auf die Chakras, die rotierenden Energiewirbel im elektromagnetischen Feld des Körpers. Diese Energiewirbel bewegen hochfrequente Lichtenergie – oder Photonen – in bestimmte Bereiche unseres Körpers. Wie gut wir diese Energien integrieren, bestimmt letztendlich unsere Bewusstseinsebene.

Wenn diese Energiezentren geöffnet und optimal im Fluss sind, steigt die Energie störungsfrei durch den ganzen Körper nach oben. In der Abbildung sieht man, wie die Energie durch den zentralen Kanal aufsteigt und aus dem Kronenchakra über dem Kopf schießt. Dann sprudelt sie in alle Richtungen nach unten und kehrt schließlich zurück ins Wurzelchakra an der Basis der Wirbelsäule. Die Energie zirkuliert kontinuierlich in diesem Muster, erzeugt den Torus-Fluss und wird ständig von oben nachgefüllt. Noch einmal: Diese Energie sind Sie. So wurde das System konzipiert, so soll es arbeiten und so steht es für perfekte Gesundheit und optimales Wohlbefinden. Und weil wir die Energie sind, die durch den Körper fließt – die intelligente, reine Schöpferenergie oder der göttliche Geist –, muss der Fluss ungehindert sein, damit Ganzheit und vollständige Integration in unserem physischen Leben stattfinden können. Alles, was weniger ist als dieser optimale Fluss, bedeutet, dass wir uns in gewisser Weise als versprengt, zerstreut oder verzerrt im Denken erfahren.

Wenn eines unserer Chakras festsitzt oder mit Energiemüll verstopft ist, unterbricht eine Störung oder eine Unwucht – ein Wackeln oder Flattern – den Fluss, weil sich die Energie jetzt um die Blockade herumbewegen muss, statt in einer reinen, geraden Linie durch den zentralen Kanal zu wandern. Wenn die Energie wackelt, verzerrt sie das Energiefeld und unsere Wahrnehmung der Wirklichkeit. Dann sehen wir eine Welt ohne Chancen, ohne Liebe und ohne Überfluss.

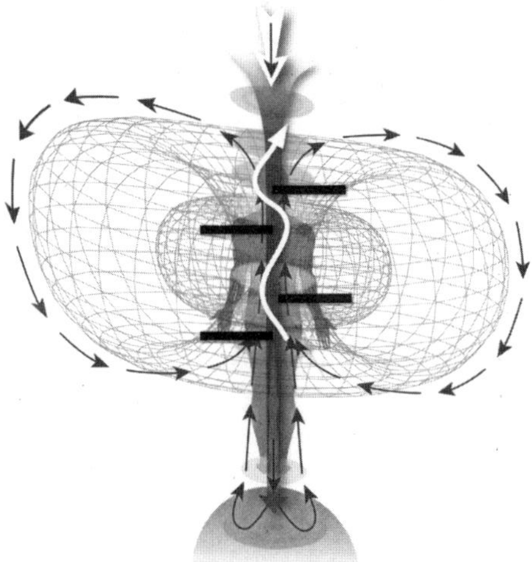

Der Torus-Mensch mit einer Störung beziehungsweise Unwucht

Wenn wir zu der zweiten Energie-Code-Wahrheit – »Ihr Leben ist ein Spiegelbild Ihrer Energie« – zurückkehren, sehen wir, dass das Torus-Feld unsere Wirklichkeit erschafft. Während Sie »in die Welt schauen«, folgt Ihre Wahrnehmung der Funktionsweise dieses Feldes. Jede Verschmutzung, jede Störung oder jede Lücke im Schaltkreis zwischen diesen Chakra-Radiosendern erzeugt eine Unwucht im Energiefeld, was dazu führt, dass Sie die Welt durch einen verzerrten Filter sehen. Die Schutzpersönlichkeit nimmt die Welt als unfreundlich oder sich selbst in irgendeiner Weise als unzureichend wahr.

Energie wird zu einem großen Teil durch die Chakras zur physischen Realität, weil diese direkt mit Aspekten unseres Bewusstseins korrelieren. Der Zustand der Energie in einem Chakra bestimmt, wie wir den Bereich des Lebens wahrnehmen, auf den sich dieses Chakra bezieht, und wie wir dort funktionieren (siehe die Tabelle auf Seite 96f). Ein mangelhafter Fluss oder eine andere Störung in irgendeinem Chakra wird sich zur Dysfunktion in dem Aspekt unseres Lebens ausweiten, den das jeweilige Chakra beherrscht. Jedes Chakra wird auch mit einer endokrinen Drüse in Verbindung gebracht. Daher hat der ausgeglichene, freie Fluss der Energie durch die Chakras darüber hinaus Einfluss auf unsere Körperchemie, und zwar über die Drüsensekrete, die er unterwegs entzündet. (In Kapitel 9 werden wir andere Wege erforschen, wie die moderne Wissenschaft Licht, Energie und Chemie zusammenbringt, um weitere Bilder jener erstaunlichen Schöpfung zu malen, die wir sind.)

Beispielsweise führt ein mangelhafter Energiefluss durch das Wurzelchakra an der Basis der Wirbelsäule zu einem Mangel an Bodenhaftung und dem Gefühl, irgendwie nicht zu diesem Leben zu gehören, nicht gleichermaßen mit Gaben, Macht und dem Recht auf ein wunderbares Leben ausgestattet zu sein. Diese Unwucht an der Wurzel könnte weitere Probleme mit den darüberliegenden Chakras verursachen, wenn die Energie aufsteigt. Das zweite Chakra, das jetzt beeinträchtigt ist, könnte für schwierige Beziehungen sorgen, die Kreativität unterdrücken oder die sexuelle Energie aus dem Gleichgewicht bringen. Das dritte Chakra würde einen Mangel an Selbstwertgefühl und Klarheit offenbaren und Abwehrmechanismen und Schmerz hervorrufen.

Auf den folgenden Seiten finden Sie eine Zusammenstellung der verschiedenen Energien des Chakrasystems sowie der Bewusstseinsebenen, die sie repräsentieren. In Teil II werden wir die Auswirkungen der einzelnen Chakras auf unsere Wirklichkeit in Zusammenhang mit den Energie-Codes genauer untersuchen.

Um den Quantenflip zur Verkörperung des Seelenselbst zu schaffen und ein friedlicheres, leichter fließendes und freudigeres Leben führen zu können, müssen wir Lücken, Verdichtungen oder Störungen im Energiefeld eliminieren und dafür sorgen, dass es wieder optimal in Fluss kommt. Wie ich immer sage: »Wenn es in Ihrem Leben nicht fließt, liegt das daran, dass es in Ihrem Körper nicht fließt!« Und: »Wenn es in Ihrem Körper nicht fließt, fließt es in Ihrem Leben auch nicht!«

Wenn wir die Energie wieder in Fluss bringen, aktivieren wir die Chakras. Und je aktiver unsere Chakras sind, je mehr Energie durch sie hindurch- und zwischen ihnen den zentralen Kanal entlangfließt, desto mehr von unserer wahren Kraft und unserem Potenzial können wir zum Ausdruck bringen. Beispielsweise hat eine Person mit einem gesunden Energiefluss im dritten oder Solarplexuschakra, das unter anderem die mentale Aktivität steuert, ein Gefühl der persönlichen Macht sowie Selbstvertrauen und Durchsetzungsvermögen. Ein Mensch mit einem gesunden Energiefluss im vierten oder Herzchakra ist aufrichtig liebevoll und freundlich. Eine Person mit gesundem Energiefluss zwischen diesen beiden Chakras wird in der Lage sein, ihre persönliche Macht auf liebevolle Weise geltend zu machen.

Noch einmal: Je mehr von unserem System im Fluss und integriert ist, desto besser können wir den Ausdruck unseres Seelenselbst verkörpern. Daher besteht ein wesentlicher Teil unserer Arbeit darin, einen gesunden Energiefluss durch diesen zentralen Kanal zu ermöglichen. Wir werden mit dem gesamten Spektrum der Lebensenergie arbeiten, um die Störungen zu beseitigen, die uns davon abhalten, unser wahres Selbst ganz auszuleben.

Bevor ich dazu komme, wie man diese Verdichtungen auflösen kann, möchte ich Ihnen eine andere Möglichkeit anbieten, die Dynamik des Energieflusses zu sehen. Betrachten Sie Blockaden als *Lücken*, nicht als Hindernisse.

Die Chakras

Chakra	Betroffene Körperregionen	Symptome der »Rückseite«	Merkmale der »Vorderseite«
7. Krone *Musiknote: H* **Licht/Violett, Weiß** *Höchster Punkt des Kopfes*	Schädeldecke, Haut, Großhirnrinde, rechtes Auge, rechte Gehirnhälfte, Zentralnervensystem, **Zirbeldrüse**	Depression, Zwanghaftigkeit, Verwirrung, Empfindlichkeit gegenüber Schadstoffen, chronische Erschöpfung, Epilepsie, Alzheimer	Göttliche Persönlichkeit, Magnetismus, übernatürliche Leistungsfähigkeit, Transzendenz, im Frieden mit sich selbst, Zusammenarbeit für ein höheres Ziel, innere Vision »Ich bin ein göttliches Wesen.« – »Ich bin das.« – »Das Leben ist ein Spiegel von allem, das ich bin.«

Chakra	Betroffene Körperregionen	Symptome der »Rückseite«	Merkmale der »Vorderseite«
6. Drittes Auge *Musiknote: A* *Bewusstsein/ Indigo* Von der Mitte der Stirn nach innen in die Mitte des Gehirns, über und zwischen den Augenbrauen	Augen, Schädelbasis, Ohren, Nase, linkes Auge, linke Gehirnhälfte, Stirnhöhlen, **Hirnanhangs- und Zirbeldrüse**	Albträume, Halluzinationen, Kopfschmerzen, Lernschwierigkeiten, Fehlsichtigkeit, neurologische Probleme, Glaukom	Charisma, höhere Intuition, gesunde Sichtweise, Freiheit von Anhaftungen, Erschaffen von Aufschlussreichem, Wahrnehmung jenseits der fünf Sinne, Sehen der Bedeutung hinter dem Offensichtlichen »Ich bin derjenige hinter den Augen.«
5. Hals *Musiknote: G* *Klang/Blau* Auf halber Höhe zwischen Herz und Hals, mittig am Halsansatz	Mund, Kehle, Ohren, Nacken, Stimme, Lunge, Brust, Kiefer, Atemwege, Genick, Arme, **Schilddrüse und Nebenschilddrüse**	Perfektionismus, Gefühlskälte, blockierte Kreativität, Halsentzündung, Schilddrüsenprobleme, Nackenschmerzen, Tinnitus, Asthma	Gute Kommunikation, müheloses Meditieren, künstlerische Inspiration, gute(r) Zuhörer(in) »Ich höre und spreche die Wahrheit mit Liebe und Mitgefühl.« – »Ich manifestiere mich voll und ganz.« – »Mein Leben ist ein Spiegel meiner inneren Welt.«
4. Herz *Musiknote: F* *Luft/Grün, Rosa* In der Mitte der Brust, unter dem Brustbein	Herz, Brust, Blutkreislauf, Arme, Hände, Lungenspitzen, Brustkorb, Haut, oberer Rücken, **Thymusdrüse**	Angst vor Verrat, Co-Abhängigkeit,[2] Melancholie, flache Atmung, hoher Blutdruck, Herzprobleme, Krebs, Unfähigkeit, Liebe zu erkennen oder anzunehmen	Mitgefühl, bedingungslose Liebe, bewusstes Liebesspiel »Es gibt mehr als genug für alle.« – »Nur einer von uns ist hier –wir sind alle eins.« – »Alles ist ein Spiegel des Göttlichen und zu meinen Gunsten.«

2 Unter dem Begriff »Co-Abhängigkeit« versteht man einerseits die Situation des engen Umfelds von Suchtkranken, andererseits eine Liebes- oder Beziehungssucht.

Chakra	Betroffene Körperregionen	Symptome der »Rückseite«	Merkmale der »Vorderseite«
3. Solarplexus *Musiknote: E* *Feuer/Gelb* Etwa acht Zentimeter über dem Nabel, an der Spitze des Brustbeins	Verdauungssystem, Muskeln, Magen, Leber, Zwerchfell, Gallenblase, unterer Rücken, Zugang zum autonomen Nervensystem, Milz, **Bauchspeicheldrüse**	Überempfindlichkeit gegenüber Kritik, Kontrollbedürfnis, geringes Selbstwertgefühl, Magengeschwüre, Verdauungsprobleme, chronische Müdigkeit, Allergien, Diabetes	Achtung vor sich selbst und anderen, Flexibilität, hohe Selbstachtung, Spontaneität, Unbefangenheit »Ich gehe meinen Weg und lasse dich deinen gehen.« – »Ich bin offen für Möglichkeiten.«
2. Sakral *Musiknote: D* *Wasser/Orange* Knapp unter dem Nabel	Blase, Prostata, Gebärmutter, Becken, Nervensystem, unterer Rücken, Flüssigkeitsregulation, **Nebennieren, Geschlechtsorgane**	Unausgeglichener Geschlechtstrieb, emotionale Instabilität, Gefühl der Isolation, Impotenz, Frigidität, Blasen- und Prostataprobleme, Schmerzen im unteren Rücken	Inneres Wissen, Vertrauen, echter Gefühlsausdruck, Kreativität »Ich fühle meinen Weg durchs Leben.« – »Ich brauche nichts von dir und bin einfach hier, um zu teilen.« – »Ich folge meinem Bauchgefühl.«
1. Wurzel *Musiknote: C* *Erde/Rot* Basis der Wirbelsäule	Knochen, Skelett, Hüften, Beine, Füße, Genitalien, Basis der Wirbelsäule, Nieren, Lebenskraft des Körpers, Zähne, Nägel, Blut, Zellaufbau, **Nebennieren**	Geistige Lethargie, Unfähigkeit, innerlich still zu werden, Arthrose, schlechter allgemeiner Gesundheitszustand, Mangel an Lebensenergie	Selbstbeherrschung, hohe physische Energie, Erdung, gute Gesundheit »Ich bin hier als die Quelle.« – »Das ist mein Auftritt.« – »Ich gehöre hierher.« – »Ich bringe das mit, was ich mir als Erfahrung ausgesucht habe.«

	Übungen	Atmung	Yogahaltungen für bessere Integration
7. Krone	• Den eigenen Meditationsstil entdecken • Zentralkanal-Atmung bei Spaziergängen in der Natur • Achtsame und gedankenfreie Präsenz • Verschmelzen von Mustern zur Einbindung des Seelenselbst	Zentralkanal-Atmung	• Totenstellung **(Savasana)** • Kopfstand **(Sirsasana)** • Das Kaninchen **(Sasangasana)** • Vorbeuge im weiten Spreiz **(Prasarita Padottanasana)**
6. Drittes Auge	• Basisches Ernährungsprogramm • Bewusstes Üben • Gedankenchemie • Energie-Code-Gehirnyoga	Visionäre Atmung	• Herabschauender Hund **(Adho Mukha Svanasana)** • Schulterstand **(Salamba Sarvangasana)** • Haltung des Kindes **(Balasana)** • Der aufgeschlossene Held **(Vipartia Virabhadrasana)**, auch »Krieger 4« genannt • Gleichgewichtshaltungen
5. Hals	• Atmung für die Chakras 1–7 • Tausend-winzige-Strohhalme-Atmung • Farnwedelatmung • Heilende Atemmuster	Manifestierende Atmung	• Kobra **(Bhujangasana)** • Pflug **(Halasana)** • Brücke **(Setu Bandhasana)** • Tönen mit Klängen **(Om, Ma, Ha)**
4. Herz	• Liebevolle Präsenz schaffen • Der Entschluss, geliebt zu werden • Liebevolles Selektieren • Alles als Liebe sehen (oder »Alles ist zu meinem Besten«)	Herz-Kohärenzatmung	• Dreieck **(Trikonasana)** • Nadelöhr **(Sucirandhrasana)** • Fisch **(Matsyasana)** • Drehung auf dem Rücken **(Supta Matsyendrasana)**

3. Solarplexus	• Morter-Marsch • mPower Step • B.E.S.T. Release	Solarplexusatmung	• Kamel (**Ustrasana**) • Bogen (**Dhanurasana**) • Umgedrehtes Brett (**Purvottanasana**) • Halbmond (**Anjaneyasana**) • Feueratmung (**Kapalabhati Pranayama**)
2. Sakral	• In den Körper nehmen • Nicht benennen – fühlen • Ein Auge auf das Innere haben • Nicht wollen, sondern haben	Gefäßatmung (Buddha-Bauchatmung)	• Boot (**Navasana**) • Taube (**Eka Pada Rajakapotasana**) • Yoga-Radfahren (**Dwichakrikasana**) • Halber Drehsitz (**Ardha Matsyendrasana**) • Feueratmung (**Kapalabhati Pranayama**)
1. Wurzel	• Subjekt – Objekt – Subjekt • Ankerpunkte im Zentralkanal • Zentralkanal-Atmung • Rein und durch	Zentralkanal-Atmung	• Der Stuhl (**Utkatasana**) • Krieger 1 (**Virabhadrasana**) • Yoga-Pyramide (**Parsvottanasana**) • Der Baum (**Vrksasana**) • Stehende Vorbeuge (**Uttanasana**)

Der Aufbau der »Schaltkreise« zur Wahrnehmung des Seelenselbst

Wir betrachten ein Hindernis normalerweise als Blockade. Wir sagen: »Ich muss herausfinden, was mir im Weg steht, und es loswerden.« In Wahrheit gibt es aber keine »Blockade« im landläufigen Sinne. Das ist eine falsche Wahrnehmung. Eine viel kraftvollere Möglichkeit, eine solche als Blockade, Verdichtung, Störung oder Stück energetischen Mülls empfundene Störung zu verstehen, ist das *Fehlen* von bewusster Lebenskraft. Wenn alles Energie ist – und das trifft ja zu –, dann handelt es sich bei einem Bereich, in dem die Energie *nicht* fließt, um einen, in dem die *Fähigkeit* fehlt, Energie fließen zu lassen! Es ist ein Bereich, durch den sich weder Lebendigkeit noch Bewusstsein bewegen. Der göttliche Geist ist an diesem Ort nicht lebendig und aktiv, aber das ist keineswegs so, weil er noch nicht da wäre, sondern nur, weil der *Verstand* ihn dort noch nicht wahrgenommen hat. Mit anderen Worten: Der Verstand ist sich unseres wahren Wesens – unserer Essenz oder Großartigkeit – in diesem bestimmten Bereich noch nicht bewusst.

Bei der Verkörperung geht es in Wirklichkeit um *Erwachen* – das Erwachen unseres denkenden Geistes oder Bewusstseins für die Gegenwart des Seelenselbst im Körper. So bringen wir das Seelenselbst in physischer Form in unser Leben. Wir »schalten es ein« oder »bringen es online«. Die einfachste Möglichkeit, darüber nachzudenken, bietet die Analogie der Schaltkreise. Wir haben das schon kurz angesprochen, werden es jetzt aber etwas eingehender behandeln.

Das Seelenselbst verfügt über elektromagnetische Schaltkreise. Östliche Traditionen beschreiben dies als ein Netzwerk aus Nadis oder Meridianen, die durch den Körper verlaufen und die, wenn sie aktiviert oder eingeschaltet werden, Energie und die Perspektive des Seelenselbst in den Körper (und unser physisches Leben) bringen. Diese Schaltkreise beleben unser Zentralnervensystem. Wir können die Fähigkeit des Zentralnervensystems entwickeln, die feinstoffliche Energie des Seelenselbst durch Bioenergetik wahrzunehmen. Dabei verbinden sich die energetischen Schichten unserer Biologie mit den energetischen Schichten der Seele, um unser Leben auf der Erde zu erschaffen.

Ich werde die Begriffe »Barrieren« und »Blockaden« gelegentlich noch verwenden, um Bereiche im Energiefeld zu beschreiben, in denen die Schaltkreise offline sind. Ich mache das nur, weil die Leser gewohnt sind, so zu denken. In Wahrheit gibt es keine Blockaden oder Barrieren, nur einen Mangel an Schaltkreisen des Seelenselbst.

Wie gehen Körperstellen offline? Normalerweise passiert dies, weil wir in eine Situation geraten, mit der wir weder mental noch emotional umgehen können. Deshalb weichen wir irgendwie aus – wir tun, was immer uns einfällt, um unter diesen Umständen zu überleben oder klarzukommen. Wir gehen nicht geradewegs mit einem intakten Gefühl für unser wahres Selbst durch diese Situation. Wenn die direkte Verschaltung aktiv ist, sind wir uns unseres wahren Wesens voll bewusst. Andererseits können wir unser wahres Wesen nicht erkennen, wenn bestimmte Bereiche im Schaltkreis nicht mit Energie versorgt werden. Unser Energiefeld wackelt, es kommt zu einer Verzerrung, unsere Wahrnehmung verschwimmt, unsere körperliche Gesundheit leidet, und andere Bereiche unseres Lebens werden erschüttert. Wir haben in diesem Bereich einfach nicht die aktiven Schaltkreise, die es uns ermöglichen würden, uns selbst richtig wahrzunehmen und geradewegs durch eine Situation zu bewegen – durch Beziehungsprobleme, mentale und emotionale Konfrontationen oder chronische körperliche Schmerzen.

Die Geschichte von Angela verdeutlicht dies. Angela war in einer Familie aufgewachsen, die einem Kult angehörte, und sie war zeit ihres Lebens traumatisierend mental, emotional und sexuell missbraucht worden – bis sie mit sechzehn Jahren Möglichkeiten fand, nicht mehr nach Hause zurückzukehren. Sie hatte drei Jobs, engagierte sich ehrenamtlich in der Schule und nahm im Sommer einen weiteren Job an – alles Maßnahmen, um zu überleben. Ihre beiden Eltern waren psychisch krank, und sie hatte niemanden, mit dem sie über ihre schrecklichen Traumata sprechen und den sie um Hilfe bitten konnte. Bevor ich sie kennenlernte, hatte sie die Details ihrer Geschichte noch nie mit jemandem geteilt. Sie hatte ihre Schaltkreise abgeschaltet, um zu überleben. Sie hatte Angst, sich für Vertrauen und Liebe zu öffnen, sie hatte Angst vor dem Leben.

Die Arbeit mit den Energie-Codes veränderte ihr Selbstbild und ihre Fähigkeit, ihre tiefe Wahrheit zu offenbaren, vollkommen. Es gelang ihr, lebenslange Kämpfe mit Beschwerden wie Blutarmut, chronische Nebenhöhlenentzündungen, Trommelfellrisse, Blasenentzündungen, schwere Depressionen, extreme körperliche Schmerzen, Krampfanfälle und posttraumatische Belastungsstörung weitgehend beizulegen. Man hatte einen Brustkrebs bei ihr diagnostiziert, und sie macht den Einsatz der Energie-Codes und anderer Naturheilmethoden für ihre Remission verantwortlich. Heute ist Angela glücklich und führt ein inspiriertes Leben – sie malt gern, arbeitet im Garten, reist und pflegt enge Beziehungen. Sie entwickelt ihre Schaltkreise weiter, um ihre Lebenserfahrungen zu machen, statt sie aus Sicherheitsgründen zu umgehen.

Indem wir Schaltkreise aktivieren, die bisher offline waren, wecken wir unser bewusstes Gewahrsein für den göttlichen Geist in diesem Chakra. Heilung – physisch, mental und emotional – findet in dem Bereich unseres Lebens statt, mit dem dieses Chakra korreliert. Indem wir uns an die Ganzheit unseres Seins erinnern, während wir die Lebenskraft Stück für Stück in jeden inaktiven Bereich zurückbringen, findet automatisch eine Wiederkehr lebendiger Gesundheit statt. Obwohl wir Heilung oft als »Beheben eines Problems« – als Kurieren einer Funktionsstörung oder Krankheit – betrachten, ist dies eigentlich nicht der Fall. Wenn wir wirklich heilen, verschwindet das Problem einfach, weil wir einen gesunden Zustand geschaffen haben, der alles umfasst. Das Vorhandensein essenzieller Lebenskraft ist per definitionem ein Zustand vollkommener Gesundheit, in dem Dysfunktion und Krankheit nicht existieren können.

Saras Erfahrung zeigt den Erfolg der Aktivierung von Schaltkreisen, die bisher nicht aktiviert waren. Als sie meinen Level-1-Kurs belegte, hatte sie große Schwierigkeiten, anderen ihre innerste Wahrheit zu offenbaren. Sie hatte enorme emotionale Ängste, kapselte sich ab und musste den Übungsraum stundenlang verlassen. Sara stellte fest, dass sie die Vorstellung, ihr wahres Wesen erstrahlen zu lassen oder ihre Wahrheit laut auszusprechen, »bis ins Mark erschütterte«, weil sie noch nie zuvor das Gefühl gehabt hatte, dies sei willkommen, sicher und einfach. Dieser Widerstand wirkte sich energetisch auf ihr gesamtes System aus.

Durch unsere Zusammenarbeit lernte sie, die Energie ihrer einzelnen Chakras »einzuschalten« und ihr wahres Selbst zu verkörpern. Sie wurde in außergewöhnlicher Weise auf vielen Ebenen geheilt. Sie erklärt: »Die L1-Bandscheibe, die völlig weg war (Knochen auf Knochen), hat sich regeneriert. Mein schweres Reizdarmsyndrom ist weg! Die Schuppenflechte (in den Kniekehlen, an den Händen und im Gesicht) ist fort! Die starken Gelenkschmerzen in den Knöcheln, in den Füßen, an den Handgelenken und in den Händen sind passé! Abnormale Mammogramme und Pap-Abstriche zur Krebsfrüherkennung sind wieder normal. Meine Migräne gehört der Vergangenheit an. Der Fersensporn ist Geschichte. Tief sitzende Ängste und Traurigkeit sind verschwunden, verschwunden, verschwunden …!« Mittlerweile gibt sie die Energie-Codes gern weiter und hilft damit anderen, ebenfalls Heilung zu erfahren.

Das übergeordnete Ziel der Energie-Codes besteht also nicht im Beheben von Problemen, wie es manche (uralten und modernen) energiemedizinischen Ansätze vermögen, sondern vielmehr darin, das eigene wahre, vollständige Selbst zu verkörpern, das sozusagen nebenbei für Heilung in jedem Bereich des Lebens sorgt. Der göttliche Geist ist die heilende Kraft in unserem Leben, denn Heilung findet statt, wenn das Energiewesen (unser *wahres Selbst*) mit all seinen Verschaltungen aktiviert wird. Das Energiewesen oder der göttliche Geist *ist* der innere Heiler.

Wie also aktivieren wir die Schaltkreise des sensorischen Nervensystems, um die feinstoffliche Energie in unserem Körper wahrnehmen zu können, die das Seelenselbst ist? Wie können wir uns auf der Energieebene erinnern und unseren Energiefluss wieder verbinden, damit wir von innen nach außen heilen können und nicht von außen nach innen? Dazu braucht es mehr, als anders zu denken oder den Verstand auf eine völlig neue Weise zu nutzen. Er erfordert einen ganzheitlichen Ansatz, das Zusammenwirken von Geist, Körper und Seele.

Die Integration durch Vereinigung von Körper, Geist und Seele (oder Atem)

Eine vollständige Integration unseres Systems, bei der wir es optimal zum Fließen bringen wie der Torus-Mensch, findet auf zwei Arten statt. Wir integrieren die Energie ungelöster Probleme und unbewusster Einmischungen, die uns abspalten und bewirken, dass wir von unserer Schutzpersönlichkeit aus handeln. Und wir werden mehr von den ungenutzten, eingebauten Verschaltungen der Hochfrequenzenergie aktivieren, die das Seelenselbst ist. Dies sind wirklich zwei Seiten derselben Medaille, weil wir uns mit dem ganzen Selbst befassen – mit dem Körper, dem Geist und dem Atem. Betrachten wir nun die Rolle, die der Körper dabei spielt.

DIE ROLLE DES KÖRPERS

Wenn wir abgespalten und in der Schutzpersönlichkeit sind, identifizieren wir uns mit dem rationalen Verstand, der glaubt, einen Körper und, wenn wir spirituell orientiert sind, eine Seele zu *haben.* Doch wie wir bereits erfahren konnten, *sind* wir tatsächlich eine Seele, ein Energiewesen, das einen Körper und einen denkenden Geist hat. Der Körper und der Geist sind nur Werkzeuge, die uns helfen, unser bestes, himmlisches Leben hier auf der Erde zu führen. Leider setzen wir diese Werkzeuge in der Regel nicht so ein, wie sie eingesetzt werden sollten.

Wir sind wie gesagt nicht nur geistige Wesen, die eine physische oder irdische Erfahrung machen, wir sind geistige Wesen, die am physischen Ende des Energiespektrums eine spirituelle Erfahrung machen. Das ist ein riesiger Unterschied. Es ist der Unterschied zwischen einem Leben als Schutzpersönlichkeit und einem Leben als Seelenselbst. Der Körper spielt für diesen Unterschied eine entscheidende Rolle.

Oft denken wir, unser Körper sei ein Vehikel, mit dem wir die Erfahrung eines physischen Lebens machen können. Doch unser Körper versetzt uns nicht nur in drei Dimensionen und macht es uns möglich, physisch zu sein und mit Materie zu interagieren, er ist auch unser Hilfsmittel für die Auseinandersetzung mit spirituellen Dimensionen. In der Tat ist er *das* primäre Kommunikationsmittel der Seele, die ihn als Vermittler oder Übersetzer einsetzt, um mit dem bewussten, denkenden Geist, dem Verstand, »sprechen« zu können.

Was immer im physischen Körper vor sich geht, findet zuvor auf der Energieebene statt. Körperliche Empfindungen sind energetische Verschiebungen, die zunächst im Energiekörper auftreten und dann auch im physischen Körper spürbar sind. Daher ist der Körper ein wichtiges Tor zum energetischen Bereich unseres Lebens. Im Körper kann der Verstand die feinstofflichen Energieverschiebungen spüren, die den Zustand unseres Energiefelds offenbaren, und über den Körper kann er mit dem Energiefeld interagieren und sein Muster verändern, indem er unsere Energie so steuert, dass wir im Leben verschiedene Ergebnisse erzielen.

Dies führt uns zur Rolle des Verstandes oder des denkenden Geistes.

DIE ROLLE DES VERSTANDES

In der Schutzpersönlichkeit konzentriert sich der Verstand darauf, uns zu schützen – sowohl unseren physischen Körper als auch unsere persönliche Identität oder unser Ich-Erleben. Hier ist der denkende Geist federführend, und er bedient sich des älteren, reaktiven Teils unseres Gehirns und unserer Physiologie. Stets auf der Hut, ständig auf der Suche nach Vergleichbarem in der Vergangenheit und nach möglichen Bedrohungen in der Zukunft, sendet er andauernd Stresschemikalien durch den Körper und ruft unterschiedlich starke Kampf-Flucht-oder-Totstell-(Erstarrungs-)Reaktionen hervor.

Um als Seelenselbst aufzuwachen, müssen wir den beobachtenden Geist einsetzen, damit wir spüren, was im Energiekörper vor sich geht, jedwede Zerstreuung entdecken und die Integration von Energie steuern können. Der ältere, reaktive Teil des Gehirns kann das nicht. Es ist eine Aufgabe für die höheren, weiterentwickelten, kreativen und intuitiven Zentren – die Anatomie des Seelenselbst. Die sensorische Leistungsfähigkeit des Zentralnervensystems muss in den Vordergrund treten. Hier geht es um Mittel und Wege, über die wir immer schon verfügt haben, die wir aber nicht ausreichend nutzen. Albert Einstein soll dies angesprochen haben mit den Worten: »Der intuitive Geist ist ein heiliges Geschenk und der rationale Verstand ein treuer Diener. Wir haben eine Gesellschaft erschaffen, die den Diener ehrt und das Geschenk vergessen hat.«

Oder um ein anderes Bild zu zeichnen: Ihr rationaler Verstand ist wie ein sich schnell drehender Ventilator. Sie würden niemals Ihren Finger zwischen die Rotorblätter stecken, um zu fühlen, was sich auf der anderen Seite befindet, weil Sie sich blaue Flecken holen oder schneiden könnten. Gleiches gilt für Ihren denkenden Geist. Seine schnellen Bewegungen unterbrechen den sanften, natürlichen Fluss Ihrer Lebensenergie, die auf die Erweckung Ihres ganzen Potenzials zustrebt. Dort sitzt Ihr Seelenselbst, Ihre essenzielle Energie, die von den falschen Überzeugungen und reflexartigen Reaktionen Ihrer Schutzpersönlichkeit eingeschränkt wird. Wenn der Ventilator langsam wird oder anhält, kann die Lebensenergie durch die Lücken zwischen den Rotorblättern fließen.

Es gibt eine Version des Lebens hinter den sich schnell drehenden Rotorblättern des denkenden Geistes, und mit dieser Version des Lebens *müssen* wir in Kontakt kommen, um unser volles Potenzial erfahren zu können. Um einen Blick darauf werfen, es sogar berühren zu können, müssen wir die surrenden Rotorblätter so weit verlangsamen, dass sie uns auf die andere Seite gelangen lassen. Die Energie-Codes bieten eine mächtige Möglichkeit hierzu, und zwar unter Einsatz des denkenden Geistes, des Körpers und des Atems. Wenn wir den denkenden Geist an den Körper ketten, wie wir es mit den Codes tun werden, wenn wir ihn als Beobachter und Wegweiser bestmöglich nutzen, »entschleunigt« er sich. Das liegt daran, dass der Körper in einer langsameren Frequenz schwingt als der denkende Geist allein. Sobald sich der Verstand über das Gewahrsein mit dem Körper verbindet, wird seine Geschwindigkeit gedrosselt auf eine, die eher der Natur und der Erde entspricht. (Dies ist die Frequenz der Alpha-Wellen im Gehirn.) Plötzlich sind wir (als das reine Bewusstsein, das wir sind) in der Lage, das Leben von einem anderen, mehr mit Gnade erfüllten Blickwinkel aus zu sehen.

Den Verstand mit dem Körper zu verbinden hilft uns, die Denkprozesse zu verlangsamen und seine ständige Suche nach Sicherheit zu revidieren. Die

Energie-Code-Übungen geben dem denkenden Geist seine ihm eigentlich zugedachte Rolle wieder, die darin besteht, Konzentration, Aufmerksamkeit, Absicht und Willenskraft einzusetzen, damit wir unsere essenzielle Energie in unserem physischen Körper spüren, verankern und aktivieren können. Genau genommen, trainieren wir unseren denkenden Geist um, indem wir die Nervenbahnen so aufbauen und stärken, dass wir mit der tieferen Version von uns, dem Seelenselbst, in Kontakt bleiben. Weil wir nicht mehr von Angst und dem Bedürfnis nach Schutz angetrieben werden, sondern von Weisheit und Liebe, werden uns die Botschaften und Anweisungen des Seelenselbst in unserer Entwicklung schnell und schmerzlos voranbringen.

Grundlegend für die Herstellung der Körper-Geist-Verbindung und die Verlangsamung des Ventilators im Kopf ist der Atem.

DIE ROLLE DES ATEMS

Wir alle wissen, wie wichtig das Atmen ist. Es ist die wichtigste Funktion unseres Körpers. Wir können Tage und sogar Wochen ohne Wasser oder Essen überleben, aber schon Minuten ohne Atemluft führen dazu, dass wir unsere Verbindung zum Körper verlieren und diese physische Ebene verlassen. Das Atmen ist ein wichtiger Bestandteil der meisten Meditationspraktiken. Wenn die Atmung flach und schnell ist, übernimmt der primitive Überlebensaspekt des Gehirns das Kommando. Der denkende Geist arbeitet reaktiv und defensiv (die Rotorblätter drehen sich schneller), und im Körper wird eine Kampf-Flucht-oder-Totstell-Reaktion ausgelöst. Ganz anders ist es, wenn der Atem langsam und ganz bewusst bis tief in die Lungenspitzen fließt. Dadurch werden dort zahlreiche parasympathische Nervenendigungen aktiviert, Geist und Körper beruhigen sich sofort und werden aus dem Überlebensmodus in einen kreativeren Zustand versetzt. Bewusstes und tiefes Atmen zieht uns von der Oberfläche unseres Lebens fort und in sein Inneres hinein.

Das können Sie selbst überprüfen. Verlangsamen und vertiefen Sie einfach Ihre Atmung durch die Nase, während Sie weiterlesen. Sie werden feststellen, dass Ihr Atem Sie tiefer in den Moment bringt und es Ihnen möglich macht, mehr von dieser Botschaft zu erfassen. Kurzes und flaches Atmen bringt Unruhe in Ihr System und versprengt Ihre Energie, besonders wenn Sie ohnehin unter Stress stehen.

Zusätzlich zu seinen lebenswichtigen Funktionen ist der Atem auch in der Lage, Ihr Leben zu verändern. Der Atem ist tatsächlich Seele oder göttlicher Geist in »physischer« Form. Er *ist* die Lebenskraft. Wenn ein Mensch nicht mehr atmet, hat die Seele oder der göttliche Geist den Körper für immer verlassen. Es ergibt Sinn, dass der Atem der Schlüssel ist, wenn es darum geht, diese Lebenskraft in Bereiche zu bringen, in denen sie fehlt, die Nadis oder Energiepfade zu beleben und Verschaltungen in unserem Körper zu aktivieren, die noch nicht »online« sind.

So hilft der Atem, unsere zerstreute Energie wieder zu integrieren: Er gießt die hochfrequente Energie des Seelenselbst in die niederfrequenten Verdichtungen in unserem System, erhöht die Schwingung, weckt unser Bewusstsein in diesen Bereichen und schaltet die entsprechenden Schaltkreise wieder ein. Er atmet buchstäblich die intelligente Energie, welche die Quelle aller Schöpfung ist, durch unseren Energiekörper und in unseren physischen Körper – durch den leeren Raum zwischen den Teilchen, aus denen die Atome bestehen, aus denen wiederum die Moleküle bestehen, welche die Zellen und letztlich das gesamte Gewebe unseres Körpers aufbauen.

Vereinigung ergibt sich aus dem Tanz dieser drei lebenswichtigen Bereiche – Körper, Verstand und Seele oder Atem. In Teil II werden Sie die spezifischen Tanzschritte kennenlernen, die zu dieser Vereinigung führen. Es ist eigentlich ganz einfach: Die Seele spricht zum Körper, und der Körper übersetzt für den Verstand. Die Verbindung wird unterbrochen, sobald der Verstand nicht zuhört, wenn der Körper spricht! Wir werden dem Verstand das Zuhören beibringen, damit sich die Rotorflügel auf ganz leichte und natürliche Weise so weit verlangsamen, dass er den Körper und das Seelenselbst sprechen hört und seinen Botschaften folgt – bis zum Erwachen.

Setzen Sie Ihre Vorstellungskraft ein

Die Arbeit mit Ihrem Energiesystem erfordert ein wenig Vorstellungskraft. Die Quantenwissenschaft sagt uns, dass alles auf der Energieebene geschieht, bevor es auf der physischen Ebene in Erscheinung tritt. Wir beginnen, alles zu manifestieren, worüber wir bewusst nachdenken, indem wir subatomare Teilchen in einem bestimmten Muster anordnen. Wir verändern Energiemuster mithilfe unserer Vorstellungskraft, was aber nicht heißt, dass das, was wir tun, nicht »real« ist! Es bedeutet lediglich, dass unsere Gedanken eher schöpferisch, originell und inspiriert sind als gewohnheitsmäßig, rückwärtsgewandt oder konditioniert. Ich bezeichne dies als »Alpha-Denken«, weil es sich der Alpha-Wellen des Gehirns bedient. Ihre Vorstellungskraft bringt Sie wieder in Kontakt mit dem, was Sie wirklich sind.

Jetzt möchte ich Ihnen eine Geschichte über Ergebnisse erzählen, die eine meiner Schülerinnen dadurch erzielt hat, dass sie genau die Methoden einsetzte, die Sie in diesem Buch kennenlernen werden.

DIE MUSIK KEHRT IN JERALYNS LEBEN ZURÜCK

Ich hatte gerade eine Meditation zur Eröffnung einer meiner JourneyAwake-Exkursionen in Cusco (Peru) angeleitet, als eine Frau mit einem kleinen Foto in der Hand auf mich zukam. Sie kniete vor mir nieder und reichte mir mit zitternden Fingern das Bild.

»Das ist mein Sohn Dylan. Er wollte immer nach Machu Picchu. Aber jetzt ist er tot, und ich habe ihm versprochen, die Reise für ihn zu machen.«

Ich nickte und ließ sie fortfahren.

»Ich habe im Internet nach ›heiligen Reisen zum Machu Picchu‹ gesucht. Da ist Ihr Bild aufgetaucht. Ich hatte einen peruanischen Schamanen erwartet, aber Dylan gab mir zu verstehen, ich solle mit Ihnen gehen … und hier sind wir nun.«

Dylan hatte sich drei Monate vor dieser Exkursion das Leben genommen, und Jeralyn litt an gebrochenem Herzen. Ich versicherte ihr, dass wir ihr helfen könnten, Frieden zu finden, aber angesichts der Intensität der Energie rund um ihre Geschichte wusste ich auch, dass sie wahrscheinlich noch mehr entdecken würde.

Ich steckte das Foto in meinen Rucksack und erfuhr in den nächsten Tagen weitere Einzelheiten über Jeralyn. Sie hatte sich von ihrem missbräuchlichen Ehepartner scheiden lassen. Während sie noch in einen Rechtsstreit um Geld verwickelt war, hatte Dylan den Planeten verlassen. In den Tagen nach unserem ersten Treffen wanderte sie mit distanziertem Blick durch die Tempel im Heiligen Tal von Peru. Und selbst wenn andere Mitglieder unserer Gruppe sie umarmten und sich unterwegs um sie kümmerten, blieb sie innerlich distanziert. Weil ich das mitbekommen hatte, war ich nicht überrascht, als sie mir sagte, sie werde nicht wie geplant in einer kleineren Gruppe den Berg hinauf bis zum Gipfel Huayna Picchu wandern. Sie sei einfach überfordert.

Ich sagte ihr, das verstehe ich, und wir würden an sie denken.

Auf dem Gipfel führte ich eine Zeremonie mit dem Ziel durch, im Geist des Lebens zu bleiben und Dylan die Aussicht »zu zeigen«, die er von hier aus gehabt hätte. Greg, ein Mitglied unserer Community, machte ein Foto von mir mit Dylans Foto in der Hand, das wir seiner Mutter nach unserem Abstieg zeigen wollten.

Als wir an diesem Abend zu unserem Hotel zurückfuhren, saß Greg neben mir im Zug. Er hatte Tränen in den Augen, als er mir das Foto zeigte, das er auf dem Berggipfel aufgenommen hatte. Ein Lichtstrahl fiel vom Himmel mitten in Dylans Gesicht – als hätte das Göttliche einen Pfeil direkt auf seine Lippen gerichtet. Als Greg und ich uns anschauten, stiegen auch mir Tränen in die Augen. Wir wussten, dass gerade etwas Tiefgreifendes passiert war. Dylan schickte seiner Mutter eine Nachricht und ließ sie wissen, dass er immer noch für sie da war.

Nachdem Jeralyn dieses unmissverständliche Zeichen gesehen hatte, beschäftigte sie sich mit den grundlegenden Angeboten der Energie-Codes und fing an, die Unbeweglichkeit ihrer Trauer mit dem Atem zu durchdringen – und spürte sofort mentale und emotionale Erleichterung. Die nächsten Monate verbrachte sie damit, alles über das Leben als Seelenselbst in Erfahrung zu bringen. Sie besuchte verschiedene Veranstaltungen von mir auf der ganzen Welt und sagte: »Ich weiß, dass es hier Antworten für mich gibt. Ich spüre, wie sie jeden Tag in mir arbeiten.«

Jeralyn war ausgebildete Opernsängerin, und ihre Liebe und Wertschätzung für die Musik waren tief und außergewöhnlich. Weil ein Schwerpunkt der Arbeit mit den Energie-Codes darin besteht, unsere wahre Essenz anzuzapfen, dachte ich, Musik könne Teil ihres Weges zur Genesung sein. Es stellte sich jedoch bald heraus, dass sie viel mehr war.

Durch die Energie-Code-Übungen und dadurch, dass sie »Das Gespräch an der Bushaltestelle« verinnerlichte, wurde Jeralyn klar, dass in ihrem größten

Schmerz enorme Gaben steckten. Sie fand ihren Atem und ihre Kernpräsenz. Sie fand auch zu einem neuen Ausdruck ihres exquisiten Talents und setzte ihre Musik jetzt ein, um andere zu heilen, weil sie zu ihrer eigenen Heilung beigetragen hatte. Sie war für Auftritte ausgebildet worden, aber jetzt kamen der Gesang, das Tönen und das Erschaffen von Musik von einem anderen Ort in ihrem Innern. Die Klänge waren anders – aber was noch wichtiger war, das Gefühl war anders. Allmählich spürte sie, wie das Leben zurückkehrte, weil sie gelernt hatte, sich in ihrem Kern zu verankern, in ihren Bauch zu atmen, wo die beruhigenden Rhythmen waren, und die Übungen anzuwenden, die sie in unseren Kursen gelernt hatte. So konnte sie ihre Trauer, ihren Schmerz und ihre Ernüchterung spüren und auflösen.

Indem sie die ausgeschalteten Teile ihrer selbst wieder aktivierte, konnte Jeralyn den Schmerz und die Verwirrung, die sie umgaben, überwinden und zu einem neuen Gefühl der absoluten Klarheit und Gewissheit finden, das sie zuvor nicht gehabt hatte. Aus dieser neuen Ruhe und Kraft heraus sprach sie jetzt mit anderen Eltern, die Kinder verloren hatten. Sie gab auch Heilungskonzerte für Krebspatienten, die daraufhin einen starken Rückgang ihrer Schmerzen und eine Wiederherstellung ihrer Vitalität und Lebensfreude erlebten, und half anderen Menschen, einen Weg durch ihre Trauer zu finden, wie sie es getan hatte.

Dieses ganze Erwachen fand im ersten Jahr nach ihrem Verlust statt. Der CEO von Compassionate Friends, einer internationalen Hilfsorganisation für Familien, die ein Kind verloren haben, sagte, außerhalb unserer Community habe seines Wissens niemand jemals eine so umfassende Veränderung in so kurzer Zeit erlebt. Er habe in seiner fünfzehnjährigen Amtszeit noch nie jemanden gesehen, der sich so schnell so gut wieder aufgerappelt hat wie Jeralyn. »Was hat sie gemacht?«, fragte er.

Weil sie den Quantenflip vollzogen hat, spürt Jeralyn jeden Tag, dass ihr Sohn bei ihr ist. In einer Art göttlicher Zusammenarbeit leitet er sie sogar an. Sie weiß das, weil sie sich in ihren Kern fallen lassen und aus dem fest verankerten und geerdeten Ort ihres Seelenselbst heraus leben kann. An diesem Ort gibt es keine Trennung zwischen den Welten, dies ist ihr ganz persönlicher Himmel auf Erden. Natürlich spürt sie den Verlust von Dylan in seiner physischen Form manchmal immer noch. Dann wendet sie sich ihren Energie-Code-Übungen zu und landet als Seelenselbst tief in ihrem Kern, an dem Ort, an dem sie ihn nicht missen muss, weil sie ihn neben sich spüren kann, weil sie durch die ewige Energie ihres göttlichen Selbst mit ihm verbunden ist.

WEITERE GESCHICHTEN VON SCHÜLERN UND PATIENTEN

Auch die folgenden Fallbeispiele machen die Veränderungen anschaulich, die sich durch den Einsatz der Codes ergeben.

Mike hatte einen Termin mit mir vereinbart, um seine Depression und seine extremen Ängste zu behandeln. Er nahm sieben Medikamente gegen diese beiden Probleme und hatte seit sieben Jahren keine Nacht mehr durchgeschlafen. Bei ihm war ein schizophrener Schub diagnostiziert worden, und er litt unter starken geistigen, emotionalen und körperlichen Schmerzen. Nachdem er nur wenige Monate mit den Energie-Codes und der Bioenergetik gearbeitet hatte, ging es ihm mit nur einem seiner verordneten Medikamente ganz gut, und bald darauf konnte sein behandelnder Arzt auch dieses absetzen.

Colleens Kindheit war schwierig gewesen. Ihr Vater starb, als sie elf Jahre alt war, und eine herrische Großmutter vereitelte alle Versuche ihrer Mutter, sie allein großzuziehen. Colleen hatte einige sprachliche, kognitive und körperliche Entwicklungsstörungen. Als sie 19 Jahre alt war, diagnostizierte man bei ihr Diabetes, und sie wurde auf Insulin gesetzt. Sie hatte eine äußerst feindselige und aggressive Beziehung zu ihrer Großmutter, und es fiel ihr schwer, Beziehungen jeder Art einzugehen. Nachdem sie mit den Energie-Codes gearbeitet hatte, erlebte Colleen dramatische Veränderungen ihres Gesundheitszustands und ihres emotionalen Wohlbefindens. Sie war jetzt nicht nur in der Lage, sich mitfühlend auf ihre Großmutter einzulassen und ihr auf dem Sterbebett beizustehen, sondern konnte auch erstmals bedeutsame Freundschaften schließen. Seit mittlerweile sechs Jahren ist sie frei von Diabetes und braucht keine Medikamente mehr, um ihren Blutzuckerspiegel zu regulieren. Sie hat sogar eine signifikante Verbesserung ihres Sehvermögens festgestellt. Durch die Linderung eines Astigmatismus verminderte sich die Dioptrienzahl ihrer Brillengläser von minus 7 auf minus 3,25. Sie hat das Gefühl, ihr Leben von einem ganz anderen Standpunkt aus zu leben, und schreibt ihre neu entdeckten Fähigkeiten und Fertigkeiten den Energie-Codes zu.

Ich konnte darüber hinaus zahlreiche Besserungen und sogar Heilungen von Allergien, Asthma, chronischen Verletzungen und allen möglichen anderen Schmerzen und Krankheitsmustern erleben, sobald das ihnen zugrunde liegende energetische Problem behandelt und gelöst worden war. Ich werde in diesem Buch immer wieder aus dem Leben gegriffene Geschichten über Heilung und ganzheitliches Wohlbefinden erzählen, die durch den Einsatz der Energie-Codes hervorgebracht wurden.

Die sieben Energie-Codes

Die sieben Energie-Codes sind die Straßenkarte für das Leben als Seelenselbst. Sie können die Prinzipien und Methoden selbst üben, indem Sie den Anleitungen in Teil II folgen. Sie helfen Ihnen, mentale, emotionale und physische Dysfunktionen zu heilen, in jedem Bereich Ihres Lebens für Ausgeglichenheit und Wohlbefinden zu sorgen und Ihr wahres Wesen und Ihren göttlichen Auftrag zu leben.

Jeder der sieben Codes entspricht einem wichtigen Energiezentrum im Körper, einem Chakra, angefangen mit dem Chakra an der Basis der Wirbelsäule bis zu dem am Scheitelpunkt (Krone) des Kopfes. Die Codes bauen aufeinander auf. Idealerweise werden sie in der folgend aufgeführten Reihenfolge angesprochen. Hier also ein kurzer Überblick über die sieben Energie-Codes:

1. *Der Verankerungs-Code: In den eigenen Körper zurückkehren.* Wir identifizieren uns mit dem denkenden Geist und glauben, das sei alles, was es gibt. Daher versuchen wir, unseren Weg zu einem besseren Leben zu erdenken. Doch die rohe Energie, die sich in unserem Körper bewegt, zeigt uns eine ganz andere Wirklichkeit über unsere wahre Natur. Indem wir unsere Aufmerksamkeit nach innen, also in den Körper richten und unser Bewusstsein dort verankern, machen wir mit dem Verankerungs-Code den ersten Schritt und verlagern unseren Fokus von der Außenwelt zum energetischen Kern, der unser wahres Wesen ist, und identifizieren uns auf solche Weise mit diesem wahren Wesen, dem Seelenselbst.

2. *Der Gefühls-Code: Die Sprache der Seele.* Nachdem wir unsere Aufmerksamkeit im Kern unseres Körpers verankert haben, wecken wir unser sensorisches Nervensystem und schulen es in dem, was es wahrnehmen kann. Wenn wir spüren, dass sich die Energie im Körper verändert, beginnt ein göttlicher Dialog zwischen unserem wahren Selbst, der Seele, und unserem denkenden Geist. Das gibt uns eine revolutionär neue Möglichkeit, zu verstehen, was in unserem Leben passiert, und darauf zu reagieren, und es baut gleichzeitig unsere Präsenz als Seelenselbst auf.

3. *Der Clearing-Code: Die Heilkraft des Unterbewusstseins.* Bei den meisten von uns findet aufgrund von emotionaler Überbelastung durch entscheidende Lebenserfahrungen keine Kommunikation zwischen der bewussten und der unterbewussten Ebene des denkenden Geistes statt. Dies bedeutet, dass wir nicht genug Zugkraft haben, um das in unser Leben zu bringen, was wir wollen, weil wir von ungelösten Problemen, deren wir uns nicht bewusst sind, zurückgehalten werden. Mit dem Clearing-Code lernen wir, die Türen zu unserem Unterbewusstsein zu öffnen, die dort gefangenen Rückstände von Erfahrungen aufzulösen und die daran gebundene Energie wieder in den Fluss unseres Systems zu integrieren. Das gibt uns gleichzeitig die energetische Kraft und Kohärenz, die wir brauchen, um unsere Wünsche wahr werden zu lassen und uns dem Leben in unserer Ganzheit als Seelenselbst näherzubringen.

4. *Der Herz-Code: Das universelle Lösungsmittel.* Die Schwingungsfrequenz, die wir als Liebe erfahren, *ist* die Energie des Seelenselbst. Diese Energie ist unsere wahre Natur, die wir hier in physischer Form erfahren können. Sie ist auch ein universelles Lösungsmittel, das alle Verdichtungen auflösen, alle Störungen umwandeln und alle Wunden heilen kann. Mit dem Herz-Code erzeugen wir absichtlich diese beeindruckende Schwingung in uns selbst, die wir hier am stärksten erleben, obwohl wir bisher geglaubt haben, dass wir Liebe von anderen bekommen oder im Außen finden müssen. Wir setzen sie dann ein, um die niederfrequente verdichtete Energie der Schutzpersönlichkeit aufzulösen und für mehr sensorische Neuverschaltungen zur Wahrnehmung, Aktivierung und Belebung des Seelenselbst zu sorgen.

5. *Der Atem-Code: Die Kraft des Lebens selbst.* Manifestieren heißt in die physische Wirklichkeit bringen. Hier lernen wir das mächtigste Werkzeug kennen, das wir haben, um den göttlichen Geist oder die Energie in physischer Form zu manifestieren: den Atem. Atem ist Energie, Vitalität oder Lebenskraft. Er ist das Leben selbst. Indem wir unsere Lebensenergie systematisch in unsere Energieverdichtungen atmen – die Stellen, an denen wir feststecken –, erleichtern und mindern wir die Schutzpersönlichkeit. Wenn wir in den Kern unseres Körpers atmen, aktivieren und beleben wir das Seelenselbst. Das haben wir zwar auch schon mit den früheren Codes getan, aber mit dem Atem-Code lernen wir zusätzliche, fortgeschrittene Atemtechniken kennen, um bestimmte körperliche Probleme zu heilen und noch mehr für unser höchstes Bewusstsein und volles Potenzial zu erwachen.

6. *Der Chemie-Code: Die Alchemie der Verkörperung.* Wir sind oft eher daran gewöhnt, auf unsere äußere Umgebung zu reagieren, als das Leben, das wir gern hätten, proaktiv – von innen heraus – zu generieren. Folglich sind unsere Sichtweise und unser Körper im Überlebensmodus, was die stressbasierte Chemie der Kampf-Flucht-oder-Furcht-Reaktion hervorruft. Der Chemie-Code gibt uns die Schlüssel, um unsere Physiologie schnell und effektiv von »bedroht« auf »sicher« umzustellen und unsere Transformation von der Schutzpersönlichkeit zum Seelenselbst zu erleichtern. Er lehrt uns, wie wir eine optimale physische Umgebung oder ein »Zuhause« schaffen können, um die Präsenz des Seelenselbst zu steigern.

7. *Der Seelen-Code: Wo die vielen eins werden.* Indem wir uns mit dem denkenden Geist identifizieren, sondern wir uns von allem ab: voneinander, von der Natur und sogar von unserer eigenen Energie, unserem wahren, spirituellen Selbst. Unser System ist jedoch darauf ausgelegt, dass wir die Verbundenheit und Einheit erfahren, die auf der Energieebene unsere Wahrheit ist. Wenn wir bei diesem Code angekommen sind, genug von unserer bisher zerstreuten Energie integriert und die höheren Gehirnzentren aktiviert haben, die es uns möglich machen, »über« der Kampf-

Flucht-oder-Totstell-Reaktion zu leben, sehen wir das Leben automatisch aus einem anderen Blickwinkel. Mit dem Seelen-Code konzentrieren wir uns darauf, den denkenden Geist zu beruhigen und wirklich präsent zu werden, damit wir die Mitteilungen unserer Seele, die ständig in unserem Körper aufsteigen, bereitwillig wahrnehmen und entsprechend handeln, ohne zu zögern und zu zweifeln. Das ist Schöpfung. Das bedeutet es, als Seelenselbst zu leben.

Die Energie-Codes stehen für einen völlig neuen Heilungsansatz. In der Regel betrachtet man Wohlbefinden in unserer Kultur von außen nach innen, umgekehrt und rückwärts gewandt. Das müssen wir ändern, wenn wir jemals das Leben führen wollen, das wir lieben – oder, was noch wichtiger ist, wenn wir wahre Schöpfer unseres Schicksals werden möchten.

Um das meiste aus dieser Arbeit zu gewinnen und das Niveau an Integration und Verkörperung zu erreichen, das die Energie-Codes versprechen, müssen wir folgende Veränderungen in unserer mentalen Wahrnehmung von Gesundheit, Heilung und unserer Identität vornehmen:

1. Was uns schadet (und heilt), kommt nicht aus der äußeren Welt. Wir müssen aufhören zu denken, dass nur Viren, Bakterien und andere Mikroorganismen uns »krank« machen und dass nur Medizin und Chirurgie uns »gesund« machen. Wir müssen verstehen, dass wahre Ganzheit, Heilung und Integration von innen kommen, weil sie in unserem Energiefeld beginnen.

2. Wir sind mehr als »nur menschlich«. Wenn wir uns mit traditioneller Spiritualität (oder auch weniger konventionellen Methoden wie Yoga) beschäftigen, neigen wir dazu, uns als rein menschliche Wesen auf der Suche nach Gott oder dem göttlichen Geist zu sehen, der uns von unserem harten Los im Leben erlösen soll. In Wahrheit sind *wir* es, was wir suchen. Wir sind Energiewesen – und weil alles im Universum miteinander verbunden ist, sind wir eins mit der göttlichen Energie, dem Ur-

sprung. Wir sind im Himmel verankert, und unser letztendliches Ziel ist, unser göttliches Selbst hier auf Erden vollständig zu verkörpern.

3. In Ihrem Leben ist nichts »falsch«. Es gibt keine Probleme zu bewältigen und keine Hindernisse zu überwinden. Wenn wir den Quantenflip machen und anfangen, das Leben von der Vorderseite des Modells zu betrachten, sehen wir, dass nie etwas falsch war, weil alle unsere Lebenserfahrungen letztendlich zu unserem Nutzen sind. Es ist alles zu unseren Gunsten, und das war immer so.

Im Energie-Code-Programm finden Sie ausführliche Informationen zu den einzelnen Codes, Übungsanleitungen, Beschreibungen der Resultate, die Sie von den Übungen erwarten können, und vieles mehr. Sie werden alles lernen, was Sie wissen müssen, um Ihren eigenen Quantenflip zu erleben und ganz als Ihr Seelenselbst zu leben. Mehr Verständnis für die oben angesprochenen Wahrheiten werden Sie nur erlangen, wenn Sie völlig in die Arbeit eintauchen, Ihr vollständiges, göttliches, energetisches Selbst »online zu bringen« und die verschiedenen Schichten Ihres Seins zu integrieren.

Beginnen wir nun, die Energie-Codes zu verwenden!

Teil II

EINE NEUE ART ZU SEIN – DAS ENERGIE-CODE-PROGRAMM

Kapitel 4

DER VERANKERUNGSCODE: IN DEN EIGENEN KÖRPER ZURÜCKKEHREN

Eines Nachmittags saß ich am Esstisch und verfasste die Beschreibung eines Kurses, den zu geben ich eingeladen worden war, als ich plötzlich eine Vibration in meinem Kopf spürte. Sie war so stark, dass ich den Kopf ein paarmal schüttelte, um das Gefühl loszuwerden und mich zu orientieren. Es ließ nach, und ich fing wieder an, zu tippen. Kurz darauf ging es erneut los. Ich schüttelte noch einmal den Kopf. Diesmal blieb es und wurde in wenigen Augenblicken so stark, dass ich Arbeit Arbeit sein lassen und mich hinlegen musste.

In dem Moment, in dem ich meinen Kopf auf das Kissen legte, spürte ich ein Glühen und ein Vibrieren in und um meinen Schädel und etwas, was sich anfühlte, als liefe ein goldener Lichtstrahl durch den Kern meines Körpers – auf und ab, vom Zentrum meines Kopfes bis hinunter zum Steißbein. Es lenkte meine Aufmerksamkeit durch seine reine Anwesenheit nach innen. Wie bei meinem ersten Erleuchtungserlebnis wusste ich, dass ich wieder erfuhr, was es bedeutete, »ich« zu sein – nur dass ich dieses Mal kein grenzenloser Lichtstrahl war, sondern es in meinem Körper erlebte. Himmel und Erde verschmolzen, als der spirituelle Aspekt meines Wesens in meiner physischen Form spürbar wurde. Ohne mich wirklich anzustrengen, spürte ich es tief in meinem Körper in einer Weise, die ich nie für möglich gehalten hätte. Es fühlte sich an, als könne ich *in das Innere* meiner eigenen Brust, meines Halses und meines Kopfes schauen. Bilder von Orten, einige davon in einer jenseitigen Welt, erfüllten meinen Geist. Sie fühlten sich so vertraut an, und doch waren es keine, an denen ich jemals gewesen war, zumindest nicht, soweit ich mich erinnern konnte. Dennoch hatte ich bei jedem von ihnen das Gefühl, als gehöre ich dorthin, als sei ich schon Hunderte Male dort gewesen.

In den folgenden Wochen und Monaten hatte ich weiterhin diese Empfindungen des Vibrierens. Allerdings merkte ich, dass ich, wenn ich meine Aufmerksamkeit auf den Kern meines Körpers lenkte, nun damit umgehen konnte, ohne mit dem aufhören zu müssen, womit ich gerade beschäftigt war. Stattdessen konnte ich zulassen, dass dieser Prozess ablief, ohne mich aus meinem Alltag zu reißen. Durch einfaches Anspannen der Muskeln im Kern meines Körpers und durch die Vorstellung, in die vibrierenden Bereiche hineinzuatmen, vermochte ich diese gewaltige Menge an Energie zu konzentrieren und zu lenken. Währenddessen spürte ich, wie sich die Energie in meinem Kern sammelte und verstärkte. Die ganze Zeit über hatte ich das Gefühl, mich an etwas zu erinnern, was tief in mir war.

Eine dramatische Veränderung meiner Gedanken, Gefühle und Körperempfindungen begleitete diesen Wandel. Je stärker sich meine Energie in meinem Kern konzentrierte, desto freier und leichter fühlte ich mich. Statt mich höchst verletzlich, ängstlich und zersplittert zu fühlen wie die längste Zeit meines Lebens, fühlte ich mich deutlich gesammelter und sehr viel besser geerdet, in meinem Körper ebenso wie in der Welt. Aus diesem Zustand heraus begann sich mein Leben wirklich zu entfalten – zu heilen und zu fließen. Jeder Bereich meiner Lebenserfahrung veränderte sich radikal, als diese Energie in mir immer präsenter wurde, als sich das in mir etablierte, was ich als das Seelenselbst kennenlernen sollte.

Ich hatte auch vorher schon ein ähnliches Vibrieren in meinem Körper und in meinem Leben wahrgenommen; wir alle erfahren das bis zu einem gewissen Grad. Aber wenn wir es nicht als etwas erkennen, was uns dient – als etwas, was unsere Aufmerksamkeit auf sich lenkt –, lassen wir es oft einfach vorübergehen. Zu der Zeit, über die ich hier schreibe, war das Gefühl in mir zu ausgeprägt, um es zu ignorieren; aber es war kein neues Phänomen oder nur ein Ergebnis meiner erhabenen Erfahrung. Mein Erwachen »drehte einfach die Lautstärke hoch«.

Jahre später sollte ich erfahren, dass dieser Akt, in dem ich meine Aufmerksamkeit auf den Kern meines Körpers lenke, eine Übung ist, die *Pratyahara* genannt und von Meistern des Bewusstseins im Osten als eine Möglichkeit gelehrt wird, unsere Ganzheit zu »bewohnen«. Aber während dieses energetischen Wachstumsschubs fand ich selbstständig meinen Weg in meinen Körper, wobei ich die Anleitung, die ich von meinem eigenen System erhielt, als Kompass nutzte. Aus den Übungen, die ich zu dieser Zeit entwickelt hatte, entstanden die Energie-Codes, beginnend mit diesem, dem Verankerungs-Code. Wie der Name schon sagt, befähigt uns dieser Code, den zentralen energetischen Teil unseres Wesens in unserer physischen Form zu verankern, im Körper. Dies ist der erste Schritt zum Leben als Seelenselbst.

Was ist der Verankerungs-Code?

Wie gesagt wählen wir als Energiewesen unser physisches Ziel an der »Bushaltestelle« und kommen auf eine Weise in diese Welt, die für unser Wachstum perfekt ist. Doch *nach* dem Aufenthalt an der Bushaltestelle landen wir hier auf der dreidimensionalen Ebene und *zerstreuen* uns bei der ersten Kontaktaufnahme. Es ist, als gehe unser denkender Geist in die eine Richtung, unser Körper in eine andere und unsere Seele oder unser Atem in noch eine andere. Und wir erinnern uns nicht, wer wir wirklich sind und woher wir kommen. (Das ist alles Teil des Vergnügens.) Wir versuchen herauszufinden, wer wir sind, wo wir sind, ob wir uns in Sicherheit glauben dürfen, wie wir uns anpassen, wie wir die Regeln befolgen, wie wir die Menschen beglücken können, die für unser Überleben besonders wichtig zu sein scheinen, und so weiter. Wir versuchen, uns zurechtzufinden, und bei all diesem Erforschen und Ergründen setzen wir unseren denkenden Geist gegenüber unserem gesamten Wesen überproportional ein. Wir leben fast ausschließlich aus dem Kopf – ohne Kontakt zu unserem Körper, zu unserer Energie und dem Rest unseres wahren Wesens, anstatt intern auf unser eigenes inhärentes Wissen und unsere Wahrheit Bezug zu nehmen. Unsere Kultur lehrt und bestärkt uns in dieser Art zu sein, weil sich die meisten Menschen in unserem Umfeld genauso verhalten.

Das Problem mit dem Leben aus dem Kopf ist jedoch, dass wir uns nie ganz wie unser wahres Selbst fühlen, nie ganz hier zu Hause sind. Wir fühlen uns nicht wohl, nicht vollständig, nicht sicher. Wir verwenden all unsere Zeit und

Energie darauf, unser Gefühl der Unvollständigkeit entweder zu beheben oder zu leugnen, aber nichts, was wir tun, löst das Problem, das darin besteht, dass wir uns als Ganzes, als Seelenselbst nicht kennen. Der Schlüssel für die Verankerung in unserer Ganzheit liegt in unserem eigenen lebendigen, atmenden physischen Körper.

Um die Erfahrung zu machen, dass wir in dieser Welt zu Hause sind und uns mit unserer wahren Leistungsfähigkeit für Wohlbefinden, Glück und Kreativität einsetzen können, müssen wir uns – also unser wahres Selbst als Energiewesen – auf dieser irdischen Ebene und im physischen Körper *verankern.* Wir müssen nicht nur in unserem Kopf leben, sondern in unserem ganzen System: Geist, Körper und Atem zusammen. Wir müssen uns *verkörpern.* Schließlich ist der Körper die am meisten konzentrierte Schicht unserer Energie. Er ist nicht von uns getrennt. Wenn wir nicht mehr in unserem Körper sind, verlassen wir die irdische Ebene ganz und gar. Also hat der Körper natürlich sehr viel mit dem zu tun, weswegen wir hier sind!

Verkörperung findet statt, wenn wir erkennen, dass wir der göttliche Geist *sind* und dass wir einen denkenden Geist und einen Körper *haben.* Wir nutzen unseren denkenden Geist, den Verstand, und unseren Körper, um tief greifende Erfahrungen auf der Erde zu machen, aber wir sollten sie nicht mit unserer tatsächlichen Identität verwechseln. Wenn wir unseren göttlichen Geist in unseren denkenden Geist und unseren Körper integrieren wollen, müssen wir aufhören, außerhalb von uns selbst nach Orientierung und Bestätigung unserer Identität zu suchen, und unsere Sinne vielmehr auf die Schwingung des Seelenselbst einstimmen.

Wie geht das?

Wir müssen unsere Aufmerksamkeit auf den zentralen Energiekanal im Kern des Körpers richten, an dem entlang die Chakras in ihrem am höchsten konzentrierten Zustand liegen. Dieser zentrale Kanal ist die Heimat des Seelenselbst. Durch die im Zusammenhang mit diesem Code angebotenen Übungen beginnen wir, dieses Haus so zu bauen, dass wir das Seelenselbst wahrnehmen und die Ganzheit vorherrschen kann.

Der Verankerungs-Code erdet Sie im Körper. Er unterstützt Ihre Bemühungen, sich nicht mehr mit dem denkenden Geist zu identifizieren. Dies ist der erste Schritt, wenn es darum geht, Ihre Aufmerksamkeit und Ihre Konzentration von der Außenwelt auf den energetischen Kern zu lenken, der unser wahres Wesen ist. Sie werden Ihren denkenden Geist und Ihre fünf Sinne natürlich immer noch verwenden, jetzt allerdings anders als je zuvor. Sie werden sie eher nach innen richten als nach außen mit dem Ziel, Ihren Geist, Ihren Körper und Ihre Seele in eine echte Beziehung zueinander zu bringen. Diese Einheit wird Ihnen wiederum die energetische Schlagkraft vermitteln, um Ihre zerstreute Energie wieder zu integrieren und dem Chaos eine Struktur zu geben. Das weckt den Heiler in Ihnen und liefert mehr kinetische Energie für alltägliche Verrichtungen, Seelenfrieden und allgemeines Wohlbefinden. Ihr Leben wird zu einem selbst gewählten Abenteuer, statt etwas zu sein, was es zu überleben und zu ertragen gilt.

Die Verankerungs-Code-Übungen bewirken, dass wir die Hinweise darauf, wie wir uns zu unserer wahren Großartigkeit entfalten können, die unser Seelenselbst dem Verstand ständig gibt, besser erkennen. Dieser Code ist zwar nur der erste Schritt in einem größeren, leistungsfähigeren Prozess, aber allein das Ausführen dieser Übungen führt zu spürbaren Energieverschiebungen in Ihrem Innern. Wenn Sie sich ausrichten und innerhalb des Zentralkanals einen besseren Fluss erzeugen, führen diese Verschiebungen zu signifikanten Verbesserungen in Ihrem physischen, mentalen und emotionalen Leben.

Die Verankerungs-Code-Übungen haben ihre Wurzeln in alten Traditionen (etwa dem *Pratyahara* aus dem Yoga), aber ich habe sie verfeinert und modernisiert, damit sie jedem von uns ohne Ausnahme sofort zugänglich sind. Es ist nicht notwendig, nach Indien oder Tibet zu reisen oder Jahre in stiller Kontemplation zu verbringen, um für den Empfang dieses Wissens »bereit« zu sein. Tatsächlich brauchen Sie Ihr Leben überhaupt nicht zu unterbrechen! Sie können diese Übungen überall und jederzeit, den ganzen Tag über in nur wenigen Minuten ausführen.

Bevor wir mit den Energie-Code-Übungen beginnen, möchte ich Sie an einen wichtigen Punkt erinnern: Diese Übungen können nicht allein in Gedanken durchgeführt werden. Sie können sich nicht theoretisch vorstellen, sie zu machen. Sie müssen sie physisch praktizieren, *im Körper* erleben. Sie müssen Ihr ganzes menschliches System einsetzen, um die Schaltkreise aufzubauen: Körper, Geist und Atem, Energie, Seele.

Wenn wir mit dem Körper arbeiten, können wir die Denk- beziehungsweise Story-Phase des Geistes mit all ihren Dramen und Vorstellungen vom Leid umgehen und direkt zur Quelle des Problems und seiner Lösung gelangen. Die Energie-Code-Übungen sind Ihre »Gebrauchsanweisung« für die Ausbildung des Geistes, des Körpers und des Atems, damit Sie als Seelenselbst leben können.

Kommen wir nun zu den Übungen selbst.[3]

Die Verankerungs-Code-Übungen

ÜBUNG 1: SUBJEKT – OBJEKT – SUBJEKT

Haben Sie sich jemals einen Film angeschaut, der so intensiv war, dass er Sie völlig in seinen Bann zog? Vielleicht haben Sie während der großen Verfolgungsjagd mit dem Bildschirm gesprochen oder ein imaginäres Gaspedal voll durchgedrückt. Oder vielleicht waren Sie so in einen schmerzlichen Dialog vertieft, dass Ihnen Tränen in die Augen traten. Dann waren Sie plötzlich, oft ohne erkennbaren Grund, wieder mit allen anderen Zuschauern im Kino und haben sich einfach einen Film angeschaut … und irgendetwas in Ihnen hat sich dramatisch verschoben, als Sie in Ihre Wirklichkeit zurückgefallen sind. Obwohl es sich für kurze Zeit so anfühlte, als seien Sie dort, in dieser anderen Welt, waren Sie nur Zuschauer.

Ziemlich genau so gehen wir durch unser eigenes Leben. Wir konzentrieren uns auf Dinge, die außerhalb von uns selbst liegen, und werden bis zu dem Punkt davon in Anspruch genommen, an dem wir vergessen, dass wir für das, was wir in unserem eigenen Körper erleben, selbst verantwortlich sind. Wir werfen unsere Energie auf das Objekt unserer Aufmerksamkeit und verankern sie dort statt in uns selbst. Wenn unsere Energie in diesen äußeren Entitäten verhakt ist, können wir uns nie ganz entspannen, weil wir uns nicht stark, sicher oder vollständig fühlen. Zerstreutheit schwächt unser System und kann zum

---

3 Weitere Informationen zu den Yoga- und anderen Übungen (Videos und Abbildungen), die für die Verwendung bei jedem der sieben Energie-Codes empfohlen werden, finden Sie (in englischer Sprache) im Internet unter drsuemorter.com/energycodesbook.

Zusammenbruch unserer Immunabwehr führen, ebenso zum Verlust unserer Fähigkeit, zu heilen und gesund zu werden.

Diese Zerstreuung findet auch dann statt, wenn wir unsere Energie auf jemanden konzentrieren, den wir lieben, oder auf etwas, was uns viel Freude bereitet. Wenn wir uns solcherart entkörperlichen, hat dies selbst in einer positiven Situation eher eine schwächende Wirkung, weil wir das Bewusstsein für uns selbst verlieren. Diese Dynamik ist auch im Spiel, wenn sich ein Mensch in einer Beziehung »selbst verliert«. Statt in sich zentriert zu sein, lässt er – das Subjekt – sich von dem Objekt seiner Zuneigung gefangen nehmen.

Umgekehrt bleiben wir, wenn wir unseren Fokus und unsere Achtsamkeit in unseren eigenen Zentralkanal lenken, energetisch konzentriert, selbst wenn wir uns in unserer Außenwelt engagieren. Wir haben auch sehr viel mehr Kraft zur Verfügung, weil wir von einem Ort kommen, an dem wir verankert und geerdet sind.

Um Menschen zu helfen, sich bewusst an diesen Ort zu begeben, setze ich eine Übung namens »Subjekt – Objekt – Subjekt« ein. So können Sie Ihre eigenen Erfahrungen damit machen:

1. Betrachten Sie etwas außerhalb von sich, was etwa 1,50 Meter entfernt ist. Es kann eine Person sein, ein Objekt, irgendetwas.
2. Konzentrieren Sie sich mit Ihrer ganzen Aufmerksamkeit darauf. Beschäftigen Sie sich wirklich damit, bis Sie das Gefühl haben, Ihre gesamte Energie ins Spiel zu bringen. Sie können sich sogar mit Liebe darauf konzentrieren.
3. Ziehen Sie Ihr Bewusstsein jetzt in sich selbst zurück, zurück in Ihren Kern. Spüren Sie, dass Sie jetzt in Ihrem Körper sind und aus Ihren eigenen Augen schauen.
4. Achten Sie darauf, wie sich das anfühlt. Ihr peripheres Gesichtsfeld erweitert sich. Möglicherweise können Sie sogar Ihre eigene Nase oder Ihre Wangen sehen. Darüber hinaus spüren Sie, dass Sie Ihren Körper wieder bewohnen.
5. Halten Sie dieses Selbstbewusstsein aufrecht, und atmen Sie mehrmals bewusst ein und aus.

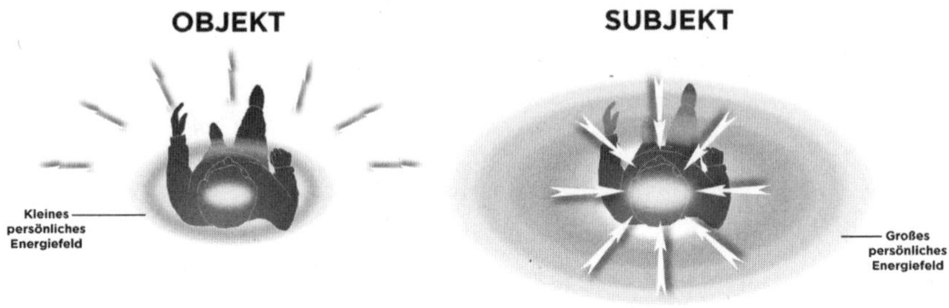

Subjekt – Objekt – Subjekt

Ich demonstriere diese Übung oft in den Gruppen, zu denen ich spreche. Wenn ich vor Publikum stehe, sage ich: »Werfen Sie Ihre ganze Macht auf mich. Entmachten Sie sich einfach selbst, und geben Sie mir Ihre ganze Macht.« Dann, wenn die Leute das getan haben, sage ich: »Verlangen Sie jetzt Ihre ganze Macht zurück. Rufen Sie Ihre Energie einfach zurück in sich selbst – nach Hause.«

Wenn die Zuhörer ihre ganze Macht auf mich werfen, drücken sie meinen Körper buchstäblich nach hinten, von sich weg, als wäre ich von einer riesigen Welle getroffen worden. Wenn sie ihre Energie dann in sich zurückziehen, werde ich zu ihnen hingezogen. Dies passiert in jeder Gruppe, jedes Mal – und jeder im Raum kann es beobachten.

Die Ironie dabei ist: Indem wir unsere ganze Energie und Aufmerksamkeit auf etwas oder jemanden richten, stoßen wir das oder denjenigen tatsächlich von uns fort. Dies kann in Beziehungen zu allen möglichen Komplikationen wie Verwirrung, Doppelbotschaften und Kontrollproblemen führen. Statt uns für die Story zu interessieren und herausfinden zu wollen, warum sich jemand bemüht, unsere Liebe zu bekommen oder sich ihr zu entziehen, können wir, wenn wir uns in unserem Kern verankern, Liebe zum Ausdruck bringen und das Objekt unserer Liebe auffordern näherzukommen, einfach weil wir niemanden mit unserer Energie überwältigen oder es damit »übertreiben«. Insgesamt wird es uns so möglich, verantwortungsvoll und reaktionsfähig zu sein. (Ich werde später in diesem Buch detailliert auf das Seelenselbst in Beziehungen eingehen.)

Die Verlagerung unserer Aufmerksamkeit von außen nach innen – vom Objekt zum Subjekt – macht den entscheidenden Unterschied für die Resultate, die wir in Beziehungen und im kreativen Bereich erzielen. Wir sind so daran gewöhnt, unsere Energie zu zerstreuen, indem wir sie in die Welt werfen, dass wir vielleicht nicht einmal wissen, dass wir dies tun. Aber dieses Verhalten hält uns in der Schutzpersönlichkeit mit all ihren Dramen.

Nur eine einfache Verschiebung des Bewusstseins – eine erdende Rückkehr in Ihren Körper – ist erforderlich, um als Seelenselbst zu leben. Die restlichen Verankerungs-Code-Übungen bieten Ihnen die zusätzlichen Werkzeuge, die Sie brauchen, um diese Veränderung zu vollziehen. Jede Methode in jedem Code ist wirksamer, wenn Sie bei sich selbst bleiben, während Sie sie anwenden. Und Sie werden erkennen, dass bei sich selbst zu bleiben Sie nicht weniger verfügbar für Ihr Leben macht. Sie werden weniger abhängig. Tatsächlich steigern Sie Ihre wahre Verfügbarkeit, wenn Sie für Ihr Gefühl, in Ordnung zu sein, weniger von der Außenwelt abhängig sind.

ÜBUNG 2: ANKERPUNKTE IM ZENTRALKANAL

Die strukturierte Verankerung Ihres Bewusstseins im Körper ist der erste Schritt zur Verkörperung des Seelenselbst. Die Verankerungspunkte im Zentralkanal fungieren dabei als wichtige Hilfsmittel, weil der Zentralkanal (oder Kern) die Heimatbasis des Seelenselbst ist. In dieser Übung setzen wir die vier wichtigsten »Verschlüsse« oder Ankerpunkte ein, um unsere lebenswichtige Energie im Zentralkanal festzuhalten. Das Wurzelchakra ist das Tor, durch das wir Verbindung mit der Erde aufnehmen – und vollständig in dieser physischen Welt leben und an ihr teilhaben. Deshalb wenden wir uns diesem Chakra zuerst zu, und zwar mit einer Version einer alten Übung namens *Mula Bandha.*

Mula Bandha oder »Wurzelverschluss«

Ich bekomme zahllose E-Mails, in denen sich Menschen für diese Übung bedanken. Sie schließt uns sofort in den Körper ein. Doch Vorsicht: Sie könnte Sie davon abhalten, sich so richtig »aufzuregen«! Die Leute erzählen mir ständig, wie sie sich »besänftigen«, sobald sie *Mula Bandha* verwenden.

Um diese erstaunliche Energieverschiebung zu vollziehen, konzentrieren Sie Ihr Bewusstsein auf die Basis der Wirbelsäule. Dies regt sofort das Einsammeln von versprengten Energieeinschlüssen in Ihrem System aus und hält sie an der Basis der Wirbelsäule fest.

Stellen Sie sich eine größere Menge Heliumballons vor, die überall in einem Raum verteilt sind. Mit *Mula Bandha* schnappen wir uns alle Schnüre, ziehen sie zusammen und befestigen sie an einem kleinen Sandsack, der dann auf die Erde fällt (ankert). Bumm! Was chaotisch war, hat sich gesetzt und besser organisiert. Unser Gewahrsein wurde plötzlich von den äußeren Oberflächenschichten unseres Systems zum Kern des Körpers umgeleitet. Das war die erste kleine Veränderung der Perspektive, von der Perspektive der Schutzpersönlichkeit zu der des Seelenselbst.

Das Ergebnis ist ein unmittelbares Gefühl der starken Erdung und des Wohlbefindens, das Gefühl, dass Sie hierhergehören und dass dieses Leben »Ihr Auftritt« ist. Wenn Sie auch weiterhin diese Energieballons einsammeln und sich aus diesem versprengten, zerstreuten Zustand heraus neu organisieren, bekommen Sie allmählich ein Gefühl für die Kraft und Präsenz in Ihrem Körper. Sie betrachten sich nicht mehr als Opfer irgendwelcher Ereignisse oder Umstände, sondern werden zum Schöpfer Ihres Lebens. Mit *Mula Bandha* fangen wir an, die sensorischen Nervenverschaltungen aufzubauen, um diese neue Identität zu etablieren. Es scheint einfach, vom Leben aus dem Kopf zum Leben aus dem Kern umzuschalten, aber in Wirklichkeit ist es eine ziemlich große Sache! Und so wird es gemacht:

1. Ziehen Sie die Beckenbodenmuskeln zusammen, und heben Sie sie in Richtung Nabel, als wollten Sie Energie aus der Erde in Ihren Körper aufnehmen. (Vielleicht kennen Sie diese Übung als »Kegel-Übung« oder weil sie sich anfühlt, als würde man den Strom beim Wasserlassen plötzlich anhalten.) Machen Sie sich keine Sorgen, wenn es ein paar Tage oder sogar Wochen dauert, bis Sie sie beherrschen. Das wird schon!

2. Wenn Sie das Zusammenziehen dieser Muskeln ein paarmal geübt und ein Gefühl dafür bekommen haben, drücken Sie sie zusammen, so fest Sie können, und lassen dann halb los. Halten Sie die Muskeln in dieser Stellung, und atmen Sie mehrmals »in den Bauch« ein – nicht in die

Brust – und wieder aus. (Das Atmen in die Brust aktiviert die Kampf-Flucht-oder-Totstell-Reaktion aufgrund der [sympathischen] Nervenendigungen in den Oberlappen der Lungenflügel. Das Atmen in den Bauch aktiviert Heilung und Kreativität, weil es die [parasympathischen] Nervenendigungen beruhigt und die Blutversorgung der Unterlappen der Lungenflügel verbessert.)

3. Lassen Sie die Muskeln nun noch einmal halb los, und halten Sie sie ein paar weitere Bauchatemzüge lang in dieser Stellung, ohne zu pressen oder zu viel Kraft aufzuwenden, bis Sie das Gefühl haben, »dort drin zu sein«. Unser Ziel ist es, ein Bewusstsein für Gewebe zu bekommen, die uns normalerweise nicht bewusst sind, und dann eine immer feinere sensorische Wahrnehmung des entsprechenden Bereichs zu entwickeln. Letztlich werden Sie, wenn Sie diese Übung öfter machen und das Gewebe entsprechend gestrafft ist, die Muskeln nur noch wenig anspannen müssen, um die Energie zu konzentrieren. Doch geben Sie vorerst alles, was Sie können!

4. Machen Sie diese Übung mehrmals am Tag – sooft Sie können und möchten. Hier kann man nichts übertreiben.

   Mit entsprechend viel Übung macht diese Variation von *Mula Bandha* es möglich, das Energiefeld kurz und gleichmäßig an die Wurzel der Wirbelsäule zu binden, wodurch das Gewebe dort allmählich erwacht. Eine neue Schwingung stellt sich ein, und dies lässt das Gewebe wissen, dass das Seelenselbst Einzug hält.

Das Herz drücken

Zu unserem nächsten Ankerpunkt gehen wir den Zentralkanal hinauf ins Herzzentrum namens *Anahata-Chakra* in der Mitte der Brust. Wie bei *Mula Bandha* spannen wir auch hier die Muskeln an, um unsere bewusste Aufmerksamkeit in den Bereich zu bringen und unsere Energie dort »einzuschließen«. Und so arbeiten wir mit dem Ankerpunkt im Herzzentrum:

1. Ziehen Sie das Herzzentrum zusammen, indem Sie die Muskeln in der Mitte der Brust zusammendrücken oder anspannen – nicht links, wo der Herzmuskel liegt, sondern im Bereich des Chakras in der Mitte des Oberkörpers über der Wirbelsäule. Ziehen Sie die Brustmuskeln zusammen und nach hinten Richtung Wirbelsäule. Ziehen Sie die Schulterblätter zusammen und nach unten. Ziehen Sie die Deltamuskeln (über dem Schultergelenk) nach unten, und spannen Sie sie an. Gehen Sie dann ins Innere Ihrer Brust. (Wenn Sie diese Einzelheiten eher verwirren, stellen Sie sich vor, Sie liegen auf dem Rücken und drücken schwere Gewichte in Richtung Decke. Oder machen Sie die Übung, indem Sie etwas sehr Schweres aufheben oder wegdrücken und dabei darauf achten, welche Muskeln aktiv sind und wo sie liegen.)

2. Spannen Sie die Muskeln an, und halten Sie sie ein paar Bauchatemzüge lang in dieser Stellung. Lockern Sie die Anspannung dann um die Hälfte wie bei *Mula Bandha,* und atmen Sie noch ein paarmal tief in den Bauch.

3. Lassen Sie wieder die Hälfte der Anspannung los, und atmen Sie weiter. Wenn Sie sich mit dieser Übung zunehmend wohler fühlen, lassen Sie Ihr Bewusstsein immer tiefer in Ihre Brust eindringen. Versuchen Sie, die winzigen Muskeln um die Wirbelsäule und hinter dem Herzen tief im Kern des Körpers anzuspannen.

4. Machen Sie diese Übung mehrmals am Tag – sooft Sie können und möchten, damit die Vorderseite des Herzzentrums offen bleibt, während Sie auf beiden Seiten davon und dahinter alles anspannen. Es gibt Bindegewebe, das Ihr Herz physisch an der Wirbelsäule verankert. Stellen Sie sich dieses Bindegewebe vor und wie Sie sich in seine Unterstützung hinein entspannen, während Sie diese Übung machen. Es wird sich wunderbar anfühlen!

Das Herz auf diese Weise zu drücken bewirkt die gleiche Bindung unseres Bewusstseins, unserer Lebensenergie an den Körper wie durch *Mula Bandha* an das Wurzelchakra. Damit haben wir einen weiteren Kontaktpunkt für die Verankerung des Seelenselbst-Gewahrseins. So verlagert sich das Bewusstsein noch tiefer von außen nach innen und zieht bewusste Energie physisch ins Herzzentrum, um Ruhe, Entspannung, Heilung und Liebe zu aktivieren. Der denkende Geist macht allmählich die Erfahrung, wie fantastisch es sich anfühlt, diese liebevolle Gegenwart der Seele zu aktivieren.

Die Kehle verengen

Unsere nächste Station im Zentralkanal ist die Kehle. Wir möchten sie so weit zusammendrücken, dass wir wie Darth Vader atmen: die Atemwege verengen und dafür sorgen, dass der Atem beim Ein- und Ausatmen deutlich fühlbar und hörbar ist, wenn er hindurchströmt. Im Yoga ist dies als *Ujjayi Pranayama* oder »siegreicher Atem« bekannt. Es erlaubt uns, dem Klang dorthin zu »folgen«, wo wir die ganze Zeit sein sollten: nach erfolgreichem Quantenflip im Seelenselbst.

Und so wird es gemacht:

1. Lassen Sie den Unterkiefer leicht sinken, schließen Sie die Lippen und spannen Sie die Halsmuskulatur sanft an, während Sie die Zunge nach oben und hinten ziehen und die Öffnung verengen. Ziehen Sie das Kinn jetzt ein wenig zurück (Zähne nicht zusammenbeißen), und spüren Sie, wie sich Ihr Ober- und Hinterkopf zur Decke heben.

2. Atmen Sie mehrmals tief durch die Nase in den Bauch – ein und aus. Lassen Sie zu, dass der Atem dabei ein zischendes Geräusch macht, wie Wellen auf dem Sand, wenn er ein- und wieder ausströmt. Es klingt fast wie ein Schnarchen. Sie haben die Erlaubnis, so laut zu atmen, wie Sie wollen!

Wenn wir die Kehle gerade so weit verengt haben, dass der Atem hörbar ist, wissen wir, dass die Lebensenergie bis zu diesem Punkt im Zentralkanal verankert ist. Indem man den Klang nun mit dem denkenden Geist bis in den Zentralkanal des Körpers verfolgt, wird das Bewusstsein noch weiter in den Kern des

Körpers gezogen. Dies ist wichtig für den Gesamterfolg der Verkörperung, denn es sorgt für eine enorme Zentrierung von Vertrauen und Klarheit.

Hinter den Augen sein

Unsere letzte Station im Zentralkanal ist das Zentrum des Kopfes. Wenn die Energie aus dem Hals nach oben fließt, wollen wir sie durch das Mittelhirn und zwischen die beiden Gehirnhälften lenken. In diesem Bereich liegt die sehr wichtige Zirbeldrüse. Sie enthält Lichtrezeptorzellen, die »Stäbchen« und »Zapfen« genannt werden und Ähnlichkeit mit den Stäbchen und Zapfen in unseren Augen haben. Die Funktion der Zirbeldrüse könnte teilweise darin bestehen, die hochfrequente, feinstoffliche, unsichtbare Energie der inneren Welt zu »sehen«, während unsere Augen die Energie des sichtbaren Lichts empfangen und übermitteln. Anders gesagt: Sie ist die Heimat unseres inneren oder sechsten Sinns. Ich habe selbst entsprechende Erfahrungen gemacht, seit ich die außergewöhnliche sensorische Wahrnehmung und Verschaltung meiner eigenen Verkörperung entwickle. Und so wird diese Übung ausgeführt:

1. Richten Sie Ihre Aufmerksamkeit mit offenen oder geschlossenen Augen in die Mitte Ihrer Stirn, zwischen die Augenbrauen, in den Bereich, der auch als »Drittes Auge« bezeichnet wird. Lenken Sie Ihre Aufmerksamkeit auf das Selbst (Subjekt), und achten Sie darauf, wie es sich anfühlt, wenn Sie sich auf diesen Punkt konzentrieren.

2. Wenn Sie einen stärkeren Sinneseindruck brauchen, um wirklich das Gefühl zu haben, dort verankert zu sein, rollen Sie die Augen nach oben, bis Sie eine Spannung dahinter spüren.

3. Halten Sie diese Spannung vorübergehend aufrecht und atmen Sie dabei mehrmals in den Bauch ein und aus.

Ähnlich wie in unserer Übung »Subjekt – Objekt – Subjekt« ist das Ziel dieser Verankerung, sich selbst als denjenigen zu erkennen, der »hinter den Augen« ist.

Dies verschiebt Ihren Fokus in dramatischer Weise von extern nach intern, von »da draußen« nach »zu Hause« im eigenen Kern. Um sich im Körper zu verankern, müssen Sie das Bewusstsein *sein,* das durch die Augen Ihres Körpers schaut.

Jetzt, da Sie mit den vier Ankerpunkten entlang des Zentralkanals vertraut sind, können Sie den Kanal als einen wichtigen fließenden Energiepfad betrachten und als die Autobahn Ihres gesamten Energiesystems erleben. Wenn Sie schließlich in der Lage sind, die Arbeit auch ohne zusätzliche Führung durch die Verankerungspunkte zu leisten, werden Sie sich schließlich entspannen und das Gefühl zulassen, in den Körper zu fallen. Dazu später mehr. In der Zwischenzeit heißt es: weiter anspannen!

Kontrahieren Sie die Ankerpunkte einen nach dem anderen: Wurzelverschluss, Herzzentrum, Kehle/Hals und Drittes Auge. Halten Sie die Spannung, während Sie hörbar durch die Nase ein- und ausatmen. Wenn Sie sich den Kanal hochgearbeitet haben, verbinden Sie die vier Bereiche, als ob ein Lot durch den Kanal fiele – von der Spannung hinter den Augen über die verengte Kehle, in der Sie das Geräusch Ihres Atems hören, und das Herz, das Sie drücken, bis zu *Mula Bandha* und von dort wie die Wurzeln eines Baumes bis hinunter in die Erde.

Üben Sie sich darin, diese Ausrichtung zu fühlen, zu spüren, sich vorzustellen – sich auszudenken, wenn es sein muss. Je mehr davon Sie praktizieren, desto mehr bauen Sie die sensorische Wahrnehmung in diesem Bereich auf, und die verbesserte Verschaltung des sensorischen Systems erhöht sowohl das Bewusstsein für das Seelenselbst als auch seinen energetischen Fluss.

Denken Sie an das bereits erwähnte Zitat, das oft Albert Einstein zugeschrieben wird: »Der intuitive Geist ist ein heiliges Geschenk und der rationale Verstand ein treuer Diener. Wir haben eine Gesellschaft erschaffen, die den Diener ehrt und das Geschenk vergessen hat.« Mit dieser Wahrnehmungsfähigkeit sollten wir den rationalen Verstand einsetzen – als Diener des intuitiven Geistes. Sie setzen den Verstand ein, um Ihre Sinne anders zu lenken und zu nutzen, als Sie es je getan haben. Als Ergebnis davon werden Sie so wach für Ihr wahres Wesen wie noch nie zuvor.

Neben den vier Ankerpunkten ist die andere kraftvolle Zutat, die Ihnen hilft, dieses wahre Wesen im Zentralkanal vollständig online zu bringen, das folgende einzigartige Atemmuster (siehe S. 136).

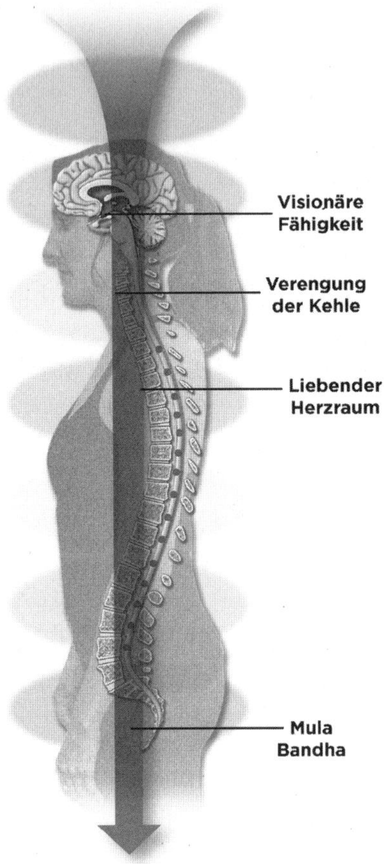

Ankerpunkte im Zentralkanal

ÜBUNG 3: ZENTRALKANAL-ATMUNG

Wenn ich eines sehe, was Menschen davon abhält, ihre ganze Fülle zu leben, dann, dass sie kaum wirklich atmen! Atem ist Energie. Wenn wir also Atemluft in unseren Körper ziehen und wieder aus ihm ausatmen, bewegen wir auch Energie in unser persönliches Energiefeld und wieder aus ihm hinaus. Unter Beibehaltung einer bewussten Verbindung zu unseren Ankerpunkten und zur Erde zu atmen ist eine effektive Möglichkeit, um unsere Chakras zu aktivieren und die Energie in unserem Zentralkanal, dem Sitz des verkörperten Seelenselbst, zu festigen.

Die Zentralkanal-Atmung ist eine grundlegende Energie-Code-Übung. Durch den Kern des Körpers zu atmen ermöglicht die greifbare Erfahrung der eigenen mehrdimensionalen Wirklichkeit (Körper, Geist und Seele) und versetzt uns schnell aus dem Überlebens- und Reaktivitätsmodus in einen, der auf einem Gefühl für höhere Ziele beruht.

Wie bei den anderen Übungen atmen wir in den Bauch. Das heißt, wir dehnen den Bauch mit dem Einatmen und ziehen ihn mit dem Ausatmen zusammen, statt flach in die Brust zu atmen. Wenn man nach den folgenden Anleitungen »durch den Zentralkanal« atmet, sollte man besonders darauf achten, dass die Konzentration durch jedes Energiezentrum im Körperkern nach oben und unten wandert, als bewege sie sich *in* einem Aufzug innerhalb eines Aufzugschachts auf und ab, *ohne einen Teil des Zentralkanals (des Schachts) zu überspringen.* Dies ist entscheidend für das Zünden aller elektromagnetischen und letztendlich auch neurologischen Schaltkreise. Und so wird die Zentralkanal-Atmung durchgeführt:

1. Beginnen Sie mit den Ankerpunkten. Heben Sie den Beckenboden in *Mula Bandha,* drücken Sie das Herz wie beim Bankdrücken im Kraftsport, atmen Sie mit verengter Kehle wie Darth Vader und halten Sie die Spannung einen Moment lang hinter den Augen.

2. Gehen Sie mit Ihrer Aufmerksamkeit über den Kopf – etwa 15 Zentimeter –, und atmen Sie in Ihrer Vorstellung von dort aus ein. Anfangs kann es hilfreich sein, mit dem Atem eine weiße oder goldene Lichtkugel zu visualisieren. Probieren Sie es einfach aus. (Letztlich geht es darum, zu erkennen, dass man selbst der Lichtball ist. Spüren Sie also, wie Sie sich über den Kopf und durch den Zentralkanal nach unten bewegen wie in einem Aufzug, der bis in den Keller fährt, statt alles von außen zu betrachten.)

3. Atmen Sie auf der ganzen Strecke durch den Kanal nach unten ein, und zwar in den Bauch, und spannen Sie die Ankerpunkte dabei so fest wie möglich an. Dehnen Sie den Bauch beim Einatmen aus.

4. Atmen Sie aus dem Bauch, geradewegs durch den Beckenboden bis in die Erde aus, und halten Sie dabei die vier Ankerpunkte angespannt. Ziehen Sie den Bauch beim Ausatmen in Richtung Wirbelsäule.

5. Kehren Sie diese Aktion jetzt um. Ziehen Sie den Atem aus der Erde durch den Beckenboden in den Bauch. Spüren Sie beim Ausatmen, wie Energie durch den Zentralkanal nach oben und am höchsten Punkt des Kopfes aus dem Körper fließt.

Wiederholen Sie den ganzen Zyklus. Ein kompletter Ablauf umfasst zwei vollständige Atemzüge: einatmen, beginnend etwa 15 Zentimeter über dem Kopf, in den Herz-, Bauch-, Kernraum, ausatmen bis tief in die Erde, dann einatmen aus der Erde in den Herz-, Bauch-, Kernraum, gefolgt vom Ausatmen über den Kopf.

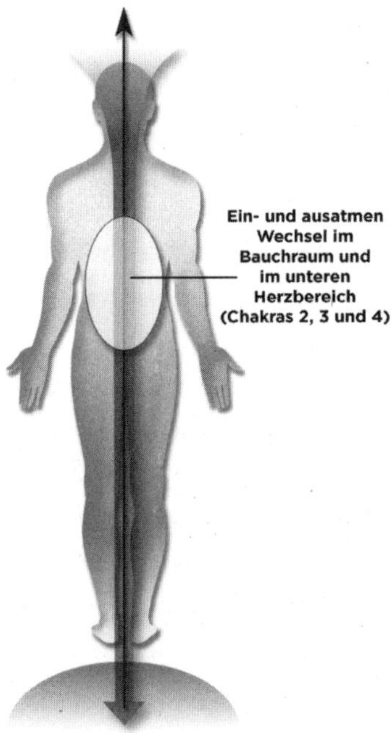

Zentralkanal-Atmung, erstes bis siebtes Chakra

Wenn Sie mit dieser Übung anfangen, atmen Sie wie gewohnt. So können Sie sich darauf konzentrieren, die Spannung in den Ankerpunkten aufrechtzuerhalten und sich (als Atem) den Zentralkanal auf und ab zu bewegen. Sobald Sie darin bewandert sind und sich das Halten der Spannung in den Ankerpunkten natürlich anfühlt, können Sie Ihre Atmung gezielt beschleunigen oder verlangsamen, um bestimmte Ergebnisse zu erzielen. Aktivere oder heftigere Versionen dieser Übung – bei denen Sie schneller, kraftvoller und hörbarer atmen – dienen dazu, Verdichtungen in den Geweben und Schleiern zwischen den Chakras zu durchdringen, während langsamere, sanftere und tiefere Versionen die komplizierten Details des Aufbaus von Schaltkreisen und der Integration feinstofflicher Energien betreffen. Langsameres Atmen fördert auch die Entspannung und mildert die Auswirkungen von Stress und längerer mentaler Konzentration ab. Ich werde im weiteren Verlauf des Buches noch mehr Details zum Umgang mit diesen Besonderheiten liefern.

In einer aktiveren Version der Zentralkanal-Atmung zählen Sie bis vier: beim Einatmen *eins, zwei* und beim Ausatmen *eins, zwei.* Sie werden feststellen, dass das Ausatmen hier in einem »Wusch« stattfindet. Sie können sich vorstellen, dass dieser kraftvolle Atem alle Verdickungen und Verdichtungen durchdringt, die Sie entlang Ihres Zentralkanals beobachten.

In einer sanfteren Version dieser Übung verlangsamen Sie die Atmung, indem Sie bis sechs, acht oder zehn zählen und die Zählung gleich zwischen Ein- und Ausatmen aufteilen (also *eins, zwei, drei* beim Einatmen, *eins, zwei, drei* beim Ausatmen und so weiter).

Für jede Version der Zentralkanal-Atmung ist es besonders wichtig, den Atem bei seinem Auf und Ab durch das System bewusst zu verfolgen (im Idealfall der Atem zu *sein*) und unterwegs alle Schaltkreise zu aktivieren. Lassen Sie keinen Ankerpunkt und keinen Bereich des Kanals dazwischen aus.

Sie werden schnell Fortschritte machen, wenn Sie diese Übung im Laufe des Tages mehrmals praktizieren – besonders vor dem Schlafengehen. Führen Sie sie abends als Letztes aus, bevor Sie einschlafen, und jeden Morgen gleich nach dem Aufwachen, noch bevor Sie die Füße auf den Boden stellen. Diese Zeiten zu beiden Seiten des Schlafs, in denen Unterbewusstsein und Wachbewusstsein aufs Engste miteinander in Kontakt stehen, sind am besten, wenn es darum geht, eine neue Wirklichkeit für sich selbst zu erschaffen und zu etablieren.

Sie profitieren in höchstem Maße von dieser Übung, wenn Sie *jeden* Atemzug an jedem Tag zu einem Zentralkanal-Atemzug machen! Dann atmen Sie immer von einer Stelle jenseits des Körpers ausgehend ein, durch den Körper hindurch und anschließend wieder aus. Dabei aktivieren Sie das unbewusste Gewahrsein, mehr als nur ein physisches Wesen zu sein, schöpfen aus Ihrer Multidimensionalität und verjüngen sich ständig. So gelingt es mir, in einer Woche sehr viel zu erreichen und das Gefühl zu haben, dass ich jedes Jahr ein bisschen jünger werde …

ÜBUNG 4: REIN UND DURCH

»Rein und durch« ist eine frei fließende Version der Zentralkanal-Atmung. Sie dient einem etwas anderen Zweck und wird anders eingesetzt. Wie die Übung »Subjekt – Objekt – Subjekt« zieht sie unsere gesamte Energie, wo immer sie auch sein mag – im Kopf, an der Oberfläche unserer Schultern und oben im Körper –, in die Mitte unseres Organismus. In dieser Übung lassen wir die Energie herein und wie einen rauschenden Wasserfall durch unseren Körper fallen, nehmen dabei Verdichtungen auf und spülen sie kraftvoll hinunter in die Erde.

Diese »Spülung« ist für uns von enormem Wert. Sie verhindert, dass wir an stagnierenden Energien wie alten Denkmustern, Storys oder anderen Gewohnheiten festhalten und versuchen, Umstände und Situationen zu kontrollieren. Wir halten an diesen destruktiven Energien nicht fest, weil sie sich gut anfühlten, sondern weil sie das sind, was wir kennen. Sie sind uns vertraut. Doch wenn wir diese Dinge nicht loslassen, werden ihre verstreuten Verdichtungen unser Energiefeld und den Fluss unserer Energie weiter schwächen und eine schmerzhafte Reibung in unserem Leben erzeugen, sobald sie nach Befreiung schreien.

Wenn wir uns jedoch energetisch mit Veränderungen und dem Loslassen vertraut machen können – indem wir uns in dieser Übung von Energie durchströmen lassen – und damit, wie sich diese Spülung im Körper anfühlt, wird es für den denkenden Geist immer einfacher, Gedanken und Vorstellungen loszulassen, die uns nicht mehr dienen. Das liegt daran, dass das energetische Loslassen durch den Körper das energetische Muster repliziert, das wir erleben würden, wenn wir wirklich etwas mental und emotional losließen. Für den Verstand ist das Loslassen auf der Story-Ebene eher schwierig, aber auf der energetischen Ebene, auf der sich die Verdichtungen tatsächlich befinden, können wir es viel einfacher und schneller bewerkstelligen. Dann sind wir wieder in der Lage, uns kreativeren und produktiveren Beschäftigungen zuzuwenden.

Stellen Sie sich vor, Sie streiten mit jemandem und möchten wirklich, dass die andere Person Ihre Auffassung einsieht und teilt. Stellen Sie sich nun vor, dass die Person plötzlich kapiert, was Sie ihr sagen wollen, und in allem einer Meinung mit Ihnen ist. Plötzlich löst sich die ganze Mühe, die Sie aufgewendet haben, um sie zu überzeugen, in Luft auf. Sie haben keine Agenda mehr, weil Ihre Mission abgeschlossen ist. Diese Veränderung in Ihrer äußeren Welt führt dann zu einer Veränderung in Ihrer inneren Welt, und ein Energieschub wird sich in Ihrem Körper bemerkbar machen, wenn Ihr Wunsch Wirklichkeit wird.

Natürlich handelt es sich in diesem Beispiel um eine Veränderung von außen nach innen, die wir letztlich nicht kontrollieren können. Wir können aber sehr wohl das Gegenteil bewirken, nämlich eine Veränderung von innen nach außen. Wir können üben, wie es sich anfühlen würde, wenn wir bereits verstünden, *bevor* die andere Person erfasst, was wir sagen wollen. Dies würde uns ermöglichen, unsere Agenda aufzugeben und die Reibung zu vermeiden, bevor es zu Streit und Konflikt kommt. Übungen wie diese sind ausgesprochen kraftvoll, wenn es darum geht, die stecken gebliebene Energie und Probleme der Schutzpersönlichkeit zu lösen. Und so wird diese Übung ausgeführt:

1. Achten Sie in diesem Moment auf die Energie um Ihren Kopf und Ihre Schultern. (Sie ist wahrscheinlich deutlicher ausgeprägt als die Energie im Bereich des Bauchs, der Hüften und der Beine.)

2. Lassen Sie so viel Spannung, wie Sie können, auf einmal ins Zentrum Ihres Kopfes fallen (»rein«), und atmen Sie dabei tief in Ihren Kern. Lassen Sie in der oberen Körperhälfte einfach alles los.

3. Spannen Sie alle Ankerpunkte an, um sich in Ihrem Kern zu zentrieren.

4. Lassen Sie die Energie nun mit dem Ausatmen durch den gesamten Zentralkanal und an der Stelle in den Boden fallen (»durch«), wo Sie ge-

rade sitzen oder stehen. Lassen Sie dann die Spannung in allen Ankerpunkten los, aber bleiben Sie im Kern. Das »Rein« ermöglicht es Ihnen, mehr Energie in den Kreativzentren im Mittelhirn zu spüren. Und das »Durch« macht es Ihnen möglich, alles andere fallen zu lassen und sich in Ihrer Verwurzelung zu verankern. Das fühlt sich so gut an!

5. Machen Sie »Rein und durch« regelmäßig den ganzen Tag abwechselnd mit *Mula Bandha* (wobei *Mula Bandha* nur periodisch ausgeführt wird). Lassen Sie den Beckenboden fallen, lassen Sie den Bauch fallen, lassen Sie die Schultern fallen, öffnen Sie die Fußsohlen und lassen Sie sich beim Gehen in die Erde fallen. Spüren Sie, wie Sie bei jedem Schritt ein Wasserfall der liebevollen Unterstützung durchdringt.

Immer wenn wir an etwas festhalten, halten wir unsere Energie fest. Wir sorgen dafür, dass sie stecken bleibt. Deshalb kann sich nichts bewegen, verändern oder fließen. Das hält uns im Mentalkörper des Energiemenschen (siehe die Abbildung auf Seite 64) fest und verhindert, dass wir in unseren Kern fallen. Offenbarungen sind so nicht möglich. Das aktive Bewegen festsitzender Energie ist nur ein Aspekt jener Selbstbeherrschung, die wir mit den Energie-Codes anstreben. Wir wollen uns angewöhnen, Energie zu *bewegen,* statt sie festzuhalten, damit wir in einem Zustand des Fließens und der Nichtanhaftung sein können, während wir in unserem Körper verankert bleiben. Dieser optimale Zustand schafft mehr Raum für Kreativität, Liebe und ein Wohlbefinden, das nicht von äußeren Umständen oder Bestätigung abhängig ist. Später erfahren wir in weiteren Kapiteln über die Codes, dass die Kraft der Liebe wie ein Freudenfeuer wirkt und diese dichten und stecken gebliebenen Energien in Kreativität verwandelt, um sie aktiv zur Verbesserung der eigenen Lebenserfahrung einzusetzen.

Das dem Verankerungs-Code zugeordnete Chakra: Wurzelchakra

Zwar beeinflusst das Wirken dieses Codes Ihr gesamtes System in entscheidender Weise, aber es hat einen besonderen Einfluss auf das Wurzelchakra an der

Basis der Wirbelsäule. Weil jedes Chakra einen bestimmten Aspekt des Bewusstseins, einen bestimmten Lebensbereich und eine bestimmte Region des physischen Körpers steuert, hat die Verbesserung seiner Funktion und des Energieflusses darin einen ganz bestimmten positiven Einfluss auf Ihre Gesundheit, Ihre Erfahrungen und die Art, wie Sie das Leben sehen und es angehen.

Das Wurzelchakra, auch als Basis- oder *Muladhara*-Chakra bekannt (*Muladhara* heißt auf Sanskrit so viel wie »Wurzelunterstützung«), ist das Energiezentrum, das mit unserer ursprünglichsten Seinsstufe in Verbindung steht. Es repräsentiert physisches Überleben und Sicherheit. Menschen, deren Wurzelchakra nicht aktiv ist, sind weder in ihrem Körper noch in ihrem Leben fest verankert und in der Regel ängstlich, labil und unsicher, weil sie ständig mit überlebensrelevanten Problemen konfrontiert sind. Sie wirken materialistisch, unbeständig und oberflächlich oder einfach auf Äußerlichkeiten fixiert. Häufig haben sie große Schwierigkeiten damit, offen zu kommunizieren, Gefühle zu zeigen und sich selbst wertzuschätzen, und wechseln daher in der Folge oft den Lebenspartner oder den Job. Oder sie »verstauen« diese Tendenzen ganz tief in ihrem Körper und durchleben enorme innere Konflikte, während sie nach außen hin glücklich und stark wirken. Irgendwann vermag ihr Körper diesem Energieverlust nicht mehr standzuhalten und sie können nicht mehr vor ihren Ängsten davonlaufen.

Viele Menschen, die Probleme mit den Themen des ersten Chakras haben, leiden auch unter dem starken Gefühl, nicht dazuzugehören. Es ist, als hätten sie – hinter den Augen – einen inneren Realitätssinn, der nicht mit der Realität übereinstimmt, in der sie sich bewegen. Infolgedessen neigen sie dazu, an sich selbst zu zweifeln, sich »irgendwie komisch« zu fühlen oder einfach zurückzuziehen, um klarzukommen. Weil das Bewusstseinsniveau in diesem Chakra ganz allgemein für unsere körperliche Präsenz und unser Wohlbefinden zuständig ist, kann es bei Problemen damit unter anderen zu folgenden körperlichen Symptomen kommen: schlechter allgemeiner Gesundheitszustand, schwache Immunabwehr und geringe Vitalität sowie zu Problemen in der Skelettstruktur des Körpers wie Osteoporose, Gelenkschmerzen, Gelenkschwäche und Instabilität in den Beinen und Füßen. Wenn Sie nicht in Ihrem Wurzelchakra verankert sind, sind Sie nicht in Ihrem Körper. Und wenn Sie nicht vollständig hier sind, leiden Sie. Hier können die Verankerungs-Code-Übungen helfen!

In der Tabelle finden Sie eine Zusammenfassung von Schlüsselmerkmalen des Wurzelchakras. Beachten Sie, wie die energetischen Eigenschaften des Chakras die Bereiche des physischen Körpers reflektieren.

Schlüsselmerkmale des Wurzelchakras

Name(n)	Erstes Chakra, Wurzelchakra, **Muladhara**-Chakra
Lage	Basis der Wirbelsäule
Farbe	Rot
Musiknote	C
Betroffene Körperregionen	Knochen, Skelett, Hüften, Beine, Füße, Genitalien, Basis der Wirbelsäule, Nieren, Lebenskraft des Körpers, Zähne, Nägel, Blut, Zellaufbau, **Nebennieren**
Symptome der »Rückseite«	Geistige Lethargie, Unfähigkeit, innerlich still zu werden, Arthrose, schlechter allgemeiner Gesundheitszustand, Mangel an Lebensenergie
Merkmale der »Vorderseite«	Selbstbeherrschung, hohe physische Energie, Erdung, gute Gesundheit »Ich bin hier als die Quelle.« - »Das ist mein Auftritt.« - »Ich gehöre hierher.« - »Ich bringe das mit, was ich mir als Erfahrung ausgesucht habe.«
Übungen	• Subjekt - Objekt - Subjekt • Ankerpunkte im Zentralkanal • Zentralkanal-Atmung • Rein und durch
Atmung (Wie in Kapitel 8 erläutert)	Zentralkanal-Atmung
Yogahaltungen für bessere Integration	• Der Stuhl **(Utkatasana)** • Krieger 1 **(Virabhadrasana)** • Yoga-Pyramide **(Parsvottanasana)** • Der Baum **(Vrksasana)** • Stehende Vorbeuge **(Uttanasana)**

Aufgrund seiner Lage an der Basis des Zentralkanals – dem Ort, an dem Energie (das, was uns wirklich ausmacht) in unseren Körper eindringt – kann eine Unwucht oder Beeinträchtigung dieses Chakras ein Flattern im gesamten übrigen Kanal verursachen und die ultimative Aktivierung der Kreativitätszentren im Großhirn verhindern. Wenn dies der Fall ist, werden wir unsere wahre Bestimmung nie kennenlernen. Vielmehr versuchen wir weiterhin, unser Leben so gut wie möglich funktionieren zu lassen – im Überlebensmodus und von der Rückseite des Modells aus. Daher ist es für unser Wohlbefinden von grundlegender Bedeutung, dass unsere Lebensenergie im Wurzelchakra aktiviert wird und hier optimal hindurchfließt.

Der Verankerungs-Code gibt uns das Rüstzeug dafür. Mithilfe der Übungen zu diesem Code können wir das starke Gefühl der Sicherheit, der Zugehörigkeit und des Wohlbefindens etablieren, das sich aus der Integration des Wurzelchakras ergibt. Sie fangen an, zu erkennen, dass »diese Welt Ihr Auftritt ist« und dass »Sie damit umgehen können«. Sie können lebenslange Vitalität entwickeln und aufrechterhalten. Statt die Welt als etwas wahrzunehmen, in das Sie sich einzufügen versuchen, erkennen Sie, dass es an Ihnen liegt, mit diesem Leben zu spielen, es kreativ und als Abenteuer zu leben und in guter körperlicher Gesundheit, Vitalität und Selbstbeherrschung zu erfahren.

Yoga für den Verankerungs-Code

Um Ihnen die Durchführung der Energie-Code-Übungen zu erleichtern und deren Vorzüge zu verstärken, füge ich der Mischung an dieser Stelle ein wenig spezialisiertes Yoga bei. Wenn Yoga mit Konzentration und Präsenz ausgeübt wird, haben wir eine perfekte Mischung aus Körper, Geist, Seele und Atem. Yoga fokussiert den Geist auf einen Bereich des Körpers, durch den Sie sich gleichzeitig bewegen und atmen. Dies ist die Zusammenarbeit, die Sie brauchen, um wirklich im Körper anzukommen, Ihre Lebensenergie dort zu verankern und dadurch die Fähigkeit zu erlangen, das Muster und den Fluss dieser Energie zu steuern und zu handhaben.

BodyAwake Yoga – die Übungspraxis, die ich persönlich unterrichte – baut in jeder Haltung Schaltkreise für *bewusste* Kommunikation im Körper auf. Wenn Sie bis jetzt noch nichts für Yoga übrig hatten, machen Sie sich keine Sorgen. Auch wenn Sie noch nie Yoga selbst praktiziert haben, sind Sie wahrscheinlich in der Lage, die hier vorgeschlagenen Grundübungen auszuführen. Aber lassen Sie sich dennoch nicht von ihrer vordergründigen Schlichtheit täuschen. Sie sind zwar einfach, bieten aber selbst erfahrenen Yogaschülern oder -lehrern große kumulative Vorteile. Viele langjährige Yogalehrer (die schon 30 Jahre und länger unterrichten) sind erstaunt, zu sehen, was für einen Unterschied diese zusätzlichen Anleitungen bewirken. Ich bin sicher, dass sie auch Ihnen helfen werden! Doch kommen wir nun zu den Haltungen für den Verankerungs-Code.

Der Stuhl *(Utkatasana),* eine einfache und nahezu jedem zugängliche Haltung, kann dazu beitragen, das Wurzelchakra kraftvoll zu integrieren und Ihre Energie an der Basis des Zentralkanals zu erden, sodass Sie anfangen können, Ihre Präsenz als Seelenselbst aufzubauen. Wenn Sie Probleme mit dem Stehen und dem Halten des Gleichgewichts haben, können Sie diese Übung auch im Sitzen ausführen, und zwar auf dem äußersten Rand eines Stuhls.

DER STUHL (UTKATASANA)

In dieser Yogaübung bewegt sich der Körper, als würde er sich auf einen Stuhl setzen. Und so wird sie gemacht:

1. Sie stehen mit den Füßen hüftbreit auseinander. Drücken Sie die Fersen und die Fußballen fest in Richtung Erde. Spüren Sie die Verbundenheit mit dem Boden, auf dem Sie stehen.

2. Beugen Sie die Knie, und gehen Sie mit den Hüften nach hinten, als wollten Sie sich auf einen Stuhl setzen. Schieben Sie die Sitzhöcker nach hinten, damit die Knie nicht über die Zehen hinausragen. Die Knie bleiben parallel. Achten Sie darauf, dass sie sich nicht nach außen spreizen. Wenn Sie mehr Unterstützung brauchen, können Sie die Knie näher zusammenbringen, bis sie sich berühren.

3. Heben Sie die Arme über den Kopf, wenn Ihre Schultern flexibel genug sind. Wenn nicht, heben Sie sie einfach so hoch wie möglich und bleiben dabei in der Haltung.

4. Bleiben Sie drei bis zehn Atemzüge lang in dieser Haltung, und lösen Sie sie dann auf, indem Sie die Beine wieder strecken und die Hände nach unten senken.

Integrieren wir nun unsere Verankerungs-Code-Übungen und die BodyAwake-Prinzipien in die »Stuhl«-Übung, um den Nutzen aller zu steigern.

1. Konzentrieren Sie sich in der Stuhl-Haltung auf ein Feld, das etwa 60 Zentimeter unter Ihren Füßen in der Erde liegt. Spüren Sie, wie Sie sich in dieser Energie verankern.

2. Heben Sie die Zehen an und legen Sie sie wieder ab. Verlagern Sie Ihr Gewicht auf die Fersen, und spüren Sie, wie sich der Zentralkanal öffnet. Verlagern Sie das Gewicht dann auf die Zehen, und spüren Sie, wie sich der Kanal schließt. (Dies ist eine großartige Übung, um die Empfindungen im Zentralkanal ausfindig zu machen.) Lehnen Sie sich, wenn Sie so weit sind, wieder zurück, und konzentrieren Sie sich auf den Zentralkanal.

3. Verlagern Sie Ihr Gewicht mit entspannten Zehen zuerst auf den rechten, dann auf den linken Fuß. Bringen Sie die Knöchel in eine Drehbewegung, und drücken Sie sie in die Knöchelgelenke, damit »Sie sich dort spüren können«. Bewegen Sie sich ein wenig nach oben und unten, besonders in den Knien. Spannen Sie die Muskeln in den Oberschenkeln und Hüften an und drücken Sie die Hüftgelenke dabei auf den Vorder- und Rückseiten sowie auf den Innen- und Außenseiten. Atmen Sie dabei mit tiefen Atemzügen den Zentralkanal hinauf und hinunter wie oben beschrieben. Wenn sich die Knie bereits berühren, drücken Sie sie jetzt fest zusammen, und spüren Sie, wie sich dort ein Schaltkreis aufbaut.

4. Spannen Sie den Beckenboden an *(Mula Bandha)*. Spannen Sie die Rückseite des Herzbereichs an, indem Sie die Schulterblätter zusammen und nach unten ziehen. Strecken Sie die Arme ganz nach oben und »stecken« Sie sie gleichzeitig zurück in die »Schultersteckdosen«. Ziehen Sie das Kinn zum Hals. Rollen Sie die Augen nach oben und spüren Sie die Spannung dahinter. Spüren Sie, wie Sie sich entlang des gesamten Kanals und entlang der Vorderseite der Wirbelsäule ausrichten – und dann noch weiter die Beine entlang bis in die Füße und schließlich in die Erde.

5. Atmen Sie ein paarmal durch den Kanal auf und ab. Beginnen Sie damit, dass Sie die Energie aus der Erde (von einem Bereich circa 60 Zentimeter unter dem Punkt, auf dem Sie stehen) nach oben ziehen und durch die Beine in den Zentralkanal einatmen. Sammeln Sie den Atem im Kern, und atmen Sie dann nach oben aus – über Herz, Hals, Drittes Auge und den obersten Punkt des Kopfes. Ziehen Sie den Atem beim nächsten Einatmen von oben nach unten durch Kopf, Hals, Herz, Bauch und den angespannten Beckenboden. Atmen Sie dann durch die Beine in die Erde aus. Im Idealfall *sind* Sie schließlich der Atem, der durch den Körper fließt.

ZUSÄTZLICHE YOGAHALTUNGEN ZUR INTEGRATION DES WURZELCHAKRAS

Außer der »Stuhl«-Übung können Sie die folgenden Asanas einsetzen, um Ihre Arbeit mit dem Verankerungs-Code zu optimieren. (Weitere Informationen, Videos und Abbildungen finden Sie unter drsuemorter.com/energycodesbook.)

Sobald Sie sich in jeder Yogahaltung stabil und geerdet fühlen, integrieren Sie die Zentralkanal-Atmung: Sie ziehen Energie und Atem aus der Region unter Ihren Füßen durch den Zentralkanal und atmen durch den Scheitelpunkt des Kopfes aus. Dann atmen Sie durch den obersten Punkt des Kopfes ein, ziehen Atem und Energie den Kanal hinunter und atmen durch den Beckenboden bis hinunter in die Fußsohlen und von dort in die Erde aus:

- Krieger 1 (*Virabhadrasana*),
- Yoga-Pyramide (*Parsvottanasana*),

- Der Baum (*Vrksasana*),
- Stehende Vorbeuge (*Uttanasana*).

Häufige auftretende Probleme mit dem Verankerungs-Code

Wenn ich einer Gruppe bei einer Live-Veranstaltung den Verankerungs-Code vermittle, dann treten zwangsläufig ein paar der üblichen Probleme auf. Diese sind jedoch einfach zu bearbeiten und in der Regel auch mit etwas Übung rasch zu lösen.

Problem 1: Sie können nicht gleichzeitig die Muskeln anspannen und atmen. Wenn es Menschen schwerfällt, in den Bauch zu atmen und gleichzeitig den Bauch und den Beckenboden anzuspannen respektive anzuheben, kommen sie durcheinander und wissen nicht mehr, was sie jetzt tun sollen. »Spanne ich die Muskeln an oder atme ich tief durch?«, fragen sie. Meine Antwort lautet immer: »Sie müssen versuchen, beides gleichzeitig zu tun, damit Sie den Widerstand – die Reibung – spüren können, die dadurch entsteht.«

Denken Sie daran, dass wir Reibung erzeugen, um herauszufinden, wer wir wirklich sind. Eine Art, wie wir in dieser Welt lernen, ist das Lernen durch *Widerstand.* Wenn wir beispielsweise mit jemandem diskutieren, lernen wir aufgrund der Unterschiede zwischen uns beiden mehr darüber, wer wir sind. In ähnlicher Weise macht der innere Widerstand, den wir erzeugen, indem wir gleichzeitig nach innen drücken und nach außen strecken, während der Atem den Bauch füllt und die Muskeln sich zusammenziehen, den Unterschied zwischen Herein- und Hinausdrücken deutlich. Wir können es mit unserem sensorischen System fühlen und herausfinden, wo im Körper wir auf eine Weise »leben« sollen, die uns vorher vielleicht nicht aufgefallen ist. Durch den Widerstand lernen wir, »wer und wo« wir sind. *Dadurch, dass wir diesen Widerstand in unserem Innern erzeugen, müssen wir ihn nicht in unseren Beziehungen in der Außenwelt ausleben.* Der Geist entspannt sich ebenso wie die Kampf-Flucht-oder-Totstell-Reaktionen unseres Körpers, und wir schaffen eine Umgebung, die dem Auftauchen des Seelenselbst förderlicher ist. Anschließend entspannen wir den Beckenboden und bewahren unser Selbstwertgefühl.

Problem 2: Sie können die Bereiche, die Sie anspannen, nicht spüren. Viele von uns leben schon seit so vielen Jahren im Kopf, dass sie die Fähigkeit verloren haben, subtile Körperempfindungen wahrzunehmen. Das ist normal! Wenn Sie also einen Bereich innerlich anspannen, dies aber nicht wirklich spüren, legen Sie von außen eine Hand auf diesen Bereich und drücken ihn sanft, bis Sie dort etwas spüren. Um Ihren Fokus beispielsweise für *Mula Bandha* auf die Basis der Wirbelsäule zu lenken, drücken Sie auf den Unterbauch direkt über dem Schambein oder setzen sich auf eine Ihrer Hände oder einen Ihrer Füße. Für das Herz drücken Sie die Finger ins Brustbein, »gehen nach innen« und drücken zurück gegen Ihre Hand oder Sie legen sich auf den Rücken und heben etwas Schweres hoch wie beim Bankdrücken. Für die Kehle nehmen Sie die Handfläche oder die Finger, um einen leichten Druck auf den Hals (vorn oder hinten) auszuüben, und gehen dann erneut »nach innen« und drücken von dort nach außen. Und für die Zirbeldrüse in der Mitte des Kopfes drücken Sie zwischen die Augenbrauen, während Sie die Augen nach oben rollen. Sie brauchen sich wirklich keine Gedanken darüber zu machen, ob Sie es »richtig« ausführen. Im nächsten Kapitel werden Sie mehr darüber erfahren, was in dieser Situation zu tun ist, aber halten Sie sich vorerst an diese Vorschläge. Das Ziel ist zunächst, Ihren Fokus und Ihr bewusstes Gewahrsein auf den Bereich zu lenken, mit dem Sie arbeiten, damit Sie anfangen können, die Photonendichte – die Präsenz – des Seelenselbst dort aufzubauen. Ihre Fähigkeit zu spüren wird zurückkehren und sich noch verstärken!

Problem 3: Es kommt Ihnen zu viel vor, alles auf einmal zu machen. Wenn Menschen mit diesen Übungen anfangen, insbesondere mit der Zentralkanal-Atmung, kann es sich nach einer Menge anfühlen, worauf man sich gleichzeitig konzentrieren muss. Aber das gilt für vieles, was wir im Lauf des Lebens beherrschen lernen, wie das Koordinieren von Händen und Füßen, wenn wir die ersten Fahrstunden nehmen, das Kochen einer Mahlzeit mit mehreren Beilagen, die alle gleichzeitig fertig sein müssen, oder das Perfektionieren eines bestimmten Golfschwungs – meine Güte! Ich lade Sie ein, sich eingehend mit diesen und allen anderen Energie-Code-Tools zu beschäftigen – in dem Wissen, dass sie sich anfangs vielleicht ein wenig umständlich und mechanisch anfühlen, doch wie alles, was Sie jemals gelernt haben, mit etwas Übung sehr viel leichter werden. Es kann in der Tat sein, dass sie Ihnen in nur wenigen Tagen leichter fallen. Verweilen Sie an einem Ort der Liebe und des Mitgefühls für sich selbst, und es wird sogar noch schneller passieren.

Wenn es Ihnen nicht gelingt, alle Ankerpunkte anzuspannen und gleichzeitig durch den Zentralkanal auf und ab zu atmen, setzen Sie zunächst nur *Mula Bandha* ein. Nehmen Sie sich einen Moment Zeit, um den Beckenboden anzuheben und Ihre eigene energetische Präsenz dort zu spüren. Atmen Sie mehrmals ein und aus und lassen Sie ihn dann wieder los. Machen Sie das den ganzen Tag über, sooft Sie sich daran erinnern. Bauen Sie dann darauf auf, indem Sie die Herzgegend anspannen, und üben Sie, Ihr Bewusstsein in diesen beiden Zentren zu haben, während Sie tief in den Bauch atmen. Nehmen Sie dann noch den Hals dazu und schließlich die Aufmerksamkeit hinter den Augen. Sie werden in kürzester Zeit den Kanal herauf- und herunteratmen …!

Besonders wichtig ist, dass Sie nicht aufgeben. *Mula Bandha* ist etwas, was jeder ausführen kann, und schon diese einzige kleine Anstrengung hat eine große Wirkung, weil sie den denkenden Geist in Richtung Quantenflip lenkt, den wir mit den Energie-Codes vollziehen wollen. Fangen Sie also klein an, und gehen Sie Schritt für Schritt vor, indem Sie Ihr Bewusstsein innerhalb des Zentralkanals aufbauen und sich durch jedes Stück der Übung atmen, bis sie leichter zugänglich wird. Das Gleiche gilt für alle anderen Energie-Code-Übungen. »Zerlegen« Sie sie bei Bedarf in kleinere Stücke, aber bleiben Sie dran. Die Vorteile sind zu groß, um aufzugeben.

Sobald Sie Ihre bewusste Aufmerksamkeit im Kern des Körpers verankert haben, sind Sie bereit, sich noch intensiver mit dem Seelenselbst zu beschäftigen und damit zu identifizieren – indem Sie die spezifischen Energiemuster wahrnehmen und spüren, die sich in Ihnen bilden und die mit ihren Lebenserfahrungen in Verbindung stehen. Sie werden eine völlig neue Methode entwickeln, um zu verstehen, was in Ihrem Leben vor sich geht, entsprechend darauf zu reagieren und schneller davon zu profitieren, als wenn Sie weiterhin nur auf der Story-Ebene lernten. Was ich wirklich möchte, ist, dass Sie nicht nur in Reaktion auf Ihr Umfeld leben, sondern als der Schöpfer, der Sie sein sollen. Die Welt braucht originellere Denker, die sich der ganzen Fülle ihrer Fähigkeiten bewusst sind – und so einer sind Sie! Dies ist Ihre Zeit. Und das und noch mehr werden wir jetzt im Gefühls-Code aktivieren!

Kapitel 5

DER GEFÜHLS-CODE: DIE SPRACHE DER SEELE

Vor einigen Jahren beendete ich eine achtjährige Beziehung, von der ich gedacht hatte, sie würde lebenslang bestehen. Ich hatte zwar angefangen, neue Schaltkreise anzulegen und vieles zu integrieren, was sich aus meiner Erfahrung mit dem Lichtstrahl in mir ergeben hatte, doch dies war Neuland.

Es war nicht angenehm. Ich hatte gerade im Jahr zuvor meine Mutter verloren und jetzt löste sich auch diese Beziehung auf. Wir hatten eigentlich vereinbart, wie unsere Entflechtung vonstattengehen sollte, aber die Dinge liefen nicht ganz so wie besprochen. Eines Sonntags kam ich vom Flughafen zurück in ein halb leeres Haus. Die Hunde – die bei mir hätten bleiben sollen – waren auch fort. Ich war am Boden zerstört.

Ich wäre nicht im Traum auf die Idee gekommen, jemals einen solchen Schmerz erfahren zu müssen. Er durchbohrte meine Seele – und umso schlimmer, als er so unerwartet kam. In meiner Welt gab es diese Art von Wechsel einfach nicht. Und während dieses Umbruchs war ich viel unterwegs gewesen und sprach vor Publikum, was, wie ich wusste, meine wahre Lebensaufgabe ist. Und ich trug die Verantwortung für eine Klinik, andere Ärzte und Mitarbeiter sowie Patienten, um die ich mich kümmern musste. Annullierte Flüge und Reiseprobleme hinderten mich nun oft daran, meinen Verpflichtungen gegenüber meinen Patienten und meinem Team nachzukommen. Das alles bedeutete Stress, von dem ich nicht wusste, dass er sich in mir aufbaute.

Eines Tages wollte ich gerade mein Haus verlassen und in meine Praxis gehen, als ich merkte, dass ich etwas vergessen hatte. Ich ging zurück, durch mein Schlafzimmer und zu meinem Schrank … und brach auf meinem Bett zusammen. Mein gebrochenes Herz implodierte, und mein ganzer Körper löste sich in einem Schrei auf. Es fühlte sich an, als sprudelten die Tränen unter meinen Knochen hervor, Wellen der Verzweiflung, die durch meinen Hals und aus meinem Mund, meinen Augen, sogar meiner Haut strömten.

Ich hatte so viel Energie darauf verwendet, auf Kurs zu bleiben, entschlossen weiterzumachen, stark zu bleiben, alles am Laufen zu halten. »Denk einfach nicht darüber nach«, hatte ich mir gesagt. Ich hatte mir schlicht nicht vorstellen können, dass ich *noch etwas* hätte tun müssen: fühlen. Doch in meinem emotionalen Erschöpfungszustand brachen die Gefühle dann einfach durch wie Wasser durch einen brüchigen Damm.

Als ich da in einer Tränenpfütze auf dem Bett lag, ließ ich alles los. Ich gab mir die Erlaubnis, in den Schmerz zu fallen. Vielleicht hatte ich es einfach satt, zu kämpfen und immer so weiterzumachen. Vielleicht war für mich nun die Zeit gekommen, endlich aufzuwachen. Wie auch immer, in diesem Moment veränderte sich meine Erfahrung davon, *wer ich wirklich bin,* für immer.

Schluchzend umklammerte ich meine Brust, meinen Bauch und meinen Kern. Dann kamen mir folgende Worte in den Sinn: »Wenn alles weg ist, habe ich wenigstens mich.«

In diesem Moment spürte ich, in Tränen aufgelöst, die größte Freude, die ich je empfunden habe. Es war schon sehr verwirrend: Ich war so mitgenommen wie seit Jahren nicht mehr und gleichzeitig überglücklich.

Dass ich nicht mehr versuchen würde, es besser zu *machen,* ließ es besser *werden.* Ich hatte mich verhalten wie ein marschierender Krieger, aber ich war so ausgepowert, dass ich einfach nicht mehr so weitermachen konnte. Als ich meine Rüstung fallen ließ und mir erlaubte, zu fühlen, trat alles zutage. Ich konnte mich von der Vorstellung verabschieden, dass ich stark sein und alles am Laufen halten musste. Alle Bemühungen meiner Schutzpersönlichkeit lösten sich augenblicklich auf, und alle meine nicht erlösten Gefühle wallten in freudiger Erlösung auf und davon.

Dort auf meinem Bett kapitulierten mein denkender Geist und seine Schutzpersönlichkeit vor meinem Seelenselbst. Bis zu diesem Tag hatte ich nicht gewusst, dass ich mich im Kampfmodus befand. Mein Drang, mich selbst zu schützen, das »Falsche zu korrigieren«, war ein weiteres Mal unbewusst geblieben, bis ich davon überwältigt wurde, was mich zu meinem Kern brachte. Und ich ließ los und ging hinein. In diesem Moment kam mein Erleuchtungserlebnis aus früheren Jahren tiefer als je zuvor in meinem Körper an.

Heute warte ich nicht mehr, bis der Damm kurz davor ist, zu brechen, bevor ich nach innen gehe. Heute *lebe* ich hauptsächlich innen. Doch wenn mich etwas aus meinem Kern zieht, lasse ich mich hineinfallen, um zu spüren, was da wirklich vor sich geht, und zwar sobald ich spüre, dass etwas eine Belastung in meinem Energiefeld erzeugt. Ich erspare mir den Schmerz, den der Versuch hervorbringen würde, die Dinge mit dem Verstand und der Schutzpersönlichkeit zu regeln, und lasse mir von meinem Körper – meinem Gefühl – sagen, was ich tun soll.

Hier, im Gefühls-Code, mache ich Sie nun mit den entsprechenden Übungen dazu bekannt.

Was ist der Gefühls-Code?

Mit dem Verankerungs-Code haben wir begonnen, die Energie des Seelenselbst an den physischen Körper zu binden – und ihr damit ein Zuhause zu geben, in dem sie leben kann. Wir haben den denkenden Geist auf den Körper fokussiert, um dies zu ermöglichen, und eine Beziehung zwischen dem denkenden Geist, dem Körper und dem Seelenselbst hergestellt. Diese neue Verbindung ebnet den Weg zu einer gesteigerten Präsenz des Seelenselbst und zum Empfang seiner unschätzbar wertvollen Mitteilungen. Und sie macht es möglich, voll und ganz zu erfahren, worum es im Leben wirklich geht.

Das Leben ist ein Projekt des Erwachens, des Erwachens zum Seelenselbst mit dem Ziel, uns mit unserem höchsten, wahren Wesen in die Welt einzubringen und ein vom Göttlichen geführtes, magisches Leben zu führen. Dieses Erwachen findet durch Reibung statt, indem wir an Stellen stoßen, an denen wir unsere ganze Stärke noch nicht erkannt haben oder die entsprechenden Schaltkreise noch nicht aktiviert sind. Ohne Reibung können wir nicht erkennen, welche Teile von uns noch im Dunkeln liegen. Wir müssen aus diesem

Status quo gedrängt werden, um erkennen zu können, wo wir unsere Energie umlenken und die versprengten und zerstreuten Teile von uns wieder integrieren müssen.

Reibung lässt sich nicht vermeiden. Wir haben, was das angeht, keine Wahl. Bis wir ganz als Seelenselbst leben, wird Reibung uns die Stellen zeigen, an denen wir Schaltkreise aufbauen und zu unserer Größe erwachen müssen. Wir können jedoch entscheiden, wo die Reibung auftritt: in unserer inneren Welt auf der Energieebene oder in unserer äußeren Welt auf der Ebene der Story.

Hier ein Beispiel dafür, wie dies funktioniert: Nehmen wir an, jemand aus Ihrem Umfeld sagt etwas, was Ihnen nicht gefällt, und Sie ärgern sich darüber. Sie reagieren mental und emotional auf die Worte des anderen und erzählen sich eine Geschichte darüber, was diese Worte über Sie, Ihre Beziehungen zu anderen und die Welt im Allgemeinen bedeuten. Ihr Verstand sagt etwas wie: »Warum passiert mir so etwas?«, »Er hätte das nicht tun sollen« und »Wie werde ich das Leben jemals wieder genießen können, nachdem dies passiert ist?« … Nach einer Weile fragen Sie sich vielleicht: »Warum kann ich das nicht einfach hinter mir lassen?« Oder: »Warum kann ich nicht vergeben?«

Dass Sie nicht »darüber hinwegkommen« können, liegt daran, dass der denkende Geist auf der Story-Ebene operiert. Mit seiner Unfähigkeit, Gefühle zu verarbeiten, bemüht sich Ihr gesamten System, Ihr Vorwärtskommen zu verhindern, bis Sie aus der Erfahrung gelernt haben, was Sie brauchen. Es geht darum, bestimmte Schaltkreise zu aktivieren und zerstreute Energie wieder einzugliedern. Oft ist diese Wiedereingliederung wie eine »Offenbarung« oder ein »Aha-Erlebnis«. Sobald sich Ihre Energie verändert hat und die Schaltkreise in Gang kommen, ändert sich die Story ebenso wie die Beziehung des Geistes zu dem Ereignis, das die Reibung verursacht hat.

Aus Sicht der Schutzpersönlichkeit sieht Reibung so aus: »Das ist verrückt. Ich kann es nicht einfach vergessen. Ich komme hier nicht raus!« Aus Sicht des seelischen Selbst sagt die Reibung: »Wir werden das hier so lange durchhalten und weitermachen, bis du dich darauf konzentrieren und dich tatsächlich hingeben kannst – auch wenn es dich erschöpft.« Denn egal ob Sie sich absichtlich oder aus Erschöpfung hingeben, Hingabe ist Hingabe, zumindest was das Seelenselbst betrifft. Es sagt: »Es ist okay. Ich bin hier und warte darauf, dass du mich entdeckst, wenn du dazu bereit bist.«

Reibung erregt auf jeden Fall unsere Aufmerksamkeit. Sie hilft uns zweifellos, zu wachsen. Und wir können durch Reibung auf andere Weise wachsen als auf dem Story-Weg. Genau dabei wird uns der Gefühls-Code helfen. In der Regel erzählen wir uns eine schmerzliche Story und versuchen herauszufinden, »warum« eine Erfahrung stattgefunden hat. Stattdessen können wir einfach die das Geschehen begleitenden Energieverschiebungen beobachten, mit dem arbeiten, was sie enthüllen, und die Energie entsprechend handhaben. Der Körper fungiert als Vermittler oder Übersetzer im ständigen Dialog zwischen dem Seelenselbst und dem denkenden Geist. Um diesen Dialog geht es beim Gefühls-Code, und er ermöglicht uns, sehr viel bewusster zu entscheiden, wie unsere Realität aussehen soll.

Die Orientierung vom Geist zum Körper zu verlagern, vom Denken zum Fühlen, vom Rationalisieren zum Wahrnehmen, wird Ihre Wahrnehmung drastisch verändern. Diese Verlagerung erhöht Ihre intuitiven Fähigkeiten, verbessert Ihren Energiefluss und lässt Ihren physischen Körper heilen, weil er nicht mehr im Stress und in einer »Überlebensstory« feststeckt. Sie öffnet den Kanal für die direkte Kommunikation zwischen Geist, Körper und Seelenselbst. Um effektiv mit dem Gefühls-Code arbeiten zu können, müssen wir jedoch den Unterschied zwischen *Gefühl* und *Emotion* kennen.

Wenn wir in der traditionellen Psychologie vom »Spüren unserer Gefühle« sprechen, meinen wir, dass wir uns erlauben, unsere emotionalen Zustände voll und ganz zu erfahren und damit die stecken gebliebene Energie verleugneter und nicht verarbeiteter Emotionen erneut in Fluss zu bringen. Aber es gibt einen Unterschied zwischen dem *Spüren unserer Gefühle* und dem *Spüren unserer Emotionen.* Beide befinden sich in derselben Bandbreite in unserem System – doch wenn unsere Aufmerksamkeit im Kopf ist, erleben wir eine »Emotion«, und wenn wir uns ganz auf den Körper konzentrieren, haben wir eine instinktive, zelluläre Empfindung – ein »Gefühl«. Der Gefühls-Code erkennt den Unterschied zwischen der Gefühlsschicht und der emotionalen Schicht unseres Energiefelds.

Der Vagusnerv, von dem man früher annahm, er sei für den Output vom Zentralnervensystem (Gehirn) an die Organe unseres Körpers verantwortlich, ist, wie man mittlerweile erkannt hat, für 80-90 Prozent des *sensorischen* Inputs vom Darm (Bauch) zum Gehirn verantwortlich. Das heißt, er übermittelt uns die »Rippenstöße« aus unserem Kern. Aus unserem tiefen Wesenskern heraus zu spüren ist subtil, aber unerlässlich, wenn wir zu der größeren Wirklichkeit in unserem Innern erwachen wollen. Das sensorische Nervensystem besteht aus zehn- bis hundert- oder tausendmal mehr Nerven als unser motorisches Nervensystem, was deutlich macht, wie wichtig das Erspüren dessen ist, was in unserem inneren Bereich vor sich geht, verglichen mit den Maßnahmen, die wir anschließend in der Außenwelt ergreifen.

Die Fähigkeit des Vagusnervs, Informationen von der Bauchebene unseres Seins aus zu verbreiten, gehört zur Magie des enterischen Nervensystems, auch als »zweites Gehirn« bekannt. Sie macht es uns möglich, Informationen zu integrieren, umzuwandeln und Reaktionen in unserem Kern zu generieren, ohne das Gehirn in unserem Kopf überhaupt bemühen zu müssen, und damit das auszubilden, was ich für unseren tiefen Sinn für Wahrheit und Wissen halte. Die Energie-Codes lehren uns, wie wir auf der subtileren Energieebene wahrnehmen können, um leichter und effektiver zu manifestieren.

Wenn es in unserer Welt zu Reibungen kommt, haben wir drei Reaktionen darauf: eine mentale, eine emotionale und eine physische Reaktion oder ein körperliches Gefühl. Mit dem, was wir jetzt über Energie wissen, werden wir nicht auf die Emotionen (die mit der Story verbunden sind) schauen, sondern auf die physischen Gefühle, die durch Verschiebungen in unserem Energiefeld erzeugt werden.

Selbst wenn eine Situation (etwa das Ende einer Beziehung oder der Verlust eines Arbeitsplatzes) schon ein Jahr, zehn oder zwanzig Jahre zurückliegt und die Reibung, die sie in unserem Energiefeld erzeugt hat, nicht gelöst wurde, kann sie immer noch eine körperliche Empfindung hervorrufen, etwa einen »Knoten« im Magen. Es gibt einen Grund, warum sie uns immer noch dort beeinträchtigt, wo sie uns stört. Indem wir das bemerken und lernen, damit zu arbeiten, richten wir die Schaltkreise ein, die benötigt werden, damit wieder Energie durch diesen Bereich fließen kann. Wenn wir jedoch auf der Story-Ebene bleiben, muss die Energie einen Umweg machen und erzeugt eine Unwucht im Zentralkanal und eine entsprechende Funktionsstörung in unserem äußeren Leben. Mit anderen Worten: Wenn wir direkt aus der Quelle schöpfen, wird unser Leben in jeder Beziehung einfacher.

Wir müssen uns emotional viel mehr anstrengen, wenn die meisten unserer Schaltkreise inaktiv sind. Wir werden emotional erschöpft. Wir sind weniger geschmeidig. Wir brechen, statt uns zu biegen, und stürzen, statt zu steigen. Wenn mehr Schaltkreise online gehen, ist es einfach, mutig, fröhlich und belastbar zu sein und zu verzeihen. Das liegt daran, dass dies die Eigenschaften unseres wahren Wesens sind; und wenn mehr von diesem Wesen wach ist, stürzen wir uns ins Leben und nutzen alle unsere inhärenten Fähigkeiten.

Der Gefühls-Code bietet Ihnen eine neue energetische Sprache, die ich »Body-Talk« nenne. Sie ist entscheidend, um die Mitteilungen des Seelenselbst zu empfangen und für den Geist zu übersetzen, sodass Sie beginnen können, die Lektionen und Offenbarungen in jedem Lebensszenario aufzudecken. In späteren Codes werden wir Möglichkeiten kennenlernen, diese Kommunikation noch effizienter einzusetzen und die Lernschritte zu gehen, die Reibungsverluste mit sich bringen, und eine vollständigere, besser integrierte und verfügbare Version von uns zu erhalten.

Die Gefühls-Code-Übungen

ÜBUNG 1: IN DEN KÖRPER NEHMEN

In dieser Übung durchbrechen wir das alte Muster der Fokussierung auf die Story und konzentrieren uns stattdessen auf den Körper. Auf solche Weise können wir die ihr zugrunde liegende Energie integrieren, statt sie durch »Geschichtenschreiben« im Kopf ständig zu wiederholen. Diese Praxis ist revolutionär, weil es sich um eine evolutionäre Abkürzung handelt, die neue Maßstäbe setzt und jahrelange Arbeit auf der mentalen und emotionalen Ebene überflüssig macht, indem sie direkt zur Quelle des Problems geht – zur Energie – und es dort löst.

Und so machen Sie diese einfache Übung, die Ihr Leben verändern kann. Wann immer es in Ihrem Leben zu Reibereien kommt und Sie emotional oder »geladen« reagieren, fragen Sie sofort »Wo?« statt »Warum?«, also etwa »*Wo* im Körper spüre ich das?« statt »*Warum* passiert mir das?«:

1. Richten Sie Ihre Aufmerksamkeit nach innen und konzentrieren Sie sich auf Ihren Körper. Spüren Sie die Energieverschiebungen, die mit Ihrer

emotionalen Reaktion einhergehen. Irgendwo findet eine »Ladung« statt. Es kann sich wie Enge oder Anspannung anfühlen, vibrierende oder summende Empfindungen, Zittern oder Beben, stumpfe oder scharfe Schmerzen, Hitze oder Kälte, Bewegungsausbrüche und so weiter. Eine Veränderung findet statt.

2. Beantworten Sie die folgenden Fragen zu dem, was Sie fühlen:

    - Wo im Körper ist die Empfindung? Im Herzen, im Hals, im Kopf, im Bauch, in den Oberschenkeln? Sie kann sich auch abseits von der Mittellinie des Körpers befinden, in den Schultern, Armen und so fort. Wandert sie von einer Stelle zur anderen?
    - Wie fühlt sich die Empfindung an? (Es gibt eine beliebige Anzahl von Merkmalen, die eine Empfindung haben kann. Versuchen Sie nicht, sie zu beurteilen oder zu erklären. Beobachten Sie sie einfach, fühlen und *erleben* Sie sie.)
    - Welchem Energiezentrum oder Chakra und welchem Bewusstseinsbereich entspricht der Ort der Empfindung am ehesten? Um dies beantworten zu können, müssen Sie möglicherweise die Tabelle auf Seite 96f. heranziehen. Die Hände beispielsweise entsprechen dem Herzchakra, die Beine dem Wurzelchakra.

3. Kommunizieren Sie nun mit diesem abgeschnittenen Teil Ihres Bewusstseins, um ihn wissen zu lassen, dass Sie mit ihm in Kontakt treten. Dies gelingt Ihnen, indem Sie den Bereich, in dem Sie die Empfindung spüren, *innerlich anspannen.* Das lässt Ihren Körper wissen: »Ich höre dich, und ich werde den Verstand dazu bringen, dir jetzt Aufmerksamkeit zu schenken.«

4. Führen Sie beim Anspannen der Muskeln die Zentralkanal-Atmung durch, die Sie im Zusammenhang mit dem Verankerungs-Code kennengelernt haben. Schließen Sie den Bereich, in dem Sie die Empfindung spüren, in die Übung ein. Beginnen Sie mit dem Atemmuster an dem Ende des Kanals, der dem Bereich, den Sie anspannen, am nächsten liegt.

»Ergreifen« Sie diesen Bereich dann unterwegs mit dem denkenden Geist und bringen Sie ihn in den Energiefluss. Wenn es sich bei der Empfindung beispielsweise um eine Art Nervosität in den Oberschenkeln handelt, beginnen Sie mit der Zentralkanal-Atmung in der Erde unter Ihren Füßen und ziehen den Atem durch den Kanal bis in die Oberschenkel, während Sie diese anspannen. Dann »ergreifen« Sie die Nervosität darin, bringen sie in den Fluss des Kanals mit dem Beckenboden und den anderen drei Ankerpunkten. Atmen Sie weiter ein, während die Energie in den Bauch und ins Herz aufsteigt, und atmen Sie dann aus dem Bauch und dem Herzen durch den Zentralkanal nach oben und über den Kopf aus. Atmen Sie nun in umgekehrter Richtung ein: von einer Stelle etwa 15 Zentimeter über dem Kopf aus nach unten durch die Ankerpunkte des Zentralkanals in das Herz beziehungsweise den Bauch. Spannen Sie dann beim Ausatmen die Oberschenkelmuskulatur an, während Sie die Energie nach unten drücken – bis in die Erde. Stellen Sie sich vor, dass die Mitte der Ober- und Unterschenkel hohl ist und die Energie direkt hindurchläuft.

5. Wiederholen Sie das Ganze mit mindestens zwei vollständigen Atemzyklen durch den Kanal. (Zur Erinnerung: Ein Zyklus besteht aus einer Atembewegung nach oben und einer nach unten. Dabei spielt es keine Rolle, in welche Richtung Sie zuerst atmen.) Machen Sie so lange weiter, bis Sie eine Veränderung der Energie spüren, oder sechs- bis achtmal, wenn Sie noch nicht viel von dieser Energie spüren. Das wird schon!

»In den Körper nehmen« ist eine der wirkungsvollsten Übungen, um die Entwicklung des Bewusstseins und der Verkörperung zu fördern. Statt Zeit und Energie damit zu verschwenden, dass man Geschichten über die »Richtigkeit« oder »Unrichtigkeit« dessen schreibt, was geschehen ist, sich selbst oder anderen die Schuld daran gibt oder die Situation umgeht, findet man einfach heraus, wo im Körper man in diesem Moment aktiviert ist, und macht sich daran, das Problem an der Stelle zu lösen, die gerade Aufmerksamkeit erregt. Denken Sie daran, dass dies nicht nur eine stechende oder zitternde Stelle ist. Sie ist vielmehr eine Art Laserpointer, der Ihnen zeigt, wo der kommunizierende Fluss der Energie in

Gang gebracht und die Schaltkreise des sensorischen Nervensystems aufgebaut werden müssen, damit Sie sich irgendwann innerlich besser wahrnehmen und für Ihre Ganzheitlichkeit und Großartigkeit wacher werden können. Es ist die Seelenenergie, die über den Körper zum Verstand spricht und ihm zeigt, wo eine Lücke im Informations- und Energiefluss klafft.

Es mag sich zunächst fremd und schwierig anfühlen, den Verstand auf diese Weise einzusetzen und die Story zu vermeiden, aber alles andere ist unproduktiv, weil die Story nicht der Grund ist, aus dem Sie hierhergekommen sind. Die Geschichten, die wir uns selbst erzählen, haben nichts mit unserer Göttlichkeit zu tun, außer dass wir uns davon lösen sollen. Unsere wirksamsten Anstrengungen, die Wirklichkeit zu verändern, fließen nicht in irgendeinem Narrativ. Vielmehr verändern wir sie mit der rohen, echten, ewigen Energie, der reinsten Version unserer selbst. Energie folgt dem Bewusstsein. Indem wir uns in dieser neuen, Schaltkreise bildenden Übung ganz bewusst durch den Zentralkanal atmen, verkörpern wir mehr von unserer Ganzheit.

Ich möchte an dieser Stelle darauf hinweisen, dass ich Sie keineswegs auffordere, eine Emotion zu leugnen, die bereits aufgetreten ist. Wie ich den Teilnehmern an meinen Workshops immer erzähle, muss man zunächst einmal »haben, was man hat«. Es geht stets darum, zu spüren, was da ist, um gefühlt zu werden, und gleichzeitig die Übung »In den Körper nehmen« auszuführen. Man muss mit allem *bewusst präsent* sein, wenn man es wirklich verarbeiten will. Aber ich glaube, Sie werden irgendwann herausfinden, dass es schneller und gründlicher ist, nur mit der Energie darunter zu arbeiten. Die meisten Menschen stellen letztlich fest, dass sie direkt zu dieser kausalen Ebene gelangen können, ohne im Emotionalkörper der Energien verweilen zu müssen.

Sicherlich werden Sie herausfinden, dass wir bei der Übung »In den Körper nehmen« verwundbar sein müssen. Doch wie ich meinen Schülern an diesem Punkt unserer Kursarbeit immer sage, ist *unsere Verwundbarkeit unsere Stärke.* Die Bereitschaft zu spüren, was wirklich im Körper vorhanden ist, es zu erleben und damit zu arbeiten, macht verletzlich, weil wir damit das eigene wahre Selbst anerkennen. Wir müssen sämtliche Verteidigungsstrategien loslassen, die unsere Schutzpersönlichkeit einsetzt, um uns vor Verletzungen zu schützen, und uns durch Nachspüren mit den Stellen in uns verbinden, die sich schmerzhaft, festgefahren und verletzt anfühlen.

Ironischerweise ist es weitaus weniger schwierig und bedrohlich, auf der Energieebene mit Wunden, dem Festgefahrensein und Verletzungen zu arbeiten, als dies auf der Story-Ebene zu tun. Anstatt uns in Recht und Unrecht, Emotion und Verurteilung zu verstricken, können wir die versprengte Energie einfach in unser System zurückfließen lassen, bis letztlich alles integriert ist. Dann verschwindet die emotionale Ladung rund um die Situation mit einem Mal auf wundersame Weise. Wo früher Angst herrschte und Konflikte bestanden, dominieren plötzlich innere Ressourcen wie Weisheit, Belastbarkeit und Freude.

ÜBUNG 2: NICHT BENENNEN – FÜHLEN

Eine weitere wirksame Übung zur Verringerung der Zeit und Mühe, die wir für das Erzählen von Geschichten aufwenden, besteht darin, unsere Symptome nicht mehr zu benennen. Das Benennen einer stecken geblieben Energie macht sie nur fester, weil sie dadurch »realer« wird; denn alles, dem wir unsere Aufmerksamkeit schenken, wird nur noch präsenter!

Wenn Sie in eine Situation geraten, die Reibung verursacht und eine Emotion hervorruft, können Sie diese Emotion benennen, während sie auftritt. Möglicherweise merken Sie dann, dass dies die betreffende Emotion verstärkt. Warum? Weil Sie jetzt nicht nur die Emotion erleben, sondern gleichzeitig eine mentale Geschichte über diese Emotion erfinden. Wenn Sie beispielsweise im Stau stehen und ein wenig Angst bekommen, ist in Teilen Ihres Körpers vielleicht eine Unruhe, ein Zittern oder ein Kribbeln zu spüren. Wenn Sie nun direkt zur Quelle gehen, die Zentralkanal-Atmung durchführen, dabei die entsprechenden Körperteile und Empfindungen »ergreifen« und sofort wieder integrieren, werden Sie sich fast augenblicklich besser fühlen. Sollten Sie jedoch denken »Oh, ich habe Angst«, spüren Sie plötzlich nicht nur diese körperlichen Empfindungen, sondern reagieren emotional auf Ihre eigene Geschichte darüber, was es bedeutet, ängstlich zu sein.

In dem Moment, in dem Sie benennen, was Sie fühlen – insbesondere wenn es sich um Gefühle handelt, die Sie als negativ eingestuft haben, wie Angst, Wut oder Traurigkeit –, müssen Sie beinahe in die Geschichte einsteigen, weil Sie

Vorurteile über diese Gefühle haben und darüber, was sie über Sie aussagen und für Sie bedeuten. Sie möchten nicht ängstlich, wütend oder traurig sein, also wehren Sie sich dagegen oder vermeiden diese Gefühle, was es noch schwieriger macht, loszulassen und das Problem zu lösen. Wenn Sie sich jedoch von dieser Denkweise und dem Erzählen von Geschichten verabschieden, können Sie sich schneller befreien.

Alle Emotionen sind gleich

Alle Energien und damit alle Emotionen sind gleich. Dies zu verstehen kann dem Verstand helfen, den Paradigmenwechsel von der Handlungs- zur Energieebene zu vollziehen. Wenn wir bestimmte Emotionen für unerwünscht erklären, wenn wir Freude und Zufriedenheit für »gut« halten, Angst, Wut, Traurigkeit, Scham und Schuld hingegen für »schlecht«, wird es uns schwerer fallen, sie nicht zu benennen. Dies wiederum erschwert die energetische Arbeit mit ihnen. Doch weil alle Emotionen nur Energien mit unterschiedlichen Frequenzen sind, ist keine besser oder schlechter als die anderen. Alle spielen ihre jeweils einzigartige Rolle im universellen Energiepuls, der sich ausdehnt und verankert, wieder ausdehnt und verankert … in dem natürlichen Kreislauf, den wir durchlaufen und dem die ganze Natur unterworfen ist. Die sogenannten positiven Emotionen sind Expansionsbemühungen, während die negativen Emotionen Verankerungsbemühungen sind. Wut und Angst beispielsweise verhindern, dass wir unsere Verbindung zu dem verlieren, was für uns wichtig ist, und es sind schwerere Energien mit einer niedrigeren Schwingung. Auf der anderen Seite reißen Liebe, Hoffnung und Inspiration unsere Grenzen nieder und helfen uns, durch höhere Schwingungsfrequenzen zu expandieren.

Man kann sich das so vorstellen: Eine Qualle schwimmt durchs Wasser, indem sie ihren Körper zusammenzieht und wieder ausdehnt. Es ist in der Tat die Kontraktion, die bewirkt, dass sie sich vorwärtsbewegt, bevor sie sich wieder ausdehnt. Jede Erfahrung dient einem Zweck, und alle möglichen menschlichen Erfahrungen werden gebraucht. Wut beispielsweise ist die Standardmethode, mit der unser System uns zusammenzieht und dafür sorgt, dass wir mehr »im Körper« bleiben und uns nicht noch weiter zerstreuen. Das heißt, wir lernen, absichtlich einzutauchen, was die Notwendigkeit der energetischen Schwingung von Wut insgesamt mindert.

Lassen Sie jetzt, in diesem Moment, ein wenig Wut aufkommen. Denken Sie an etwas oder jemanden, das oder der Ihnen wirklich auf die Nerven geht. Dies wird zu einer Anspannung oder »Verankerung« in Ihrem Energiefeld sowohl in als auch um Ihren physischen Körper führen. Achten Sie darauf, wie sich das anfühlt, damit Sie es später wiedererkennen können. Denken Sie dann an etwas, was Ihnen große Freude bereitet, und Sie werden wahrscheinlich eine »Expansion« erleben.

Wenn wir auf der Story-Ebene operieren, sind die Emotionen, die mit diesen energetischen Kontraktionen und Expansionen einhergehen, nur ein Spiegelbild oder ein Nebenprodukt der Energie selbst. Beides ist nötig, aber wenn wir lernen können, mit der Energie zu arbeiten, statt darauf zu warten, dass sie sich in einen emotionalen Zustand verwandelt, werden wir unser Leben meistern, bevor es uns beherrscht!

Wenn wir anfangen können, Emotionen als Energien zu betrachten – als Bemühungen, zu verankern oder zu expandieren –, fürchten wir uns nicht vor Traurigkeit. Wir lenken nicht von unserer Scham ab. Stattdessen erkennen wir, dass jede dieser Emotionen eine Rolle in den Gezeiten des sich immer weiter ausbreitenden Universums spielt und als Platzhalter fungiert, um unsere Aufmerksamkeit auf einen Punkt zu lenken, an dem unsere Energie zerstreut oder versprengt ist – einen Aspekt unseres Seelenselbst, den wir noch nicht geweckt haben. Es ist eine wunderschön orchestrierte Dynamik, die dafür sorgt, dass wir Schaltkreise aufbauen und auf dem Weg bleiben, der zur vollständigen Integration führt.

Krankheit als Platzhalter

Körperliche Krankheit ist auch Energie. Viele Menschen haben einen Horror davor, krank zu werden, aber wir können Krankheit auch anders sehen: Sie hilft uns, unsere Aufmerksamkeit auf einen Bereich in unserem Energiefeld zu lenken, der aktiviert werden muss. Wenn wir Krankheit auf diese Weise betrachten, können wir die Lektion hinter dem Problem schneller erfassen und hinter uns lassen, statt uns selbst zu geißeln, weil wir vielleicht glauben, diese schreckliche

Situation selbst verursacht zu haben. Viele meiner Schüler sind erleichtert, das zu hören, und interpretieren ihre Krankheit als einen weiteren Anstoß des Universums, um sich ihrer eigenen Größe auf noch eine Weise bewusst zu werden – wie ein hartnäckiger Freund, der keine Ruhe gibt, bis wir unsere Großartigkeit erkennen.

Mit festsitzender Energie, die sich als Symptome im Körper manifestiert, kann man ähnlich arbeiten wie mit Emotionen. In Wirklichkeit ist der Krankheitsprozess nur ein Nebenprodukt unserer Zerstreuung. Mit anderen Worten: ein Schaltungsproblem! Wir sind irgendwie versprengt, uns dessen aber noch nicht bewusst. Wenn wir unsere Aufmerksamkeit fast ausschließlich auf die Außenwelt richten, achten wir nicht mehr darauf, was in uns vor sich geht. Wir nehmen die Nuancen – die kleinen Anstöße – der Schwankungen in unserem feinstofflichen Energiefluss nicht mehr wahr. Daher muss die Energie lauter »sprechen«, um unsere Aufmerksamkeit zu erregen. Wir bekommen Weckrufe in Form von Disharmonie im Leben und/oder im Körper.

Sofern und solange wir unsere Sinne von der Außenwelt ab- und in den inneren Bereich ziehen, solange wir das achten und dem Aufmerksamkeit schenken, was dort vor sich geht, und Entscheidungen entsprechend treffen, so lange wird der Ruf, aufzuwachen und das Seelenselbst zu werden, immer lauter. Der Ruf *muss* lauter werden. Die Energie trifft auf einen Mangel an Schaltkreisen – diese Stelle, an der die Energie feststeckt und an der unser Bewusstsein noch nicht eingeschaltet ist – und erzeugt dort Reibung. Weil die Energie nicht durch das System fließen kann, muss sie irgendwohin. Also beginnt sie, das umliegende Gewebe überzustimulieren. Dies kann als Entzündung oder Reizung, als Überfunktion oder sogar als Erschöpfung erfahren werden. Sobald diese Gewebe hyperaktiv werden, erschöpfen sie sich schließlich und kollabieren. Dieser Zellzusammenbruch ist das, was wir als chronische, degenerative Krankheit betrachten. Aber in Wirklichkeit ist dies alles ein Versuch des Seelenselbst, die Aufmerksamkeit des Geistes auf sich zu ziehen. Ein Trauma oder eine Krankheit hilft uns nur, die Schaltkreise zu finden, die wir aktivieren müssen, um kontinuierlich zur besten Version unserer selbst zu werden. Sich dies zunutze zu machen bedeutet mehr als nur Heilung. Es geht auch um die bewusste Evolution der Seele.

Unseren Verletzungen die Aufmerksamkeit zu schenken, die sie brauchen, ist leider oft das Letzte, was wir tun wollen. Wenn ein Symptom schwerwiegend ist, neigen wir dazu, uns von ihm zu entfernen – die Situation als etwas abzulehnen, was außerhalb ist, etwas Fremdes, was uns widerfährt. Doch je länger wir uns der Stellen nicht bewusst sind, an denen unsere Energie nicht fließt, desto bedeutsamer wird die Störung oder der Krankheitsprozess.

Als ich sie kennenlernte, litt die 32-jährige Joan unter starken Schmerzen aufgrund von Magengeschwüren und einer Kolitis. Sie schlief kaum, weil sie heftigen Durchfall und Bauchschmerzen hatte, die oft die ganze Nacht andauerten. Sie nahm regelmäßig fünf Medikamente ein, aber keines linderte ihre Symptome. Ihr Arzt empfahl eine Operation, und sie hatte Angst. Sie wollte sich keinem Eingriff unterziehen. Ihre Mutter war an einer Komplikation in Zusammenhang mit einer Operation gestorben, und sie wurde regelrecht verzehrt von der Vorstellung, etwas Ähnliches könne ihr auch passieren. Auf der anderen Seite wollte sie »den schlechten Dickdarm und den gemeinen Teil ihres Magens loswerden«. Das war zwar nicht gerade die beste Reaktion auf das Ganze, aber es schien ihr die einzige zu sein.

Der Ansatz der westlichen Medizin hat diese Trennung traditionell stets gestützt. Zunächst wird die Krankheit benannt, was ihr mehr Gewicht, Dichte und Story gibt und es schwieriger macht, das Problem zu lösen. Anschließend wird es entweder durch eine Operation beseitigt oder mit Medikamenten verschleiert. Diese Strategien sind zwar kurzfristig erfolgreich, führen aber letztlich von der Wahrheit und der Lösung des eigentlichen Problems weg.

Joan und ich arbeiteten mit den Energie-Codes, und Joan fand nach und nach Inseln emotionaler Energie, die ihr ganzes Leben lang »unter die Oberfläche« geschoben worden waren. Jetzt stieg diese emotionale Energie hoch, um freigesetzt zu werden und sie innerlich zu zerfressen. Durch unsere gemeinsame Arbeit erkannte Joan, dass sie die genaue Geschichte, die zu der emotionalen Energieblockade geführt hatte, gar nicht identifizieren musste, um die Energie zu befreien und ihr System zur Normalfunktion zurückzuführen. Ich habe Hunderte von Fällen gesehen, in denen in jemandes Leben etwas passiert war, was der Betreffende emotional nicht »verdauen« konnte; dies wiederum führte dazu, dass er auch physisch nicht verdauen konnte. Der Körper ist ein Spiegelbild unseres Bewusstseins.

Joan lernte, den Prozess der Arbeit unterhalb der Geschichte zu handhaben und mit Anmut zu heilen. Durch die Anwendung der Energie-Codes konnte sie auch ohne Operation vollständig gesund werden. Sie wollte einen Teil ihrer selbst, der tatsächlich versucht hatte, ihr Leben zu verbessern oder sogar zu retten, nicht länger ablehnen. Stattdessen umarmte sie ihr wahres Selbst – ihr Seelenselbst –, und ihr Körper konnte aufhören, nach ihrer Aufmerksamkeit zu rufen, und sich selbst heilen.

Ich lade Sie dazu ein, das zu tun, was zunächst kontraintuitiv ist. Lassen Sie sich auf das Problem und den Schmerz ein. Gehen Sie mit Ihrer Aufmerksamkeit darauf zu und dann mit Ihrem Herzensfokus hinein, und lassen Sie zu, dass Ihr denkender Geist Informationen darüber empfängt, was dort benötigt wird, denn der Körper wird es Ihnen offenbaren, wenn Sie nach innen spüren. Dies mag nicht mit Worten geschehen, aber jetzt werden Sie wissen, wie man die Sprache der Seele mit dem Verstand interpretiert und wie man darauf reagiert. Wenn Sie sich mit den Praktiken in diesem und in späteren Codes auskennen, werden Sie in der Lage sein, die Reibung oder Ladung in Ihrer Energie zu erkennen und aufzulösen, sodass Sie dazu beitragen können, Krankheiten zu heilen und sogar zu verhindern.

Marsha beispielsweise brachte ihre verstörte achtzehn Monate alte Tochter Heather in meine Praxis und erzählte, dass Heather in den gesamten achtzehn Monaten noch keinen Stuhlgang gehabt hatte, der größer war als eine Mandel. Sie hatte auch noch nie länger als zwanzig Minuten durchgeschlafen, außer wenn sie im Auto mitfuhr. Marsha, ihr Ehemann und ihre Mutter hatten sich rund um die Uhr abgewechselt, um es dem Baby so angenehm wie möglich zu machen. Ich stellte zwei Fragen: Hatte es Schwierigkeiten bei der Geburt gegeben? Oder gab es Probleme in der Ehe? Dies sind die beiden häufigsten neuroemotionalen Gründe, die ich bei Problemen mit der Säuglingsgesundheit ausfindig machen konnte. Marsha fing an, zu weinen. Das Paar hatte sich scheiden lassen wollen. Doch als bekannt wurde, dass sie schwanger war, haben sie beschlossen, des Babys wegen zusammenzubleiben.

Ich behandelte den Säugling mit den bioenergetischen Methoden, die ich in meiner Praxis verwende, und setzte die Energie-Codes bei Marsha ein, weil es bei ihr noch ungelöste Energien gab, mit denen sie sich auseinandersetzen musste. Als Marshas Energie wieder in Bewegung kam, fühlte sie sich erneuert. Das Kind erlangte innerhalb weniger Tage eine normale Darmfunktion und ein normales Schlafmuster. Wahrscheinlich bewahrten wir es auch vor jahrelangen

Hals-, Nasen- und Ohrenerkrankungen, indem wir einen reinigenden und filternden Fluss in ihrem System etablierten. Marsha wurde in ihrer inneren Welt befreit und konnte noch einmal neu anfangen. Sie war in der Lage, sich mit diesem Anstoß von innen zu verbinden und ein größeres Bewusstsein für ihre tiefste Wahrheit – ihr Seelenselbst – zu erlangen. Ihre Beziehung hat sich durchgesetzt, und sie leben, wie sie sagt, seitdem glücklich.

Wenn wir das wirklich verstehen, erkennen wir, wie perfekt unser System aufgebaut ist. Selbst eine chronische Krankheit zeigt uns, worauf wir uns am dringendsten konzentrieren müssen. Und Gott sei Dank ist es nie zu spät, die Heilung zu erreichen, auf die unser Leben uns hinzulenken versucht – und bei der es weniger um Heilung an sich als um *Offenbarung* geht. Unser System, unser gesamtes Leben soll uns die Ganzheit deutlich machen, die wir von Natur aus sind.

Ich hoffe, Sie finden das genauso faszinierend wie ich – nicht nur unsere enorme Selbstheilungsfähigkeit, sondern auch die eingebaute Anleitung, die uns immer zur Verfügung steht und die stets versucht, unser Leben zu unserem höchsten Wohl zu verwalten. Die Energie-Codes zeigen Ihnen, wie Sie Traumata und Gesundheitsproblemen vorbeugen, indem Sie Schaltkreise aufbauen, die Störungen im Energiefeld beseitigen, bevor sie sich in der physischen Welt manifestieren. Ich möchte Ihnen aber ebenso versichern, dass es auch funktioniert, wenn Ihr Körper bereits Beschwerden hat! Der Prozess zum Aufbau von Schaltkreisen, sofern bereits eine Krankheit vorliegt, und der Prozess zum Aufbau von Schaltkreisen zur Vorbeugung ist *ein und derselbe.* Es ist der identische Mechanismus. Wenn die Energie wieder optimal fließen kann, wird Gesundheit wiederhergestellt, unabhängig davon, ob eine Krankheit vorliegt oder nicht, weil dieser optimale Fluss der energetische Zustand ist, der sich als Gesundheit oder Wohlbefinden in der physischen Welt widerspiegelt.

Im Rahmen des Gefühls-Codes machen Sie die Übung »Nicht benennen – fühlen«. Ich möchte Sie nämlich davon abhalten, Ihre Leiden zu benennen. Das heißt: keine Selbstdiagnose und auch kein aus Angst übereilter Gang zum Arzt, der eine Diagnose stellen soll. Der Grund ist derselbe, aus dem wir auch unsere Emotionen nicht benennen: Sobald wir etwas beschreiben, lassen wir uns auf die Story ein. Wir suchen im Internet nach unserer Diagnose und finden heraus, was uns vermutlich passieren wird, wenn wir diese Krankheit haben. Und während wir *definitiv* verantwortlich sein und Aufmerksamkeit haben möchten, wenn etwas mit unserer Gesundheit nicht in Ordnung ist (wir haben ein Symptom, das sich nicht bessert oder werden immer wieder krank) und wir nicht in der Lage sind, es in den Griff zu bekommen, sollten wir die größere, dem allem zugrunde liegende Wahrheit nicht aus den Augen verlieren: Das Symptom oder die Krankheit, das/die sich jetzt in unserer physischen Welt manifestiert, hat eigentlich im Energiefeld begonnen, und dort müssen wir es letztendlich auflösen, wenn wir eine echte, vollständige »Heilung« erzielen möchten. Natürlich sollten Sie sich beim Erlernen dieser Übungen niemals in Gefahr begeben und im Zweifelsfall immer um Hilfe bitten, aber denken Sie auch an einen der Lieblingssprüche meines Vaters: »Sie haben keine Kopfschmerzen wegen eines Mangels an Aspirin in Ihrem System!« Schauen wir uns also zunächst die Ursache an und gehen auf die Geschenke ein, die sie uns anbietet.

Ich möchte Ihnen dazu den Fall einer meiner Kursteilnehmerinnen namens Kat vorstellen.

KAT ERWECKT IHREN INNEREN HEILER

Vor fünfzehn Jahren erlitt Kat eine Verletzung an der Rotatorenmanschette, einer Muskelgruppe am Schultergelenk. Die Verletzung heilte nie richtig aus, und sie hatte im Laufe der Jahre Schmerzen und Probleme mit der Bewegungsfreiheit. Aufgrund einer Empfehlung, die ich allen meinen Schülern gebe, nahm sie an Yogakursen teil und integrierte die Atemarbeit der Energie-Codes in ihr Übungsprogramm. Zu ihrer Bestürzung spürte sie nach einer ihrer Yogastunden erhebliche Schmerzen in ihrer verletzten Schulter. Der Schmerz breitete sich über ihren Arm und die ganze Körperseite aus.

Als sie den Schmerz spürte, erzählte sie sich sofort eine alte Geschichte über ihre Schulter: »Nun, die Ärzte haben gesagt, dass dies immer meine Schwachstelle sein würde, dass es nie wieder sein würde wie früher und ich einfach damit leben müsse. Sie haben gesagt, ich könne nie mehr …« Doch bevor sie den Satz beendet hatte, fing sie sich wieder. Sie erinnerte sich an die Beispiele, die ich über meine eigene Heilung von Verletzungen unter Verwendung der Codes gegeben hatte, und entschied sich für einen anderen Gedanken: »Was ist, wenn sich die Energie in meiner Schulter verlagert und sie tatsächlich heilt?« Sie beschloss, sich auszuruhen und voll und ganz den Atemübungen zu widmen, die sie gelernt hatte.

Innerhalb von drei Tagen waren nicht nur die Schmerzen durch das Yoga vollkommen verschwunden, sondern auch alle früheren Symptome der Verletzung. Sie war völlig schmerzfrei und hatte zum ersten Mal seit 15 Jahren wieder volle Bewegungsfreiheit in der Schulter. Alle Spuren der Verletzung waren verschwunden, nachdem sie drei Tage lang genau die in diesem Kapitel vorgestellten Übungen durchgeführt hatte – angefangen mit ihrer Entscheidung, nicht zu benennen, was sie spürte, und nicht zuzulassen, dass die Prognose (auch als »Story« oder »Geschichte« bezeichnet) einer anderen Person ihre Selbstheilungsfähigkeit beeinträchtigte. Sie nahm ihre ganze Geistes- und Willenskraft zusammen und setzte ihren Verstand auf eine neue Art und Weise ein. Sie spürte die Störung ihrer Energie, atmete den Fluss zurück in die Schulter und integrierte ihn in den zentralen Kanal. Das Ergebnis? Eine vollkommen verheilte Schulter und eine bessere Integration ihres Seelenselbst.

Wenn wir alte Glaubensmuster durchbrechen und der Energie erlauben, sich unter oder hinter unseren Geschichten zu bewegen, zapfen wir das Reich des Wunderbaren an, eine Welt jenseits der Logik, den Ort unserer ultimativen Kreativität. Im Rahmen des Gefühls-Codes besteht der erste Schritt darin, dass wir den Geist lehren, die Bewegung der Energie zur Heilung aller Probleme, die auf sich aufmerksam machen, zu spüren und zu fördern. Indem wir in dieses Spüren eintauchen können, bevor der Geist dazu übergeht, Geschichten zu erzählen, erlauben wir dem Seelenselbst, das Steuer zu übernehmen und uns zu einer vollständigen Integration zu führen. Wenn das passiert, werden wir mehr als heil. Dann offenbaren wir unser wahres großartiges Selbst und den Schöpfer, der wir tatsächlich sind.

ÜBUNG 3: EIN AUGE AUF DAS INNERE HABEN

In den ersten beiden Übungen können Sie sehen, wie grundlegend das »In-den-Körper-Nehmen« bei dieser Arbeit ist. Deshalb möchte ich Sie einladen, »In den Körper nehmen« zu einer ständigen Übung und letztlich zu einer Lebensweise zu machen. Ich nenne das »Ein Auge auf das Innere haben«.

Während »In den Körper nehmen« eher ein Triage-Werkzeug ist, das eingesetzt werden kann, wenn es zu Problemen kommt (oder wenn etwas Wunderbares auftritt und wir die Schaltkreise aufbauen möchten, um seinen Nutzen aufrechtzuerhalten), ist »Ein Auge auf das Innere haben« genau das, wonach es sich anhört: ein Zustand der kontinuierlichen Einstimmung auf das, was auf der Energieebene unseres Körpers geschieht, während wir unser alltägliches Leben führen.

Die Übung »Ein Auge auf das Innere haben« bringt uns die Ruhe und die Kraft, die damit einhergehen, dass energetische Veränderungen schnell gehandhabt werden. Dadurch wird verhindert, dass die Emotionen ebenso eskalieren wie unsere Geschichten oder das allgemeine Unbehagen. Sie bringt uns aber auch den großen Vorteil, dass wir ständig in Kontakt sind mit anderen Arten der Kommunikation aus dem Seelenselbst – den kreativen Impulsen, Inspirationen und Erkenntnissen, die permanent tief aus unserem Inneren heraus bis in unser Bewusstsein aufsteigen. Wenn wir entsprechend dieser seelenvollen Kommunikation aktiv werden, erwecken wir uns buchstäblich als Seelenselbst in der physischen Welt zum Leben. Das Ergebnis ist eine wirklich magische, inspirierte Lebensweise. Sie befreit die Seele – und weil die Seele unser wahres Selbst ist, befreit sie uns.

Damit es zur Gewohnheit wird, ein Auge auf das Innere zu haben, empfehle ich Ihnen dringend, jeden Tag mit einem Zentralkanal-Scan zu beginnen. Und so wird es gemacht:

1. Bevor Sie morgens aufstehen, während Sie also noch im Bett liegen, lenken Sie Ihre Aufmerksamkeit sehr langsam durch den Zentralkanal, von einer Stelle etwa 15 Zentimeter über dem Kopf aus bis in die Mitte des Gehirns und dann bis zu dem Punkt, an dem der Schädel auf den Hals trifft. Von dort aus gehen Sie mit mehreren Atemzügen durch den Zentralkanal in den Hals und dann Zentimeter für Zentimeter bis in die Mitte der Brust, wo sich das Herzzentrum befindet. Gehen Sie dann aus dem Innern des Kerns noch tiefer, durch den Solarplexus, dann in den Magen und in den Bereich um den Nabel. Gehen Sie unterhalb des Nabels weiter in den Bereich des Weisheitszentrums im zweiten Chakra. Von dort dann noch weiter nach unten, durch den Bauch und aus dem Steißbein hinaus.

2. Gehen Sie beim Scannen langsam vor – wieder nur Zentimeter für Zentimeter – und gründlich genug, sodass Sie sämtliche Energiewellen oder Bereiche erfassen können, die Ihrer Aufmerksamkeit zu entgehen scheinen. Achten Sie auf alle Empfindungen oder darauf, ob es Lücken im Energiefluss entlang des Kanals gibt. Sie erkennen diese »blinden Flecken«, weil Sie sich konzentrieren und jeden Zentimeter des Zentralkanals durch den Kopf, den Hals und den oberen Brustbereich verfolgen … und plötzlich ist Ihre Aufmerksamkeit ganz beim Herzen, als hätte sie acht Zentimeter entlang des Kanals übersprungen. Oder Sie stellen fest, dass Sie jetzt über Ihre To-do-Liste für den Tag nachdenken! Wenn das passiert, wissen Sie, dass Sie nicht auf jeden Zentimeter des Kanals fokussiert bleiben konnten, weil Ihre energetischen Schaltkreise nicht in diesen Bereichen und nicht auf dem gesamten Weg bewusst miteinander verbunden sind.

3. Wenn Ihnen ein Bereich auffällt, in dem Sie eine bestimmte Empfindung haben, oder einer dieser blinden Flecken, dann gehen Sie zurück, spannen den Bereich an und atmen hindurch – und gehen dann weiter Ihren Weg durch den Zentralkanal nach oben oder unten. So werden allmählich sensorische Schaltkreise eingerichtet, um ein größeres Bewusstsein für diesen Bereich zu schaffen und die bewusste Energie dort zu aktivieren. Die betreffende Stelle informiert Sie auch über den Lebensbereich und die Aspekte Ihres essenziellen, wahren Selbst, die an diesem bestimmten Tag vielleicht die Aufmerksamkeit Ihres denkenden Geistes auf sich ziehen.

4. Machen Sie sich Notizen über jedes Gefühl, jedes Gewahrsein oder jede Information, die Sie empfangen, wenn Sie diesen Bereich integrieren. Wenn Sie Ihre innere Weisheit durch eine Empfindung sprechen hören, weisen Sie den Geist an zuzuhören, was sie sagt. Was aber noch viel wichtiger ist: »Seien Sie mit dem«, was Sie finden. Beobachten Sie, welche Auswirkungen dieses Gewahrsein hat, wenn Sie den ganzen Tag über immer wieder zu ihm zurückkehren.

5. Wenn Sie wissen wollen, für welchen Lebensbereich der jeweils abgeschaltete Bereich im Körper zuständig ist, schauen Sie sich die Chakra-Diagramme in diesem Buch an (siehe Seite 96f). Wenn Sie in einem bestimmten Bereich Schmerzen haben oder Empfindungen (beziehungsweise deren Fehlen) feststellen, sollten Sie diese Symptome nicht als eine Krankheit bezeichnen oder als »etwas«, das geheilt werden muss. Konzentrieren Sie sich vielmehr darauf, die Energie zu integrieren. Wenn Sie beispielsweise eine Enge im Hals bemerken, die Sie für den Beginn einer Krankheit halten, dann fangen Sie einfach an, mit der Energie zu arbeiten, statt sie als Halsschmerz zu benennen. Meist löst sie sich schneller auf, als Sie schauen können. In meinen Workshops passiert das die ganze Zeit. Sobald sie zu Hause sind, berichten die Teilnehmer, dass sie aufgehört haben, so viele Störungen zu benennen, und folglich weniger »Probleme« haben, die geheilt werden müssen. Wir müssen uns daran erinnern, dass wir *frei fließende Energie* sind, und unser Hauptaugenmerk muss darauf liegen, diese Energie im Fluss zu halten. Wenn die Energie blockiert wird und wir Symptome haben, neigen wir dazu, sie als »etwas« zu bezeichnen, das geheilt werden kann. Hier sind wir eingeladen, zunächst einfach zu versuchen, die Energie auf diese effektive Weise in Bewegung zu bringen und zu schauen, wie sich die Gegebenheiten ändern.

6. Achten Sie den ganzen Tag über darauf, was sich in Ihrem Energiefeld abspielt. Benennen Sie nicht die Emotionen oder Empfindungen, die Sie beobachten. Behalten Sie nur das Innere im Auge, und seien Sie sich darüber im Klaren, was Sie beim nächsten Mal integrieren müssen, wenn Sie mit der Zentralkanal-Atmung arbeiten und die Empfindungspunkte drücken.

7. Machen Sie einen weiteren Scan, bevor Sie nachts einschlafen, während Sie schon im Bett liegen. Achten Sie dabei besonders auf die Bereiche, die Ihnen morgens aufgefallen sind. Fühlt sich etwas anders an? Atmen Sie durch den Zentralkanal und drücken Sie dabei die Empfindungspunkte oder blinden Flecken. Entspannen Sie sich dann in den Schlaf.

Viele meiner persönlichen Schaltkreise wurden mit dieser Übung aufgebaut, und zwar in den frühen Morgenstunden von 3.00 bis 5.00 Uhr. Wenn Sie also mitten in der Nacht aufwachen, greifen Sie nicht zu Ihrem Handy oder Tablet oder bleiben einfach liegen und lassen den denkenden Geist Geschichten über Ihre Schlaflosigkeit erzählen, sondern verbringen Sie Ihre Zeit weise mit diesen Übungen, und Sie werden nie wieder von dieser Sorge geplagt. Übrigens: In den alten östlichen Traditionen waren dies die heiligen Stunden, in denen das wichtigste Werk der Bewusstseinsevolution vollbracht werden konnte.

Es ist zwar einfach und vorteilhaft, ein Auge auf das Innere zu haben, wenn Sie Ihre Scans morgens als Erstes und abends als Letztes durchführen, aber Sie können diese Übung jederzeit machen, um mehr darüber zu erfahren, wie sich Ihre Lebenserfahrungen auf Sie ausgewirkt haben – und noch immer auswirken. Nehmen Sie sich beispielsweise einen Moment Zeit, um über einen Konflikt oder eine Herausforderung nachzudenken, dem/der Sie sich heute stellen müssen. Nehmen Sie das Problem in den Körper, um zu erkennen, an welcher Position es sich bemerkbar macht. Spannen Sie diese Stelle mit dem Einatmen an, oder drücken Sie darauf, bevor Sie Ihren Tag beginnen.

Sie können auch über Ihr ganzes Leben nachdenken und in Erwägung ziehen, Tagebuch über Erfahrungen zu schreiben, die eindeutig Teil Ihres »Gesprächs an der Bushaltestelle« waren. (Welche das sind, erkennen Sie daran, dass es sich hier um echte »Hammererfahrungen« handelt.) Wenn Sie über eine dieser Erfahrungen nachdenken, richten Sie Ihre Aufmerksamkeit auf den Körper und schauen, was sich Ihnen offenbart, indem Sie den weiter oben in diesem Kapitel gegebenen Anleitungen für diese Übung folgen.

Je mehr Sie üben, desto leichter wird es Ihnen fallen, die energetische Sprache Ihres Seelenselbst zu entschlüsseln, die sich über den Körper zum Ausdruck bringt. In den Übungen, die Sie in späteren Codes kennenlernen, bekommt diese Sprache noch mehr Zwischentöne. Vorerst sollten Sie aber so viel Zeit wie möglich damit verbringen, ein Auge auf Ihr Inneres zu haben, um sich mit dem Tonfall Ihrer Gefühlssprache vertraut zu machen und sie offenbaren zu lassen, wo Sie mehr von Ihrer angeborenen Großartigkeit online bringen können – bis Sie irgendwann von dem Ort im Inneren aus leben, an dem Ihre wahre Kraft wohnt.

ÜBUNG 4: NICHT WOLLEN, SONDERN HABEN

In dieser abschließenden Übung zum Gefühls-Code werden wir verschiedene Energien in Ihrem System vergleichen und ein Gefühl für eine bekommen, die Ihnen wirklich hilft, das zu manifestieren, was Sie wollen. Denn sosehr dieses Buch ein Leitfaden für die Heilung aller Bereiche Ihres Lebens und Ihrer Gesundheit ist, indem es Sie zu Ihrem Seelenselbst zurückführt, hilft es Ihnen auch, Ihren Herzenswunsch wahr werden zu lassen, indem Sie die Energie verkörpern, die Ihr wahres Wesen ist.

Unsere physische Realität entfaltet sich gemäß unserem Energiemuster. Die Dynamik, die hier im Spiel ist, ist eher strukturell als persönlich. Die Schwingungsfrequenz unserer Energie bestimmt, was in unser Leben kommt. In dieser Übung gehen wir nach innen und spüren den Kontrast zwischen zwei verschiedenen Energiefrequenzen. Diese Frequenzen spielen *die* entscheidende Rolle dafür, ob wir aus der Leidenschaft der Seele heraus manifestieren oder nicht. Es ist eine Übung, in der wir – durch energetisches Einfühlen – erleben, worin sich das *Wollen* und das tatsächliche *Haben* von etwas unterscheiden, und dann das gewünschte Energiemuster verankern, um zu erschaffen, was wir uns wünschen. In den mehr als 30 Jahren, in denen ich mit Patienten und Klienten an ihrer Gesundheit und ihrem Glück gearbeitet habe, war dies eines der besten Werkzeuge für Transformation und Heilung, das sie für sich erkannt haben. Jetzt können Sie für sich allein den gleichen Nutzen aus dieser Arbeit ziehen.

Wenn etwas in einer Frequenz schwingt, schwingt es definitionsgemäß nicht in einer anderen. Wollen oder Wünschen hat eine andere Frequenz als Haben. Solange wir also in der Schwingung sind, in der wir etwas wollen, werden wir es nicht haben. Auch hier handelt es sich um eine strukturelle Angelegenheit, bei der jedes Energiemuster ein bestimmtes Ergebnis auf den Weg bringt und erzielt. Wenn wir also etwas in unserem Leben manifestieren wollen, müssen wir schwingungsmäßig verkörpern, dass wir es schon *haben.* Wir müssen die Gefühle in unserem Körper erzeugen, die generiert würden, wenn wir bereits hätten, was wir manifestieren möchten. Wenn wir uns immer wieder auf das Wollen einlassen, tendiert die Photonenanordnung zum Wollen, nicht zum Haben; und bis sich diese Schwingungsfrequenz nicht verändert, kann sich das, was wir uns wünschen, unmöglich manifestieren.

Die gute Nachricht ist: Sobald diese Veränderung in der Schwingungsfrequenz stattgefunden hat, ist es unmöglich, *nicht* zu manifestieren oder wahr werden zu lassen, was wir uns wünschen! Wagen wir den Versuch:

1. Schließen Sie die Augen und gehen Sie nach innen. Denken Sie an etwas, was Sie wirklich wollen. Achten Sie darauf, wie Sie sich in Ihrem Körper fühlen. Wo genau sind die Empfindungen? Was sind ihre Eigenschaften?

2. Stellen Sie sich jetzt vor, dass Sie das Erwünschte bereits haben, dass es schon manifestiert und Teil Ihrer täglichen Realität ist. Konzentrieren Sie sich darauf, wie Sie sich in Ihrem Körper fühlen, wenn Sie es haben. Achten Sie darauf, wo die Energie akzentuiert wird, und spüren Sie den Unterschied.

3. Üben Sie nun, sich nach Belieben an die Schwingungsfrequenz des Habens zu erinnern und sie so lange wie möglich in Ihrem Bewusstsein zu halten. Wann immer Ihre Aufmerksamkeit zu dem wandert, was Sie *wollen,* rufen Sie die Gefühlsschwingung des *Habens* auf und verbinden die Bereiche, die hervorstechen, miteinander. Dies ermöglicht in gewisser Weise das Bahnen eines neuen Verbindungswegs im Energiefeld. Fahren Sie damit fort, und es geht bald ganz einfach, sogar automatisch vonstatten.

Ich habe selbst erlebt, wie diese Übung Hunderte von Mustern für Menschen verändert hat – in einem Moment.

Chris war für eine neue Beziehung disponiert. Er war schon einmal verheiratet gewesen, die Scheidung hatte ihm das Herz gebrochen, aber dann war er bereit, wieder von vorn zu beginnen. Doch als er das Leben beschrieb, das er führen wollte, wirkte seine Sehnsucht ziemlich stressig. Seine Energie stieg nach oben und verschwand fast aus seinem Körper, wenn er sprach. Als ich seine Aufmerksamkeit auf diese Tatsache lenkte und ihn bat, sich vorzustellen, wie es sich in seinem Körper anfühlen würde, wenn er diese liebevolle Beziehung bereits *hätte,* fiel seine Energie sofort in seinen Herzbereich und verankerte sich sogar noch tiefer in seinem Kern. Indem er es in seinem Körper spürte und atmete, um die Schaltkreise zu seiner Aufrechterhaltung aufzubauen, indem er sich vorstellte, die Beziehung zu *haben,* statt sie zu *wollen,* spürte er eine sofortige Erleichterung.

Geri kam mit einem schweren Energiefeld zu mir, das festgefahren und »flach« wirkte. Ihre Worte bestätigten, dass sie sich seit einiger Zeit an einem dunklen Ort befand. Sie ließ mich wissen, dass sie Suizidgedanken hegte. Sie wollte sich anders fühlen, aber es schien, als könne sie die Art, wie sie sich fühlte, einfach nicht ändern. Ich half Geri bei der einfachen Übung, eine andere Energie durch ihren Körper zu leiten, während sie sich vorstellte, wie es sein könnte, diese schwierige Zeit hinter sich zu haben; und sie begann, sich zu verändern. Ihre Energie fing an, sich zu bewegen, als sie durch den Zentralkanal atmete und die Gefühle in ihrem Körper erzeugte, die sie haben würde, wenn sie bereits ein glücklicheres Leben hätte, statt zu wollen, dass dies irgendwann in der Zukunft der Fall wäre. Dadurch, dass Geri neue Wege bahnte, damit die Energie aus dem stärkenden Zentralkanal fließen konnte, fühlte sie sich, noch bevor ihre Sitzung an diesem Tag zu Ende war, wie ein anderer Mensch. Als sie ein paar Tage später wiederkam, berichtete sie, dass ihr »offenes Herz und ihr leichterer Geist«, wie sie sich ausdrückte, immer noch da waren. Geri brachte die Zukunft in die Gegenwart und erlaubte ihrem Körper, ein neues energetisches Muster zu etablieren, als ob es bereits Realität sei. Als ich Monate später mit ihr sprach, fühlte sie sich strahlender und »dachte nicht mehr an irgendetwas Schädliches oder Belästigendes«. In der Tat spürte sie »wirkliche Freude«.

Denken Sie daran: Damit jeder Schritt zur Erleuchtung – jeder Schritt zum Leben als Seelenselbst – von Dauer ist, bedarf es der Verkörperung. Wenn Sie diese Verkörperungskomponente einem Ritual, einer von Ihnen ausgeführten Aktivität, einer von Ihnen ausgesprochenen Bestätigung oder einem von Ihnen geträumten Traum hinzufügen, manifestiert sich das, woran Sie arbeiten, schneller in der physischen Welt. Warum? Weil letztendlich alle Akzeptanz, jede Loslösung, jede Schöpfung und jede Evolution in unserem Körper, in unserem Energiefeld stattfinden. Sie müssen verkörpert werden.

Sie werden aber auch feststellen, dass sich Ihre Wünsche ändern, wenn immer mehr Kommunikationsschaltkreise zwischen dem inneren Kern und dem denkenden Geist aktiviert werden und Sie sich allmählich von der Schutzpersönlichkeit entfernen. Sie werden feststellen, dass das, was Sie »wollen«, anders ist als früher. Die Impulse, die tief aus dem Innern auftauchen, mögen den Verstand überraschen, aber das Herz wird entzückt singen, wenn sie sich entfalten. Denken Sie daran, sich nicht darin zu verbeißen, *wie* Dinge geschehen werden. Erhöhen Sie einfach die Schwingung, in der sie geschehen können!

Fang es, lass es dir nicht entgehen!

Sie können diese Übungen auch einsetzen, um großartige Lebenserfahrungen zu verankern, indem Sie Ihre Aufmerksamkeit auf den Körper richten und mit einem Auge nach innen schauen, während Sie diese Erfahrungen machen. »Fang es, lass es dir nicht entgehen!«, nenne ich das, und es wird genauso umgesetzt wie diese Übungen, nur dass es hier um eine fantastische Ladung geht und nicht um eine störende. Es ist, als verbreiteten Sie die guten Nachrichten über das gesamte feinstoffliche Energie- oder Chakrasystem und belebten die Schaltkreise mit den hochfrequenten Energien Ihres Entzückens. Beispielsweise wenden meine Schüler und ich diese Energiepraxis immer an, wenn wir auf unseren JourneyAwake-Exkursionen heilige Stätten auf der ganzen Welt besuchen. Indem Sie den denkenden Geist täglich mit dem Seelenselbst verbinden, Augenblick für Augenblick, Atemzug für Atemzug, finden Sie auch in Ihrem Alltag immer mehr von diesen zutiefst freudvollen Momenten.

Das dem Gefühls-Code zugeordnete Chakra: Sakralchakra

Dem Gefühls-Code ist das zweite oder Sakralchakra zugeordnet. Dieses Energiezentrum, auch bekannt unter seinem Sanskritnamen Svadhishthana-Chakra (was wörtlich übersetzt »Wohnsitz des Selbst« bedeutet), regelt die emotionale respektive fühlende Schicht oder den Emotionalkörper des menschlichen Energiesystems. Deshalb wirkt sich die Integration des zweiten Chakras stabilisierend auf die Emotionen aus. Mit einem »wackelfreien« Svadhishthana-Chakra schreiben wir keine Geschichten mehr, sind emotional viel weniger reaktiv und eher in der Lage, mit der Energieebene des fühlenden Körpers zu arbeiten.

Viele Menschen mit Schwierigkeiten in diesem Energiezentrum leiden unter emotionalen und psychischen Problemen wie Depressionen oder Angstzuständen. Sie sind vielleicht überemotional oder legen in dem Bemühen, mit unterdrückten Gefühlen umzugehen, eskapistische Verhaltensweisen an den Tag. Vielleicht fällt es ihnen auch schwer, sich selbst und anderen zu vertrauen. Sie können Probleme mit dem unteren Verdauungstrakt, dem Ausscheidungssystem (einschließlich Nieren und Blase) oder mit den Geschlechtsorganen haben.

In der Tabelle finden Sie eine Zusammenfassung von Schlüsselmerkmalen des Sakralchakras. Beachten Sie, wie die energetischen Eigenschaften des Chakras die Bereiche des physischen Körpers reflektieren.

Schlüsselmerkmale des Sakralchakras

Name(n)	Zweites Chakra, Sakralchakra, **Svadhishthana**-Chakra
Lage	Knapp unter dem Nabel
Farbe	Orange
Musiknote	D
Betroffene Körperregionen	Blase, Prostata, Gebärmutter, Becken, Nervensystem, unterer Rücken, Flüssigkeitsregulation, **Nebennieren, Geschlechtsorgane**
Symptome der »Rückseite«	Unausgeglichener Geschlechtstrieb, emotionale Instabilität, Gefühl der Isolation, Impotenz, Frigidität, Blasen- und Prostataprobleme, Schmerzen im unteren Rücken
Merkmale der »Vorderseite«	Inneres Wissen, Vertrauen, echter Gefühlsausdruck, Kreativität »Ich fühle meinen Weg durchs Leben.« – »Ich brauche nichts von dir und bin einfach hier, um zu teilen.« – »Ich folge meinem Bauchgefühl.«
Übungen	In den Körper nehmen Nicht benennen – fühlen Ein Auge auf das Innere haben Nicht wollen, sondern haben
Atmung (Wie in Kapitel 8 erläutert)	Gefäßatmung (Buddha-Bauchatmung)
Yogahaltungen für bessere Integration	Boot *(**Navasana**)* Taube *(**Eka Pada Rajakapotasana**)* Yoga-Radfahren *(**Dwichakrikasana**)* Halber Drehsitz *(**Ardha Matsyendrasana**)* Feueratmung *(**Kapalabhati Pranayama**)*

Indem er den Energiefluss und die Vitalität des zweiten Chakras verbessert, steigert der Gefühls-Code auch die Kreativität, den Sexualtrieb und das Vertrauen in sämtliche Beziehungen – zwischenmenschliche Beziehungen sowie die Beziehungen zu Geld, Macht und Zeit.

Wie bei allen Chakras kann auch die Gesundheit des Sakralchakras durch bestimmte Yogahaltungen oder Asanas erheblich verbessert werden.

Yoga für den Gefühls-Code

Eine der wichtigsten Yogaübungen für Ausrichtung und freien Fluss in diesem Energiezentrum ist die Boot-Haltung. Sie wird folgendermaßen ausgeführt:

BOOT (NAVASANA)

1. Setzen Sie sich mit eng zusammenstehenden Füßen und angewinkelten Knien auf eine Matte oder den Boden.

2. Legen Sie die Hände auf die Rückseiten der Oberschenkel, um sich zu stabilisieren. Setzen Sie sich jetzt unter Einsatz von *Mula Bandha* (Beckenboden anspannen) so hoch wie möglich auf. Längen Sie die Wirbelsäule und halten Sie die Brust offen. (Halten Sie das Kinn in neutraler Position, also nicht zur Decke und zur Brust.)

3. Lehnen Sie sich mit den Händen hinter den Oberschenkeln zurück, bis Ihre Arme in voller Länge ausgestreckt sind und Ihr Oberkörper in einem Winkel von etwa 60 Grad zum Boden steht. Lehnen Sie sich nicht zu weit zurück, sonst krümmt sich die Wirbelsäule zu stark. Wenn Sie den Beckenboden weiter anheben und die Wirbelsäule verlängern, sollten Sie spüren, wie sich Ihre Bauchmuskeln anspannen.

4. Stabilisieren Sie sich mithilfe Ihrer Bauchmuskeln. Nehmen Sie die Hände von den Oberschenkeln und strecken Sie sie aus. Dabei zeigen

die Handflächen neben den Oberschenkeln zueinander. Spüren Sie Ihre innere Stärke, während Sie mit dem Oberkörper in einem Winkel von 60 Grad über dem Boden »schweben«.

5. Wenn Sie sich in dieser Position stark und ausgeglichen fühlen, dann heben Sie die Füße vom Boden weg, bis die Waden parallel zum Boden sind, oder strecken Sie in der fortgeschrittenen Version die Unterschenkel sogar ganz aus, bis sie in einer Linie mit den Oberschenkeln sind. Halten Sie den Oberkörper dabei stabil und die Wirbelsäule unbedingt gerade.

6. Bleiben Sie etwa fünf Atemzüge lang in dieser Haltung. Stellen Sie die Füße dann wieder auf den Boden und ruhen Sie sich ein oder zwei Atemzüge lang aus.

7. Wiederholen Sie das Ganze zwei- bis fünfmal.

Nun wollen wir unsere Gefühls-Code- und BodyAwake-Übungen in die Boot-Haltung integrieren:

1. Halten Sie die Position (mit den Füßen auf oder über dem Boden), und finden Sie Ihr verankertes Zentrum, während Sie sich auf den Bereich konzentrieren, der 60 Zentimeter unter der Stelle liegt, an der Ihre Sitzknochen die Matte berühren.

2. Beschleunigen Sie den Kern, indem Sie die Muskeln um den Zentralkanal an den vier Ankerpunkten (Wurzelverschluss, Herzzentrum, Kehle/Hals und Drittes Auge) anspannen. Dazu gehört auch das Hochrollen der Augen, um die Spannung dahinter zu spüren.

3. Spannen Sie alle Muskeln in den Oberschenkeln, Unterschenkeln und Füßen an. (Dies baut Tausende winziger Schaltkreise zum Transport von Energieinformationen auf und aktiviert die Kommunikationsmatrix des Bindegewebes.)

4. Spannen Sie die Muskeln in den Oberarmen und Unterarmen an und strecken Sie die Finger aus.

5. Atmen Sie in Ihrer Vorstellung durch die Füße und die angespannten Beine bis in den Beckenboden ein und dann durch den Zentralkanal aus, wobei Sie den Atem den ganzen Weg nach oben und am Scheitelpunkt des Kopfes hinausdrücken. Beim nächsten Einatmen atmen Sie, ausgehend von einer Stelle etwa 15 Zentimeter über dem Kopf, ein, durch die Ankerpunkte entlang des Zentralkanals bis zum Beckenboden und dann über die Beine und Füße aus.

6. Heben Sie Ihr Herz mit einem freudvollen Erfolgsgefühl gen Himmel, während Sie in dieser Haltung leidenschaftlich atmen. Der große Schaltkreisaufbau findet hier statt!

ZUSÄTZLICHE YOGAHALTUNGEN ZUR INTEGRATION DES SAKRALCHAKRAS

Außer der »Boot«-Übung können die folgenden Asanas eingesetzt werden, um die Arbeit mit dem Gefühls-Code zu optimieren. (Weitere Informationen, Videos und Abbildungen finden Sie unter drsuemorter.com/energycodesbook.)

In diesen Yogahaltungen hilft das Anspannen der Bereiche, in denen Empfindungen spürbar sind, sich im Kern des Körpers zu zentrieren, die Integration versprengter Energie zu fördern und Schaltkreise aufzubauen, um die Orientierung sowohl auf der Matte als auch außerhalb aufrechtzuerhalten. Wir erinnern uns: Widerstand im Körper zu erzeugen macht es uns möglich, uns zu orientieren, und verhindert, dass wir in der Außenwelt Reibung erzeugen müssen.

Das Anspannen ermöglicht uns, unseren wahren Kern zu finden, aber das Entspannen in diesen Haltungen (im Gegensatz zum Drücken und Anspannen von Bereichen, in denen Empfindungen festgestellt werden, wie in den Übungen zu diesem Code) ist auch vorteilhaft, weil es unserem System ermöglicht, auch Weichheit zu erfahren. Schon wenn man in diesen Haltungen ein paar zusätzliche Atemzüge macht und sich denselben Weg dabei nur *vorstellt,* wird die

Energierichtung aktiviert und gleichzeitig die Entspannung des ganzen Systems gefördert:

- Taube (*Eka Pada Rajakapotasana*),
- Yoga-Radfahren (*Dwichakrikasana*),
- Halber Drehsitz (*Ardha Matsyendrasana*),
- Feueratmung (*Kapalabhati Pranayama*).

—

Hier, im Gefühls-Code, haben wir die Sprache des Seelenselbst kennengelernt, die sich über den physischen Körper zum Ausdruck bringt. Wir haben gelernt, auf die Hinweise und Signale zu hören, die als körperliche Empfindungen auftreten und Veränderungen im Energiefeld des Seelenselbst anzeigen. Diese Mitteilungen sagen uns, welche »unerledigten Aufgaben« aus unserer Vergangenheit und Gegenwart wir angehen müssen, um eine höhere Ebene der Ganzheitlichkeit zu erreichen.

Als Nächstes werden wir im Clearing-Code einen weiteren großen Schritt zur Ausschöpfung unseres wahren Potenzials tun, indem wir mehr Verständnis dafür entwickeln, wann unerledigte Aufgaben dazu führen, dass unsere Schaltkreise offline sind, und diese Blockaden des optimalen Energieflusses dann beseitigen. Wir werden außerdem untersuchen, wie das *Unterbewusstsein* und eben nicht das Bewusstsein darüber bestimmt, was wir im Leben manifestieren, und herausfinden, wie das Unterbewusstsein »gereinigt« werden kann, um die Heilung und Integration des Seelenselbst zu beschleunigen.

Kapitel 6

DER CLEARING-CODE: DIE HEILKRAFT DES UNTERBEWUSSTSEINS

Als Heranwachsende kam ich morgens oft um fünf Uhr nach unten und fand meinen Vater gedankenverloren an seinem Schreibtisch vor. Nur eine einzige Lampe brannte über seinem Kopf.

»Wie lange sitzt du schon hier?«, pflegte ich ihn zu fragen.

Und er erwiderte dann meist lächelnd etwas wie: »Lange genug, fast ... aber noch nicht ganz. Ich bin an etwas dran und wirklich kurz davor, es zu durchschauen.«

Und er hat wirklich vieles durchschaut! Er war seiner Zeit um einiges voraus und gab alles, was er gelernt hatte, mit inspirierender Anziehungskraft weiter. Hunderte von Ärzten aus der ganzen Welt kamen in seine Seminare, um von ihm zu lernen, und setzten ihrerseits die von ihm entwickelten Techniken ein, um Zehntausenden von Patienten zu helfen, sich von Krankheiten zu erholen, die mit herkömmlichen medizinischen Methoden nicht hatten geheilt werden können.

Alles begann in den frühen Siebzigerjahren, als mein Vater – der damals eine Standardpraxis für Chiropraktik betrieb – wissen wollte, warum es einigen Patienten nach der gleichen Art von Behandlung gut ging und anderen nicht. Auf der Suche nach Antworten studierte er alle in den verschiedenen Zweigen der Naturheilkunde verfügbaren Philosophien und Techniken und suchte nach einem gemeinsamen Nenner für Heilerfolge.

Er fand heraus, dass die Menschen gesund wurden, wenn der Fluss der »Energie« – insbesondere der elektromagnetischen – durch den Körper gewährleistet war. Wenn dieser Fluss gestört wurde, konnten sie nicht geheilt werden.

Erweitert wurden die Forschungen und das Verständnis meines Vaters um das neue Feld der Quantenwissenschaft, das sich auf den Energiefluss und das von ihm erzeugte Energiefeld konzentrierte. Als er seine Erkenntnisse auf seine Patienten übertrug, konnte er zu seiner großen Freude in kürzester Zeit erfolgreiche klinische Ergebnisse erzielen, die den theoretischen Einsichten auf diesem bahnbrechend neuen Gebiet entsprachen. (Die Wissenschaft entwickelt sich natürlich weiter. Einst dachten wir, dass die Bewegung elektrischer Nervenimpulse ein elektromagnetisches Energiefeld um den Körper erzeugt, doch jetzt wissen wir, dass es das Energiefeld ist, welches das Nervensystem überhaupt erst hervorbringt. Die Energie steht an erster Stelle. Deshalb arbeiten wir mit dem Energiefeld, dem primären »Master-System« unseres Seins.)

Herzstück der Arbeit meines Vaters war die Auffassung, dass eine ungelöste emotionale Komponente in fast 100 Prozent der Zeit mit körperlichen Schmerzen oder Funktionsstörungen zur Blockierung der Energie beitrug. Er stellte fest, dass das Energiesystem im Grunde ähnlich funktioniert wie das Verdauungssystem, indem es unsere Lebenserfahrungen »aufspaltet« und assimiliert. Wenn wir jedoch in Situationen geraten, mit denen wir nicht umgehen können, stecken wir die ungelösten Gedanken und Gefühle irgendwie weg, anstatt sie zu verarbeiten – wie eine Mahlzeit, die nicht vollständig verdaut wird und zu lange in unserem System bleibt. Je mehr unverarbeitete Lebensereignisse (und damit verbundene Gedanken und Emotionen) sich ansammeln, desto mehr baut sich die eingesperrte Energie auf und blockiert den Energiefluss in unserem System. Wenn wir uns nicht damit befassen, entwickeln wir Symptome – die mit der Zeit auch schrecklich werden können.

Mein Vater erkannte ebenso, dass die meisten Menschen nicht wissen, wie ihre Gedanken ihre Emotionen sowie den Energiefluss und damit die Selbstheilungsfähigkeit ihres Körpers beeinflussen. Viele dieser Gedanken laufen unbewusst in einem Teil des Gehirns ab, der außerhalb unseres Bewusstseins liegt und dennoch eine wichtige Rolle für alles spielt, was in unserem Körper und unserem Leben geschieht. Er war der Auffassung, dass wir Zugang zu den Gedanken und Emotionen, die im Unterbewusstsein stecken geblieben sind, bekommen und sie loslassen *müssen.* Das ist die Voraussetzung, wenn wir heil und gesund werden wollen. Und er hat eine Möglichkeit gefunden, das zu erreichen.

In seinen Forschungen untersuchte er die Beziehung zwischen den bewussten und unbewussten Aspekten des Nervensystems und den Mechanismus, der die Kommunikation zwischen ihnen erlaubt oder verbietet und den ich die »Falltür« nenne.

Die Techniken, die er entwickelt hat, öffnen diese Falltür und ermöglichen uns den Zugang zu den unbewussten Beeinträchtigungen – oder der energetischen Zerstreuung –, die uns davon abhalten, geistig, emotional und körperlich gesund zu sein. In Kontakt mit dieser festsitzenden Energie zu kommen und sie zu befreien bewirkt, dass wieder Energie durch unser System fließt, die unserem Körper Kraft gibt, ihn am Leben hält, verjüngt und heilt.

Mithilfe der von meinem Vater entwickelten *BioEnergetic Synchronization Technique* (B.E.S.T.) wird die Energie, die durch Stress und mehr oder weniger traumatische Erlebnisse versprengt wurde, erneut synchronisiert und kann dann wieder durch den Körper fließen, sodass die Selbstheilung automatisch abläuft. Im Grunde werden Verbindungen für eine Kommunikation wiederhergestellt, in der es zu Unterbrechungen gekommen ist.

Hunderte von Ärzten weltweit setzen B.E.S.T. seit mehr als 30 Jahren bei Zehntausenden von Patienten ein – mit erstaunlichen Ergebnissen. In allen möglichen Fällen haben vermeintliche Wunderheilungen stattgefunden. Menschen, bei denen man chronische und degenerative Erkrankungen diagnostiziert hatte, wurden geheilt, sobald die Energie wieder frei durch ihren Körper floss. Es gab sogar einen Fall, in dem sich durchtrenntes Gewebe regenerierte, wovon man so noch nie zuvor etwas gehört hatte – und doch geschah es, und es geschieht noch immer. Der 23-jährige Daniel war mit einem Mähdrescher über ein Feld gefahren, als die Anlage plötzlich blockierte. Bei seinem Versuch, eines der beweglichen Teile zu lösen, gerieten zwei seiner Finger in die Maschine und wurden direkt hinter dem distalen Handgelenk abgetrennt. Durch den Einsatz von B.E.S.T., der Technik, die sich darauf konzentriert, den Energiefluss durch den Körper und die Hände zu vervollständigen, regenerierten sich Daniels Finger auch ohne Operation – die Fingerspitzen, einschließlich der Knochenstruktur und der Fingerabdrücke, wuchsen nach. Sein Körper konnte sich selbst heilen, als das Kommunikationssystem wieder wie geplant lief.

Während ich mit meinem Vater zusammenarbeitete, wurde mir bewusst, dass ein Aspekt meines Lebens darin bestand, sein Werk fortzusetzen und weiterzuentwickeln – Menschen zu befähigen, sich selbst zu heilen und ihre individuelle Fähigkeit als Schöpfer zu erkennen, wenn es darum geht, ihre Energie zu verwalten und ihr Leben zu verändern. Ich wollte, dass die Menschen etwas für sich selbst bewirken können, anstatt sich nur auf andere verlassen zu müssen, um ihre Energieblockaden und ihre energetischen Störungen zu beseitigen. Ich wollte die Kraft dieses Wissens in die Hände der Betroffenen selbst legen. Ich bat meinen Vater, mir bei der Entwicklung einer Selbsthilfeversion von B.E.S.T. zu helfen. Daraufhin schuf er zusammen mit meinem Bruder und mir B.E.S.T. Release. Das Ergebnis präsentierten wir drei im Jahr 2006 einer Gruppe von Klienten bei einem Treffen in Chicago. Wieder einmal geschahen auf der Stelle »Wunder«, als die Menschen diese Selbsthilfeversion von B.E.S.T. einsetzten.

Mittlerweile gebe ich B.E.S.T. Release jedes Jahr in Livekursen an Hunderte von Menschen weiter, und Ihnen vermittle ich es hier ebenfalls. Zusammen mit anderen kraftvollen verwandten Praktiken ist es die Grundlage des Clearing-Codes.

Was ist der Clearing-Code?

Wenn etwas geschieht, was uns hochgradig verstört – bis zu dem Punkt, dass unser Bewusstsein es nicht vollständig verarbeiten kann –, steckt das Unterbewusstsein sozusagen Teile davon weg, damit das Bewusstsein »weitermachen« und die Aufgaben des täglichen Lebens erledigen kann.

Stellen Sie sich das Bewusstsein als einen kleinen Raum in Ihrem Gehirn vor. In den Boden dieses kleinen Raumes ist eine Falltür eingelassen – und darunter befindet sich das Unterbewusstsein. Wenn das erschütternde Ereignis eintritt, wird der gesamte Bewusstseinsraum von dieser Aufregung überflutet. Ein Großteil dieser Flut ergießt sich dann auch durch die offene Falltür in die Kammer darunter. Wenn das Ereignis wirklich erschütternd ist, überfordert es unser System. Es kommt zu einem Kurzschluss, die Falltür wird zugeschlagen und das Hochwasser bleibt darunter eingeschlossen. In diesem Fall war die letzte Eingabe oder Nachricht, die das Unterbewusstsein erreicht hat, bevor die Tür zugeschlagen wurde, »Aufregung«, was der Körper als »Notfall« interpretiert.

Weil das Unterbewusstsein die unbewussten Funktionen des Körpers – wie Herzschlag, Atmung und Verdauung – kontrolliert, versetzt diese aufregende Nachricht den Körper in den Notfallmodus. Da die Falltür jetzt geschlossen ist, können keine neuen Nachrichten ins Unterbewusstsein gelangen und diesen Notfallbefehl aufheben. Nach einer Weile wird sich die aufregende Situation wahrscheinlich auf der bewussten Ebene auflösen, also auf der Ebene, auf der wir verstehen, vergeben, loslassen oder auf andere Weise mit dem einverstanden sind, was passiert ist, und auf der wir glauben, dass alles vorbei ist und wir in Sicherheit sind. Wenn die Falltür jedoch nie wieder geöffnet wird und das Unterbewusstsein die gute Nachricht, dass alles in Ordnung ist, nicht erhalten kann, spiegeln der unbewusste Glaube und die physiologische Reaktion wider, dass das Problem immer noch besteht. Der Körper bleibt auf Dauer im Notfallmodus und erschöpft sich an dem Problem. Letztendlich führt dies zu Zusammenbrüchen wie Nebennierenermüdung, Schilddrüsenproblemen und hormonellen Ungleichgewichten. Und weil das eigentliche Problem im Unterbewusstsein liegt, wissen wir nicht einmal, was hier vor sich geht oder warum.

Die Falltür ist natürlich eine Metapher. Die wirklichen Akteure in diesem Kommunikationsdrama sind zwei Schlüsselbereiche des Gehirns: der Thalamus und der Hypothalamus. Der Thalamus bezieht sich auf das Bewusstsein. Es ist der Bereich des Gehirns, der unter anderem von unseren fünf Sinnen Informationen darüber erhält, was in der Außenwelt geschieht. Der Hypothalamus bezieht sich auf das Unterbewusstsein, in dem Dinge unterhalb der bewussten Wahrnehmung geschehen. Er bekommt Input vom Thalamus und gibt diesen als Reaktionsanweisung an die innere Welt weiter – an den Körper. Er spielt auch eine sehr wichtige Rolle für die Energie-Code-Übungen, die darin bestehen, Informationen aus dem Inneren des Körpers an den Verstand weiterzuleiten, damit wir unsere tiefinnerste Weisheit auf einer bewussten Ebene wahrnehmen können. Diese Informationsweiterleitung findet größtenteils über den Vagusnerv und das enterische Nervensystem statt.

Die Falltür steht auch für das Verhältnis zwischen unseren bewussten Entscheidungen und unserer unbewussten Zustimmung oder Empfänglichkeit für diese Entscheidungen. Beispielsweise kann uns der Thalamus, der von unseren

Sinnen darüber informiert wird, dass es Nacht ist und unsere täglichen Aufgaben erledigt sind, am Ende eines langen Tages mitteilen, dass es sicher und angemessen ist, sich zu entspannen und auf den Schlaf vorzubereiten. Aber wenn der Hypothalamus die Nachricht nicht hören kann, entspannt sich weder unser Körper noch der Rest unseres Gehirns, sondern beide laufen weiter auf Hochtouren, was möglicherweise zu Schlaflosigkeit, Angstzuständen oder anderen Funktionsstörungen führt. Wenn etwas geschieht, was so erschütternd ist, dass Thalamus und Hypothalamus auch nur ansatzweise aufhören, miteinander zu reden, verlieren wir die Fähigkeit, unser Leben bewusst unter Kontrolle zu behalten und zu steuern. In diesem Fall werden wir von dem geleitet, was sich unter der Falltür im Unterbewussten verbirgt, wobei es keine Rolle spielt, was wir bewusst tun. Wir erleben dies als etwas, was nicht so funktioniert, wie wir es (bewusst) wollen. Das ist das Schöne an unserem System: Was verborgen ist, will aufgedeckt werden und treibt uns zum Erwachen an.

Der zerstörerische Kurzschluss tritt immer dann auf, wenn wir etwas ablehnen. Wenn es wirklich konkret wird, nehmen wir alles im Leben entweder an oder lehnen es ab. Wenn wir sagen und sogar denken oder fühlen »Das passiert nicht« oder »Das kann ich nicht akzeptieren«, wenn wir uns weigern, unsere Realität klar zu sehen, weil uns das, was wir sehen, nicht gefällt, oder wenn etwas passiert, das nicht unseren bewussten Wünschen und Erwartungen entspricht, lehnen wir es ab. Wir erlauben uns nicht, seine Energie wirklich zuzulassen und voll und ganz zu verarbeiten. Wenn wir es ablehnen, trennen wir uns von unserer Fähigkeit, das Leben zu »verstoffwechseln«: ganz hineingehen, loslassen, weitermachen. Unser Widerstand wird dann zu einer Störung oder Blockade an dieser Stelle in unserem System, und unser Fluss kommt dort zum Erliegen.

Wenn wir etwas ablehnen, verschwindet es nicht einfach. Vielmehr schicken wir es durch die Falltür ins Unterbewusstsein. Dort bleibt es uns, zumindest teilweise, verborgen – unbekannt. Solange wir die Falltür nicht öffnen, um dort nachzuschauen und es bekannt zu machen – auch wenn dies auf der Energie- und nicht auf der Story-Ebene geschieht –, bleibt es dort in verantwortlicher Position und steuert unsere Gedanken, unsere Entscheidungen, unsere Physiologie und unsere Schwingungsfrequenz, die darüber bestimmt, was wir in unser Leben ziehen. Auch wenn wir es nicht bewusst »sehen« können, stecken wir Energie (das heißt unsere Kraft) hinein, was dazu führt, dass Ressourcen verbraucht werden, die besser zum Heilen oder Erschaffen verwendet werden könnten. Eine ununterbrochene Zerstreuung unseres Fokus findet statt.

Man könnte auch sagen, dass wir nicht mehr präsent sind, wenn wir ablehnen, was gerade geschieht. Wir überlegen, wie es sein »sollte«, verteidigen uns oder schreiben eine neue Geschichte, in der wir das Opfer sind. Infolgedessen bauen wir nicht die nötigen Schaltkreise auf, um das Seelenselbst in die Situation einzuladen, und bleiben stecken. Die Energie, unser wahres Selbst, ist nicht mehr im Fluss. Damit wird auch der physische Körper (eine Reflexion des Energiekörpers) matt gesetzt. Er funktioniert nicht mehr so effizient, wie er könnte. Was als Energieproblem begonnen hat, wird schließlich zu einem Gewebeproblem.

Vielleicht haben Sie versucht, ein Leben Ihrer Wahl zu erschaffen, aber es ist Ihnen nicht gelungen, echte, nachhaltige Veränderungen herbeizuführen. Vielleicht haben Sie Selbsthilfetechniken ausprobiert, Affirmationen ausgesprochen oder Vision Boards erstellt. Das Verständnis des Unterbewusstseins ist das fehlende Glied in der Kette. Was Sie sich wünschen, ist nicht passiert, weil diese Falltür in Ihrem Kopf zugeschlagen wurde. Trotz Ihres bewussten Handelns ist die Energie, die Sie als Schwingung ausstrahlen, eine Energie der Unentschlossenheit, Unversöhnlichkeit, Angst oder anderer Ergebnisse der größten Erschütterungen in Ihrem Leben. Und bekanntlich manifestiert sich die Schwingungsfrequenz, die Sie aussenden, in der physischen Welt.

Die gute Nachricht lautet: Es ist nie zu spät, diese Falltür zu öffnen und Ihrem Unterbewusstsein die frohe Botschaft zu übermitteln, dass es in Zukunft nicht mehr so sein muss. Um ein Leben zu erschaffen, das Sie wirklich zu schätzen und zu genießen wissen – ein Leben voller Lebendigkeit, Gesundheit, Freude und Verbundenheit –, müssen Sie damit beginnen, es so zu akzeptieren, wie es kommt. Nehmen Sie in dem Modell einen Vorderseiten-Standpunkt ein – in dem Bewusstsein, dass alles, was passiert, wirklich zu Ihrem Besten und hundertprozentig zu Ihren Gunsten ist. Dann müssen Sie Wege finden, um diese Falltür zu öffnen, damit Sie Ihr Energiemuster aktualisieren und die Botschaft senden können, dass die von Ihnen abgelehnten früheren Lebenserfahrungen tatsächlich geklärt sind – dass mit Ihnen alles in Ordnung ist und Sie nicht mehr im Notfallmodus leben müssen.

Hierhin möchte ich Sie führen: zu einer Veränderung des Energiemusters, das Ihre aktuelle Lebenserfahrung hervorbringt. Dies *muss* über den Körper erfolgen, und zwar durch Öffnung des Zentralkanals und Aufbau der für den freien Fluss wichtigen Schaltkreise. Eine entsprechende Erkenntnis oder Erleuchtung im bewussten Geist reicht hier nicht aus. Sie müssen Ihre Erkenntnis *verkörpern,* denn die Realität wird von innen nach außen geschaffen – von der *Energie* her. Nur wenn wir sie verkörpern, können wir den Ausdruck unserer Energie auf der unbewussten Ebene verändern und damit auch das, was wir in der physischen Welt geschaffen und angezogen haben.

Im Clearing-Code biete ich Ihnen Möglichkeiten, auf Ihre unbewussten Gründe für das Feststecken zuzugreifen – auf das, was Sie bereitwillig vergeben und loslassen würden, wenn Sie wüssten, dass es zu Schwierigkeiten oder Unannehmlichkeiten in Ihrem Leben führt. Dieses Vergeben und Loslassen findet auf einer Ebene statt, die tiefer liegt als die der bewussten Geschichten, die Sie sich und anderen über die Gründe erzählen, aus denen Sie einfach nicht weiterkommen. Es findet jenseits des denkenden Geistes statt! Sobald Sie Zugang zu Ihrer inneren Falltür haben, können Sie die Übungen in diesem und den folgenden Codes einsetzen, um diese unbewussten Störungen zu beseitigen und Ihr Energiesystem neu zu starten.

Wir stecken selten aus den uns vermeintlich bekannten Gründen fest. Es gibt fast immer etwas Tieferes, was die eigentliche Ursache ist. Wenn wir die Übungen zu diesem Code machen, um die Energien unter der Falltür freizusetzen und sie wieder in unser System zu integrieren, kehren wir ganz natürlich in unseren Kern zurück – in das Seelenselbst, den einzigen Ort, von dem aus wir enorme Kraft haben, durch bewusste Wahl etwas zu erschaffen.

Bevor Sie die einzelnen Schritte dorthin machen, möchte ich Ihnen die Geschichte einer meiner Patientinnen erzählen, bei der die vom Arzt verordnete Version der Übung »B.E.S.T. Release« Ergebnisse hervorgebracht hat, die ihr Leben veränderten. Rachel ist ein sehr gutes Beispiel dafür, dass ein Trauma im Unterbewusstsein gefangen sein und uns noch lange, nachdem das Ereignis scheinbar gelöst ist, beeinflussen kann.

RACHEL LÖST IHR TRAUMA ENDLICH AUF

Rachel war im Kreißsaal des Krankenhauses, in dem sie ihr drittes Kind zur Welt bringen wollte, als die Tragödie über sie hereinbrach. Das Krankenhauspersonal hatte sie gebeten, sich auf die Seite zu legen, weil sie eine Periduralanästhesie bekommen sollte, aber weil die Nadel nicht eingeführt werden konnte, sollte sie sich an den Rand der Geburtsliege setzen und vornüberbeugen. Sie gaben ihr die Periduralanästhesie und sie wirkte. Dann kehrten ihr beide Krankenschwestern, die sich um sie kümmerten, gleichzeitig den Rücken. Sie rutschte von der Liege, und weil sie ihre Beine durch die Anästhesie nicht mehr unter Kontrolle hatte, konnte sie sich nicht auffangen. Sie fiel auf den Boden als ein schrecklicher Haufen und hatte eine Sturzgeburt.

Drei Tage später wachte sie in einem Krankenhausbett auf. Das Baby war okay, sie aber nicht. Sie konnte den Kopf nicht vom Kissen heben, ohne dass ihr übel wurde. Dieser Schwindel hat sich nicht gebessert. Sie verbrachte die nächsten drei Jahre mehr oder weniger im Bett oder auf der Couch, weil sie nicht aufrecht sitzen konnte, ohne dass ihr daraufhin stundenlang schrecklich schwindelig war und sie sich übergeben musste.

Zu der Zeit lernte ich sie kennen. Sie kam, gestützt von ihrem Ehemann auf der einen und ihrem Schwiegervater auf der anderen Seite, in meine Praxis. Jeder ihrer Schritte war extrem wacklig und unsicher, als versuche sie, in einem Kanu aufzustehen. Wir haben uns an diesem Tag nur kurz unterhalten, weil es ihr so schlecht ging, dass ich sie sofort behandeln wollte.

Ich machte mich gleich daran herauszufinden, welche unbewussten Beeinflussungen sie daran hinderten, gesund zu werden. Ich wollte wissen, warum sich ihr Körper nach drei Jahren immer noch in dem Zustand befand, in dem er sich drei Tage nach dem Unfall befunden hatte. Warum hatte ihr Körper offenbar nicht einmal *versucht,* gesund zu werden?

In dieser ersten Sitzung behandelte ich Rachel nach B.E.S.T., dem bioenergetischen Behandlungsprotokoll, und ihr wurde sofort schlecht, noch in meiner Praxis. Dann ging es ihr ein wenig besser, und wir sprachen darüber, was passiert war und was aktuell bei ihr los war. Sie sagte, sie führe einen Prozess gegen das Krankenhaus und es sei ihr im Moment unmöglich, die medizinische Versorgung zu erhalten, die sie benötige, weil kein anderer Arzt in etwas verwickelt werden wolle, was offensichtlich mit einem Gerichtsverfahren enden würde. Als sie zu mir kam, fühlte sie sich vollkommen zurückgewiesen und niedergeschlagen und glaubte, ihr ganzes Leben würde in Zukunft so sein. Offensichtlich war der Moment der Verletzung emotional schrecklich gewesen, und drei Jahre später war sie emotional immer noch verschlossen.

In ihrer nächsten Behandlung zeigte sich mehr von dem Bild. Während sie äußerlich, also bewusst, nicht mehr wirklich wütend auf das Krankenhauspersonal war und sogar sagte, sie sei bereit, den Beteiligten zu vergeben, hielt ein Teil von ihr immer noch an dem fest, was geschehen war. Ich sagte ihr, höchstwahrscheinlich müsse sie ihre Klage zurückziehen, damit ihr Körper heilen könne, weil ihr System unbewusst versuche, ihre Krankheit in dem Glauben aufrechtzuerhalten, es sei ihr nicht möglich, vor Gericht zu gewinnen, wenn sie wieder gesund sei. (Natürlich war dies überhaupt nicht ihre bewusste Absicht, aber auf der Ebene des Unterbewusstseins kann so etwas passieren.)

Also zog sie die Klage zurück. Ihr System blieb jedoch weiterhin in der Verteidigungsphysiologie eingeschlossen. Die Falltür blieb verschlossen. Als ich mit ihr arbeitete, um ihre Neuroschaltkreise mit Bioenergetik und den Energie-Code-Übungen wiederherzustellen, war mir klar, dass wir ihr System geöffnet hatten und ihre Heilung sofort einsetzte. Drei Monate später spielte sie als Third Baseman in der Softballmannschaft, die unser Gesundheitszentrum sponserte. Es war das, was viele ein »Wunder« nennen würden – und es geschah, weil wir die Falltür zu einem Trauma geöffnet hatten, das sie körperlich, geistig und emotional beeinträchtigt hatte. Diese ganze Angst, Unruhe und Unentschlossenheit war in ihrem Körper gespeichert, und der war so im Notfall-, also im Überlebensmodus gefangen, dass er nicht einmal versucht hatte, gesund zu werden.

Mit den Clearing-Code-Übungen machen Sie die Selbsthilfeversionen der Übungen, die Rachel und vielen anderen geholfen haben, endlich Heilung zu erfahren.

Die Clearing-Code-Übungen

ÜBUNG 1: MORTER-MARSCH

Der »Morter-Marsch« ist eine Übung, die täglich ausgeführt wird und verschiedene Gehirnzentren und Körpersysteme aktiviert und verbindet. Dazu gehören der sensorische und der motorische Cortex sowie die Integrationsfähigkeit des Gehirns, rechte und linke Körperseite, rechte und linke Gehirnhälfte, Oberkörper und Unterkörper, das Sehzentrum und das Atmungszentrum und für das Gleichgewicht das Kleinhirn, in dem sich auch das unbewusste Gedächtnis befindet. Die Übung bewirkt, dass alle diese Systeme gleichzeitig aktiv werden, und ist so etwas wie ein zentraler Neustartknopf, der es uns erlaubt, einfacher, schneller und effizienter zu integrieren, was immer wir verkörpern möchten.

Dies entspricht dem, was George Goodheart (ein Kollege und Freund meines Vaters aus Detroit) in den Sechzigerjahren entwickelt hat und was als »angewandte Kinesiologie« weltbekannt wurde. Dr. Goodheart beschrieb kontralaterale Übungen, auch als »Cross-Crawls« bezeichnet, und ihre vielen Selbstheilungskräfte. Ihr Ziel ist, nicht aufgelöste unbewusste Muster und die Spannungen, die sie erzeugen, zu beseitigen und die Gegenwart des Seelenselbst zu kultivieren.

Und so wird der Morter-Marsch ausgeführt:

1. Sie stehen mit den Füßen hüftbreit auseinander und gerade nach oben gestreckter Wirbelsäule.

2. Machen Sie mit dem rechten Bein einen Schritt nach vorn, und beugen Sie das rechte Knie in einen Ausfallschritt, damit Sie spüren können, wie sich die Muskeln im rechten Oberschenkel aktivieren. Gehen Sie mit der bewussten Wahrnehmung ganz in den Körper.

3. Heben Sie den linken Arm vor den Körper, und richten Sie ihn in einem Winkel von 45 Grad auf die Stelle, an der Decke und Wand zusammentreffen. Drehen Sie die Handfläche so, dass der Daumen nach oben zeigt.

4. Strecken Sie den rechten Arm in einem Winkel von 45 Grad nach hinten und unten, und richten Sie ihn auf die Stelle, an der Wand und Boden zusammentreffen. Der Daumen zeigt nach unten. Strecken Sie die Finger aus, um sie zu beleben.

5. Neigen und drehen Sie den Kopf leicht nach links und schauen Sie den linken Arm entlang zum linken Daumen. Schließen Sie das rechte Auge.

6. Bleiben Sie in dieser Position. Atmen Sie tief in den Bauch ein und halten Sie dann den Atem an. Konzentrieren Sie sich auf ein tiefes Gefühl des Wohlbefindens oder das Gefühl der Vergebung, Akzeptanz und Liebe.

7. Halten Sie den Atem an, bis es nicht mehr geht, oder etwa so lange, wie Sie brauchen, um langsam bis zehn zu zählen.

8. Atmen Sie dann aus, und treten Sie mit dem rechten Bein einen Schritt zurück, bis beide Füße wieder parallel und hüftbreit nebeneinanderstehen.

9. Wiederholen Sie den Vorgang auf der linken Seite und anschließend auf jeder Seite noch viermal. Je öfter Sie diese Clearing-Code-Übung durchführen, desto mehr Veränderungen werden sichtbar.

Hinweis: Falls Sie nicht stehen können, führen Sie diese Übung auch gern im Bett aus.

Wie funktioniert die Übung? Das ist in der Tat faszinierend. Das Überlebenssystem des Körpers arbeitet auf Prioritätsbasis und nutzt seine Energie und Ressourcen, um die schwerwiegendsten Gefahren für Leib und Leben zuerst zu bewältigen. Solange ein traumatisches Erlebnis nicht aufgelöst ist, wird es auf der unbewussten Ebene festgehalten. Dort reagiert der Körper weiterhin darauf, als handle es sich immer noch um einen Notfall und nicht um ein vergangenes Ereignis. Mit anderen Worten: Im Falle einer Überlastung wird die Falltür zugeschlagen. Dadurch wird die Kommunikation zwischen dem Bewusstsein und dem Unterbewusstsein unterbrochen, und das Unterbewusstsein, das nie darüber informiert wurde, dass die Krise gelöst ist, wiederholt unnötige Muster im Körper immer wieder aufs Neue.

Damit der Körper die gefangene Energie des alten Traumas spüren und wieder freigeben kann, muss das Nervensystem zunächst denken, es habe etwas Wichtigeres, Lebensrettendes zu tun. Deshalb halten wir beim Morter-Marsch den Atem an. Wenn der Atem angehalten wird, fragt das Nervensystem, ob bald wieder Luft geholt werden kann. Wenn es annimmt, dies sei nicht möglich, lockert es die Muskeln, die es zum Schutz angespannt hat – und der Körper verbraucht weniger Sauerstoff. Jetzt stehen mehr Sauerstoff und Energie für die Einschätzung zur Verfügung, wie *genau* auf die aktuelle Situation zu reagieren ist. Das Gefühl, überfordert zu sein, schwindet, das System kann wieder effizient arbeiten, Körper und Geist fühlen sich sicher. Die neu verteilte Energie ist für Heilung verfügbar, statt in die falsche, nicht erlöste Wahrnehmung von Gefahr zu fließen. Wenn entsprechende Bereiche im Gehirn durch den Morter-Marsch aktiviert werden, können sich alte Schaltkreise erneut verbinden, und neue können aufgebaut werden.

In diesem Moment der Befreiung und Neuausrichtung können wir uns darauf konzentrieren, das Nervensystem bezüglich einer Botschaft an das Unterbewusstsein auf den neuesten Stand zu bringen. Vielleicht vergeben wir jemandem oder etwas, oder wir sind bereit, etwas anzunehmen, was wir vorher nicht annehmen konnten, oder wir können für jemanden da sein oder verlieben uns, obwohl wir das vorher nicht zu tun vermochten. Wenn wir uns in dem Moment, in dem der Neustart beim Morter-Marsch stattfindet, vorstellen und spüren, dass wir vergeben oder annehmen, ermöglicht diese Synchronisation eine Integration. Das Nervensystem überprüft erneut, wie es seine Aufmerksamkeit und Energie verteilt. Dann setzt es dies um, und unser Energiefeld verändert sich entsprechend. Der Körper wird wieder von Energie durchflutet, und das Nervensystem passt sich der Tatsache an, dass wir das, woran unser Unterbewusstsein festgehalten hat, tatsächlich vergeben oder angenommen haben. Das Ergebnis ist, dass wir mehr und mehr als wahre Schöpfer von der Vorderseite des Modells aus agieren, statt als Opfer in der Falle von Angelegenheiten zu sitzen, die uns nicht einmal bewusst sind. Wir haben dann mehr kinetische Energie, die wir den ganzen Tag über erfahren können. Wir fühlen uns frei und belebt, optimistisch und inspiriert. Wir fühlen uns buchstäblich als Seelenselbst und tiefer im Körper verwurzelt.

Sehr gern habe ich den Morter-Marsch an so viele Menschen weitergegeben, für die er ein wertvolles integratives Werkzeug wurde. Vor ein paar Jahren war ich zum Beispiel auf dem Flughafen Heathrow in London, als mir jemand am anderen Ende der Halle auffiel. Ein Mann stand in der Morter-Marsch-Haltung und erledigte irgendwelche Aufgaben! Natürlich musste ich die dahineilende Menschenmenge durchkreuzen, um ihn zu umarmen …!

Morter-Marsch

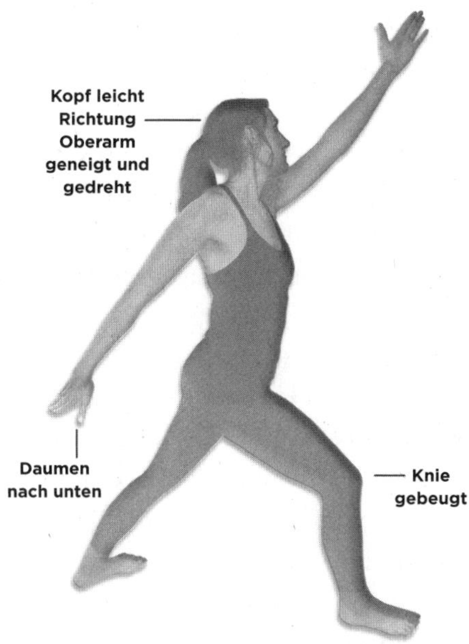
Kopf leicht Richtung Oberarm geneigt und gedreht
Daumen nach unten
Knie gebeugt

Um Ihre Integration noch mehr zu fördern, finden Sie hier eine erweiterte Version des Morter-Marschs namens »mPower Step«. Ich empfehle Ihnen aber, den Morter-Marsch zuerst so lange zu üben, bis Sie gut darin sind. Wenn er Ihnen zur zweiten Natur geworden ist, können Sie den mPower Step hinzufügen.

ÜBUNG 2: MPOWER STEP

Diese Übung für Fortgeschrittene ergänzt den Morter-Marsch um einige Stufen und verstärkt das Energiefeld des feinstofflichen Körpers (einschließlich des Chakrasystems) in Kombination mit dem Nervensystem. Die Synchronisation ermöglicht neue Arten des Seins und der Wahrnehmung und bewirkt, dass man sich in allen Lebensumständen als Schöpfer betätigen kann.

In dieser Übung wird der Zentralkanal betont, um eine noch höhere Photonendichte im Kern zu erzeugen. Indem wir dort für mehr Gewahrsein sorgen, erzeugen wir ein physisch greifbares Seelenselbst – eines, das vom sensorischen Nervensystem leichter erfasst werden kann. Dies erleichtert es sehr, den Quantenflip zu machen und von der Schutzpersönlichkeit zum Seelenselbst überzugehen. Dadurch, dass wir uns beim mPower Step auf den Kern konzentrieren, öffnen wir viele Bereiche des Gehirns und des Körpers gleichzeitig und aktivieren sie nacheinander, damit das Nervensystem – insbesondere der denkende Geist – mehr Informationen bereitwilliger aufnehmen kann. Das Ergebnis ist, dass sich alte Muster schneller lösen – genau das, was wir wollen.

Und so wird die Übung »mPower Step« ausgeführt:

1. Sie stehen in der gleichen Position wie beim Morter-Marsch: Das rechte Bein ist vorn, der linke Arm in einem Winkel von 45 Grad zum Körper angehoben, der rechte Arm im selben Winkel nach hinten und unten gestreckt, der Kopf leicht nach links gedreht und geneigt, das rechte Auge geschlossen.

2. »Öffnen« Sie die Fußsohlen und die Handflächen, um die kleinen Chakras dort zu wecken. (Stellen Sie sich vor, dass auf Ihren Handflächen und Fußsohlen Blumen blühen.) Heben Sie die Zehen an und legen Sie sie wieder ab.

3. Drehen Sie die Handflächen beider Hände so, dass die Daumen nach oben zeigen. Achten Sie darauf, dass Sie die untere Hand nach außen drehen, damit es sich nicht anfühlt, als sei der Arm hinter dem Rücken verdreht. Einfach um sicherzugehen, dass Sie es richtig machen, brin-

gen Sie beide Handflächen zusammengelegt über den Kopf und öffnen dann die Arme, wobei beide Handflächen nach rechts zeigen. Dann senken Sie die hintere Hand im Winkel von 45 Grad zum Körper ab. Drücken Sie die Schulterblätter zusammen. Und jetzt heben Sie das Herz wie gewohnt.

4. Erden Sie sich dann in den Ankerpunkten: Spannen Sie den Beckenboden an (*Mula Bandha,* der Wurzelverschluss). Drücken Sie das Herzzentrum zusammen, als würden Sie es in der Brust umarmen. Verengen Sie den Hals, damit Sie spüren und hören können, wie der Atem durch den Hals auf und ab geht. Ziehen Sie Ihre Aufmerksamkeit hinter die Augen zurück, wenn Sie auf den erhobenen Daumen schauen. Ziehen Sie außerdem die Oberschenkel zusammen, um den Beckenboden anzuheben und die Energie noch stärker durch den Körper zu ziehen.

5. Konzentrieren Sie sich darauf, den Zentralkanal hinauf- und hinunterzuatmen wie beim Verankerungs-Code. Atmen Sie von einer Stelle über dem Kopf aus bis in den Kern des Körpers – den Bauch – ein. Drücken Sie die Oberschenkel beim Einatmen zusammen und lassen Sie die Ankerpunkte eingeschaltet. Spüren Sie, wie die Energie in Ihren Körper fließt. Lassen Sie zu, dass es sich gut anfühlt. Mehr von dem, was Sie wirklich sind, kommt herein! Halten Sie den Atem an. Atmen Sie dann durch die Füße in die Erde aus.

6. Atmen Sie nun – ausgehend von einem Bereich etwa 60 Zentimeter unter dem Boden, auf dem Sie stehen – durch die Füße und Beine in den Bauch ein. Halten Sie dann den Atem an, solange Sie können. Sorgen Sie wieder dafür, dass es sich gut anfühlt.

7. Atmen Sie schnell und kraftvoll den Zentralkanal hoch und durch die Nase aus, und spüren Sie, wie die Energie des Atems dabei aus Ihrem Kopf schießt, als ob Sie ein Wal wären, der Wasser aus seinem Blasloch schießt. Versuchen Sie, das letzte bisschen Luft aus Ihrer Lunge zu entfernen.

8. Wenn Ihnen die Luft ausgeht, atmen Sie tief ein und ziehen Sie das rechte Bein in die Mitte zurück. Stellen Sie beide Füße unter die Hüften und strecken Sie die Wirbelsäule.

9. Wiederholen Sie den Vorgang auf der linken Seite und anschließend auf jeder Seite noch viermal.

Gelegentlich kann es in dieser Körperhaltung zu einer »Neukalibrierung« im System kommen. Das ist vollkommen in Ordnung. Wir bringen die Veränderung hervor, die wir uns wünschen, indem wir uns auf unser wahres, ermächtigtes Seelenselbst zubewegen. Wenn Schwindel oder Orientierungslosigkeit auftreten, dann stellen Sie sich am besten in die Nähe einer Couchlehne oder Wand. Beide sorgen bei Bedarf für Stabilität.

Abgesehen davon, dass wir in dieser Übung alte Muster löschen, führen wir ein neues Modell ins Nervensystem ein, ein Muster-Update. Wir beginnen mit dem Aufbau einer neuen energetischen Identität im Kern unseres physischen Seins. Außerdem senden wir Signale an das Unterbewusstsein, dass dieser befreite Zustand unsere Präferenz, unsere neue Grundlage oder unser Sollwert ist. Wenn Sie diese Übungen mit einem Gefühl der Dankbarkeit oder Freude ausführen, programmieren diese das Unterbewusstsein noch schneller neu und geben mehr Schwung, um den Wechsel von der Schutzpersönlichkeit zum Seelenselbst fortzuführen.

Jetzt, da wir die Übungen »Morter-Marsch« und »mPower Step« kennen, können wir uns mit den spezifischen unbewussten Störungen beschäftigen, die dafür gesorgt haben, dass wir im Leben stecken geblieben sind oder nicht ausgefüllt waren, und sie mit der Übung »B.E.S.T. Release« auflösen. Erinnern wir uns: Wir stecken nie aus den uns vermeintlich bekannten Gründen fest. Die folgende Übung offenbart uns die Wahrheit.

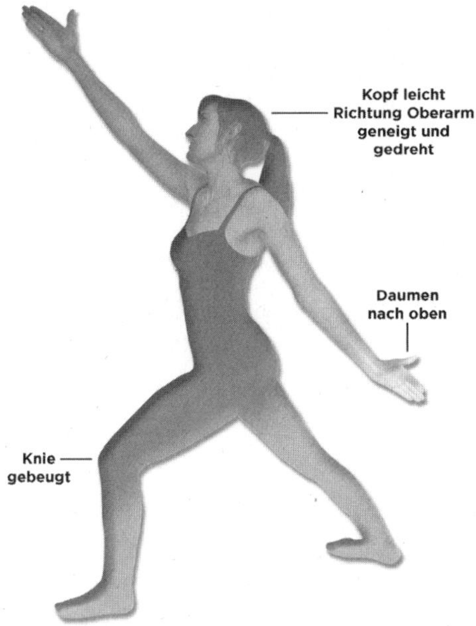

mPower Step

ÜBUNG 3: B.E.S.T. RELEASE

Mit dieser Clearing-Code-Übung begeben wir uns wirklich in ein altes Muster, das uns einfach nicht mehr dient, und lassen es los. Wir fragen sehr genau nach, wo unsere größten unbewussten Störungen liegen – sie hindern uns daran, das Leben so zu erfahren, wie wir es wirklich wollen – und wo wir am dringendsten Schaltkreise aufbauen müssen.

Wir identifizieren diese Blockaden zunächst mit einer Methode, die als »Muskeltest« bezeichnet wird. Mit dem Muskeltest können wir erkennen, was sich im Unterbewusstsein verbirgt, weil das Unterbewusstsein über das Zentralnervensystem direkt mit dem Körper kommuniziert.

Sie können den Muskeltest allein oder mit einem Partner durchführen. Wenn Sie mit der Übung »B.E.S.T. Release« arbeiten, verwenden Sie die für Sie bequemere Methode. Ich empfehle jedoch, zunächst mit einem Partner zu arbeiten, wenn Sie mit dem Muskeltest noch nicht vertraut sind, weil die

Ergebnisse leichter zu beobachten sind, wenn Sie die größeren Armmuskeln testen und mit einer anderen Person arbeiten.

Mit dem Muskeltest beginnen: Auf »Ja« testen

Mit einem/einer Partner(in):

1. Stellen Sie sich dem Partner gegenüber. Bitten Sie ihn, einen Arm parallel zum Boden seitlich anzuheben. Die Hand sollte offen sein, das Handgelenk entspannt, und die Handfläche sollte zur Erde zeigen. Er sollte mit offenen Augen geradeaus schauen.

2. Sie stehen dem Partner immer noch gegenüber und legen jetzt eine Hand auf seinen ausgestreckten Unterarm. Legen Sie die andere Hand auf seine gegenüberliegende Schulter, um jede Bewegung beim Testen zu stabilisieren.

3. Bitten Sie den Partner, die Position zu »halten«, während Sie seinen Unterarm mit sanftem Druck Richtung Boden drücken. Was Sie suchen, ist ein stark testender Arm, der anzeigt, dass der Partner Ihrem Druck mit angemessener, nach oben gerichteter Kraft standhalten kann. Finden Sie heraus, wie viel Kraft Sie anwenden müssen, um die Kraft des Partners zu beobachten, während er versucht, den Arm in der Position zu halten, und achten Sie darauf, ihn nicht zu überfordern.

4. Lassen Sie den Partner eine »Wahrheit« sagen. Wenn sie beispielsweise eine Frau ist und »Mary« heißt, soll sie sagen: »Ich heiße ›Mary‹.« Testen Sie die Stärke des Arms. Er wird stark bleiben.

5. Lassen Sie »Mary« jetzt eine »Lüge« erzählen: »Mein Name ist ›Betty‹.« Prüfen Sie die Kraft, und zeigen Sie, dass der Arm schwach ist. Lassen Sie die Partnerin dann eine »Lüge« *denken,* und zeigen Sie, dass der Arm schwach wird, wenn sie einen Gedanken denkt, den ihr Unterbewusstsein in keinen Zusammenhang bringen kann.

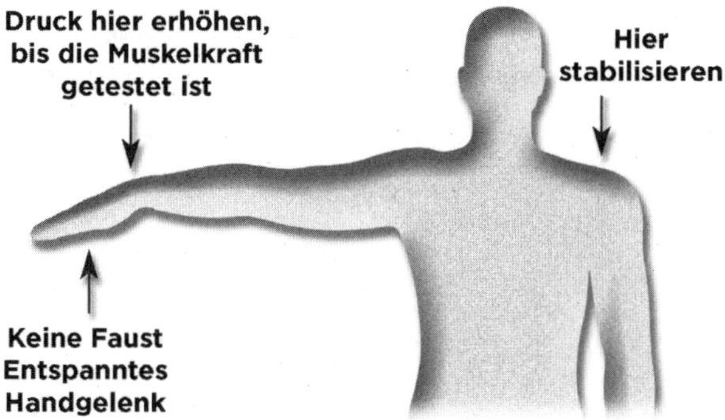

Muskeltest für B.E.S.T. Release

Selbsttest mit dem O-Ring:

1. Bilden Sie zunächst einen Ring mit Daumen und Zeige- oder Mittelfinger einer Hand (Ring 1). Mit diesem Ring halten Sie fest.

2. Bilden Sie mit Daumen und Zeige- oder Mittelfinger der anderen Hand einen weiteren Ring (Ring 2). Mit diesem Ring können Sie den Muskelwiderstand von Ring 1 aufhebeln/testen.

3. Drücken Sie Ring 2 flach zusammen und führen Sie ihn in Ring 1 ein.

4. Sagen Sie eine »Wahrheit«. Wenn Sie beispielsweise »Mary« heißen, sagen Sie: »Ich heiße ›Mary‹.« Prüfen Sie die Kraft, indem Sie Ring 1 festhalten und versuchen, ihn mit Ring 2 aufzuhebeln. Ring 1 sollte stark bleiben.

5. Sagen Sie als Nächstes eine »Lüge«. Sagen Sie: »Ich heiße ›Betty‹.« Prüfen Sie die Kraft, indem Sie Ring 1 festhalten und versuchen, ihn mit Ring 2 aufzuhebeln. Ring 1 sollte dem nicht standhalten.

Achten Sie darauf, wie unterschiedlich sich eine »Wahrheit« und eine »Lüge« anfühlen und wie sehr sich das jeweilige Gefühl auf Ihren Muskelwiderstand auswirken kann.

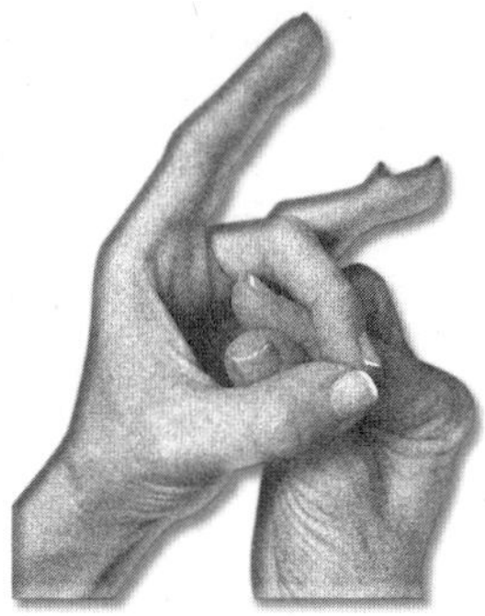

Muskel-Selbsttest

Reaktive und unbewusste Glaubenssätze und Emotionen identifizieren

1. Setzen Sie eine der oben vorgestellten Testmethoden ein, und denken Sie an einen idealen Glaubenssatz oder ein ideales Ziel – etwas, wovon Sie überzeugt sind und was eine Bedeutung für Sie hat –, oder bitten Sie den Partner, an so etwas zu denken. Formulieren Sie den Satz im Präsens und positiv, und sprechen Sie nicht von etwas, was Sie irgendwann haben/tun/sein werden. Sagen Sie es lieber so, als sei es bereits Realität, zum Beispiel: »Ich bin bei bester Gesundheit«, »Ich bin glücklich und zufrieden« oder »Ich bin gut genug« … Statt etwas in Worte zu fassen, was Sie hinter sich lassen wollen – etwa: »Ich möchte fünf Kilo abnehmen« –, geben Sie Ihr Wunschgewicht so an, als sei es bereits Realität: »Ich wiege 65 Kilo.« Testen Sie dabei die Armkraft, wenn Sie mit einem Partner zusammenarbeiten (oder die Ringkraft, wenn Sie sich selbst testen), mit positiven Aussagen, bis eine Schwäche (die Unfähigkeit, stark zu bleiben) auf eine bestimmte unbewusste Blockade hinweist.

2. Sobald Sie ein schwach testendes Glaubensmuster gefunden haben, fahren Sie mit dem Muskeltest am Arm (oder mit dem Testen des Rings) fort, und identifizieren Sie die reaktive Emotion, die für die Schwäche verantwortlich ist, indem Sie die sechs Wörter aus dem Clearing-Diagramm (unten) verwenden. Eines oder mehrere von ihnen führen dazu, dass der Arm (oder Ring) schwach testet. Wenn zwei oder drei Wörter den Arm (oder Ring) schwächen, wechseln Sie zwischen diesen hin und her, bis Sie eines haben, das der Körper in weiteren Tests bevorzugt. Letztendlich wird es ein Wort geben, das hervorsticht. Diese Emotion ist das in Ihrem Unterbewusstsein oder Energiefeld gespeicherte Muster, das dann in der »B.E.S.T.-Release«-Prozedur aktualisiert und losgelassen wird.

Wenn der Muskel schwach testet, sagt uns dies, dass etwas Überwältigendes im Unterbewusstsein gespeichert ist. Wenn dieses Etwas vom bewussten Verstand ans Licht geholt und verstärkt wird, löst es einen derartigen Kurzschluss aus, dass die Person den Gedanken und den Muskelwiderstand nicht gleichzeitig aufrechterhalten kann. Etwas muss nachgeben, damit der Muskel schwach wird. Dieser Einsatz des körpereigenen Kommunikationssystems macht Muskeltests zu einem hervorragenden Instrument, um emotionale Erfahrungen auszuloten, die in unserem System noch nicht gelöst sind.

Das Clearing-Diagramm

Angst
Wut/Zorn
Liebe
Traurigkeit
Freude
URTEIL

Leicht zu merken:

Falsches Urteil

Dieses Diagramm enthält die wesentlichen in der Psychologie identifizierten Basisemotionen oder Grundgefühle, aus denen die meisten »sekundären« Gefühle hervorgehen. Wut/Zorn beispielsweise ist ein Grundgefühl, das ein ganzes Spektrum von Gefühlen von Verärgerung bis Hass hervorbringt. Angst, ein weiteres Grundgefühl, erzeugt Ängstlichkeit, Nervosität und Zwanghaftigkeit. Indem wir in dieser Übung mit den Grundgefühlen arbeiten, können wir also die Energie identifizieren, die allen anderen Gefühlen zugrunde liegt, wie kompliziert sie anfangs auch erscheinen mögen.

Meine Kollegen und ich haben in unserer klinischen Arbeit festgestellt, dass Urteile und mangelnde Freude die Fähigkeit einer Person beeinträchtigen, präsent zu bleiben, die Falltür offen zu halten und im Fluss zu sein. In der Tat ist das Urteil das Tor zum getrennten Selbst und zur Schutzpersönlichkeit. Wir haben festgestellt, dass Patienten zunächst ein *Urteil* über das fällen, was geschehen ist, beispielsweise: »Das war schlecht und hätte nicht passieren dürfen.« Damit lehnen sie das Ereignis ab und sind nicht mehr präsent. Infolgedessen leben sie ihr Leben nicht ganz und freudvoll und können es daher weniger *genießen.*

Wie kann ein Gefühl wie Liebe ein Problem oder eine Störung verursachen? Nicht die Liebe ist das Problem, sondern wie wir über Liebe denken und welche Beziehung wir dazu haben. Haben wir beispielsweise in der Vergangenheit eine verletzende oder enttäuschende Erfahrung damit gemacht, hält das Unterbewusstsein die Liebe für potenziell gefährlich und schützt sich davor. Sollte sich dann wieder ein Gefühl der Liebe in Ihnen entwickeln, sabotiert das Unterbewusstsein die Situation schon von Beginn an, um Sie (auf eine sehr rückwärtsgewandte Art!) davor zu bewahren, diesen Schmerz jemals wieder zu erleben.

Das gespeicherte Glaubensmuster aktualisieren

1. Nehmen Sie die integrierende Körperhaltung wie im Morter-Marsch oder mPower Step ein. (Je nachdem, mit welcher der beiden Übungen Sie sich zu diesem Zeitpunkt am wohlsten fühlen. Denken Sie auch daran, dass mPower Step wegen der feineren Details letztendlich kraftvoller ist. Üben Sie also fleißig!)

2. Bleiben Sie in der Haltung, und konzentrieren Sie sich auf folgenden Gedanken: »*Ich vergebe jede Beeinflussung in Bezug auf* … [setzen Sie hier Ihr reaktives Wort ein: ›Angst‹, ›Wut‹ und so weiter], *und in Bezug auf mein Ziel, sei es bekannt oder unbekannt* [das heißt bewusst oder unbewusst].«

3. Bleiben Sie weiterhin in der integrierenden Körperhaltung. Atmen Sie ein und halten Sie dann den Atem an. Sie spüren möglicherweise sofort eine deutliche Veränderung im Energiemuster Ihres Körpers. Wechseln Sie dann auf die andere Seite.

4. Führen Sie diesen Vorgang zweimal auf jeder Seite durch (abwechselnde Seiten).

5. Testen Sie das reaktive Wort erneut mit dem Muskeltest. Der Arm (oder Ring) sollte stark testen. (Wenn dies nicht der Fall ist, wiederholen Sie den Test auf das richtige Wort, da Sie die ursprüngliche Priorität wahrscheinlich nicht getroffen haben. Lösen Sie sich dann wieder davon.) Testen Sie das ursprüngliche Ziel/die ursprüngliche Überzeugung nun noch einmal. Wieder sollte der Arm (oder Ring) stark testen! (Ist dies nicht der Fall, dann aus dem oben genannten Grund. Prüfen Sie erneut, ob das ursprüngliche Prioritätswort korrekt ist. Lösen Sie sich dann wieder davon.)

Eine Videodemonstration der Übung »B.E.S.T. Release« finden Sie auf der Website drsuemorter.com/energycodesbook, Button: »Clearing Code«.

Wenn Ihnen diese Übungen zu aufwendig vorkommen, versuchen Sie, nur mit dem Muskeltest oder dem mPower Step zu arbeiten, bis diese Ihnen geläufiger sind. Dann wird es Ihnen viel leichter fallen, alles zusammenzufügen. Die Technologie dieser Clearing-Code-Übungen hat meine Klinik zu einem weltweiten Ziel für Heilung und Wohlbefinden gemacht. Vertrauen Sie mir also, wenn ich Ihnen empfehle, sie zu erlernen. Möglicherweise verstehen Sie auf der Story-Ebene nicht immer, welche Veränderungen sie bewirken, aber Ihr Leben verbessern sie auf jeden Fall. Wenn Sie alte unbewusste Muster beseitigen und Energie durch Ihren Körper strömen lassen, wird Ihr Leben anmutiger, leichter und magischer. Das Leben selbst beginnt zu fließen. Sowohl kleine als auch große Probleme lösen sich, oft ohne dass Sie wirklich verstehen, wie oder warum dies geschieht.

Schon in der ersten Sitzung, in der mein Vater, mein Bruder und ich die Übung »B.E.S.T. Release« mit einer Gruppe von Klienten machten, bekamen wir fantastische Ergebnisse. Ich habe die Arbeit auf der Bühne mit einem Herrn demonstriert, der mir sein spezifisches Ziel nicht genannt hat. Ich habe es ihn nicht laut sagen lassen. Er dachte nur daran, während ich ihn durch den Prozess führte. Beim ersten Muskeltest testete er schwach. Nachdem wir die Clearing-Schritte durchlaufen hatten, testete er stark. Er war absolut in der Lage, den reaktiven Gedanken zu halten, ohne dass dieser einen Kurzschluss in seinem System verursachte. Am nächsten Tag kam er auf mich zu und sagte: »Ich wusste nicht, dass dies mit meiner stressigen Situation zusammenhängt, an die ich gestern gedacht habe, aber letzte Nacht habe ich zum ersten Mal seit fünf Jahren durchgeschlafen!« In dem Moment, in dem wir eine bessere Kommunikation zwischen dem Unterbewusstsein und den bewussten Bereichen des Gehirns ermöglicht hatten, schaltete sein ganzes System um, entspannte sich und begann, zu heilen.

An einem anderen Workshop nahm eine Frau teil, die im Rollstuhl saß und seit Monaten nicht ohne Hilfe gehen konnte, weil sie starke Schmerzen und Schwächegefühle in den Beinen und im Rücken hatte. Wir haben mit ihr gearbeitet und auch diese Übung eingesetzt. Am Ende der Veranstaltung saß sie nicht mehr im Rollstuhl, sondern hat zur Freude Hunderter Zuschauer mit uns auf der Bühne getanzt!

Das dem Clearing-Code zugeordnete Chakra: Solarplexuschakra

Der Clearing-Code bezieht sich auf das dritte Chakra, das Kraftzentrum unseres Energiefeldes, das etwa acht Zentimeter über dem Nabel an der Spitze des Brustbeins liegt. Sein Sanskritname *Manipura* bedeutet »Juwelensee«. Dieses reguliert sowohl das Bewusstsein als auch das Unterbewusstsein. Es sitzt im Kern des Selbst, in dem unsere Identität kultiviert wird. Wir sind sehr viel besser in der Lage, offen zu sein und die Umstände zu akzeptieren, statt ihnen zu widerstehen oder sie abzulehnen, wenn dieser Bereich klar und im Fluss ist. Wenn wir die mentalen Probleme früherer Ablehnungen beseitigen, öffnen wir den Fluss zu unserem wahren Selbst.

Menschen mit einem blockierten Solarplexus fällt es oft schwer, zu unterscheiden, wo sie »enden« und andere Menschen »beginnen«. Sie verheddern sich in »Objekten«, statt sich auf das »Subjekt« – das Selbst – zu konzentrieren. Sie verfügen oft nur über ein schwaches Selbstwertgefühl und Zielbewusstsein und haben möglicherweise Probleme, »auf eigenen Beinen zu stehen« oder tätig zu werden, weil sie sich selbst und ihren eigenen Fähigkeiten nicht vertrauen. Umgekehrt leiden sie möglicherweise unter übermäßigem Ehrgeiz oder laufen ständig auf Hochtouren, weil sie sich beweisen und einen Platz in der Welt finden müssen.

In der Regel sind Menschen mit einem schwachen Solarplexuschakra die weltbesten »Kopfzerbrecher«, die immer suchen, aber selten finden. Sie werden leicht Opfer von Überzeugungen wie »Ich bin nicht gut genug« oder »Ich bin es nicht wert« und tragen oft sehr viel unbewusste Scham, Verlegenheit oder Schuldgefühle mit sich herum. Negative Überzeugungen wie diese schränken unser Leben ein, aber Tatsache ist, dass *alle Überzeugungen einschränkende Überzeugungen sind,* weil sie aus dem denkenden Geist kommen. Wenn wir uns mit unserem Kern verbinden, lernen wir, offener zu werden. Wir setzen die rohe Energie hinter unseren Storys und Überzeugungen frei und arbeiten damit. Wenn man mit den oben vorgestellten Übungen alle Überzeugungen beseitigt, fällt die Story weg, und das wahre Selbst tritt ganz natürlich zutage.

Das Solarplexuschakra enthält auch Energien, die im Zusammenhang mit Verdauung und Assimilation stehen – körperlich, geistig und emotional. Es steuert den Magen, die Leber, die Gallenblase, die Milz und die Bauchspeicheldrüse. Unsere Fähigkeit, Nahrungsmittel zu verdauen, spiegelt unsere Fähigkeit wider, das Leben auf der energetischen Ebene bewusst zu verdauen. Wenn Energie während des Verdauungsprozesses »stecken bleibt«, beeinträchtigt dies unsere Fähigkeit, den denkenden Geist zu überwinden und uns als Seelenselbst zu erfahren.

In der Tabelle finden Sie eine Zusammenfassung von Schlüsselmerkmalen des Solarplexuschakras. Beachten Sie, wie die energetischen Eigenschaften des Chakras die Bereiche des physischen Körpers reflektieren.

Schlüsselmerkmale des Solarplexuschakras

Name(n)	Drittes Chakra, Solarplexuschakra, Manipura-Chakra
Lage	Etwa 8 Zentimeter über dem Nabel an der Spitze des Brustbeins
Farbe	Gelb
Musiknote	E
Betroffene Körperregionen	Verdauungssystem, Muskeln, Magen, Leber, Zwerchfell, Gallenblase, unterer Rücken, Zugang zum autonomen Nervensystem, Milz, Bauchspeicheldrüse
Symptome der »Rückseite«	Überempfindlichkeit gegenüber Kritik, Kontrollbedürfnis, geringes Selbstwertgefühl, Magengeschwüre, Verdauungsprobleme. chronische Müdigkeit, Allergien, Diabetes
Merkmale der »Vorderseite«	Achtung vor sich selbst und anderen, Flexibilität, hohe Selbstachtung, Spontaneität, Unbefangenheit. »Ich gehe meinen Weg und lasse dich deinen gehen.« – »Ich bin offen für Möglichkeiten.«
Übungen	Morter-Marsch mPower Step B.E.S.T. Release
Atmung (Wie in Kapitel 8 erläutert)	Solarplexusatmung
Yogahaltungen für bessere Integration	Kamel (Ustrasana) Bogen (Dhanurasana) Umgedrehtes Brett (Purvottanasana) Halbmond (Anjaneyasana) Feueratmung (Kapalabhati Pranayama)

Indem er das dritte Chakra integriert, trägt der Clearing-Code dazu bei, die Überempfindlichkeit gegenüber Kritik, Kontrollbedürfnisse und andere Probleme mit geringem Selbstwertgefühl auszugleichen. Er kann den Körper darüber hinaus in die Lage versetzen, Verdauungsprobleme zu heilen, einschließlich chronischer Erkrankungen wie Morbus Crohn, Colitis ulcerosa, Diabetes und Nahrungsmittelallergien. Auch die folgenden Yogahaltungen helfen, das Solarplexuschakra zu integrieren.

Yoga für den Clearing-Code

Der Zugang zum Solarplexuschakra kann durch das Einnehmen bestimmter Yoga-Asanas oft erleichtert werden. Eine der wichtigsten Yogaübungen für Ausrichtung und freien Fluss in diesem Energiezentrum ist die Kamel-Haltung.

KAMEL (USTRASANA)

1. Sie knien auf einer Matte mit den Knien direkt unter den Hüften und den Waden parallel zueinander. Die Füße sollten in einer Linie mit den Knien sein und nicht angewinkelt aufeinander zu zeigen. Die Zehen sind in der einfacheren Version angezogen, in der fortgeschritteneren ausgestreckt.

2. Heben Sie die Herzgegend an, und beugen Sie sich mit langem Rücken nach hinten, wobei Sie die Hände in imaginäre hintere Hosentaschen stecken und den Rücken stützen. Wenn Sie weiter fortgeschritten sind, fassen Sie mit den Händen an die Fersen oder Schienbeine. (Falls sich die Füße zu weit weg anfühlen, platzieren Sie Yogablöcke neben den Außenkanten der Füße und legen Sie die Hände auf diese Blöcke.)

3. Senken Sie den Oberkörper in Richtung Boden und längen Sie das Steißbein in Richtung Knie. Heben Sie die Vorderseite des Körpers und setzen Sie dabei die Hüftbeuger und die Muskeln des Beckenbodens ein. Lassen Sie die Schulterblätter sinken und heben Sie gleichzeitig das Herz Richtung Decke.

4. Wenn es sich sicher und angenehm anfühlt, lassen Sie den Kopf nach hinten fallen, »öffnen« den Hals und dehnen den Bereich um den Solarplexus.

5. Bleiben Sie etwa fünf Atemzüge lang an in der Haltung. Um wieder herauszukommen, spannen Sie die Bauchmuskeln an und »entrollen« sich

in eine kniende Haltung. Dann setzen Sie sich auf die Fersen und ruhen sich aus.

6. Wiederholen Sie das Ganze zwei- bis fünfmal.

Nun wollen wir unsere Clearing-Code- und BodyAwake-Übungen in die Kamel-Haltung integrieren:

1. Bleiben Sie in der Haltung, und stellen Sie sich eine große, scheibenförmige Energiebasis 60 Zentimeter tief in der Erde vor. Dies ist Ihre Verbindung zur Natur und ihrer Unterstützung.

2. Lokalisieren Sie Ihr Solarplexuschakra unterhalb der Brustmitte und oberhalb des Nabels. Heben Sie diesen Bereich zum Himmel.

3. Setzen Sie *Mula Bandha* ein, und spannen Sie den Bereich hinter dem Herzen an, indem Sie die Schulterblätter kurz zusammenziehen.

4. Atmen Sie über die Vorderseite des Körpers ein und über den Scheitelpunkt des Kopfes aus. Rollen Sie die Augen hoch, um die Spannung zu spüren, und folgen Sie dem Verlauf Ihres Atems durch den Zentralkanal.

5. Ziehen Sie beim nächsten Einatmen die Atemluft von oben nach unten in den Zentralkanal und in den Kern und atmen Sie dann in die Erde aus. Spannen Sie die Kernmuskeln auf der Vorderseite des Körpers an und lockern Sie sie wieder. Damit öffnen Sie den mentalen Aspekt des Chakrasystems. (Ihre Beine sollten ebenfalls beteiligt sein. Dies geschieht automatisch aufgrund der Dehnung in diesem Bereich. Um sie jedoch noch mehr zu aktivieren, spannen Sie die Muskeln auf der Vorderseite der Oberschenkel an.)

6. Wiederholen Sie den gesamten Atemzyklus mehrmals. Kommen Sie dann vorsichtig aus der Haltung. Achten Sie dabei auf Ihren Nacken und den Rücken. Lehnen Sie sich zurück und ruhen Sie sich im Fersensitz aus.

Gedanken und Gefühle können bei dieser Übung in Form von Tränen oder Schweiß gelöst werden. Begrüßen Sie dies als eine Freisetzung von Energie, die unter der Falltür Ihres Unterbewusstseins verborgen war. Sie machen einen Weg frei für den Ausdruck Ihres Seelenselbst.

ZUSÄTZLICHE YOGAHALTUNGEN ZUR INTEGRATION DES SOLARPLEXUSCHAKRAS

Außer der Kamel-Übung können Sie die folgenden Asanas einsetzen, um Ihre Arbeit mit dem Clearing-Code zu optimieren. (Weitere Informationen, Videos und Abbildungen finden Sie unter drsuemorter.com/energycodesbook.)

Das Anspannen von Bereichen, in denen eine Empfindung spürbar ist, hilft Ihnen, sich in diesen Haltungen zu zentrieren und gleichzeitig Schaltkreise aufzubauen. Das Entspannen in der Haltung hilft Ihnen, den Energiefluss zu spüren. Doch selbst während Sie Ihre Muskulatur entspannen, sollten Sie sich *vorstellen,* wie die Energie den Zentralkanal hinauf in Bereiche fließt, in denen Fragmentierung oder Reibung vorhanden ist:

- Bogen (*Dhanurasana*),
- Umgedrehtes Brett (*Purvottanasana*),
- Halbmond (*Anjaneyasana*),
- Feueratmung (*Kapalabhati Pranayama*).

Das Verankern, Integrieren und Klären von Energie hat bis jetzt große Veränderungen in Ihrem System bewirkt. Es hat unter anderem die Verbindung zwischen dem Zentralkanal und dem denkenden Geist gestärkt und einen neuen Zugang zur Falltür des Unterbewusstseins eröffnet. Das hat Ihnen erlaubt, die Grundlagen für den Quantenflip zu schaffen – für diesen besonderen Moment, in dem Sie das Seelenselbst wirklich verkörpern und die Schutzpersönlichkeit in eine bezaubernde Persönlichkeit verwandeln, die auf Ganzheit und Liebe basiert.

Der Clearing-Code bereitet die Bühne für ein Leben jenseits der Story und macht es möglich, mit der Energie des Lebens zu fließen. Das ist wahre Befreiung. Durch die Beseitigung der Blockaden, die uns zurückgehalten haben, und die Integration der unteren drei Chakras wurde eine Fülle von Energie freigesetzt, die nun für die Ausgestaltung unseres wahren Pfades verwendet werden kann. Jetzt können wir anfangen, die mächtigste Heilungsenergie des Planeten zu verkörpern: die Energie der *Liebe,* die im Herzchakra konzentriert ist. Sie ist die Schwingung des Seelenselbst. Liebe wohnt nicht nur in uns, wir *sind* Liebe. Sie, die Seele, sind aus Liebe gemacht. Indem Sie Ihren denkenden Geist schulen, um Ihr wahres Selbst zu finden und zu vergrößern – das Selbst, das Liebe ist –, entfesseln Sie die Macht der Transformation auf der Erde. Indem wir den Geist von innen heraus auf die Liebe fokussieren, verstärken wir ihre bemerkenswerte, vereinigende Gegenwart für alle.

Sind Sie bereit, die reine, alles verändernde Liebe zu erfahren? Denn das kommt als Nächstes.

Kapitel 7

DER HERZ-CODE: DAS UNIVERSELLE LÖSUNGSMITTEL

Nachdem meine Mutter Marjorie verstorben war, saß ich drei Wochen lang einfach nur so da … Eigentlich hätte ich mich um Patienten kümmern, Unterricht geben und Aufgaben erledigen müssen, die meine ganze Aufmerksamkeit erforderten, aber ich konnte mich definitiv nicht aufraffen. Stattdessen saß ich in meinem Garten, schaute in die Baumkronen und fragte mich, wie es sein konnte, dass meine Mutter – meine beste Freundin – wirklich verschwunden war.

An dem Tag, an dem ich endlich das Gefühl hatte, es sei Zeit, wieder in die Welt zurückzukehren und meinen Beitrag zu leisten, ging ich in meinen Garten. Ich wollte ihm dafür »danken«, dass er mir einen Ort für meine Trauer gegeben hatte. Als ich meinen Blick schweifen ließ, bemerkte ich, dass die Strahlen der Morgensonne durch die Bäume fielen. Ich ging über die Terrasse und über den Bach zu einem ganz bestimmten Lichtstrahl, der hell auf den Boden fiel. Genau dort, wo er die Erde berührte, wuchs Klee … und ein vierblättriger genau in der Mitte.

Tränen traten mir in die Augen. Meine Mutter hatte ständig vierblättrige Kleeblätter gefunden, aber ich nur ein oder zwei in meinem ganzen bisherigen Leben. Sie hatte mir sogar eins geschenkt, das sie gefunden hatte, als sie mit mir schwanger war. Das war unser Thema! Ich spürte ihre Anwesenheit. Für mich war dies ein Zeichen, dass sie immer noch bei mir war und alles gut werden würde. Ich nahm das vierblättrige Kleeblatt und ging zur Arbeit. Ich fühlte mich wieder verbunden – mit ihr und dem Leben.

Als ich an diesem Abend wieder mit Tränen in den Augen nach Hause kam, ging ich mit gebrochenem Herzen zu dieser bestimmten Stelle im Garten. Und als hätte ich das erste nicht gepflückt, strahlte da noch ein vierblättriges Kleeblatt im Abendlicht! Wieder liefen mir Tränen übers Gesicht. Ich nahm auch dieses Kleeblatt und ging zu Bett.

Als ich mich am nächsten Morgen auf den Weg zur Arbeit begab, dachte ich über die Kleeblätter nach und darüber, wie ich mich gefühlt hatte, als ich sie fand. Ich spürte, dass ich erwartete, noch eins zu finden, und wie ich glaubte, dies würde mir bestätigen, dass alles gut werden würde. Als ich auf der Suche nach einem dritten Kleeblatt in den Garten ging, blieb ich stehen und sagte zu mir selbst: »Sue, du kannst nicht weiter nach dieser Bestätigung im Außen suchen. Du musst lernen, sie in deinem Inneren zu finden. Das ist es doch, was du lehrst.« Mein Blick fiel genau in dem Moment zu Boden, als der Gedanke angekommen war und sich ein warm fließendes Gefühl der Akzeptanz in meinem Körper bemerkbar machte.

Während ich der inneren Anweisung folgte, nicht außerhalb von mir nach der Antwort zu suchen, erblickte ich direkt vor meinem linken Fuß – ein drittes vierblättriges Kleeblatt! Ja, ich habe es natürlich auch gepflückt und bin zur Arbeit gegangen!

Der Schmerz über den Verlust meiner geliebten Mutter, den ich tief im Herzen trug, machte es mir tatsächlich möglich, über die Ebene der normalen Sinne hinauszusehen. Es war, als sei ich mit einer tieferen Version meiner selbst und mit dem Leben allgemein verbunden gewesen. Meine Intuition wurde gesteigert, und während sich jedes Gefühl weiterentwickelte, war mein denkender Geist immer mehr bereit, die unerklärlichen Einsichten und Erkenntnisse zu akzeptieren, die ich erhielt.

In den nächsten Monaten fand ich 69 vierblättrige Kleeblätter in meinem eigenen und in anderen Gärten! Ich sah sie an Stoppschildern und sprang aus dem Auto, um sie zu holen. Wenn ich mit Freunden durch den Park ging, blieb ich zurück, pflückte eifrig vierblättrige Kleeblätter und beschenkte alle damit. Freunde halfen mir, sie zu zählen, und die Kinder aus der Nachbarschaft tauchten vor meiner Tür auf und fragten, ob ich die Kleeblattdame sei – und, wenn ja, ob ich ihnen beibringen könne, selbst welche zu finden. Wir gingen dann in den Garten, und ich sagte: »Ihr müsst mit dem Herzen schauen, nicht mit den Augen.« Geleitet von dem intuitiven sechsten Sinn, den ich nach und nach in meinem eigenen inneren Labor entwickelt hatte, hielt ich inne und ließ meine Hand auf den Boden fallen … und zwangsläufig war genau dort, wo meine Hand das Gras berührte, ein vierblättriges Kleeblatt. Die Kinder kreischten vor Freude – und ich auch! Es war eine echt magische Zeit.

Eines Tages war damit Schluss. So genau ich auch hinschaute, es gab keine vierblättrigen Kleeblätter mehr. Zwei Wochen vergingen – und immer noch nichts. Ich tat, was wir alle tun. Ich fragte mich: »Was habe ich verkehrt gemacht? Warum habe ich die Verbindung verloren? Was mache ich, wenn die entzückenden Zeichen meiner Mutter nicht mehr in meiner Welt erstrahlen?« Wie sehr ich mich auch bemühte, es zu forcieren, es nutzte nichts; und mithilfe meines denkenden Geistes konnte ich ohnehin keine vierblättrigen Kleeblätter mehr finden …

Ich wusste nicht, dass die geheime Zutat direkt vor mir lag.

Ein paar Tage später war der Geburtstag meiner Mutter, der Tag, an dem sie siebzig geworden wäre. In dem Moment, in dem mir das auffiel, erstrahlte mein Herz. Ich rannte sofort in den Garten, um den vierblättrigen Klee Nummer 70 zu finden … und 71 … und 72! Als ich sie pflückte, konnte ich meine Mutter im Äther kichern hören. Es war, als sei sie die ganze Zeit dort gewesen und hätte darauf gewartet, dass ich es herausfinde: Das Geheimnis der Kleeblätter war mein von Dankbarkeit und Freude erfülltes Herz!

So konnte ich über den Schleier der dreidimensionalen Realität hinaus bis an die Schwelle einer größeren Welt schauen: Ich sah mit meinem Herzen! Ich war nach dem Tod meiner Mutter so verletzlich und offen, dass ich Dinge sehen konnte, die ich normalerweise nicht gesehen hätte. Und diese Offenheit brachte mein Leben in Fluss.

Die Magie ging weiter, bis es anfing, zu schneien – und selbst danach schien auf einem kleinen, schneefreien Grasfleck ein winziges vierblättriges Kleeblatt durch.

Das kann ein offenes Herz für uns tun. Sogar in Zeiten großen Schmerzes – in der Tat besonders in Zeiten großen Schmerzes – befinden wir uns in einem heiligen Raum der Verbundenheit. Viele Menschen erleben in Zeiten der

Angst ein Erwachen. Diese Verbindung ist das, was wir alle wirklich suchen. Mit den Energie-Codes können wir ohne Schmerzen eine anmutige Verbindung herstellen.

Als der erste Todestag meiner Mutter näher rückte, wurde ich mehrfach gefragt, was ich wohl unternähme, um ihrer zu gedenken, und ob ich wieder dieses »Kleeblatt-Ding durchziehen« würde. Ich antwortete: »Nein, ich lass das einfach so stehen, wie's war, und mach nun etwas anderes.« Also ergriff ich an diesem Morgen ein paar andere Maßnahmen, die zu einer weiteren schönen Erfahrung mit ihr führten. Aber um vier Uhr nachmittags zog es mich in den Garten, wo ich wieder nach Klee suchte.

Ich betrat die Wiese und sah überall vierblättrige Kleeblätter! Ich pflückte sie 45 Minuten lang ohne Unterbrechung. Dann ging ich nach oben, um eine Vase zu holen, in die ich sie stecken konnte, und kam wieder herunter, um weitere 45 Minuten Klee zu pflücken! Ich pflückte zwei, drei vierblättrige Kleeblätter auf einmal! Die Tränen schossen mir aus den Augen, als ich diese erstaunlichen Schätze sammelte – 124 in anderthalb Stunden. Ich hörte nur auf, weil ich überwältigt wurde von der Glückseligkeit, mein eigenes Herz zu erfahren.

Ein Jahr zuvor war ich einfach mitgeflossen, nicht ganz sicher, was hier wirklich geschah. Dieses Mal machte ich die Erfahrung ganz bewusst. Mein Herz öffnete sich genau wie zuvor, aber jetzt war es noch größer. Ich hatte theoretisch gewusst, dass wir alle diese Fähigkeit haben, nun aber ging ich über die Theorie hinaus in die Erfahrung. Jetzt wusste ich, dass ich mein offenes Herz nutzen konnte, um mich buchstäblich mit meiner Mutter zu verbinden – sogar mit ihr auszutauschen, weil sie eben nicht »weg« war. Sie war einfach wieder in den »kosmischen Bus« gestiegen und hatte sich eine andere »Schwingungshaltestelle« ausgesucht.

Überwältigt von tiefer Glückseligkeit, versprach ich an diesem Tag, gemeinsam mit meinen Klienten zu erforschen, wie man das Herz so aufgehen lassen kann, dass auch sie dieses Ausmaß an Liebe und Einheit erfahren konnten. Jene herzensoffene Verletzlichkeit und der Fluss der Gnade, der sich daraus ergab, wurden meine neue Lebensgrundlage. Mein Bewusstsein dafür, wie wir uns absichtlich mit unserem tiefsten, wesentlichsten Selbst verbinden können, hat sich dadurch verändert. Wir können das nicht mit unserem Verstand vorantreiben. Vielmehr müssen wir mit einem offenen, verletzlichen Herzen ins Leben treten, wenn wir unsere wahre Kraft erfahren und das großartige Leben führen wollen, das uns eigentlich bestimmt ist. Das liegt daran, dass die als Liebe bekannte Schwingungsfrequenz die Charaktereigenschaft des Seelenselbst ist. Um das Seelenselbst wirklich in uns etablieren und aus uns heraus zum Ausdruck bringen zu können, müssen wir uns in der Schwingung der Liebe verankern, sie ausstrahlen und leben.

Dieser Code zeigt Ihnen, wie Sie sich mit einer geerdeten Version Ihres tiefsten »Herzensselbst« verbinden und darin verweilen können. Sie werden lernen, Ihren Körper einzusetzen, um vom *Nachdenken* über die Liebe zum Liebe-*Sein* überzugehen, indem Sie die Schwingungsfrequenz der Liebe verkörpern. Wenn Ihnen das gelingt, können Sie nicht nur Wunder der Freude und Verbundenheit voller vierblättriger Kleeblätter wirken, sondern sich schließlich selbst und andere von einem reinen, gesunden Ort aus lieben.

Was ist der Herz-Code?

In allen alten spirituellen Traditionen wird die Kraft der Liebe als göttlich bezeichnet. Wenn wir uns geliebt fühlen, geht es uns besser. Wenn wir jemanden ohne Vorbehalt lieben können, fühlen wir uns freier und können in eine schöne Erfahrung eintauchen.

Ein wesentlicher Vorteil, den wir haben, wenn wir den Quantenflip von der Schutzpersönlichkeit zum Seelenselbst machen, ist die Art und Weise, wie wir Liebe erfahren. Wir können zwar auch als Schutzpersönlichkeit Liebe geben und empfangen, aber das ist anders als das, was uns als Seelenselbst möglich ist. Als Schutzpersönlichkeit denken wir, dass wir von der Liebe getrennt sind, dass die Liebe etwas ist, was wir von jemandem oder irgendwo außerhalb unserer selbst erwerben müssen. Wir verbringen viel Zeit damit und verwenden viel Energie darauf, Mittel und Wege zu finden, um Liebe zu »bekommen«. Wir versuchen unbewusst, Menschen zu kontrollieren oder zu manipulieren, um Liebe zu erhalten, indem wir sie erfreuen, dominieren und verführen.

Weil uns die Schutzpersönlichkeit vor Verletzungen bewahren möchte, legt sie automatisch fest, wann und wen wir sicher lieben können. Diese bedingte Liebe sagt: »Ich kann dich nur lieben, solange du dich so und so verhältst.« Oder:

»Ich kann mich nur sicher fühlen, solange diese oder jene Bedingungen erfüllt sind.« Diese Anforderungen schränken unsere Erfahrung von Liebe, Glück und Freude stark ein, weil die Welt unsere Bedingungen und Erwartungen kaum eins zu eins erfüllen kann. Also halten wir die Liebe zurück. Wir feilschen um Liebe. Wir entscheiden, ob wir lieben oder nicht. Wir erleben eine Menge Angst und Unzufriedenheit in Bezug auf die Bedingungen, unter denen wir lieben. Und wenn wir nicht die Liebe »bekommen«, die wir uns vorgestellt haben, geraten wir mitten in die Story darüber, was dieser Mangel an Liebe über uns aussagt.

Diese Irrungen und Wirrungen sind typisch für das Leben in der Versprengtheit – den Zustand, in dem wir nicht das Seelenselbst verkörpern und uns nur auf uns selbst beziehen. Sie richten jedoch noch viel mehr Schaden an, als nur Storys oder Dramen anzuheizen. Sie halten unsere Schwingungsfrequenz tatsächlich auf einem Niveau, das viel zu niedrig ist, als dass wir uns vollständig mit dem Seelenselbst identifizieren könnten.

Der Herz-Code führt Sie zu einer völlig anderen Art, zu lieben, bei der Bedingungen, Anhaftung und Feilschen keine Rolle mehr spielen. Wenn wir aus der Schwingungsfrequenz der Liebe kommen, fühlen wir uns geliebt, weil wir tatsächlich in der Liebe *leben.* Wir rufen das Gefühl der Liebe die ganze Zeit *in* uns hervor. Wir geben und lieben von einem Ort ohne Rahmenbedingungen aus. Wir lieben bedingungslos, weil wir von niemand anderem »Liebe bekommen« müssen. Unser Wohlbefinden hängt nicht vom Verhalten anderer ab. Wir sind nicht mehr enttäuscht darüber, wie andere reagieren oder interagieren. Wir können einfach da sein und lieben – immer wieder aufs Neue.

Wenn Sie auch nur einige der Übungen aus diesem Kapitel ausführen, gewinnen Sie ein starkes, fast greifbares Gefühl für die Liebe, die Sie in sich tragen. Doch bevor Sie anfangen, möchte ich einige der üblichen Befürchtungen über das Leben in diesem Zustand der Liebe zerstreuen.

Ich werde oft gefragt: »Bedeutet bedingungslos zu lieben, dass mir niemand mehr wichtig ist?« Natürlich nicht! Es bedeutet einfach, ohne *Anhaftung* zu lieben, ohne zu klammern.

Als Schutzpersönlichkeit zu lieben ist eine Erfahrung der Anhaftung. Wir klammern uns an Gedanken und Überzeugungen, die uns das Gefühl geben, in Sicherheit zu sein. Unsere Liebe ist bedingt. Wir glauben, dass sie nur unter bestimmten Rahmenbedingungen existieren kann. Wenn wir unsere Identität jedoch eher einem tief empfundenen Selbstbewusstsein als einem von außen gesteuerten Gedanken, Bild oder Ziel zuordnen, können wir uns aus Begeisterung um andere kümmern statt aus Angst um ihre Sicherheit oder aus Sorge, was ihr Verlust für unsere eigene Sicherheit bedeuten würde. Wir sind nicht mehr besessen davon, wie sich die Dinge entwickeln könnten.

Sich für das eigene Wohlergehen nicht von der Außenwelt abhängig zu machen führt zu bedingungslosem Glück, zu Freude und Verfügbarkeit für die Liebe. Es führt zu einem besseren Gesundheitszustand und mehr Erfahrung in jedem Bereich unseres Lebens. Dieses Nichtanhaften, ein geläufiges Thema in spirituellen Texten, gilt als ideale Möglichkeit, sich mit dem Leben und der Liebe auseinanderzusetzen. In der buddhistischen Tradition beispielsweise ist Anhaftung die Wurzel *allen* Leidens.

Beachten Sie, dass *nicht anzuhaften* etwas ganz anderes ist, als *unbeteiligt* oder *getrennt* zu sein. Nicht anhaften ist einfach die echte Abwesenheit von Sorge um das Ergebnis. Der Fokus liegt auf dem Lieben selbst, nicht auf dem Resultat. Auf der anderen Seite ist Getrenntheit eine Art von Unnahbarkeit, eine Distanz, die nicht nur zwischen dem Selbst und dem Ergebnis gewahrt wird, sondern auch zwischen dem Selbst und dem Lieben selbst. Es ist eine außerkörperliche Erfahrung, die uns glauben lässt, dass wir in Sicherheit sind, während sie in Wirklichkeit die nicht geerdete oder nicht verankerte Erfahrung schnell schwingender Energie anregt, die sich ironischerweise unsicher anfühlt. Es führt dazu, dass wir uns nicht für das Leben interessieren, dass wir uninspiriert und sogar apathisch sind.

Getrenntheit ist normalerweise die Folge eines Traumas oder einer stressigen Umgebung, der wir unbedingt entkommen zu müssen glaubten. Wenn wir physisch nicht entkommen konnten, taten wir dies mental und/oder emotional: Wir sind auf Distanz dazu gegangen. Die Trennung fühlt sich kurzfristig schützend an. Auf lange Sicht verstärkt sie jedoch die Einsamkeit, das Gefühl der Isolation und die Depression, mindert Inspiration und Optimismus und trägt zu vielen gesundheitlichen Problemen bei, etwa zu gefährlich niedrigem Blutdruck, verlangsamter Heilung, Nebennierenschwäche und Schilddrüsen-, Verdauungs-, Nieren- und Atemproblemen sowie anderen Symptomen.

Damit wir den Körper heilen können, müssen wir *im* Körper sein. Für eine besonders kraftvolle und schnelle Heilung müssen wir im Körper *und in der*

Liebe sein. Die mit der Liebe verbundene Schwingungsfrequenz ist die ultimative Heilungsenergie – eine universelle »Salbe«, die alles wieder heil macht, womit sie in Berührung kommt. Liebe ist der große Neutralisator. Sie bringt Geist, Körper und Atem in Einklang. Ihre Energie entzündet ein alles verzehrendes Leuchtfeuer im Herzraum. Jedes Thema, jedes Problem, jede Versprengung, jede Störung, das oder die wir in dieses Feuer der Liebe werfen, wird von der Schwingungsfrequenz der Liebe verwandelt. Verwirrung wird zu Klarheit. Hass verwandelt sich in Vergebung. Vorurteile wandeln sich in Verständnis und Fürsorge. Trennung und Isolation werden zu Verbundenheit und Zusammengehörigkeit. Trauer verwandelt sich in unermessliche Freude.

Liebe ist das universelle Lösungsmittel. Je mehr wir aus der Liebe leben, desto regelmäßiger wenden wir sie auf jede Situation und jeden Umstand an, desto mehr werden wir im Seelenselbst geeint. Tatsächlich kann das Seelenselbst unser physisches Leben nur durch die Tür der Liebesschwingung betreten. Liebe ist das Tor zum Seelenselbst.

Warum ist das so? Weil die Schwingungsfrequenz der Liebe so groß ist, wie wir sie in menschlicher Form überhaupt bekommen können. Diese allererste Verdichtung von Energie, die wir erleben, wenn wir uns als Geist der physischen Materie nähern, wenn wir an unserer irdischen Haltestelle aus dem kosmischen Bus aussteigen, ist die Schwingungsfrequenz, die wir »Liebe« nennen. Beeindruckend! Wenn wir im Kern unseres Seins angekommen sind, ist Liebe leicht zu erleben, denn wir sind aus Liebe gemacht.

Liebe ist Ihre wahre Natur, sie ist nicht nur ein Ort für einen gelegentlichen Besuch. In den Herz-Code-Übungen lernen Sie, sich jederzeit und in jeder Situation nach Bedarf in die Liebesschwingung fallen zu lassen und dann die ganze Zeit von diesem »Ort« aus zu leben. Diese Übungen sind der Weg zur Liebe in uns. Wir müssen nicht in der »Wunschschwingung« bleiben, in der wir uns befinden, während wir die Liebe außerhalb von uns selbst suchen. Stattdessen können wir – auf der Körper- und auf der Gefühlsebene – die Fähigkeit entwickeln, uns daran zu erinnern, dass wir *Liebe sind* und uns augenblicklich in diese Schwingung hineinzuversetzen vermögen, und schließlich lernen, darin zu verweilen. Wenn wir dazu in der Lage sind, teilen wir diese Liebe ständig und bedingungslos mit anderen, was die Erfahrung verstärkt, derentwegen wir hierhergekommen sind.

Das Seelenselbst ist immer in der Liebe verankert. Deshalb wird es auch »Glückseligkeitskörper« genannt – auf Sanskrit *Anandamaya Kosha.* Als Seelenselbst befinden wir uns in einem glückseligen, einem liebevollen Zustand. Durch tägliches Praktizieren des Herz-Codes lernen Sie schnell, diese Glückseligkeit zu manifestieren – jeden Tag für den Rest Ihres Lebens.

Die Herz-Code-Übungen

ÜBUNG 1: LIEBEVOLLE PRÄSENZ SCHAFFEN – DER ENTSCHLUSS, GELIEBT ZU WERDEN

Diese Übung eröffnet einen direkten Weg zur Schwingung der Liebe, die nur darauf wartet, in Ihrem Innern entzündet zu werden. Sie bietet die greifbare Erfahrung von Liebe, die wir alle suchen, und macht das Bedürfnis überflüssig, Liebe außerhalb von uns selbst zu suchen. Sie gibt Ihnen auch enorme Freiheit, die echteste Version von sich selbst zu sein. Diese Klarheit des Selbst ist wesentlich, um aus der Schwingung der Liebe zu leben, zu heilen und zu erschaffen:

1. Denken Sie an jemanden oder etwas, den oder das Sie sehr lieben. Es könnte ein Freund sein, ein Familienmitglied, ein Haustier, Ihr Liebling aus Kindertagen, Ihr derzeitiger Schatz oder der Seelenverwandte, den Sie noch gar nicht kennengelernt haben! Es könnte die Liebe zum Frühling sein, ein Lieblingsplatz, eine geschätzte Erinnerung oder sogar ein Objekt, das eine große Bedeutung für Sie hat. Wählen Sie irgendetwas, was das Gefühl der Liebe in Ihnen hervorruft.

2. Wenn Sie diese Person oder dieses Objekt anrufen, die oder das Sie lieben, verstehen Sie, dass dieses Objekt der Liebe Ihnen tatsächlich die Schwingung der Liebe *offenbart.* Es bringt Ihnen keine Liebe; es bringt sie aus Ihrem Innern hervor, sodass Ihr Verstand die Liebe wahrnehmen kann, die Sie bereits in sich tragen – die Liebe, die Sie *sind.* Es bewirkt, dass Ihr wahres Selbst »zum Vorschein kommt«.

3. Füllen Sie nun Ihr Herz mit der Gegenwart dieser Person, dieses Objekts oder dieser Erinnerung. Füllen Sie Ihre Sinne mit diesem Bild und richten Sie Ihre Aufmerksamkeit auf Ihren Körper. Spüren Sie in Ihr Inneres. Wie fühlen Sie sich, wenn Sie an dieses Bild denken?

4. Vergrößern Sie jetzt den Umfang dieser Erfahrung. Verdoppeln Sie ihn einmal und dann noch einmal. Füllen Sie Ihren Körper mit der Liebe zu dieser Person oder Sache und lassen Sie diese Liebe dann in den Raum überfließen. Lassen Sie sie noch größer werden als den Raum, indem Sie sich vollkommen der Erfahrung hingeben, mit Ihrer ganzen Konzentration. Achten Sie wieder darauf, wie es Ihnen in Ihrem Körper geht, während sich diese Liebe ausbreitet. Merken Sie sich, wie sich das *anfühlt.*

5. Legen Sie jetzt eine Hand aufs Herz, und sagen Sie sich: »Das ist für mich.« Nehmen Sie alles in sich auf. Lassen Sie die Liebe, die größer ist als der Raum, ins Zentrum Ihres eigenen Wesens fallen, und nehmen Sie sie ganz in sich auf. Rufen Sie sie zu sich nach Hause. Kehren Sie zum »Subjekt« zurück (wie wir es im Verankerungs-Code getan haben). Spüren Sie diese Liebe in jeder Faser Ihres Körpers.

6. Wenn Sie die Hand auf Ihr Herz legen, aktivieren Sie *Mula Bandha,* um diese Schwingung auf der körperlichen Ebene deutlich zu spüren. Atmen Sie dann durch den Zentralkanal und die Ankerpunkte in Ihrem Kern auf und ab, wie Sie es bei den vorherigen Codes getan haben. Allmählich spüren Sie die Verankerung der spezifischen Schwingung der Liebe in Ihrem Körper.

7. Halten Sie dieses Gefühl und die Schwingung der bedingungslosen Liebe mehrere Atemzüge lang aufrecht.

8. Wiederholen Sie nun die Schritte 1 bis 5, doch denken Sie diesmal an einen Moment, in dem Sie sich als vollkommen, bedingungslos und unerschütterlich *geliebt* erlebt haben. Vielleicht wurden Sie von Ihrer Großmutter geliebt, vielleicht von Ihrer Mutter, vielleicht von einem Partner

oder einem besten Freund. Es könnte sogar ein Haustier gewesen sein. (Wenn Sie das überhaupt noch nie erlebt haben, können Sie sich für diese Übung *einfach etwas ausdenken:* sich vorstellen, wie es wäre, wenn Sie ganz und gar geliebt würden – einfach für das, was Sie sind. Sie können es haben, wie Sie wollen.)

9. Achten Sie darauf, ob es irgendeinen Bereich gibt, in dem mehr Ladung vorhanden ist als in anderen. Spannen Sie ihn an und atmen Sie durch den Zentralkanal in die Erde. Öffnen Sie dabei die Fußsohlen, indem Sie die Zehen vom Boden heben und dann wieder ablegen. Stellen Sie sich vor, dass Sie selbst – nicht nur die Energie – bis in die Erde reichen und sich in ihr verwurzeln.

10. Verbinden Sie einen Schaltkreis vom Herzraum in der Mitte Ihrer Brust über den Torso, das Becken, die Beine und die Füße bis in die Erde.

Was Sie jetzt im Herzen spüren, ist in der Tat bedingungslose Liebe. In dieser einfachen Übung sehen Sie, dass die Liebe, von der Sie einmal dachten, sie sei Ihnen von Menschen oder Dingen außerhalb von Ihnen gegeben worden, tatsächlich die ganze Zeit in Ihnen zur Verfügung steht. Sie müssen sich nur damit verbinden. Das Bauen von Schaltkreisen mithilfe der Energie-Codes ermöglicht Ihnen, diese Erfahrung oft zu machen, auch ohne Anstoß von außen. Sie haben gerade jetzt Liebe erzeugt, weil Sie sich entsprechend entschieden haben, und sie dann im Überfluss erhalten, weil Sie dazu in der Lage waren.

Sie haben die Liebe geschaffen, Sie haben sie erhalten. Ohne jede Bedingung. Das ist von größter Bedeutung! Wenn Sie möchten, dass der denkende Geist mehr von der Liebesschwingung in Ihrem Körper wahrnimmt, damit die entsprechenden Schaltkreise gebaut werden und die Liebe fließen kann, können Sie nicht einfach alle anderen lieben, sondern müssen sich auch selbst lieben. Dann entsteht das Photonenmuster, das mit der Gewissheit verbunden ist: »Ich werde geliebt.« Die Wahrheit ist natürlich, dass wir aus Liebe gemacht sind. Es ist also unmöglich, *nicht* geliebt zu werden – aber wir müssen der Schutzpersönlichkeit die Erfahrung ermöglichen, *geliebt zu werden.* Wir müssen verkörpern, dass wir geliebt werden, um das Gefühl, geliebt zu werden, im Körper hervorzurufen. Dann wird es draußen in der Welt als die Liebe gespiegelt, die uns andere entgegenbringen.

Wenn Sie diese Übung machen, erkennt Ihr Bewusstsein, dass Sie Liebe hervorbringen, und Ihr Unterbewusstsein erkennt, dass Sie Liebe empfangen – alles zur gleichen Zeit. Dies ist ein charakteristisches Muster, das Sie täglich mehrmals einüben können. Die Vertrautheit mit dieser expansiven Schwingung auf der Zellebene ist eine notwendige Voraussetzung, um vollständig auf die Vorderseite des Modells zu gelangen. Ohne sie können wir nicht dort bleiben, denn Liebe ist die wahre Identifikation, das Gefühl und die Empfindung des Seelenselbst.

Um die Bedeutung dieser Praxis anschaulich zu machen, möchte ich Ihnen eine Geschichte erzählen. Sie handelt davon, dass meine Mutter immer diejenige war, die anderen diente und sich nicht erlaubte, die Liebe zu empfangen, die sie allen anderen schenkte … bis sie es dann doch tat.

Marjorie sagt: »Ich auch!«

Meine Mutter liebte alle Menschen. Ständig gab sie anderen etwas und kümmerte sich um sie, und zwar so sehr, dass es ihre eigene Lebensbalance und Gesundheit beeinträchtigte.

Eines Tages, als sie sich gerade in einer Hoteltoilette die Hände gewaschen hatte, drehte sie sich um und griff nach einem Handtuch. Bei dieser einfachen Bewegung knickte sie um und brach sich ein Bein. Unser erster Gedanke war, dass sie Osteoporose hatte, was bei Frauen über sechzig häufiger vorkommt als bei jüngeren Frauen. Doch Tests ergaben, dass ihre Knochendichte der einer 24-Jährigen entsprach!

Aber wenn Kalziummangel nicht die Ursache für diese spontane Fraktur war, was war es dann?

Die Wissenschaft der Bioenergetik, die sich mit der Untersuchung des körpereigenen Energiefelds beschäftigt, sagt, dass eine »Fraktur« zuerst im Energiefeld auftritt und sich dann in der physischen Welt manifestiert, wenn wir den Bordstein übersehen und uns den Knöchel brechen. Wir treten in das ein, was bereits in unserem feinstofflichen Energiekörper existiert. Mit meiner Mutter war etwas anderes los, denn offensichtlich bricht sich nicht jeder ein Bein, der sich einfach nur umdreht, um sich die Hände abzutrocknen! Es ist möglich, dass der Bruch des Knochens durch einen energetischen Bruch verursacht wurde – eine zerstreute Energie, die ihr Bein abgeschossen hat, um sich zu erden. Sie hatte eine Blockade auf ihrem Feld, die sich in dem Moment bemerkbar machte, als sie sich umdrehte. (Wenn ich damals gewusst hätte, wie wir unser eigenes Energiefeld mithilfe der Energie-Codes verankern und integrieren können, hätte ich ihr möglicherweise geholfen, die Fraktur insgesamt zu vermeiden, indem ich ihr die Übungen beigebracht hätte, die ich Ihnen gezeigt habe!)

Interessanterweise hatte meine Mutter zu der Zeit gerade angefangen, sich sozusagen selbst in die Bemühungen einzubeziehen, anderen zu helfen. Weil sie nach Ausgeglichenheit suchte, hatte sie gelernt, ihre eigenen Bedürfnisse zu identifizieren und darüber zu sprechen – was Frauen ihrer Generation nicht so leicht fällt. Aber sie hatte noch nicht herausgefunden, wie sie identifizieren und artikulieren konnte, was sie wirklich fühlte, oder wie sie »für sich selbst eintreten« konnte. Die Energie, die versuchte, sich zu verankern und aufzuwachen, hatte also keine Möglichkeit, sich anmutig bemerkbar zu machen. Damit sie lernen konnte, »Ich auch!« zu sagen, gab die Energie ihr eine Situation im Außen – Reibung, die diese Transformation möglich machte. Das Leben hatte sie die ganze Zeit auf liebevolle Weise unterstützt, aber die Botschaft musste etwas lauter werden, damit sie sie hören konnte!

Nun, es hat funktioniert. Ab diesem Moment begann meine Mutter, ihre Liebe sowohl für sich selbst als auch für andere fließen zu lassen. Wenn sie mit mir über ihre Schwierigkeiten mit verschiedenen Umständen sprach, spiegelten ihre Worte eine neue Sichtweise wider, und sie machte Tag für Tag die Erfahrung, dass sie immer mehr Liebe empfing. Menschen, die zu viel geben, werden diese Praktiken helfen, ein energetisches Gleichgewicht zu finden, bevor die Botschaften so groß werden müssen!

Über die Energie-Codes gelangen wir zu einer neuen Art, Liebe zu betrachten, und zu neuen Möglichkeiten, Liebe in jeder Situation zu erfahren. Wir weichen alle einschränkenden Überzeugungen in Bezug auf die Liebe auf, ebenso darauf, was erforderlich ist, um sie zu erfahren. Die Leute erzählen mir immer wieder, dass sie sich in diese Arbeit »verlieben«. Das liegt daran, dass das Liebesgefühl ein Nebenprodukt der Landung des denkenden Geist im zentralen Kern des Körpers ist, wo er die Gegenwart unserer wahren Natur wahrnehmen und verstärken darf. Liebe ist außerordentlich reichlich vorhanden. Sie ist völlig unbegrenzt, sodass für jeden etwas dabei sein wird. Tatsache ist nämlich: Je mehr Liebe Sie empfangen, desto mehr erzeugen Sie – und umgekehrt!

ÜBUNG 2: LIEBEVOLLES SELEKTIEREN

Liebe ist ein Katalysator für Verwandlung. Alles, was wir lieben, verwandelt sich in Gegenwart dieser Schwingung. In dieser Übung bauen wir auf der Arbeit mit den Energie-Codes auf, indem wir uns für die Schwingung der Liebe als Arbeitsweise entscheiden. Damit stellen wir sicher, dass unsere Arbeit nicht mechanisch ist, dass sie im Geist der Liebe ausgeführt wird und daher umso kraftvoller ist. Dies gilt insbesondere, wenn wir den *Hauch der liebevollen Präsenz* nutzen, indem wir drei lebensverändernde Komponenten zusammenbringen, um die Verwandlung herbeizuführen: *atmen,* um die geistige Energie durch den Körper zu bewegen, *lieben,* um die verwandelnde Qualität der Liebe einzuführen, und *präsent sein,* um den denkenden Geist an bestimmten inneren Orten zu fokussieren.

Und so geht es: Wenn wir uns in einer aufwühlenden Situation befinden, nehmen wir sie im Idealfall »mit in den Körper« und reagieren mit einer Story darauf. Wir nehmen die Ladung als eine Empfindung im Körper wahr und spannen die entsprechende Stelle an. Damit machen wir deutlich, dass der bewusste Verstand Kontakt aufnimmt. Dann atmen wir durch den Zentralkanal auf und ab und bringen den geladenen Bereich in den Energiefluss durch unseren Kern, während wir ihn weiter anspannen und dabei atmen. Mittlerweile wissen wir jedoch, dass wir unsere Heilungs- und Verwandlungsfähigkeit steigern können, indem wir die Schwingung der Liebe einschalten, während wir atmen. Das Umlegen dieses »Liebesschalters« bewirkt eine enorme Steigerung unserer Fähigkeit, die versprengte Energie zu integrieren, die für die Ladung verantwortlich ist.

Dies kann zunächst eine echte Herausforderung sein. Vermutlich fällt es Ihnen schwer, in genau dem Moment auf die Liebe zuzugreifen, in dem Sie versuchen, den Bereich, in dem die Energie versprengt ist, zu identifizieren und zu integrieren. Dies gilt vor allem, wenn Sie gerade erst lernen, quasi »auf Befehl« auf die Liebe zuzugreifen. Deshalb möchte ich Ihnen eine Alternative anbieten, eine Technik, die ich »liebevolles Selektieren« nenne. Hier die einzelnen Schritte:

1. Wenn Sie einen herausfordernden oder stressigen Moment erleben, bringen Sie ihn in den Körper. Achten Sie darauf, wo im Körper sich die

Ladung befindet. Spannen Sie diesen Bereich an, und merken Sie sich seine Position, damit Sie später darauf zurückkommen können. Dies wird nicht nur die energetische Versprengung minimieren, sondern Sie auch davon abhalten, in diesem Moment irgendetwas zu tun, was zum Story-Drama beiträgt (beispielsweise wird es Sie davor bewahren, sich auf einen Streit einzulassen, in Angst zu geraten oder irgendetwas zu tun, was Sie anschließend bereuen).

2. Beschäftigen Sie sich zu einem späteren Zeitpunkt, wenn Sie weniger gefordert sind (etwa wenn Sie im Bett liegen), erneut mit dem Szenario. Machen Sie Übung 1 (siehe oben), und stellen Sie sich etwas oder jemanden vor, das oder den Sie wirklich lieben. Bringen Sie Sinneseindrücke wie Gerüche, Geräusche oder andere ein, die Ihre Vision von Liebe detaillierter machen können. Vergrößern Sie nun nach und nach den Umfang der Erfahrung mit dem Gefühl der Liebe, bis die Liebe so groß ist, dass das Bild, das Sie davon haben, angesichts all dieser Liebe verblasst.

3. Achten Sie darauf, wie sich das in Ihrem Körper anfühlt, und nehmen Sie sich vor, dieses Energiemuster beizubehalten, egal, was passiert. Ziel ist es, sich einprägen zu können, wie sich Liebe im Körper anfühlt.

4. Atmen Sie in diesem liebevollen Zustand sechs- bis achtmal langsam den Zentralkanal hinauf und wieder hinunter und achten Sie dabei auf jede Veränderung.

5. Bringen Sie die Herausforderung in die Mischung ein, während Sie durch den Zentralkanal atmen. Spannen Sie den Bereich Ihres Körpers an, in dem Sie die Versprengung ursprünglich gespürt haben, und lassen Sie zu, dass die liebevolle Präsenz die schwierige Situation auflöst und in dem betroffenen Bereich neue Schaltkreise aufbaut.

In dieser Übung schüren wir das Feuer der Liebe und geben dann die Herausforderung hinein. Das ist gar nicht so viel anders als das übliche Ritual, bei dem ein Problem auf ein Stück Papier geschrieben und verbrannt wird. In diesem Fall entzünden Sie das Feuer in Ihrem eigenen Herzraum und machen die Arbeit im Inneren. So müssen Sie die Zeremonie nicht im Außen durchführen. Indem Sie diese verwandelnde Flamme der Liebe verkörpern, können Sie darüber hinaus nachhaltiger die Veränderungen verankern, die Sie vornehmen, wenn Sie die Reibungen des Lebens in Gang setzen.

Indem wir uns um das Wichtigste zuerst kümmern, macht es uns diese Übung viel einfacher, unsere energetischen Störungen aufzulösen. Denn wir versuchen ja nicht, die Liebe in einem aufwühlenden Moment zu entzünden. Wann immer Ihnen das Leben zu viel ist, wann immer es sich überwältigend anfühlt, nutzen Sie diese Übung, um loslassen oder heilen zu können. Wenn Sie konsequent mit der Erzeugung liebevoller Präsenz arbeiten, wird das Entzünden Ihres inneren Liebesfeuers immer einfacher. Indem wir die Energie in Bewegung bringen und alle unsere festsitzenden und versprengten Muster in diesem Fluss auflösen, wird uns das Verlieben und das Leben in dieser Verliebtheit letztendlich zur »ersten Natur« – so automatisch wie das Atmen. (Für Krankengymnasten und alle anderen, die Körperarbeit machen und dies lesen: Entzünden Sie das Feuer in Ihrem Herzen, wenn Sie mit den Energien Ihrer Klienten arbeiten, statt sich in eine »Schutzblase« einzuschließen, wie es uns so oft geraten wird. Ersteres ist sehr viel effizienter, weil Letzteres lediglich die Dualität von Schutzpersönlichkeit und Seelenselbst bekräftigt.)

ÜBUNG 3: ALLES ALS LIEBE SEHEN (ODER »ALLES IST ZU MEINEM BESTEN«)

Ich hatte in den letzten 30 Jahren immer wieder die Ehre, am Bett von Menschen sitzen zu dürfen, die dem Tod sehr nah waren. Bezeichnenderweise hatten alle Gespräche, die ich dort führte, einen ähnlichen roten Faden, der in etwa wie folgt lautete: »Alles war gut. Alles hat mir irgendwie genützt. Sogar was ich früher gehasst habe, liebe ich jetzt. Es war alles Teil dieses erstaunlichen Lebens, das ich geführt habe.« Stets war die Rede von der Fülle an Erfahrungen, die sie machen mussten – von der Traurigkeit und der Freude, von Sieg und Verlust, von Geburt und Tod, von allem. Das geht den Menschen durch den Kopf, wenn ihr Leben sich hier dem Ende zuneigt.

Meine Frage lautet deshalb: Wenn wir irgendwann alle unsere Lebenserfahrungen aus dieser Perspektive sehen können, warum tun wir es nicht schon *jetzt?*

Indem wir jetzt entscheiden, dass das Leben in seiner Gesamtheit zu unserem Vorteil geschieht, und ganz bewusst und absichtlich von diesem Standpunkt aus handeln, erzeugen wir einen anderen Filter, durch den wir das Leben so erleben können, wie es geschieht. Wenn wir bereit sind, jedes Szenario in unserem Dasein als einen Akt der Liebe zu sehen – als unser wahres Selbst, das unserem irdischen Selbst liebevoll eine Erfahrung ermöglicht, damit es zu seiner eigenen Stärke erwacht und seine Fähigkeit zu lieben erweitert –, werden wir diese Szenarien natürlich anders interpretieren. Gleichzeitig stabilisieren wir die Verzerrung, die Widerstand, Zurückweisung und Urteilsvermögen in unserem Energiefeld verursachen. Und was wir noch erkennen: Es wird einfacher, Liebe zu sehen. Es wird einfacher, Liebe zu erfahren. Es wird einfacher, Liebe bedingungslos zu offenbaren und zu teilen.

Liebe ist reichlich vorhanden. Sie ist in allem. Sie ist überall in der Ganzheit des Lebens. Wenn wir dies anerkennen, sehen wir, dass aus Sicht des allegorischen »Gesprächs an der Bushaltestelle« (Kapitel 2) selbst die schwierigsten Situationen im Leben auf Liebe beruhen. Der Tod meiner Mutter war das Schmerzlichste, was ich je erfahren hatte. Doch was wie ein Verlust aussah, brach in dem Moment auch alle meine Rekorde darüber, wie sich Liebe anfühlen kann, weil er mich in dieser zutiefst herzbasierten Wirklichkeit wieder mit ihr vereinigte.

Tatsächlich ist *jeder* Austausch im Leben eigentlich das Zusammenspiel von Liebe und Liebe. Es sind alles nur verschiedene Versionen von Liebe, die sich verbinden. Zu begreifen, dass alles Leben eine Geschichte über Liebe ist, die Liebe findet – über das Seelenselbst, das in uns erwacht, wenn wir in einem bestimmten Szenario den Standpunkt der Liebe einnehmen –, ist eine echte Aktion des Herzzentrums und der Liebesschwingung, über die wir gesprochen haben. Doch bis wir mit dieser Absicht vorausgehen, ist es unwahrscheinlich, dass uns das Leben so gegenübertritt. So wie Gleiches Gleiches anzieht, müssen wir Liebe verkörpern, um Liebe zu unserer Erfahrung zu machen. Genau das fördern wir mit dem Herz-Code.

Wir können dies auch mithilfe der Quantenwissenschaft verstehen, die uns sagt, dass unsere ganze Wirklichkeit letztendlich ein Spiegelbild unseres eigenen Bewusstseins ist. Wenn etwas geschieht, dann deshalb, weil ein Teil unseres eigenen Bewusstseins diese Erfahrung in unser Gewahrsein zieht. Wenn mein Leben friedlich verläuft, liegt das daran, dass meine innere Welt in einen Ort integriert ist, an dem ich Frieden wahrnehmen kann. Chaos in meinem Leben hingegen spiegelt mir, dass es Schaltkreise gibt, die noch aktiviert werden müssen, damit ich verzerrungsfrei sehen kann. Im Grunde ist die dreidimensionale Welt so etwas wie eine Filmleinwand, auf der ich sehe, ob und wie ich integriert bin oder nicht.

Wenn wir der Auffassung sind, dass Menschen, Orte und Objekte in der Außenwelt kein Spiegelbild unserer selbst sind, sondern von uns getrennt, möchten wir sie ändern, weil sie unbequem werden. Aber wenn wir erkennen, dass es nichts als Liebe gibt – dass alles, was geschieht, nur ein Wegweiser ist, der uns hilft, den Geist für das liebevolle Seelenselbst zu wecken –, können wir den Aufruhr anders erleben. Sobald wir in eine wirklich schwierige Situation geraten, erkennen wir sofort, dass sie ein Spiegelbild unserer eigenen inneren Realität ist, ein Geschenk, das uns befähigt, Liebe, Frieden und Harmonie unter allen Umständen aufrechtzuerhalten. Wir können dieses Feedback dann an den Körper weitergeben, in dem wir es mit Liebe umwandeln können. Und das ist wirklich die Aufgabe, die wir hier haben: Liebe in jeden Bereich unseres Lebens zu bringen.

Diese Schritte können Sie gehen, um alles als Liebe zu sehen:

1. Denken Sie an eine Situation, die Sie derzeit als echte Herausforderung erleben, beispielsweise einen Beziehungskonflikt, eine Gesundheits- oder Finanzkrise, einen großen potenziellen oder tatsächlichen Verlust.

2. Fragen Sie sich: »Wenn dieser Umstand einfach ein Geschenk für mich ist oder eine Gelegenheit, meine Liebesfähigkeit zu steigern, wie könnte ich meine Sicht darauf verändern?«

3. Bringen Sie die Situation dann mit den Übungen »Liebevolle Präsenz schaffen« und »Liebevolles Selektieren« in den Körper und in Ihr Herzzentrum. Schauen Sie, wo Sie neue Schaltkreise aufbauen müssen. Lassen Sie das Feuer der Liebe das Alte verwandeln und dazu beitragen, das Neue zu schmieden.

4. Wenn Sie möchten, können Sie nun Taten folgen lassen. Fragen Sie sich: »Auf welche Weise kann ich mich jetzt entscheiden, mich und andere aufgrund dieser Erfahrung mehr zu lieben?« Eine andere Art, es zu formulieren, ist: »Wenn das Erweitern der Liebe der Grund für diese Erfahrung ist, was rät mein Herz mir dann zu tun?« Oder: »Was fordert das Universum von mir – jetzt, wo es darum geht, meine großartige Fähigkeit anzunehmen, in Liebe zu leben?« Folgen Sie dann Ihrem Herzen!

Viele Menschen haben das Gefühl, auf äußere Beweise – eine gewisse Anzahl von Umständen wie meine Erfahrung mit den vierblättrigen Kleeblättern – warten zu müssen, um alles als Liebe betrachten zu können. Aber es ist nur etwas, wofür Sie sich entscheiden müssen. Sie würden ja auch nicht davon ausgehen, in einem dunklen Raum etwas sehen zu können, bevor Sie das Licht einschalten. Genauso müssen Sie den Schalter in Ihrem Kopf umlegen, um diesen Standpunkt einnehmen zu können. Je mehr wir alles und jeden als liebevolle Präsenz in unserem Leben betrachten (ob es auf den ersten Blick so aussieht oder nicht), desto mehr können wir die Liebesschwingung finden. Und je öfter wir diese Übungen machen, um die Liebesschwingung zu erzeugen, desto einfacher ist es, die Welt auf diese Weise zu betrachten. Wir lösen den Unrat im Zentralkanal auf und beseitigen die Unwucht, die unser Wahrnehmungsfeld beeinträchtigt. Liebe stärkt uns und führt uns immer tiefer in die Verkörperung des Seelenselbst.

Diese Arbeit wird Ihnen helfen, sich durchs Leben zu bewegen, ohne an etwas anzuhaften, sich vom Rest Welt getrennt zu fühlen oder die Realität verzerrt wahrzunehmen. Wenn Sie die Liebe als Seelenselbst verkörpern, steigt Ihr Glücksniveau, Ihre Beziehungen verbessern sich, und Sie sind automatisch in der Lage, zu heilen, sich zu verjüngen und wieder aufzufrischen, weil Sie in einem dauerhaft friedvollen Zustand verweilen. Wenn man in der Liebe *ist,* verwandelt sich das Leben in einen Zustand der Kooperation statt der Konkurrenz ums Überleben – in ein magisches, glückseliges Abenteuer, das nur zu Ihrem Besten geschaffen wurde.

Das dem Herz-Code zugeordnete Chakra: Herzchakra

Der Herz-Code steht in Beziehung mit dem vierten oder Herzchakra, das sich in der Mitte der Brust befindet. Dieses Energiezentrum – bekannt als *Anahata-Chakra,* das Chakra des »nicht angeschlagenen Tons« – repräsentiert unsere Natur als Liebe. Es ist der Weg zur Verbindung unseres Geistes mit dieser Liebe und zu dem geeinten Feld, das alles im Universum miteinander verbindet. Es regelt alle Aspekte des Ausdrucks von Liebe. Während *Manipura,* das dritte Chakra, unser Selbstgefühl repräsentiert, steht *Anahata* für die Art, wie wir uns in Bezug auf die Welt und in der Welt sehen. Die Liebe, die mit dem Herzchakra in Verbindung gebracht wird, ist immer verbindlich, das fehlende oder verbindende Glied bei den meisten spirituellen Erkundungen. Es stellt eine Brücke zwischen den drei unteren, eher weltlich orientierten und den drei oberen, eher spirituell ausgerichteten Zentren her.

Viele Menschen mit Herzchakra-Problemen fühlen sich von anderen, von der Liebe und von sich selbst getrennt. Sie fühlen sich »außen vor«, als ob die Fäden, die andere Menschen verbinden, einfach nicht an ihnen haften blieben. Dies kann zu Angstzuständen, Depressionen und Einsamkeit sowie zu körperlichen Symptomen wie Herzbeschwerden, Kreislauf- und Atemproblemen führen – eine buchstäbliche Manifestation der Unfähigkeit, etwas »in sich aufzunehmen« oder die Energie der Liebe zu empfangen.

Im Herzchakra kommen die Energien der ersten drei Chakras zusammen, die unser urtümliches, individualistisches Selbstgefühl repräsentieren, und verflechten sich mit den Energien der oberen Chakras, die die höherfrequenten Energien unseres göttlichen Bewusstseins widerspiegeln. Das Herzchakra ist der Ort, an dem unsere Göttlichkeit und unsere Menschlichkeit zusammenkommen. Es spielt eine Schlüsselrolle bei der Erweckung unserer Göttlichkeit *in* unserer Menschlichkeit.

Indem wir die Energien des Herzchakras aktivieren, öffnen wir uns für unsere verletzlichsten Seiten und finden Kraft in der Liebe. Wenn wir mit der Energie des Herzchakras arbeiten, sind wir zunehmend weniger voreingenommen und präsenter – göttlicher, weil wir eher für das zur Verfügung stehen, *was ist,* als unsere individualistischen Überzeugungen aus den unteren Chakras auf jede Situation anzuwenden, in die wir geraten. Wir werden auch geduldiger, urteilen nicht und sind nachsichtig, was die Urteile anderer angeht. Wir empfinden mehr Leichtigkeit und Entspannung im Körper, weil wir nicht ständig eine Kampf-Flucht-oder-Totstell-Reaktion auslösen. Und wir können das Leben besser genießen, weil wir erkennen, dass wir auf neue Weise liebevoll und liebenswert sind. Unter der Oberfläche sind wir göttlich, und das können wir jetzt endlich auch erleben.

Ein weltweit weit verbreitetes Missverständnis ist, dass wir nicht in unserer Macht stehen und gleichzeitig lieben können. Wir denken: »Wenn ich in meiner Macht bin, kann ich nicht lieben. Wenn ich liebe, kann ich nicht gleichzeitig meine Macht beanspruchen.« Aber das ist nicht wahr. Wir können beides! Verletzlich zu sein bedeutet nicht, dass man schwach ist, denn unsere Verletzlichkeit bringt uns in Berührung mit unserer größten Macht, indem sie uns Zugang zu unserem Herzen und dem Tor zu unendlichen Möglichkeiten verschafft. Damit wir beide Aspekte unserer Natur leben können, müssen wir einfach die energetischen Komponenten des dritten Chakras (das mentale, sich selbst identifizierende Selbst) mit dem vierten Chakra (das liebende Seelenselbst) kombinieren. Dies macht es uns möglich, im optimalen Seinszustand zu existieren, sowohl stark zu lieben als auch liebevoll stark zu sein: verletzlich, authentisch, gütig *und* stark gleichzeitig.

Wenn unsere Schutzpersönlichkeit versucht, Liebe zu finden oder liebevoll zu sein, versuchen wir dies möglicherweise zu sehr und sind dabei nicht in unserer persönlichen Macht verankert und eingebunden. Dann haben wir den klassischen Fall des »Fußabstreifers«, der immer alles für andere tut, um als Gegenleistung Liebe, Wertschätzung, Dankbarkeit und ein entsprechendes Selbstwertgefühl zu bekommen. Wenn wir uns auf diesen Standpunkt stellen, fällt es uns möglicherweise schwer, Entscheidungen zu treffen, die Liebe zu uns selbst einschließen. Wir schaffen ein Vakuum, einen Leerraum, aus dem die ganze Liebe nach außen entweicht und nichts davon in unser eigenes Energiefeld integriert wird.

In der Tabelle (S. 236) finden Sie eine Zusammenfassung von Schlüsselmerkmalen des Herzchakras. Beachten Sie, wie die energetischen Eigenschaften des Chakras die Bereiche des physischen Körpers reflektieren.

Schlüsselmerkmale des Herzchakras

Name(n)	Viertes Chakra, Herzchakra, Anahata-Chakra
Lage	In der Mitte der Brust, unter dem Brustbein
Farbe	Grün, Rosa
Musiknote	F
Betroffene Körperregionen	Herz, Brust, Blutkreislauf, Arme, Hände, Lungenspitzen, Brustkorb, Haut, oberer Rücken, Thymusdrüse
Symptome der »Rückseite«	Angst vor Verrat, Co-Abhängigkeit, Melancholie, flache Atmung, hoher Blutdruck, Herzprobleme, Krebs, Unfähigkeit, Liebe zu erkennen oder anzunehmen
Merkmale der »Vorderseite«	Mitgefühl, bedingungslose Liebe, bewusstes Liebesspiel »Es gibt mehr als genug für alle.« – »Nur einer von uns ist hier – wir sind alle eins.« – »Alles ist ein Spiegel des Göttlichen und zu meinen Gunsten.«
Übungen	Liebevolle Präsenz schaffen – Der Entschluss, geliebt zu werden Liebevolles Selektieren Alles als Liebe sehen (oder »Alles ist zu meinem Besten«)
Atmung (Wie in Kapitel 8 erläutert)	Herz-Kohärenzatmung
Yogahaltungen für bessere Integration	Dreieck (Trikonasana) Nadelöhr (Sucirandhrasana) Fisch (*Matsyasana*) Drehung auf dem Rücken (Supta Matsyendrasana)

Indem wir das Herzchakra ins Gleichgewicht bringen, heilen wir die Angst vor Verrat, Distanziertheit, Apathie und Co-Abhängigkeit. Daraus ergeben sich Mitgefühl, Liebe und Leichtigkeit in Beziehungen. Auf der körperlichen Ebene kann es zu einer Normalisierung des Blutdrucks, einer verbesserten Durchblutung, Linderung bei Herz- und Lungenerkrankungen und anderen Vorteilen kommen.

Yoga für den Herz-Code

Zusammen mit den Herz-Code-Übungen hilft Ihnen die folgende Yogahaltung, das Herzchakra zu aktivieren und zu integrieren und seine Energie wieder optimal fließen zu lassen.

DREIECK (TRIKONASANA)

1. Sie stehen seitlich auf einer Matte mit den Füßen 90 bis 120 Zentimeter auseinander.

2. Drehen Sie den rechten Fuß so nach außen, dass die Zehen vom Körper weg zum kurzen Ende der Matte zeigen.

3. Drehen Sie den linken Fuß leicht nach innen, sodass die Ferse der am weitesten vom Körper weg zeigende Teil des Fußes ist.

4. Drehen Sie die Hüften leicht in Richtung des rechten Fußes, damit sich beide Knie sicher und stabil anfühlen.

5. Ziehen Sie Energie durch das rechte Bein nach oben und heben Sie die Kniescheibe in Richtung Hüfte und den Oberschenkelknochen (Femur) in die Hüftpfanne. Beleben Sie auch Ihr linkes Bein. Ziehen Sie Energie durch den Beckenboden, um *Mula Bandha* zu aktivieren.

6. Schieben Sie nun die Hüften zur Rückseite Ihrer Matte und dehnen Sie den Oberkörper so weit wie möglich über das rechte Bein. Greifen Sie mit der rechten Hand weit nach oben, und lassen Sie die Hand dann auf den rechten Fuß, das Schienbein oder den Oberschenkel fallen. (Achten Sie darauf, Ihr Knie nicht direkt zu belasten oder zu überstrecken.) Sie können auch einen Yogablock direkt auf die Innenseite des rechten Schienbeins legen und Ihre Hand dort ablegen.

7. Drehen Sie den Torso zur Seite, ohne die Hüfte zu destabilisieren, und strecken Sie den linken Arm aus der Schulter zur Decke. Sie sollten eine Längung und Dehnung seitlich in der Taille und im unteren Rücken spüren.

8. Ziehen Sie Ihre Arme langsam zurück in die Schulterhöhlen, um die Muskeln um Ihr Herz herum energetisch zu aktivieren.

9. Bleiben Sie mehrere Atemzüge lang in der Haltung. Um wieder herauszukommen, beugen Sie das rechte Knie leicht, heben den Torso zurück in die Mitte und drehen die Füße wieder in die neutrale Position.

10. Wiederholen Sie das Ganze auf der linken Seite.

Integrieren wir nun unsere Herz-Code-Übungen und die BodyAwake-Prinzipien in die Übung »Dreieck«:

1. Bleiben Sie in der Haltung, und lenken Sie Ihre Aufmerksamkeit auf den Raum unter Ihren Füßen, circa 60 Zentimeter unter dem Boden. Lenken Sie Ihre Aufmerksamkeit auch circa 60 Zentimeter über Ihre ausgestreckte linke Hand. Stellen Sie sich vor, Sie sind an diesen beiden Punkten im Raum – über der Hand und unter den Füßen – festgebunden.

2. Ziehen Sie die Oberschenkel zusammen, längen Sie die Wirbelsäule und strecken Sie die Arme vollständig aus, während Sie sie gleichzeitig in die Schulterhöhlen ziehen und die Muskeln um das Herz aktivieren. Bringen Sie Leben in Ihre Hände – bis in die Fingerspitzen. Sammeln Sie sich in Ihrem Kern.

3. Atmen Sie liebevoll die Beine hoch und in den Beckenboden ein und füllen Sie die Beckenschale mit dem Atem. Ziehen Sie den Unterbauch fest in Richtung Wirbelsäule, und spannen Sie die Rückseite Ihres Herzens an, indem Sie die Schulterblätter zusammenziehen. Dies erzeugt in Kombination mit dem Anspannen der Oberschenkel einen »Sitz« für die Schaltkreise, die Energie aus der Erde in den Kern des Körpers weiterleiten. (Das ist enorm hilfreich, damit der Mentalkörper die ständigen Anstrengungen, die er unternimmt, um alles zu steuern und/oder zu kontrollieren, aufgibt und die Liebe frei fließen kann. Es ermöglicht auch den Aufbau des Zentralkanals auf einer tieferen Ebene und sorgt dafür, dass das Seelenselbst leichter wahrgenommen werden kann.)

4. Drücken Sie Ihre untere Hand gegen die Innenseite des entsprechenden Unterschenkels und drehen Sie Ihr Herz zum Himmel. Spannen Sie gleichzeitig den gesamten Kern an. Atmen Sie diese Liebe durch den gesamten Körperkern sowie durch die Arme, die Hände, den Nacken und den Scheitelpunkt des Kopfes aus. Atmen Sie mit dem nächsten Einatmen Liebe von einer Stelle über dem Kopf und jenseits der Hände, durch den Hals und die Arme ins Herz ein. Spannen Sie dann das Herz und den Beckenboden an und atmen Sie die Liebe durch den Körper sowie die Beine und Füße in die Erde aus. Spannen Sie beim Ausatmen die Oberschenkel und die Unterschenkel an.

5. Lockern Sie den Beckenboden wieder und wiederholen Sie den gesamten Zyklus drei oder vier Atemzüge lang. Spannen Sie den Kern an, um das sensorische Bewusstsein mit jedem Atemzyklus zu stärken. Auf diese Weise können Sie Ihr liebevolles Selbst mehr in Ihrem Kern spüren und Schaltkreise für die Kommunikation immer schneller aufbauen.

ZUSÄTZLICHE YOGAHALTUNGEN ZUR INTEGRATION DES HERZCHAKRAS

Sie können die folgenden Asanas zusammen mit der »Dreieck«-Übung einsetzen, um Ihre Arbeit mit dem Herz-Code aufzuwerten. (Weitere Informationen, Videos und Abbildungen finden Sie unter drsuemorter.com/energycodesbook.)

Denken Sie daran, beim Üben sowohl die Bereiche anzuspannen, die Sie integrieren möchten, als auch den Körper zu entspannen und sich vorzustellen und zu spüren, wie sich die Energie entlang des Zentralkanals auf und ab bewegt. Wieder gilt es, diese Übungen mit einem Gefühl der Liebe zu machen. Das steigert ihre Kraft enorm:

- Nadelöhr (*Sucirandhrasana*),
- Fisch (*Matsyasana*) und
- Drehung auf dem Rücken (*Supta Matsyendrasana*).

Im Herz-Code verkörpern wir bedingungslose Liebe, das kraftvollste Heilmittel, das es gibt. Das Feuer der Liebe kann jede Einschränkung und jede Herausforderung verwandeln. Wir können die Schwingung der Liebe in jeder stressigen oder verletzenden Situation anwenden, um zu verhindern, dass sich die Energie dieser Herausforderung im Körper festsetzt. Liebe ist der Schlüssel zu jeder Lösung, und zufällig sind wir daraus gemacht!

Im nächsten Code gießen wir mehr Öl in das Feuer, das unser Seelenselbst entzündet. Dafür setzen wir den Atem ein, der Leben spendende Energie ist, *Prana* – der göttliche Geist selbst. Es ist Zeit, Ihre Chakras einzuschalten und Ihr Bewusstsein auf allen Ebenen zu erweitern.

Kapitel 8

DER ATEM-CODE: DIE KRAFT DES LEBENS SELBST

»Dr. Sue, sind Sie das?«

Ich ging den Flur entlang zum Wartezimmer des Krankenhauses, weil ich eine liebe Freundin besuchen wollte, die gerade einen Schlaganfall gehabt hatte. Die diensthabende Rettungsschwester kam zügig über den Flur auf mich zu. Es war Nancy, deren Kinder meine Patienten gewesen waren.

»Erinnern Sie sich an mich?«, fragte sie. »Sie haben meinem Sohn vor vielen Jahren das Leben gerettet!«

»Natürlich erinnere ich mich an Sie! Wie geht es Ihnen und wie geht es Darren?«

»Es geht ihm hervorragend, er ist jetzt in der Armee – und stark wie ein Stier!« Darren war einer von Nancys Zwillingen. Etliche Jahre zuvor, als er etwa vier Jahre alt war, wurde er wegen der Diagnose »Wachstumsstörung« zu mir gebracht. Seine Zwillingsschwester strahlte vor Lebendigkeit, während er blass und schwach war und unter mehreren Allergien und Atemwegserkrankungen litt. Er wurde immer schwächer, und niemand rechnete damit, dass er lange leben würde. Die Ärzte wussten nicht, was sie noch für ihn tun konnten, also hatte Nancys Schwester – eine meiner Patientinnen – die Familie an mich verwiesen.

Als ich Darren während unserer Behandlung beobachtete, fiel mir auf, dass er »umgekehrt« zu atmen schien. Die meisten kleinen Kinder atmen zuerst in den Bauch und dann bewegt sich ihre Brust. Darrens flache und schnelle

Atmung jedoch setzte hoch oben in den Lungen ein, und sein Bauch war selten daran beteiligt. Ich habe die B.E.S.T.-Technik bei ihm eingesetzt und mit Druckpunkten an Kopf und Körper gearbeitet. Ich habe auch mit seiner Atmung gearbeitet.

Sobald die Blockaden beseitigt waren, veränderte sich sein Atemmuster, und sein Gesundheitszustand verbesserte sich. Darren kehrte ins Leben zurück. Seine Hautfarbe änderte sich fast sofort nach dieser ersten Sitzung – seine Lippen färbten sich rosa, und seine Wangen wurden innerhalb weniger Minuten rosig! Bei seinem nächsten Besuch bemerkte ich, dass sich sein neues Atemmuster fortgesetzt hatte. In den kommenden Wochen und Monaten erwachte seine Lebenskraft und er wurde sehr verspielt. Bald brachte er sogar seiner Schwester bei, worum es beim Spielen wirklich geht …!

Ich erzählte Darrens Geschichte auch anderen Patienten und gab ihnen spezielle Hausaufgaben bezüglich ihrer Atmung. Die Verbesserungen, die sie dadurch erzielten, stimmten mit denen von Darren überein. Ich sprach auch mit meinem Vater über diese Verbesserungen, und wir nahmen die Technik ins Basisprogramm von B.E.S.T. auf. Aufgrund dieser Forschungen und anderer Berichte über ähnliche Vorteile setzten in B.E.S.T. ausgebildete Ärzte und Therapeuten bestimmte Atemmuster in ihren Übungsprogrammen ein, was weltweit zu erstaunlichen Resultaten führte.

Jahre später, als mir allmählich klar wurde, dass die Aktivierung der Energie in meinem Kern von grundlegender Bedeutung für die Verkörperung hochfrequenter Energieerlebnisse ist, war auch klar, dass das bewusste Atmen sie wahrscheinlich noch steigern würde. Als ich dann konzentriert in die Bereiche meines Körpers atmete, die nicht so lebendig waren oder nicht das Gefühl ausstrahlten, ich sei »da drin«, erwies sich meine Vermutung als richtig. Also begann ich, meinen Patienten und Schülern verschiedene Atemmuster zu vermitteln, um die Bereiche des Körpers zu erwecken, die mit ihren Symptomen und Mustern korrelierten.

In den folgenden Monaten und Jahren erkannte ich, dass wir viele Symptome und typische Reaktionen auf Verletzungen sogar verhindern können, indem wir die entsprechenden Bereiche nacheinander aktivieren, was auch die Energieebenen im Körper einschließt. Diese Praxis weckt das Bewusstsein jeder Chakraebene, die zuvor geschlafen hat, weil niemand »dort lebte«, der hätte aufwachen können. Die Menschen begannen, aktiver, selbstbewusster und mitfühlender zu denken, zu atmen und sich zu verhalten – alles nur, weil sie eine größere Version von sich selbst erkannt hatten. Und als sie ihre körperlichen Symptome und Muster mit dem Atem bearbeiteten, beruhigte sich ihre Schutzpersönlichkeit, und ihr Seelenselbst erwachte!

Die Atemmuster dieses Codes sind die gleichen, die ich seit Jahren bei meinen Patienten und Studenten und in meinem eigenen Tagesablauf einsetze. Viele Aspekte dieser Techniken basieren auf traditionellen Rehabilitationsmethoden zur Stärkung der Wirbelsäule und zur Verbesserung der dynamischen Heilung im neuromuskulären System. Meine persönliche Erfahrung mit der Verkörperung und die positiven klinischen Ergebnisse in der Arbeit mit meinen Patienten haben mich jedoch veranlasst, diese spezifischen Muster hier zusammenzustellen. Wenn Sie sie regelmäßig einsetzen, erwecken sie Aspekte Ihres Seelenselbst, die möglicherweise immer noch schlafen und darauf warten, dass Sie auf sie aufmerksam werden.

Was ist der Atem-Code?

Atem ist Seele. Atem ist Leben. Atem, das sind *Sie*! Wenn wir nicht mehr atmen, haben Seele und Leben, haben Sie den Körper verlassen, und das Leben, wie wir es auf der physischen Ebene erfahren, ist vorbei. Dies ist jedoch keine Einbahnstraße. Wir können tatsächlich mehr Leben, mehr von uns, *in diese Ebene* einfließen lassen – jetzt, solange wir hier sind. Wir können mehr Seele, mehr Seelenselbst in unseren Körper bringen. Dafür müssen wir den Atem einsetzen.

Im Atem-Code dreht sich alles um das Atmen und damit um das Einbringen von mehr Leben. Wir atmen mehr von unserem wahren Selbst in unser Energiefeld und unseren physischen Körper und bringen die Energie in Fluss, damit wir das Leben, das wir hier führen, vollständig verkörpern können.

Zu diesem Zeitpunkt haben wir schon mehrmals mit dem Atem gearbeitet, um unser Bewusstsein im Körper zu verankern, um Energie durch unser System zu bewegen und die Sprache der Seele zu lernen, um Verdichtungen oder Störungen zu erkennen, aufzuhellen und zu beseitigen und die Liebesschwingung des Seelenselbst in das Energiefeld einfließen zu lassen. Jetzt werden wir die

Arbeit, die wir in den bisherigen Codes gemacht haben, intensivieren, indem wir uns *speziell* auf den Atem konzentrieren und unsere Einsicht vertiefen, dass diese Energie das ist, wer und was wir wirklich *sind.*

Indem wir den denkenden Geist auf einen Bereich des Körpers fokussieren und gleichzeitig in diesen Bereich atmen, können wir in diesem Raum erwachen, »sein« und anfangen, von dort aus zu leben. Die Chakras sind ein wesentlicher Bestandteil dieses Energieflusses und verbinden sich mit dem Atem, um eine Transformation des Körpers und des Lebens herbeizuführen. Auf diese Weise sorgen wir am schnellsten für die Gegenwart des Seelenselbst und manifestieren bedeutsame Veränderungen. Denken Sie daran, wenn Energie nicht im Körper fließt, fließt sie auch nicht in Ihrem Leben.

In diesem Code heben wir die Chakras hervor, die nicht nur Energiezentren sind, sondern auch Ankerpunkte, die Ihre verschiedenen Bewusstseinsebenen beherbergen. Zusammen sind sie, was *Sie* sind, und zwar in einer etwas weniger physischen, dafür mehr energetischen Form! Den Atem zur Belebung der Chakras einzusetzen gibt Ihnen die Möglichkeit, sich *ganz bewusst* zu ändern, mit Leichtigkeit und Anmut, statt in quälend langen Jahren mit schwierigen Storys und Lektionen, die Sie durch Leid und Schmerz gelernt haben. Wenn die Chakras nicht mit unserer Lebensenergie aktiviert werden, funktionieren sie nicht richtig, und diese Funktionsstörung spiegelt sich in unserer Umwelt wider. Wenn ihre Schaltkreise jedoch aktiviert werden, erleben wir eine weitaus größere Harmonie in unserem Körper, unseren Gedanken und unseren Emotionen.

Wenn beispielsweise unser Wurzelchakra aktiv ist, haben wir das Gefühl, grundsätzlich »dazuzugehören«, und sind der Ansicht, dass das Leben unser Wohlbefinden und unser Glück unterstützt und widerspiegelt. Wir verfügen über körperliche Energie und gute Gesundheit. Wir haben Visionen und Träume und tun etwas, um sie zu manifestieren. Ist unser Wurzelchakra nicht aktiv – wenn es schläft, unausgeglichen oder sogar überstimuliert ist –, sind unsere Gedanken nicht ausgeglichen oder harmonisch, und wir sind eher Überlebenskünstler als Schöpfer und Unterstützer.

Im Atem-Code atmen wir Energie direkt in jedes einzelne Chakra. Wir hauchen den Fähigkeiten und Eigenschaften, die diese aktivierten Chakras vermitteln, praktisch Energie ein. Der aufregendste Vorteil der absichtlichen Verwendung des Atems ist, dass er Veränderungen hervorruft, *bevor der Verstand versteht, was geschehen ist.* Wenn Sie beispielsweise in Ihren Solarplexus atmen – in das *Manipura-Chakra,* den Sitz Ihrer persönlichen Kraft – und dessen Energie durch Ihren Körper strömen lassen, werden Sie kraftvoller fühlen und handeln, auch wenn Sie nicht bewusst (mit dem Verstand) wissen, wie man eine Situation vom Standpunkt größerer persönlicher Macht oder Selbstachtung aus sieht und bewertet. Sie tun es einfach, weil Sie sich auf der Energieebene verändert haben.

Weil bewusstes Atmen integrierend wirkt, indem es Gedanken, Gefühle, Empfindungen und die Körperchemie auf der physischen Ebene mit den Schwingungen und Schaltkreisen auf der Energieebene verbindet, ist es das mächtigste Transformationswerkzeug, das uns zur Verfügung steht, noch wertvoller als Meditation. Wenn wir ganz bewusst in ein Chakra oder einen bestimmten Bereich unseres Körpers atmen, beschließen wir, dort eine Veränderung herbeizuführen und sie als Teil unseres Seelenselbst »online zu bringen«. Wir beschließen, unserer physischen Energie und Form Seele und feinstoffliche Energie einzuhauchen und ihnen zu erlauben, uns nach dem Bild unseres größten Potenzials neu zu gestalten.

Die 72-jährige Pat konnte dadurch, dass sie diese Techniken einsetzte, zum ersten Mal in ihrem Leben tief durchatmen. Im selben Moment war sie in der Lage, ein lebenslanges emotionales Schmerzmuster, das aus einer Kindesmisshandlung resultierte, anzunehmen und zu vergeben. Diese Techniken können auch bei Ihnen funktionieren.

Beim Atem-Code geht es um Manifestation – darum, sich einen Weg zur Verwirklichung der eigenen Träume, Wünsche und Visionen in dieser Welt zu »atmen«. Aus diesem Grund bezeichne ich ihn auch als »Manifestationscode«. Diese Arbeit erinnert uns daran, dass unser äußeres Leben die Integration, die Aktivierung, das Erwachen und den Schaltkreisaufbau unserer inneren Welt widerspiegelt. Wenn unsere innere Welt nicht integriert ist, wird wahrscheinlich alles, was wir in der äußeren manifestieren, unbeständig und nicht nachhaltig sein. Ohne innere Integration braucht es viel Energie, um Dinge zu erschaffen, und noch mehr Energie, um sie zu erhalten.

Wir *können* aus der Schutzpersönlichkeit heraus manifestieren, aber diese Manifestation wird anders aussehen und sich ganz anders anfühlen als das, was wir als Seelenselbst erschaffen, weil sie von Unsicherheit und Angst getrieben wird. Jemand muss verlieren, damit wir gewinnen können. Vielleicht setzen wir unsere

Gesundheit für eine erfolgreiche Karriere aufs Spiel oder gefährden unsere Beziehungen um der Bestätigung willen. In diesen Szenarien sind wir möglicherweise »erfolgreich«, kennen aber keine vertrauten Beziehungen oder sind nicht gesund.

Um Erfolg und ein erfülltes Leben zu haben, müssen wir von einem Ort der Integration ausgehen. Wenn wir lernen, zu integrieren und als Seelenselbst ganz tief aus unserem Inneren heraus zu handeln, werden wir nicht nur in derselben oder weniger Zeit so viel oder mehr erreichen, sondern unsere Wünsche auch so verwirklichen, dass jeder gewinnt. Es ist genug für alle da. Wir müssen uns oder anderen nichts Wichtiges wegnehmen, um unsere Wünsche zu verwirklichen. Wenn wir uns von einem integrierten Ort aus manifestieren, wird das, was wir schaffen, *nachhaltig* sein. Dann fühlen wir uns zu Dingen hingezogen, die mit unserem höchsten Wohl in Einklang stehen, und so werden unsere Wünsche selbst göttlicher und verwirklichen sich auf natürliche Weise.

Je mehr wir unsere Chakras erwecken, indem wir den Energiefluss in sie hineinatmen und sie miteinander verflechten, desto mehr wird unser denkender Geist unsere Wahrheit spüren können. In unseren Taten wird sich unsere wahre Natur widerspiegeln. Unsere wahre Bestimmung wird sich zeigen und in Fluss kommen. Wenn wir die Schaltkreise so bauen, dass sie ein besseres Fließen der Lebensenergie unterstützen, sehen wir Herausforderungen nicht mehr als Probleme an. Wir nehmen die Dinge nicht persönlich und lassen uns nicht ins Schreiben von Storys verwickeln. Vielmehr bleiben wir im Fluss und lösen potenzielle Hindernisse auf, bevor sie zu Stolperfallen werden. Wir sehen einfach alles im Leben als zum »Projekt Erwachen« gehörig und die damit verbundenen Lektionen als Möglichkeiten zu erkennen, wo wir Liebe, Licht und Atem einfließen lassen müssen und wo Schaltkreise aufgebaut werden müssen. Auf diese Weise entfaltet sich unser eigenes Leben.

JE ÄLTER ICH WERDE, DESTO JÜNGER BIN ICH

Ich bin jetzt jünger als vor 30 Jahren. Dies ist keine Übertreibung. Im Hinblick auf die Menge an Energie, die ständig durch meinen Körper fließt, und auf das, was ich leisten kann, *bin* ich jünger. Ich sitze jede Woche in einem Flugzeug. Ich stehe mehr als 250 Tage im Jahr vor Publikum. Ich leite ein Team und ein Unternehmen. Ich plane und schreibe Kurse und Workshops. Ich reise mit Gruppen in ferne Länder auf der ganzen Welt. Mein Tag beginnt um sechs Uhr und endet oft erst um Mitternacht. Ich sitze in Besprechungen, gebe Unterricht, sitze im Flugzeug, schreibe, stehe für Interviews zur Verfügung, behandle Klienten, trainiere und telefoniere. Ganz zu schweigen davon, dass ich auch ein- und auspacke, Zeit für einen Spaziergang mit meinen Hunden finde und etwas zu meiner wundervollen Beziehung beitrage. Jeder Tag, jede Woche ist so, aber ich werde fast nie müde. Ich schlafe durchschnittlich sechs Stunden … und kann es kaum erwarten, aufzustehen und am nächsten Tag wieder von vorn anzufangen.

Wie mache ich das? Es hat etwas mit dem Flow zu tun.

Mein Leben vor 30 Jahren war ganz anders. Als 25-Jährige hätte ich das alles nicht geschafft. Damals arbeitete ich in der Klinik und musste jeden Nachmittag ein Nickerchen machen. Ich bekam im Winter regelmäßig eine Bronchitis und hatte Migräne, Nacken-, Rücken-, Hüftschmerzen, Verspannungen in den Schultern und war sehr oft sehr müde. Irgendwas tat mir immer weh. Aber nach meinem energetischen Erwachen verschwand das alles. Mein Arbeitstag ist vermutlich fünf Stunden länger als damals, aber am Ende des Tages habe ich noch so viel Energie, dass ich locker wieder von vorn anfangen könnte. Die Erneuerung erfolgt ständig und durchgehend. Es ist phänomenal.

Der für mich größte Vorteil dieser kontinuierlichen energetischen Erneuerung ist meine enorm gesteigerte Begeisterung für das Leben und meine Fähigkeit, meine Wahrheit zu erkennen, ihr zu vertrauen und sie auszusprechen, ohne mir Gedanken darüber zu machen, was andere denken oder ob das Ergebnis erfolgreich ist. Mein Zögern – mein Angstfaktor – hat sich dramatisch verringert. Ich bin so viel mehr bereit für intime Vertrautheit, so viel mehr in der Lage, verletzlich zu sein, und ich kann so viel besser zuhören und Feedback annehmen, ohne ihm ausweichen oder es zurückweisen zu müssen. Mein Perfektionismus ist einer Liebe für die Unvollkommenheiten des Lebens gewichen, weil ich jetzt weiß, dass sie alle Teil einer schönen Entfaltung zu etwas Größerem und Bedeutenderem sind. Mein Bedürfnis, etwas zu erreichen, ist fest in der Feier dessen verankert, wer wir als Menschen sind, und meine Verfügbarkeit für andere hat sich enorm verbessert, weil meine Energie und meine Ressourcen so frei verfügbar sind.

Meine Visionen für mein Leben sind ebenfalls aufgeblüht. Früher hatte ich mich lediglich als Individuum gesehen und versucht, »meinen Beitrag« in meiner einzigartigen Praxis in einer einzigen Stadt zu »leisten«. Jetzt verstehe und akzeptiere ich auch meine Rolle als globale Visionärin und spirituelle Lehrerin. Ich habe mich weit genug geöffnet, um die Umstände und den Energiefluss in mir zuzulassen, damit ich Menschen in einem Dutzend Ländern auf der ganzen Welt unterrichten kann. Leute aus Übersee nehmen an meinen Seminaren teil, lernen diese Arbeit kennen und werden am Morter Institute betreut, weil ich zugelassen habe, dass sich ein größeres Selbstbewusstsein in mir offenbart und manifestiert.

Rückblickend finde ich es erstaunlich, dass ich früher Angst hatte, überhaupt vor Publikum zu sprechen, und dass ich der Ansicht war, ich hätte nichts Wichtiges zu sagen, oder dass meine Ideen nicht bedeutsam genug seien, um wirklich für andere nützlich zu sein. Indem ich mir erlaubt habe, mit denselben Übungen und Prinzipien, die Sie hier erfahren, in mein eigenes Seelenselbst einzutauchen, habe ich gelernt, dass das, was ich mitteile, genau das ist, was auch andere hören müssen. Der tiefinnerste Teil meiner selbst weiß, dass dies die ganze Zeit schon so hätte sein können. Ich musste nur dem Leben einhauchen, was bereits dazu bestimmt war, sich zu manifestieren.

Jeder von uns kann diese Art von Bestimmung leben – das, was wir tief in unserem Innern schon seit jeher kennen, bei dem wir aber nicht zugelassen haben, dass unser Verstand lange genug darüber nachdenkt oder es lang genug unterstützt, um es zum Leben zu erwecken. Lassen Sie diese Worte kurz in sich wirken: Alles, was Sie sein, tun und erschaffen wollen, ist bereits in Ihnen und wartet nur darauf, dass Sie die notwendigen *Schaltkreise* anschließen, um es ans Licht zu bringen.

Ich würde es begrüßen, wenn Sie an diesem Punkt erkennen, dass Ihre gesamte Lebenserfahrung das Seelenselbst *ist,* das versucht, den Verstand auf effizientere, meisterhafte Weise zu lenken. Sie bewegen sich permanent auf die Erkenntnis zu, wie großartig Sie sind. Überwinden Sie also die Blockade, die Sie wissen lässt, dass Sie es wissen. Atmen Sie durch sie hindurch, wie Sie in diesem Code lernen werden, und lieben Sie sie für das, was sie Ihnen offenbart!

Diese Codes geben uns das Handwerkszeug, um die Aufmerksamkeit des denkenden Geistes auf das zu lenken, was der Körper zu enthüllen versucht. Wenn Geist und Körper gemeinsam atmen, kommt unsere wahre Bestimmung von innen hoch und wird für uns offensichtlich – so klar, dass wir gar nicht umhinkommen, sie zu achten. Unsere Entfaltung findet auf ganz natürliche Weise statt, ohne dass wir uns anstrengen müssen und ohne den enormen Energieverbrauch, den wir haben, wenn wir etwas aus der Schutzpersönlichkeit heraus manifestieren. Ich habe nicht *versucht,* in der Welt besser zum Ausdruck zu kommen oder mich mehr zu engagieren. Ich werde einfach immer wieder zu mehr Ausdruck und Engagement eingeladen, weil ich die Schaltkreise so entwickle, dass ich auf der Schwingungsfrequenz bin, die diese Möglichkeiten bietet. Und das können Sie auch.

Sie erwachen mit Leichtigkeit zu Ihrem größeren Selbst, indem Sie in die Teile Ihrer selbst atmen, die bisher vor sich hin geschlummert haben. Im Laufe Ihres Lebens werden Sie die meisten dieser Ausdrucksformen vielleicht ohnehin entdecken, aber dank dieser Arbeit können Sie sie *sofort* erkennen, verwirklichen und feiern. Diese Art dramatischer Transformation ist das Versprechen des Atem-Codes. Durch bestimmte Atemwege wird jedes Ihrer Chakren einzeln aktiviert und der Schaltkreis gezielt und vorausschauend »online geschaltet«.

Die Atem-Code-Übungen

ÜBUNG 1: ATMUNG FÜR DIE CHAKRAS 1 BIS 7

Alles auf dieser Welt besteht aus Energie, und jede Form besteht aus Atomen, die sich weiter in subatomare Teilchen aufteilen lassen, die sich wiederum permanent in einem unendlich großen Raum bewegen. Dieser Raum in und zwischen sämtlichen Teilchen ist so bedeutsam wie die Form selbst. In der Tat bildet das einheitliche Feld den Hintergrund, auf dem das ganze Leben steht. Wussten Sie beispielsweise, dass laut aktueller wissenschaftlicher Studien Pflanzenwurzeln eher im Energieraum zwischen den Erdmolekülen wachsen als in der Erde selbst? Oder dass wir Menschen auf »Energiepolstern« gehen, statt den Boden tatsächlich zu berühren, wie wir bisher dachten? Alles ist in der Tat Energie! Um unsere Gesundheit und Vitalität zu verbessern, müssen wir die unsichtbare Energie im Raum zwischen den Teilchen, die das Gewebe des Körpers ausmachen und zum Leben erwecken, aktivieren und aufrechterhalten. Warum? Weil wir in Wirklichkeit dieser unsichtbare Raum *sind*! Wir *sind* die Seele zwischen den Teilchen. Wenn wir bewusst atmen, fließt eine vitale Energie durch den Körper und aktiviert ganz bewusst jeden Aspekt unserer Ganzheit.

Wenn sich der Raum zwischen den Teilchen verkleinert, werden bestimmte Bereiche des Körpers dichter, und wir werden zusammengedrückt. Wenn wir uns aufregen und anspannen, können sich energetische Blockaden bilden, die zu emotionalen und/oder physischen Symptomen führen. Um den Energiefluss zu optimieren, wollen wir den Abstand zwischen den Teilchen groß halten. Man könnte sogar sagen, dass wir ihnen »Raum zum Atmen« geben wollen!

Alte östliche Traditionen der Atemarbeit zeitigen bestimmte Ergebnisse im physischen Körper. Ich habe einige von ihnen aufgenommen und an meine eigenen Erfahrungen mit der Verkörperung angepasst. In diesen Übungen öffnen Sie sich den Schwingungsfrequenzen von Heilung und Kreativität in jedem Chakra und integrieren diese Frequenzen auf der Zellebene in Ihren Körper und den denkenden Geist.

Denken Sie daran, dass Sie Atem *sind* und in einem Körper leben. Warum sollten Sie also nicht lernen, sich in Ihrem ganzen Haus zu bewegen?

Die Zentralkanal-Atmung – erstes und siebtes Chakra

Die Zentralkanal-Atmung des Verankerungs-Codes (Seite 136) verbindet alle Punkte entlang des Zentralkanals, lässt jedoch gezielt Energie durch das Wurzel- und das Kronenchakra fließen. Hier eine kurze Zusammenfassung dieser Übung. Denken Sie daran, tief in den Bauch zu atmen, ihn mit dem Einatmen zu dehnen und mit dem Ausatmen zusammenzuziehen:

1. Visualisieren Sie einen vertikalen Kanal, der sich von über Ihrem Kopf durch den ganzen Körper bis zum unteren Ende der Wirbelsäule und in die Erde unter Ihren Füßen zieht.

2. Spannen Sie die Ankerpunkte an: Wurzelverschluss, Herzzentrum, Kehle/Hals und Drittes Auge.

3. Konzentrieren Sie sich auf den Raum etwa 15 Zentimeter über Ihrem Kopf. Atmen Sie von dort nach unten, durch die Mitte Ihres Kopfes, in den Hals und in das Herz. Lassen Sie den Atem im Bauch ankommen.

4. Atmen Sie dann aus dem Bauch durch den Beckenboden und das untere Ende der Wirbelsäule in die Erde aus.

5. Atmen Sie dann ganz tief aus der Erde ein, durch das untere Ende der Wirbelsäule bis in den Bauch.

6. Atmen Sie durch den Zentralkanal nach oben wieder aus, durch das Herz, den Hals, den Raum hinter den Augen und den höchsten Punkt des Kopfes.

7. Üben Sie nun, der Atem zu *sein,* und bewegen Sie sich den Kanal hinauf und hinunter. Seien Sie die Essenz in einem Aufzug, der im Aufzugschacht hinauf- und hinunterfährt.

Der wichtigste Aspekt dieser Übung ist, dass Sie den Atem mit bewusster Aufmerksamkeit durch den Zentralkanal verfolgen, ohne dabei einen Teil zu überspringen. Tun Sie dies, als *seien* Sie der Atem, der sich durch den Kanal bewegt. Stellen Sie es sich vor. Diese Übung verbindet die feinstofflichen, höher schwingenden Energien des Universums mit den erdenden, physischen Energien im Körper und der Erde selbst und bereitet so den Weg für eine tiefere Integration dieser verschiedenen Energien, aus denen Sie bestehen. Da alle Chakras entlang des Zentralkanals liegen, ist dieser Kanal so etwas wie die »Hauptplatine« des Körpers. Diese Art zu atmen schaltet die Netzschalter auf »Ein«. Von diesem aktivierten Ort aus kann die feinstoffliche Arbeit mit jedem Chakra mit größerer Leichtigkeit und Genauigkeit beginnen.

Die Gefäßatmung (Buddha-Bauchatmung) – zweites Chakra

Diese Atmung baut auf der Zentralkanal-Atmung auf und konzentriert sich auf den Unterbauch im Bereich des zweiten Chakras, *Svadhishthana.* Indem Sie die Muskeln unter dem Nabel und tief in der Beckenschale zusammenziehen, während Sie atmen, bewahren Sie die lebenswichtige energetische Lebenskraft im Körper, statt sie einfach durch das System zu bewegen. Die Kontraktionen erzeugen eher einen »Trichter« als einen Kanal und machen es möglich, dass die Energie länger im Körper gehalten und das Gewebe vollständiger aktiviert wird.

Von dieser Übung können alle profitieren, sie ist jedoch besonders wichtig für die Arbeit mit einem Ungleichgewicht oder einer Blockade des Sakralchakras. Auf diese Weise zu atmen verbessert die Vitalität, weckt die kreative Energie des zweiten Chakras und fördert die innere Weisheit oder unsere Fähigkeit, »auf unser Bauchgefühl zu vertrauen«. Das Energiefeld steht in jeder Millisekunde unter Beschuss durch Milliarden von Informationen, und hier werden sie veredelt, im Unterleib rund um das zweite Chakra. Vertrauen auf unser Bauchgefühl ist Vertrauen in unsere Fähigkeit, Entscheidungen und Einschätzungen auf der Grundlage von mehr Informationen zu treffen, als unser denkender Verstand verarbeiten kann.

Sie führen die Zentralkanal-Atmung durch, indem Sie sich von einer Stelle etwa 15 Zentimeter über dem Kopf aus durch den Zentralkanal des Körpers bis knapp unter den Nabel im Bereich des zweiten Chakras bewegen:

1. Führen Sie dabei *Mula Bandha* aus, indem Sie die Beckenbodenmuskeln von innen nach oben ziehen.

2. Halten Sie *Mula Bandha* beim Ein- und Ausatmen kontinuierlich. Dies mag Ihnen schwierig vorkommen, weil Sie den Bauch gleichzeitig anspannen und ausdehnen müssen. Lassen Sie beides miteinander interagieren, indem Sie ein Gewahrsein in diesem Chakra-Raum erzeugen. dies ist der beabsichtigte innere Widerstand oder die Reibung, von der wir bereits gesprochen haben.

3. Koppeln Sie diese Atmung mit der gesamten Zentralkanal-Atmung, von einer Stelle über dem Kopf ausgehend, bis zum unteren Ende der Wirbelsäule und in die Erde und dann wieder zurück. Halten Sie *Mula Bandha* dabei die ganze Zeit. Dies integriert die Energien des zweiten Chakras mit den höherfrequenten Energien im Rest des Zentralkanals.

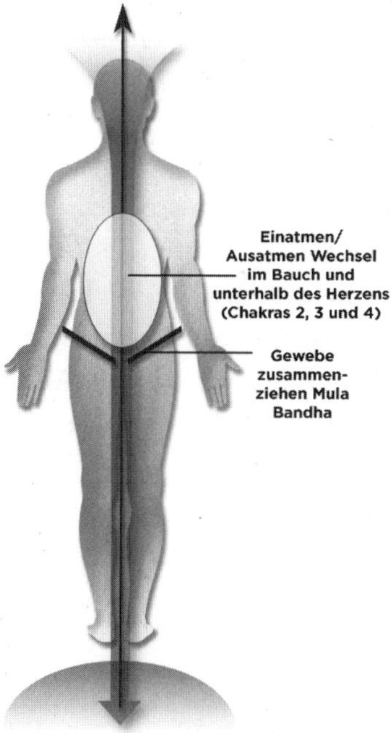

Gefäßatmung, zweites Chakra (Buddha-Bauchatmung)

Die Solarplexusatmung – drittes Chakra

Bei der Solarplexusatmung wird eine zusätzliche Muskelkontraktion eingesetzt, um das Solarplexuschakra, *Manipura,* zu aktivieren und die damit verbundenen Vorteile zu genießen. Indem die Atmung das dritte Chakra integriert, erhöht sie die Entscheidungsfreude, stärkt das Selbstwertgefühl und stärkt uns ganz allgemein. Wenn dieser Bereich nicht aktiviert ist, wird es schwierig, jemals ein echtes Gefühl dafür zu haben, wer Sie sind – oder die Kraft, dies anzuerkennen, selbst wenn Sie es wissen. Wird diese Atmung zusammen mit den anderen ausgeführt, facht sie das Feuer Ihrer persönlichen Leidenschaft an und kann Ihr Leben verändern.

Und so wird die Solarplexusatmung praktiziert:

1. Sie atmen durch den Zentralkanal und halten *Mula Bandha* kontrahiert. Spannen Sie jetzt die oberen Brustmuskeln an, ziehen Sie die Schulterblätter zusammen und drücken Sie sie gleichzeitig nach unten. Spannen Sie die Brust so an, als wollten Sie das Herzzentrum ruhig halten oder sich im Innern der Brust umarmen.

2. Begrenzen Sie den Bereich, aus dem Sie Luft holen, auf den Raum oberhalb des Bauchnabels und unterhalb der Rippen. (Würden Sie in diesem Bereich von etwas getroffen, würde es Sie »umhauen«.) Ich bezeichne das Atmen aus diesem begrenzten Bereich als »Baseball-Atmung«.

3. Drücken Sie beim Einatmen den oberen Magenbereich heraus und dehnen Sie ihn in der Vorstellung auf die Größe einer Grapefruit aus. Lassen Sie ihn beim Ausatmen wieder auf die Größe eines Baseballs schrumpfen.

4. Machen Sie die Baseball-Grapefruit-Atmung und fügen Sie dann gleichzeitig die Zentralkanal-Atmung hinzu. Atmen Sie von einer Stelle über dem Kopf aus ein, und lassen Sie dann den »Baseball« immer größer werden, bis er im Solarplexusbereich die Größe einer Grapefruit hat. Atmen Sie nun in die Erde aus und lassen Sie die »Grapefruit« zum »Baseball« schrumpfen. Kehren Sie das Ganze dann um, und atmen Sie aus der Erde durch den Körper nach oben und über den Kopf aus: »Grapefruit« beim Einatmen und »Baseball« beim Ausatmen.

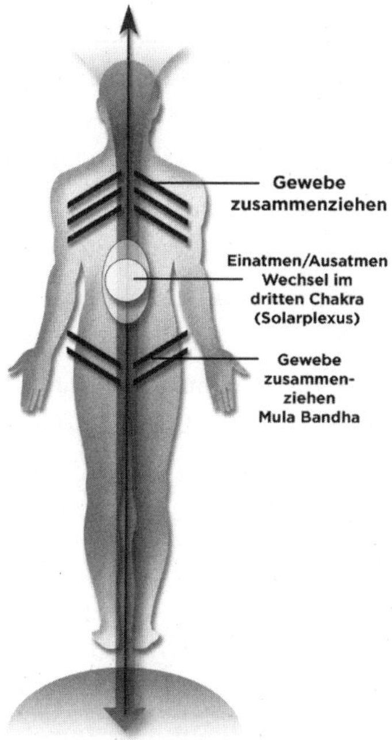

Solarplexusatmung, drittes Chakra

Die Herz-Kohärenzatmung – viertes Chakra

Bei der Herz-Kohärenzatmung konzentrieren wir uns auf die Erweiterung des vierten Chakras oder Herzzentrums, *Anahata,* aktivieren die Liebesenergie und die Bindungsdynamik des Herzens und verankern das Bewusstsein im Seelenselbst. Diese Atmung hilft auch bei der Lösung von Konflikten und beim Empfangen von Liebe und lädt augenblicklich mehr Freude und Frieden ein:

1. Beginnen Sie mit der Gefäßatmung und füllen Sie den Unterbauch beim Einatmen mit Atemluft.

2. Atmen Sie weiter in den Bauch ein, bis sich auch die Mitte der Brust (Herzraum) mit Atemluft füllt, die Brusthöhle hebt und sich schließlich auch die oberen Lungenlappen mit Luft füllen.

3. Dehnen Sie sich nun mit dem Atem über den Körper hinaus aus, und stellen Sie sich vor, wie der Atem über den Körper hinausfließt und sich um ihn herum ausbreitet.

4. Lassen Sie beim Ausatmen zuerst die Luft aus der Brust und dem oberen Lungenbereich fließen, und leeren Sie dann die Brust weiter, bis die Luft auch aus dem Bauch zu fließen beginnt.

5. Ziehen Sie am Ende der Ausatmung den Bauchnabel nach innen und oben, als wollten Sie die Wirbelsäule damit berühren. Atmen Sie so vollständig aus, dass auch die letzte Atemluft aus der Lunge ausgestoßen wird. Dies hilft, die Kampf-Flucht-oder-Totstell-Reaktion im Nervensystem zurückzusetzen.

6. Nachdem Sie die Sequenz sechs- bis achtmal gemacht haben, verbinden Sie auch diese Atmung mit der Zentralkanal-Atmung, indem Sie, ausgehend von einer Stelle unter dem Platz, an dem Sie sitzen oder stehen, in den Bauch einatmen und dann den Prozess umkehren, indem Sie, ausgehend von einer Stelle über dem Kopf, einatmen und in die Erde ausatmen.

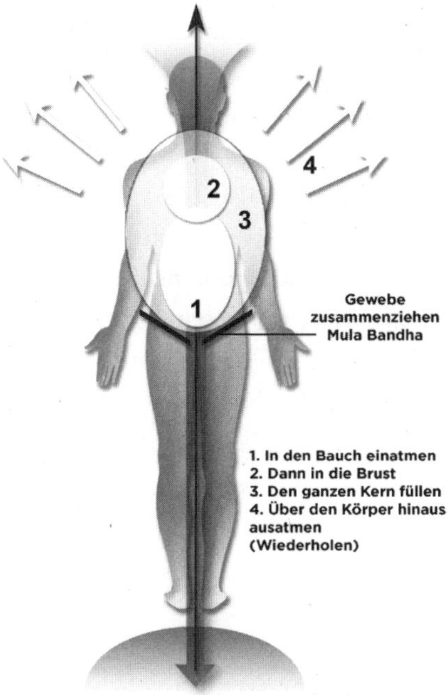

Herz-Kohärenzatmung, viertes Chakra

Die Manifestierende Atmung – fünftes Chakra

Die manifestierende Atmung aktiviert *Vishuddha,* das Halschakra und den Sitz Ihrer Wahrheit. Wenn dieser Aspekt des Bewusstseins belebt wird, können wir offen und ehrlich hören und sprechen. Wir konzentrieren uns darauf, die beste Wahrheit zu manifestieren, nicht nur die Wahrnehmung oder Meinung unserer Schutzpersönlichkeit. Dies macht es möglich, dass sich das Leben anmutig entfaltet, weil wir offen, frei und in wahrer Übereinstimmung mit dem universellen Gesetz sind.

Diese Atmung wird Sie darin unterstützen, sich der Welt kundzutun und in ihr zu manifestieren und eher als Seelenselbst denn als Schutzpersönlichkeit zu handeln:

1. Führen Sie mit aktiviertem *Mula Bandha* die Solarplexusatmung durch, indem Sie Ihre Bauch- und Brustmuskeln anspannen und die Schulterblätter nach hinten und unten drücken. Füllen Sie Bauch- und Herzraum mit Atemluft.

2. Halten Sie das Kinn gerade und ziehen Sie es in Richtung Nacken. Stellen Sie sich vor, dass Sie es »einrasten«. Konzentrieren Sie sich bei jedem Ein- und Ausatmen ganz auf diesen Bereich. Spannen Sie alle Muskeln im Rest des Kerns an und isolieren Sie so den Hals.

3. Atmen Sie ganz bewusst von einer Stelle etwa 15 Zentimeter über dem Kopf aus bis in den Hals ein. Atmen Sie dann durch den gesamten Kanal unterhalb des Halses aus – bis in die Erde. Atmen Sie aus der Erde heraus aufwärts durch den ganzen Körper bis zum Hals ein und durch den Scheitelpunkt des Kopfes wieder aus. Dabei ist der Hals Dreh- und Angelpunkt des Atemwechsels. Achten Sie aber auch darauf, dass Sie *spüren*, wie sich der Atem (Sie selbst als Atem) wie warmes, flüssiges Licht den ganzen Kanal auf und ab bewegt.

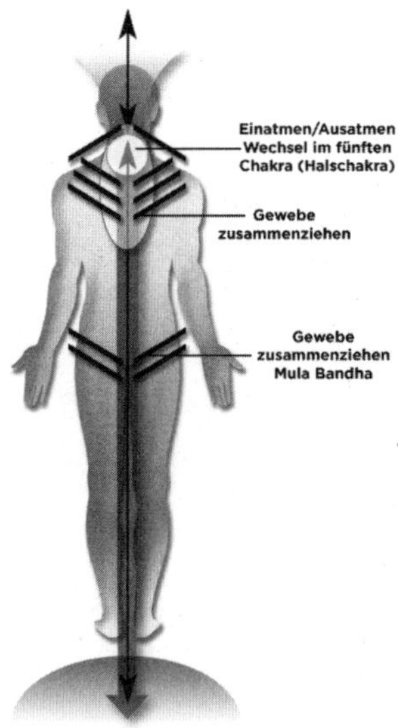

Manifestierende Atmung, fünftes Chakra

Die Visionäre Atmung (Atmung des inneren Sehens) – sechstes Chakra

Diese Atmung aktiviert bestimmte Gehirnzentren und das *Ajna-Chakra,* das Dritte Auge. Sie wird Ihnen helfen, genau wahrzunehmen, was *ist,* und die Wahrheit des Seelenselbst durch die Schleier der Schutzpersönlichkeit zu erkennen. Diese Atmung fördert Klarheit und inneres Gewahrsein, sodass Sie die feinstofflichen Energiebotschaften Ihres Körpers lesen können. Optimale Ergebnisse erzielen Sie, wenn Sie diese Atemübung in Verbindung mit den anderen in diesem Code beschriebenen einsetzen, um den Kanal unterhalb des Dritten Auges zu stabilisieren.

In dieser Übung weichen wir zunächst von der Grundlinie der Zentralkanal-Atmung ab und stellen uns stattdessen vor, dass wir von einem Kristallisationspunkt vor der Stirn durch die Mitte des Gehirns einatmen und dann durch den Hinterkopf wieder aus. Halten Sie während dieser Übung die Ankerpunkte entlang des Zentralkanals aktiviert oder zusammengezogen, insbesondere *Mula Bandha* beziehungsweise den Wurzelverschluss.

Schließen Sie die Augen, und rollen Sie die Augäpfel so nach oben, dass Sie die Spannung in diesem Ankerpunkt spüren können. Konzentrieren Sie sich weiterhin auf diesen Bereich, während Sie die Spannung für die eigentliche Übung lockern und wiederherstellen, wenn Sie den Fokus verlieren:

1. Nehmen Sie wahr, wie Sie von einem Punkt vor Ihrer Stirn aus bis zur Mitte des Gehirns am Ankerpunkt hinter den Augen einatmen. Stellen Sie sich vor, dass Sie spüren können, wie der Atem den Raum zwischen und in sämtlichen Zellen Ihres Gehirns ausfüllt, sie aktiviert und nährt.

2. Atmen Sie genau gegenüber dem Eintrittspunkt durch den Hinterkopf wieder aus.

3. Kehren Sie den Vorgang nun um und atmen Sie von einer Stelle hinter Ihrem Kopf aus in die Mitte des Gehirns ein.

4. Atmen Sie durch die Stirn zum Kristallisationspunkt vor der Stirn aus.

5. Wiederholen Sie diesen Vorgang mehrmals und verbinden Sie ihn dann mit jedem Wechsel vertikal mit der Zentralkanal-Atmung. Atmen Sie von einer Stelle circa 15 Zentimeter über dem Kopf aus bis zum *Ankerpunkt in der Mitte des Gehirns* ein und dann den ganzen Kanal hinunter bis in die Erde aus.

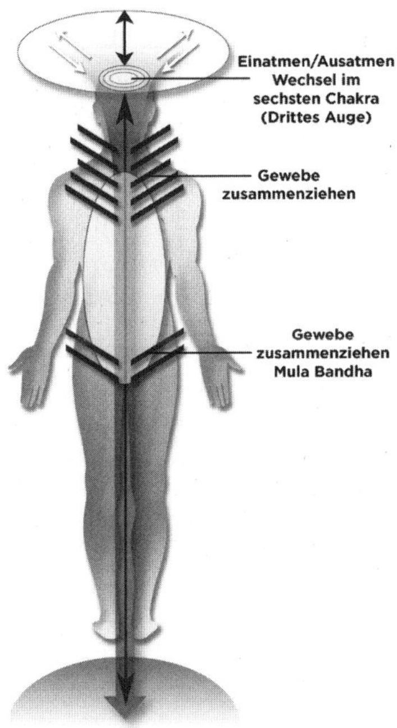

Die Visionäre Atmung, sechstes Chakra

ÜBUNG 2: DIE TAUSEND-WINZIGE-STROHHALME-ATMUNG

Laut feinstofflicher Anatomie bestehen wir buchstäblich aus Tausenden winzigen Energieröhren oder -kanälen namens »Nadis« und größeren, die »Meridiane« genannt werden. Mithilfe dieser Atmung können wir Bewusstsein in diese Kanäle bringen, um unser System stärker zu beleben. Diese Atemübung ist von grundlegender Bedeutung für die Heilung von Verletzungen und chronischen

Schmerzen, weil hier »Raum« in alle Muskel- und Bindegewebe »eingeatmet« wird. Zusätzlich zum Zentralkanal belebt sie auch das Gewebe der äußeren Torsoschichten einschließlich der Arme und Beine. Sie ist äußerst nützlich, wenn es darum geht, Ihre angeborenen Begabungen und Talente sowie Ihre Bestimmung in dieser Welt zum Ausdruck zu bringen, denn sie trägt dazu bei, Blockaden zu beseitigen und Sie für Schwingungen, Wirklichkeiten und Fähigkeiten zu wecken, die Sie früher für außerhalb Ihrer Reichweite gehalten haben. Sie ist auf komplizierte Weise integrativ.

Um diese Atemübung durchzuführen, visualisieren Sie den Körper in drei Abschnitten wie in der Abbildung unten dargestellt: von den Füßen bis knapp über den Hüften, von einer Stelle knapp über den Hüften bis zu den Schultern, einschließlich der Arme, und von einer Stelle knapp über den Schultern bis zum Scheitelpunkt des Kopfes:

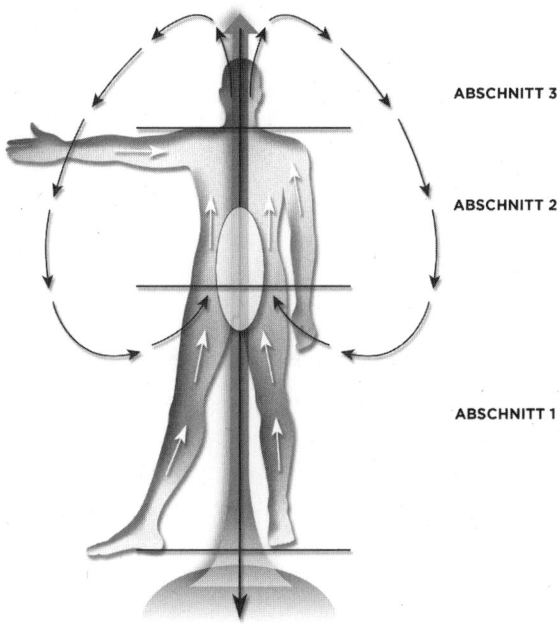

Die Tausend-winzige-Strohhalme-Atmung

1. Spannen Sie zunächst jeden Muskel im ersten Körperabschnitt an (von den Füßen bis zu den Hüften).

2. Atmen Sie nun durch den Bereich, der unter Ihren Füßen beginnt, nach oben ein, als bestünde Ihr feinstofflicher Energiekörper aus tausend winzigen Strohhalmen, durch die Sie einen sehr dicken Milchshake Zentimeter für Zentimeter nach oben saugen.

3. Spannen Sie die Muskeln im Körper weiter an und ziehen Sie die Atemluft mit großer Intensität ein. Sobald Sie zum nächsten Körperteil gelangen, atmen Sie aus, *lösen die Muskelspannung im darunterliegenden Bereich jedoch nicht auf.* Spannen Sie vielmehr alle Muskeln im nächsten Abschnitt (von einer Stelle knapp über den Hüften bis zu den Armen und Schultern) zusätzlich an. Ziehen Sie die Energie beim nächsten Einatmen Zentimeter für Zentimeter durch diesen Teil des Körpers hoch bis zu den Schultern.

4. Atmen Sie in den Nacken- und Schulterbereich aus, aber *lösen Sie die Muskelspannung* im ganzen Körper unterhalb dieser Ebene *nicht auf.*

5. Fügen Sie dann den dritten und letzten Abschnitt hinzu (von einer Stelle knapp über den Schultern bis zum Scheitelpunkt auf der Oberseite des Kopfes samt Hals, Gesicht, Mund und Kopfhaut). Ziehen Sie die Energie beim Einatmen Zentimeter für Zentimeter durch die Strohhalme in diesem Abschnitt und schließlich durch den Scheitelpunkt des Kopfes.

6. Halten Sie die Luft dann eine Sekunde lang an, und atmen Sie über den Scheitelpunkt des Kopfes aus, ohne einen einzigen Muskel zu entspannen.

7. Spüren Sie, wie Energie aus Ihrem Körper und an ihm herunterströmt – und entspannen Sie dann alles! Denken Sie an den Torus-Menschen und seine dreidimensionale Energie auf Seite 92.

8. Atmen Sie tief ein. Atmen Sie dann wieder aus und lassen Sie ein entspannendes »Ahhhh« erklingen. Achten Sie darauf, dass aus dem Bereich über Ihrem Kopf ständig neue Energie in Ihren Körper strömt, als stünden Sie unter einem Wasserfall. *Sorgen Sie dafür, dass es sich gut anfühlt.* Ihr System wird energetisch aufgeladen.

9. Machen Sie die Übung noch zwei- oder dreimal.

10. Beenden Sie den Vorgang, indem Sie alle drei Abschnitte gleichzeitig anspannen und dann von dem Bereich über dem Kopf auseinatmen und durch den gesamten Körper bis in die Erde ausatmen.

Diese Atmung ist eine Technik für Fortgeschrittene, die am besten mit einer Liveanleitung in einem Energie-Code-Workshop oder per Videodemonstration erlernt wird (siehe drsuemorter.com/energycodesbook, Button »Breath Code«, dort »A Thousand Tiny Straws Breath«). Doch wegen ihrer enormen Heilungsvorteile wollte ich Sie Ihnen nicht vorenthalten. Damit diese Übung wirklich Wirkung zeigt, muss sie regelmäßig und mit viel Liebe zum Detail durchgeführt werden. Wenn Sie sie erst einmal gemeistert haben, verfügen Sie über eine leistungsstarke Methode, um Störungen im feinstofflichen Energiefluss des Körpers zu beseitigen – damit Ihr Energiefluss wirklich dem des Torus-Menschen ähnlich ist. Probieren Sie es aus. Sie werden feststellen, dass es mit immer mehr Übung zunehmend einfacher wird.

Sie können die Tausend-winzige-Strohhalme-Atmung auch in Verbindung mit der folgenden Übung einsetzen, um Verletzungen und chronische Schmerzen zu behandeln und zu heilen. Sie werden die Resultate sehr zu schätzen wissen!

ÜBUNG 3: DIE FARNWEDELATMUNG

Die Farnwedelatmung ist eine Technik zur Integration feiner Details des Energieflusses in die Wirbelsäule, die von uns angestrebte Veränderungen unterstützt. Sie baut detaillierte Schaltkreise auf, was zunächst kompliziert klingt, sich mit etwas Übung aber immer einfacher und natürlicher anfühlt.

Stellen Sie sich einen zusammengerollten Farnwedel vor. Sehen Sie, wie er fest um sich selbst gewickelt ist. Stellen Sie sich nun vor, dass sich diese Spule langsam abrollt und die Kurven gerade werden, bis der Farn seine volle Länge erreicht hat. So werden wir nun vorgehen: Wir rollen uns ganz eng zusammen und dann wieder auf, um den Körper erneut zu öffnen. Dabei atmen wir die ganze Zeit bewusst.

Indem wir dies tun, aktivieren wir eine bestimmte Stelle im Energiesystem – eine Stelle direkt hinter der Bauchdecke oberhalb vom Beckenboden und vor dem Kreuzbein am unteren Ende der Wirbelsäule. In der Traditionellen Chinesischen Medizin (TCM) wird diese Stelle als *Dantian* bezeichnet. Wir ergreifen diese Stelle und ziehen sie mit jedem Einatmen nach oben durch den Körper, während wir uns Wirbel für Wirbel wieder aufrichten:

1. Setzen Sie sich auf einen Stuhl oder mit gekreuzten Beinen auf eine Yogamatte oder den Boden.

2. Aktivieren Sie *Mula Bandha,* und finden Sie das *Dantian,* den Raum hinter der Bauchdecke über dem Beckenboden und vor dem Kreuzbein. Stellen Sie es sich als einen kleinen Lichtball vor und ziehen Sie es durch den Zentralkanal, während Sie die nächsten Schritte ausführen.

3. Legen Sie das Kinn mit dem Ausatmen auf die Brust. Atmen Sie weiter aus und rollen Sie die Brust dabei nach unten in Richtung Bauch und Schoß. Rollen Sie sich zusammen wie ein sich schließender Farnwedel. Gehen Sie so weit, wie es schmerzfrei möglich ist, in die Krümmung, und atmen Sie so lange aus, bis die gesamte Luft aus Ihren Lungen entwichen ist. Stellen Sie sich vor, Ihre Wirbelsäule krümmt sich in einer so perfekten Spirale wie der Farn und klappt nicht nur an der Basis ab.

4. Atmen Sie jetzt ein, und pressen Sie die Hände gegen Ihre Schenkel. Drücken Sie die Wirbelsäule nach hinten von den Händen weg und rollen Sie den Körper jeweils um ein Segment der Wirbelsäule hoch. Halten Sie das Kinn hoch, bis Sie wieder aufrecht sitzen und es Zeit ist, das Nackensegment aufzurichten. Wenn Sie bei der Halswirbelsäule angekom-

men sind, stellen Sie sich vor, dass Sie sie Wirbel für Wirbel aufrichten, bis Sie die Schädelbasis erreichen. (*Hinweis:* Sie sollen die ganze Zeit einatmen, während Sie sich bis in die Senkrechte aufrichten. Sie brauchen also zunächst zwei oder drei Atemzüge. Wenn Sie ausatmen müssen, halten Sie genau in der Phase der Krümmung inne, in der Sie sich gerade befinden, und atmen aus. Dann atmen Sie erneut ein und machen dort weiter, wo Sie aufgehört haben.)

5. Richten Sie als Nächstes die Nasenspitze zur Decke. Rollen Sie die Augäpfel nach oben und zusammen und atmen Sie direkt aus der Mitte Ihrer Stirn und durch den Scheitelpunkt Ihres Kopfes aus.

6. Atmen Sie jetzt in genau dieser Haltung ein. Atmen Sie dann wieder aus und rollen Sie sich erneut ein. Die gesamte Atemluft fließt aus Ihnen heraus, wenn Sie den Farnwedel schließen, bis Sie wieder in der vollständig nach vorn gerollten Position sind, in der das Kinn auf der Brust liegt und die Brust nach unten zum Bauch zeigt. Bringen Sie die Stirn und die Krone Richtung Boden. Wie beim Entrollen brauchen Sie dafür möglicherweise mehrere Atemzüge. Wenn Sie einatmen müssen, halten Sie inne, atmen ein und rollen den Rücken beim nächsten Ausatmen weiter nach unten.

7. Wiederholen Sie das Ganze noch zwei- oder dreimal.

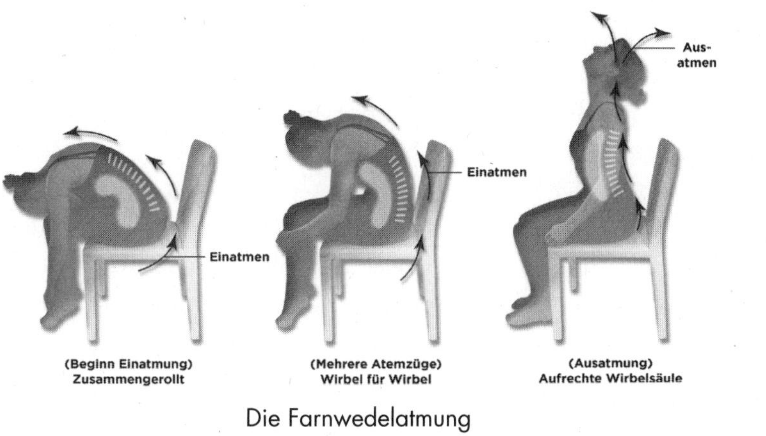

Die Farnwedelatmung

Das Wichtigste bei dieser Übung ist, dass Sie sich ganz bewusst auf jeweils ein kleines Segment der Wirbelsäule konzentrieren, damit die Integration über die gesamte Länge der Wirbelsäule hinweg erfolgt. Das Wiederholen der Übung in Verbindung mit den anderen Atemübungen – »Chakras 1 bis 7« und »Tausend winzige Strohhalme« – verbessert die Integration erheblich. Wenn Sie mit diesen Atemübungen arbeiten und sich mit ihren Nuancen vertraut machen, werden Sie allmählich spüren, wie die verschiedenen Energien in Ihrem Körper zusammenwirken können. Sobald Sie Ihr wahres Selbst als Energie im Körper spüren können, werden Sie früher oder später zum Meister im Bewegen von Energie. Und wenn Sie Energie in Ihrem Körper zu bewegen vermögen, können Sie sie auch in Ihrem Umfeld bewegen. Bald werden Sie in der Lage sein, alle Umstände in Ihrem Alltag so zu verändern, dass Sie das magische Leben führen, von dem Sie träumen. Sie werden weit über die Heilung hinausgehen und als Schöpfer leben.

Doch in der Zwischenzeit wollen wir noch ein wenig unsere Heilung unterstützen!

ÜBUNG 4: HEILENDE ATEMMUSTER

Der Körper hat Schmerzen (genauer gesagt: dauerhafte Funktionsstörungen oder eine mangelhafte Selbstheilungsfähigkeit), weil der Energiefluss in dem betroffenen Bereich gestört ist. Eine Blockade führt dazu, dass sich ein Energieüberschuss wie ein Damm in einem Fluss aufbaut und Schmerzen verursacht. Um den optimalen Fluss und damit die Gesundheit wiederherzustellen, wollen wir diese Energie durch die Blockade bewegen und wieder in das gesamte System integrieren.

Wenn ein Bereich des Körpers schwach ist, bedeutet dies, dass sich nicht genügend Energie durch den Bereich bewegt wie beispielsweise auf der Rückseite des Damms im Fluss. Wir wollen den Energiefluss dort erhöhen, indem wir unsere bewusste Aufmerksamkeit ebenso dorthin bringen wie Energie mit dem Atem, und den Damm durchbrechen. Mit diesem Atemmuster fangen wir an, die Energie durch den Bereich zu bewegen, um seine Funktionalität wiederherzustellen:

1. Spannen Sie den betroffenen Bereich an. Drücken Sie ihn aber nicht nur mechanisch zusammen, sondern vielmehr so, als wollten Sie ihn von innen umarmen, einen bewussten Kontakt herstellen und andeuten: »Ich höre zu. Dieses Mal werde ich dich nicht einfach übergehen. Ich nehme an, was du mir sagen willst. Ich verstehe jetzt, dass wir dies hier gemeinsam hinkriegen müssen.«

2. Anschließend atmen Sie von außerhalb des Bereichs durch den Bereich in das Herzzentrum ein und am anderen Ende des Kanals wieder aus. Von außerhalb des Bereichs zu atmen bedeutet, über die nächstliegende Extremität hinauszugehen und die Energie von dort zu beziehen. Wenn beispielsweise Ihr Knie schmerzt, spannen Sie es an, wie oben in Zusammenhang mit der Tausend-winzige-Strohhalme-Atmung erklärt. Dann gehen Sie in Ihrer Vorstellung nach unten in den Fuß und darüber hinaus und atmen die Energie aus der Erde hoch, durch den Fuß und den Unterschenkel bis zum Knie – und dann noch darüber hinaus bis in die Hüften, den Bauch und das Herz. Anschließend atmen Sie durch den Hals, das Gehirn und die Krone aus. Wenn der Schmerz oder die Funktionsstörung in der Hüfte verortet ist, liegt Ihr Ausgangspunkt wieder jenseits des Fußes. Wenn das Problem in einer Schulter besteht, atmen Sie von jenseits der Hand oder von dem Bereich über dem Kopf ein, je nachdem, was für das Problem relevanter scheint. Unabhängig davon, woher Sie den Atem beziehen, atmen Sie immer zum Herzen ein und am anderen Ende des Kanals aus.

3. Spannen Sie die Muskeln entlang der gesamten Strecke an, während Sie durch den Problembereich atmen. Sie spannen die Muskeln an, dehnen Sie sie und atmen Sie dabei bewusst und kontinuierlich weiter. Dies zieht die Energie direkt durch das Gewebe und weckt energetische Kreisläufe. Also: anspannen, dehnen und atmen!

4. Kehren Sie das Ganze dann um, indem Sie als Nächstes von diesem neuen Ende des Kanals durch das Herz einatmen – und durch den betroffenen Bereich und den ursprünglichen Ausgangspunkt aus. Halten

Sie die Muskeln die ganze Zeit abwechselnd angespannt und gedehnt, während Sie an ihnen vorbeiatmen.

Dieses heilende Atemmuster kann für jeden Teil des Körpers eingesetzt werden, der schmerzt, sich verspannt anfühlt oder auf andere Weise immer wieder Probleme bereitet. Ich habe Ihnen ein paar allgemeine Beispiele für Schwierigkeiten und die spezifischen Atemmuster für deren Heilung gegeben. Einige Videodemonstrationen biete ich unter drsuemorter.com/energycodesbook, Button »Breath Code«.

Die Atemmuster für jedes Chakra können auch dazu beitragen, mentale und emotionale Traumata zu heilen, die mit physischem, sexuellem, mentalem und emotionalem Missbrauch in Verbindung gebracht werden. Die Übung »In den Körper nehmen« (Seite 158) war für mich besonders hilfreich, ebenso wie die spezifischen Atemübungen für die angegebenen Chakras. Außerdem sollten Sie bei dieser Übung ganz besonders darauf achten, dass Sie eine tiefe und innige Verbindung in Ihrem Herzen spüren. (Ich empfehle die »Herz-Code-Übungen« ab Seite 223, wenn Sie damit Probleme haben.) Dass ich meinen Klienten und Patienten diese Übungen vermittelt habe, hat zu einer Verringerung ihrer emotionalen Aufladung geführt und dazu, dass sich ihre gesamte Perspektive geändert hat und sie den Quantenflip machen konnten. Ich weiß, dass sie auch Ihnen helfen können.

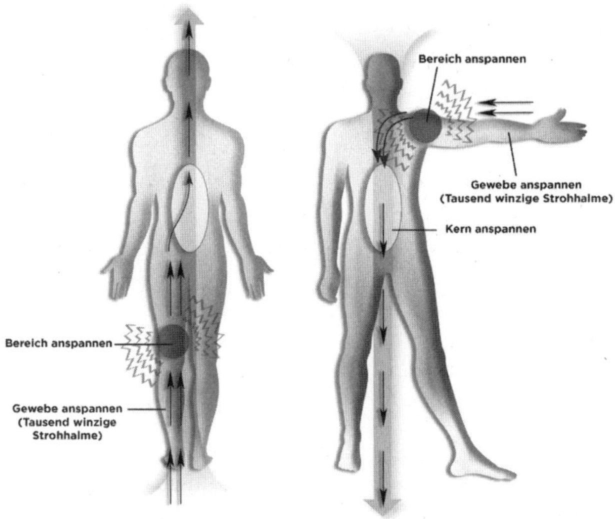

Heilende Atemmuster

Das dem Atem-Code zugeordnete Chakra: Halschakra

Dem Atem-Code ist das fünfte oder Halschakra zugeordnet, das auf halber Höhe zwischen Herz und Kehle am Halsansatz liegt. Der Sanskritname dieses Chakras ist *Vishuddha,* was »Reinheit« bedeutet. Abgesehen davon, dass es die Stimme und den Atem regiert, offenbart es uns unseren wahren Weg, wenn wir es zulassen, denn es ist der Sprecher des Seelenselbst. Es interagiert mit der Außenwelt und bringt unsere wahre kreative Natur zum Ausdruck. Es hat auch etwas damit zu tun, wie wir unsere Vorstellungskraft *nutzen.* Um als Schöpfer auftreten zu können, müssen wir oft Maßnahmen ergreifen, auch wenn es keine Beweise dafür gibt, dass diese gut aufgenommen werden oder sicher sind. Wenn der betroffene Bereich mit unserem bewussten Atem belebt wird, kann sich diese Reise gut geführt und inspiriert anfühlen.

In der Tabelle finden Sie eine Zusammenfassung von Schlüsselmerkmalen des Halschakras. Beachten Sie, wie die energetischen Eigenschaften des Chakras die Bereiche des physischen Körpers reflektieren.

Schlüsselmerkmale des Halschakras

Name(n)	Fünftes Chakra, Halschakra, **Vishuddha-Chakra**
Lage	Auf halber Höhe zwischen Herz und Hals, mittig am Halsansatz
Farbe	Blau
Musiknote	G
Betroffene Körperregionen	Mund, Kehle, Ohren, Nacken, Stimme, Lunge, Brust, Kiefer, Atemwege, Genick, Arme, **Schilddrüse** und **Nebenschilddrüse**
Symptome der »Rückseite«	Perfektionismus, Gefühlskälte, blockierte Kreativität, Halsentzündung, Schilddrüsenprobleme, Nackenschmerzen, Tinnitus, Asthma
Merkmale der »Vorderseite«	Gute Kommunikation, müheloses Meditieren, künstlerische Inspiration, gute(r) Zuhörer(in) »Ich höre und spreche die Wahrheit mit Liebe und Mitgefühl.« – »Ich manifestiere mich voll und ganz.« – »Mein Leben ist ein Spiegel meiner inneren Welt.«
Übungen	• Atmung für die Chakras 1 bis 7 (Zentralkanal-Atmung [1 und 7], Gefäßatmung [Buddha-Bauchatmung; 2], Solarplexusatmung [3], Herz-Kohärenzatmung [4], manifestierende Atmung [5], visionäre Atmung [6]) • Tausend-winzige-Strohhalme-Atmung • Farnwedelatmung • Heilende Atemmuster
Atmung (Wie in Kapitel 8 erläutert)	Manifestierende Atmung
Yogahaltungen für bessere Integration	• Kobra (**Bhujangasana**) • Pflug (**Halasana**) • Brücke (**Setu Bandhasana**) • Tönen mit Klängen (**Om, Ma, Ha**)

Indem wir das Halschakra integrieren, heilen wir Perfektionismus, blockierte Kreativität und die Unfähigkeit, unsere tiefen Wahrheiten auszusprechen und mit anderen zu teilen. Wir fühlen uns wieder verbunden und frei. Gute Kommunikation, Leichtigkeit in der Meditation und künstlerischer Ausdruck sind weitere häufige Ergebnisse. Auch Schilddrüsenprobleme, Halsschmerzen, Tinnitus und Asthma sowie andere gesundheitliche Probleme bessern sich, wenn das Halschakra ins Gleichgewicht kommt.

Neben den Atemübungen dieses Codes hilft Ihnen die folgende Yogaübung, das Halschakra zu aktivieren und zu integrieren und seine Energie wieder optimal fließen zu lassen.

Yoga für den Atem-Code

Die Kobra-Haltung kann zwar auch für andere Chakras eingesetzt werden (vor allem für das Herzchakra), und viele andere Yogahaltungen können das Halschakra beeinflussen, aber ich habe hier die Kobrahaltung gewählt, weil sie für fast jeden einfach einzunehmen ist. Außerdem ermöglicht sie eine bestimmte Kommunikations- respektive Bewusstseinslinie entlang der Vorderseite des Zentralkanals.

KOBRA (BHUJANGASANA)

1. Legen Sie sich bäuchlings auf eine Yogamatte oder Decke. Ziehen Sie, wenn möglich, die Beine so zusammen, dass sich die großen Zehen berühren. Wenn das unbequem ist, versuchen Sie, die Beine nicht weiter als hüftbreit auseinanderzuhalten.

2. Legen Sie die Stirn auf den Boden und die Hände mit den Fingern nach vorn direkt unter die Schultern.

3. Drücken Sie die Handflächen in die Erde. Drücken Sie die Fußspitzen in die Erde und aktivieren Sie Ihre Beine. Aktivieren Sie *Mula Bandha* und ziehen Sie den Ober- und den Unterbauch nach oben und innen.

4. Halten Sie das Kinn leicht eingezogen und heben Sie Kopf und Herz so weit wie möglich vom Boden ab. Beine und Fußspitzen bleiben dabei auf dem Boden liegen. Der Rücken wölbt sich in eine C-Form. Drücken Sie die Schulterblätter nach unten. Vermeiden Sie es, die Schultern zu den Ohren zu ziehen.

5. Heben Sie das Kinn in die Richtung, wo Decke und Wand zusammenkommen. So wird der Hals freigelegt. Klappen Sie den Kopf nicht einfach nach hinten. Halten Sie den Hals lang und aktiv.

6. Atmen Sie in dieser Position ein und aus. Spüren Sie, wie der Atem den Kanal auf und ab läuft.

7. Um wieder aus der Haltung herauszukommen, lassen Sie das Kinn langsam fallen und senken dann die Brust und den Kopf zum Boden. Strecken Sie die Arme nach oben oder neben dem Körper aus und drehen Sie den Kopf zur Seite. Atmen Sie tief durch und entspannen Sie sich. Wenden Sie sich dann dem nächsten Teil der Übung zu.

Integrieren wir nun unsere Atem-Code-Übungen und die BodyAwake-Prinzipien in die Kobra-Haltung:

1. Sie liegen auf dem Bauch mit den Händen unter den Schultern und Ihre Beine berühren sich. Drücken Sie die Innenseiten der Schenkel und die Knie so weit wie möglich zusammen (oder aufeinander zu).

2. Drücken Sie die Fußspitzen in den Boden und stellen Sie sich ein Energiereservoir etwa 60 Zentimeter unterhalb Ihrer Liegefläche vor.

3. Aktivieren Sie *Mula Bandha,* und drücken Sie den Bauch auf den Boden, während Sie Energie durch die Vorderseite des Zentralkanals und von unten in Ihren Kern einatmen. *Spüren* Sie sich im Innern des geöffneten Bauchraums. Drücken Sie die Schulterblätter zusammen und nach unten. Ziehen Sie das Herz und den Brustraum mit dem Einatmen zu den Schultern und öffnen Sie Ihre Kehle.

4. Rollen Sie die Augäpfel nach oben, um die Spannung zu spüren, und atmen Sie durch diesen Raum und den Scheitelpunkt des Kopfes aus.

5. Beim nächsten Einatmen ziehen Sie die Luft von einem Bereich etwa 60 Zentimeter über dem Kopf in die Mitte des Gehirns und dann bis zum Hals und zur Brust, auf der Vorderseite des Körpers hinunter bis zum Bauch und drücken dann den geöffneten Bauch auf den Boden.

6. Beim Ausatmen aktivieren Sie *Mula Bandha* und atmen durch das untere Ende der Wirbelsäule, die Beine und die Füße aus, wobei Sie die Beine aktiv halten – wie bei der Tausend-winzige-Strohhalme-Atmung – und die Fußspitzen in die Erde drücken. Erleben Sie in dieser Haltung eine Verbindungslinie, die sich durch den ganzen Körper erstreckt.

ZUSÄTZLICHE YOGAHALTUNGEN ZUR INTEGRATION DES HALSCHAKRAS

Sie können diese Asanas neben der Kobra-Haltung einsetzen, um Ihre Arbeit mit dem Atem-Code zu verbessern. Weitere Informationen, Videos und Abbildungen finden Sie unter drsuemorter.com/energycodesbook.

Denken Sie daran: Das Anspannen von Muskeln in den Bereichen, auf die Sie Ihre Aufmerksamkeit lenken wollen, ist zwar vorteilhaft, das Entspannen in der jeweiligen Haltung aber ebenso. Setzen Sie Ihr bestes Urteilsvermögen ein, wenn Sie in jeder dieser Haltungen mit den Atem-Code-Übungen arbeiten:

- Pflug (Halasana),
- Brücke (Setu Bandhasana),
- Tönen mit Klängen (Om, Ma, Ha).

In diesem Code aktiviert bewusstes Atmen jedes unserer Chakras und bringt es in Fluss, damit wir das Seelenselbst vollständiger verkörpern können, unsere Wünsche verwirklichen, unsere wahren Weg gehen und in allen Bereichen unseres Lebens Heilung bewirken können. Der Chemie-Code liefert ein weiteres entscheidendes Teil des Verkörperungspuzzles, sowohl für das Verstehen, wie Verkörperung funktioniert, als auch für die Schaffung von entsprechend förderlichen Bedingungen. Gesundheit und Vitalität warten auf Sie!

Kapitel 9

DER CHEMIE-CODE: DIE ALCHEMIE DER VERKÖRPERUNG

Vor 20 Jahren kam John mit einer Krankenakte in mein Büro, die so dick und schwer war, dass er sie kaum tragen konnte. Ein fast 23 Zentimeter breiter Abschnitt bestand aus Testergebnissen, Diagnoseberichten, Scans, Behandlungsprotokollen, Ergebnissen von Blutuntersuchungen, orthopädischen und neurologischen Gutachten und Prognosen für eine Vielzahl von Erkrankungen: Arthritis, Gicht, Diabetes, Geschwüre und Colitis ulcerosa, chronische Kopfschmerzen, Nacken-, Rücken-, Knieschmerzen, Schwäche der Schilddrüse und der Nebennieren, Ekzeme, Psoriasis, Reflux und einige andere.

»Sie geben mir nur noch weniger als ein Jahr zu leben«, sagte er mit zitternder Stimme. »Ich habe gehört, dass Ihre Klinik Menschen in erstaunlicher Weise bei dieser Art von Problemen hilft.«

Er war ein besonders netter Mann und er war in Schwierigkeiten. Ich hatte Mitleid mit ihm. »Setzen Sie sich«, sagte ich. »Schauen wir mal, was wir finden können.«

Wir sprachen ein paar Minuten miteinander und ich schaute mir seine Berichte an. Dabei fiel mir auf, dass er immer wieder etwas aus seiner Tasche nahm und es sich in den Mund steckte. Mein erster Gedanke war, dass er seinen Blutzuckerspiegel mit einer Handvoll Nüssen oder Samen regulierte, aber es geschah zu regelmäßig und zu häufig, als dass es eine Zuckerregulierung gerechtfertigt hätte.

Ich musste einfach fragen: »John, was essen Sie da? Ist das eine Art Snack?«

»Oh, das? Nein, es ist Salz. Ich mag Salz … Ich liebe es einfach!«

»Das ist also *Salz,* was Sie da alle anderthalb Minuten zu sich nehmen?«, fragte ich.

»Ja. Ich stecke mir jeden Morgen etwas davon in die Tasche und nasche den ganzen Tag davon.«

Da wusste ich natürlich sofort, was mit ihm los war. Er war süchtig nach Steinsalz! Das Salz war giftig, dehydrierend und überstimulierend für sein System, denn es verursachte hohen Blutdruck und brachte seinen pH-Wert auf die saure Seite. Er war auch süchtig nach anderen Aufputschmitteln: Zucker, Limonade, Nikotin, Koffein, um nur ein paar davon zu nennen!

Einige Wochen lang arbeiteten wir auf natürliche Weise an seiner Körperchemie. Wir behandelten ihn mit den bioenergetischen Verfahren, die ich in meiner Praxis einsetze, und lösten die unbewussten Blockaden, die mit seinem Bedürfnis nach ständiger Stimulation verbunden waren. Innerhalb eines Monats wurde John von den meisten seiner Beschwerden geheilt. Die verbleibenden waren überschaubar und besserten sich im Laufe der nächsten Monate.

Sieben Jahre später steckte ein viel glücklicherer John den Kopf in mein Wartezimmer, als ich gerade an der Rezeption vorbeikam. Ich hatte ihn ein paar Jahre nicht gesehen. Er war nach Florida gezogen, aber gerade wieder in der Stadt, um seine Kinder zu besuchen. Er wollte sich bei mir bedanken und sagte, er freue sich seines Lebens, während er mir Fotos seiner neuen Enkel zeigte.

»Irgendwelche Snacks?«, frotzelte ich.

»Auf gar keinen Fall! Mir geht es viel zu gut, um damit wieder anzufangen!«, antwortete er.

Was ist der Chemie-Code?

Vor Jahren, noch bevor er sein Buch *Intelligente Zellen* schrieb, hielt Dr. Bruce Lipton Vorträge auf den Seminaren, die mein Vater, meine Brüder und ich zum Thema »Natürliche Heilung durch Bioenergetik« gaben. Er sprach über die bahnbrechenden Erkenntnisse aus seinen Forschungen auf einem neuen Gebiet der Wissenschaft, der Epigenetik. Unter »Epigenetik« versteht man, kurz zusammengefasst, das Studium der Genexpression oder was Gene dazu bringt, sich auf bestimmte Weise zu verhalten, und wie sie durch Lebensstil, Alter, Krankheit und sogar Gedankenmuster beeinflusst werden können. Auf diesem Gebiet konnten schon einige uralte Fragen beantwortet werden – Fragen zu unserer eigenen Fähigkeit, den Körper, mit dem wir geboren wurden, zu beeinflussen und zu heilen.

Die für mich vielleicht aufregendste Entdeckung war, dass die Oberfläche jeder Körperzelle mit Antennen oder Rezeptoren ausgestattet ist, die unseren Genen sagen, wie sie funktionieren sollen, basierend auf den energetischen und chemischen Botschaften, die sie aus ihrer unmittelbaren Umgebung erhalten. Unabhängig von unserem Erbgut, der Abfolge unserer DNA oder den Veranlagungen, die wir von unseren Eltern oder Großeltern geerbt haben, handelt eine Zelle gemäß den »Informationen« über ihre Umgebung, die sie vom Rezeptor auf ihrer Oberfläche erhält. Und das Beste daran ist, dass wir sehr viel Kontrolle darüber haben, was das für »Informationen« sind und welche Umgebung wir für unsere Zellen schaffen. Wir können unseren Genen daher *bewusst* und *vorsätzlich* sagen, wie sie sich verhalten sollen.

Wie alles andere sind unsere Zellen auf Energie angewiesen, um Informationen zu erhalten. Diese Energie wird physisch, weil unser Körper gemäß den Informationen aus unserem Energiefeld Chemikalien (Hormone, Enzyme und so weiter) produziert. Diese Chemikalien wiederum schaffen die innere »Umgebung«, das Milieu, das die Zellfunktionen steuert und unsere gesamte Körperchemie hervorbringt. Wenn sich unser Energiefeld verändert, verändert sich auch unsere Körperchemie. Beispielsweise bestimmt das Energiefeld, wie die Schilddrüse und die Nebennieren letztendlich Hormone produzieren. Die Zellen in diesen Drüsen »erspüren« die Energie im Körperfeld mit den antennenähnlichen Rezeptoren auf ihrer Oberfläche.

Weil sie gleichberechtigte Partner in der Feedbackschleife sind, gilt das Ganze auch umgekehrt: Unsere Körperchemie beeinflusst unsere Energie. Dies bedeutet, dass unsere Körperchemie unsere Bemühungen, das Seelenselbst zu verkörpern, entweder begünstigt oder behindert.

In diesem Code lernen wir, ein Milieu zu schaffen, das den Körper in einen natürlichen Zustand der Ruhe, Entspannung, Ausgeglichenheit und Leistungsfähigkeit versetzt. Wenn der Zustand des physischen Körpers optimal ist, wird das Energiefeld belebt. Wir können zusammengebrochene Schaltkreise wieder »online schalten«, versprengte Energie integrieren, den Körper in die Lage versetzen, seine angeborene Selbstheilungsfähigkeit und Kreativität einzusetzen, und das Seelenselbst durchdringen lassen. Mit anderen Worten: Wenn unser Körper in einem optimalen Zustand ist, schaffen wir die Voraussetzungen, um in allen Lebensbereichen Wohlbefinden zu manifestieren.

Dabei spielt der pH-Wert unseres Körpers eine wichtige Rolle.

Die Bedeutung des körpereigenen pH-Werts

Johns Geschichte vom Anfang dieses Kapitels ist im Wesentlichen eine Geschichte über Körperchemie. Ich verweise damit nämlich auf das pH-Gleichgewicht der Flüssigkeiten im ganzen Körper – wie *sauer* (niedriger pH-Wert) oder *alkalisch* beziehungsweise *basisch* (hoher pH-Wert) der Körper als Umgebung für unsere Zellen ist. Dies ist wichtig, weil die Zellen in einer alkalischen Umgebung gesund und vital bleiben und sich selbst reparieren können, während sie in einem eher sauren Milieu versagen oder nicht richtig arbeiten (mit Ausnahme der Magenzellen).

95 Prozent aller Krankheiten treten auf, wenn der Körper übersäuert ist. Krebs ist die extreme Folge einer solchen Übersäuerung. Andere gängige Beschwerden – saurer Reflux, Osteoporose, Bluthochdruck, Gicht, Arthritis, hoher Cholesterinspiegel, Schilddrüsenüberfunktion, Diabetes und übermäßige Fett-Retention, um nur einige zu nennen – sind ebenfalls Symptome eines sauren Milieus im Organismus. Leider ist der Körper der meisten Menschen einfach zu sauer, um eine Heilung der Zellen zu ermöglichen. Das Ergebnis ist das epidemische Auftreten chronischer Krankheiten. Und obwohl die meisten von uns nicht den ganzen Tag auf Steinsalz herumkauen würden, gibt es viele Möglichkeiten, unwissentlich zu unserer mangelhaften Selbstheilungsfähigkeit beizutragen.

Unser Körper setzt die Energie immer zuerst zum Überleben ein. Der pH-Wert des Urins und des Speichels wird von unserem System entweder als Überlebensbedrohung (wenn zu sauer) oder als sicherer Zustand (wenn ausreichend alkalisch) registriert. Unsere Zellen sind so konstruiert, dass sie in einer alkalischen Umgebung schwimmen und als Nebenprodukt ihrer Funktion Säure produzieren. Übersäuerung ist also tatsächlich eine lebensbedrohliche Erkrankung! Ein extrem saurer Zustand wird »Azidose« (krankhafte Übersäuerung) genannt und kann zu Herzproblemen, zum Schlaganfall und zu einem Versagen der Nieren und der wichtigsten Systeme führen. Selbst wenn der Körper andere – auch sehr ernste – Probleme oder Beschwerden hat, die geheilt werden müssen, wird er daran arbeiten, den pH-Wert auszugleichen, bevor er Heilungsenergie und entsprechende Ressourcen für andere Aufgaben bereitstellt.

Die Tatsache, dass die Aufrechterhaltung der Alkalität im Körper permanent im Vordergrund steht, ist ein Hauptgrund dafür, dass Erkrankungen chronisch werden, also nie heilen. Wenn beispielsweise jemand über Rückenschmerzen klagt und sein pH-Wert zu niedrig (sauer) ist, kann ich als Arzt bis in alle Ewigkeit an seinen körperlichen Symptomen arbeiten, ohne dass sich viel tut. Warum? Weil der Körper des Betreffenden seine gesamte Heilungsenergie nutzt, um den Säuregehalt zu neutralisieren und somit Systemausfällen vorzubeugen. Ein Mensch stirbt nicht an Rückenschmerzen, aber vielleicht an einem chemischen Ungleichgewicht aufgrund einer Übersäuerung. Bis das chemische Gleichgewicht wiederhergestellt ist, wird das System all seine zusätzliche Energie dafür einsetzen, dieses lebensbedrohlichere Problem zu lösen. Und Beschwerden mit geringerer Priorität werden nicht geheilt.

In den letzten 30 Jahren haben Tausende Fälle in meiner Praxis gezeigt, dass ein chemisches Ungleichgewicht die Heilung von Rückenschmerzen, Knieverletzungen, Kopfschmerzen, Depressionen oder Angstzuständen behinderte. Nachdem wir das chemische Problem durch Alkalisierung des Körpers behoben hatten, konnte das System seinen Fokus verlagern und sich den kleineren Problemen zuwenden.

Trotz aller Beweise ist das pH-Gleichgewicht ein strittiges Thema. Der Grund für die Kontroverse sind die vielen Variablen, die zu widersprüchlichen Testergebnissen führen können, etwa welche Körperflüssigkeiten getestet werden und wie es mit der Nahrungsaufnahme, dem emotionalen Status und den gleichzeitigen Gesundheitsfaktoren des Patienten während des Testzeitraums aussieht. (Getestet wird der pH-Wert des Speichels und des Urins, weil der Körper den pH-Wert des Blutes so lange wie möglich schützt und dafür sogar alkalisierende Mineralien aus den Knochen und Muskeln opfert.) Außerdem werden pH-bezogene Untersuchungsergebnisse und Empfehlungen oft missverstanden. Beispielsweise kann der Urin eines Patienten mit Krebs im Stadium IV einen pH-Wert im alkalischen Bereich haben, aber aufgrund eines Zellzusammenbruchs und nicht aufgrund eines korrekten chemischen Gleichgewichts im Körper. In den letzten 40 Jahren habe ich viele Ernährungsempfehlungen und Diäten kommen und gehen sehen. Was mein Vater und ich in einer klinischen Umgebung beobachtet haben, war jedenfalls, dass eine alkalisierende Diät dazu dient, die alkalischen »Reserven« aufrechtzuerhalten (aus der extrazellulären Flüssigkeit und letztendlich dem Muskel- und Knochengewebe, in dem noch mehr körpereigene Mineralien gespeichert sind), sodass der Körper nach Bedarf daraus schöpfen kann, was ihn befähigt zu heilen.

Unsere Körperchemie – nicht unsere mentale Willenskraft und nicht unsere emotionale Disziplin, wie manche behaupten würden – entscheidet letztendlich darüber, wie leicht oder schwer wir heilen und uns verändern, weil unsere Körperchemie ein gleichwertiger Faktor in unserer systemweiten Feedbackschleife mit unserem Energiefeld ist. Tatsächlich ist die Chemie unseres Körpers wichtig, um alle unsere Wünsche im Leben zu manifestieren, weil sie unsere Fähigkeit stärkt (oder hemmt), mit dem Seelenselbst in Verbindung zu treten und es hervorzubringen, sich inspiriert zu fühlen, sich erheben zu lassen, die Initiative zu ergreifen und Selbstheilung auf allen Ebenen zu bewirken.

Das führt uns zu der entscheidenden Frage: *Wie können wir die Körperchemie ins Gleichgewicht bringen?*

Zahlreiche Faktoren tragen zu unserer Körperchemie bei. Ich stelle sie mir als eine komplexe hausgemachte Suppe vor, in der verschiedene Zutaten zur endgültigen Mischung beitragen. Zu diesen Zutaten gehören so offensichtliche Dinge wie Essen und Trinken, die Luft, die wir atmen, die Substanzen und Chemikalien, die wir in uns aufnehmen, und dergleichen mehr. Andere Bestandteile sind weniger offensichtlich, etwa unsere Gedanken, Gefühle und Überzeugungen – die bewussten wie die unbewussten.

Interessanterweise wird in dem »Raum« im Gehirn, der das Unterbewusstsein beherbergt, auch die Suppe namens Körperchemie gekocht. Dieser Bereich im Zentrum des Gehirns, der in verschiedenen östlichen Traditionen als »Höhle von Brahma«, »Höhle der Schöpfung« oder »Höhle der Zusammenarbeit« bezeichnet wird, ist vermutlich der Ort, an dem kreatives Denken seinen Ursprung hat und die Erschaffung einer neuen Wirklichkeit beginnt. Er ist für zahlreiche Funktionen im Körper von zentraler Bedeutung. Was hier passiert, hat also einen großen Einfluss auf die Körperchemie. Das Zusammenspiel von Hormonen, Neurotransmittern und Erregungsübertragung an Synapsen ist zwar recht komplex, aber hier ist eine einfache Art, es sich einmal bildlich vor Augen zu halten:

Stellen Sie sich eine kleine Höhle in der Mitte Ihres Gehirns vor. Der Boden der Höhle besteht aus einem Bereich des Gehirns, der »Hypothalamus« genannt wird. Der Hypothalamus empfängt Informationen aus dem Inneren des Körpers – aus der inneren Welt – und reagiert chemisch auf diese Informationen. Chemische Ungleichgewichte werden letztendlich auf dieser Ebene reguliert. Stellen Sie sich nun vor, Sie sitzen in dieser kleinen Höhle. Wenn Sie Ihren Fuß so weit wie möglich am Boden entlang ausstrecken, berührt er fast die Hypophyse, die Meisterdrüse, die das Hormonsystem steuert. Der Hypothalamus und die Hypophyse stehen in direkter Beziehung zueinander, wobei Ersterer ein »Kommunikationszentrum« für Letztere ist, in dem Informationen darüber ausgetauscht werden, welche Hormone in welcher Menge benötigt werden. Die Wände der Höhle bilden den Thalamus, der unter anderem Nervenimpulse unserer fünf Sinne empfängt, die von der *Außenwelt* berichten. Und hinten in der Höhle sitzt die Zirbeldrüse (Epiphyse) – eine Drüse, deren Zellen Stäbchen und Zapfen enthalten, ähnlich wie die Stäbchen und Zapfen in unseren Augen. Sowohl die Zirbeldrüse als auch die Augen nehmen Photonen wahr. Das Zentrum des Gehirns hat keine Öffnung zur Außenwelt, aber gerade deshalb kann diese Drüse Frequenzen wahrnehmen, die höher sind als das sichtbare Licht, etwa die unseres Energiekörpers und des Seelenselbst. (Ich persönlich habe das erlebt.) Schließlich befindet sich im Boden der Höhle eine »Falltür«. Darunter liegt das Unterbewusstsein, in dem sich die Erfahrungen befinden, die wir geleugnet, denen wir uns widersetzt oder die wir von unserem Bewusstsein abgeschnitten haben, zusammen mit allen anderen Aspekten von uns, die noch nicht erwacht sind. Alle Reaktionen dieser Zellen und Drüsen beeinflussen unsere Energie und Physiologie kontinuierlich.

Durch die Informationssammeltätigkeit des Thalamus, des Hypothalamus und der Zirbeldrüse gelangen mehrere wichtige Zutaten in diese Höhle und werden dort zu jener Körperchemiesuppe zusammengebraut, die dann über die

Hypophyse, die Rückenmarksflüssigkeit und andere neuronale Botschaften an unsere Zellen gesendet wird. Die Zellen unseres Gehirns und unseres Körpers baden regelrecht in den Botschaften dieser Suppe und reagieren auf sie.

Die Chemie dieser Suppe bestimmt nicht nur, wie wir heilen, sondern auch, wie und wann wir schließlich zu der großen Wahrheit erwachen, wer wir als mehrdimensionales, ewiges Energiewesen sind – als das Seelenselbst. Diese Chemie trägt zu unserem Quantenflip bei.

Schauen wir uns einige der Zutaten an, die in unseren Körperchemie-Suppentopf gelangen.

Was wir essen

Sie können sich Ihr Verdauungssystem wie einen Holzofen vorstellen. Wenn Sie Holz in einem Ofen verbrennen, bekommen Sie als Nebenprodukt Holzasche. Das Nebenprodukt, das entsteht, wenn ein Stoff vom Körper metabolisiert wurde, nennen wir also »Asche«. Ein alkalisches (basisches) Nebenprodukt bezeichnen wir als »alkalische Asche« und ein saures als »saure Asche«.

Die Nahrungsmittel und Getränke, die wir zu uns nehmen, beeinflussen den pH-Wert des Körpers, nachdem sie verdaut wurden. Einige Produkte wie Kaffee sind sauer, wenn wir sie zu uns nehmen, und sauer, wenn sie erst einmal verdaut sind. Andere, wie bestimmte Gemüsesorten, sind nach der Verdauung alkalisch. Und noch andere Produkte wie Orangen und Zitronen sind sauer und, sobald sie verdaut sind, alkalisch. Oder ein Steak – das ist eher alkalisch, wenn wir es zu uns nehmen, hinterlässt aber eine starke saure Asche.

Wenn wir eine gesunde Zellumgebung schaffen und aufrechterhalten wollen, müssen wir weitaus mehr Lebensmittel essen, die alkalische Asche hinterlassen, als solche, die saure Asche produzieren. Wenn wir dies nicht tun, muss der Körper auf seine alkalischen Reserven zurückgreifen, um die saure Asche zu neutralisieren, damit sie das Verdauungssystem nicht weiter durchläuft und das Gewebe der Nieren und des Dickdarms verbrennt, was zu Zellabbau, Krankheit und anderen Beschwerden führen würde. Wenn wir viele Nahrungsmittel zu uns nehmen, die saure Asche hinterlassen, leihen wir uns mehr Alkalinität aus, als wir letztendlich zurückzahlen können. Das ist kein Problem, wenn es nur gelegentlich vorkommt, aber auf lange Sicht erschöpft die konstante Zufuhr von Nahrungsmitteln, die saure Asche hinterlassen, unsere alkalischen Reserven, bis der Körper keinen Puffer mehr bilden kann. Dann wird das System immer saurer. Unter diesen Bedingungen brechen Zellen, die eigentlich in einer alkalischen Umgebung schwimmen sollten, zusammen, und es kommt zu einer Erkrankung.

Fettretention ist eine Reaktion auf eine saure Körperchemie. Da Fett alkalisch ist, speichert der Körper Fette und Flüssigkeiten, um das sich im Körper bildende saure Milieu zu verdünnen oder zu neutralisieren. Abnehmen ist in einer alkalischen Umgebung deutlich einfacher.

Hier kommt die Epigenetik ins Spiel. Lange Zeit wurde angenommen, dass bestimmte Krankheiten (etwa Diabetes, Herz-Kreislauf-Erkrankungen und sogar Krebs) erblich sind. Es mag eine solche Komponente geben, aber wie wir bereits erfahren haben, wird das Verhalten von Genen nicht nur durch unsere ererbte DNA-Signatur ausgelöst, sondern auch durch die alltägliche Umgebung unserer Zellen. In vielen Fällen heißt das, dass der langfristige Verzehr von Nahrungsmitteln, die saure Asche hinterlassen und im Körper für ein saures Milieu sorgen, die Entstehung von Krankheiten begünstigt.

Das ist unglaublich faszinierend! Die Beschwerden, von denen Sie glauben, sie seien unvermeidbar und müssten einfach hingenommen werden, können in der Tat durch Schaffung einer alkalischen Körperchemie vermieden oder sogar umgekehrt werden. Langjährige Erfahrungen mit Patienten aus der gesamten B.E.S.T.-Klinikgemeinschaft zeigen, dass eine Person, die weniger säuernde und mehr alkalisierende Lebensmittel zu sich nimmt, sich eher selbst heilt. Der Körper kehrt automatisch zu seinem natürlichen Zustand des Wohlbefindens zurück, wenn wir ihm diese Art von Hilfe geben.

Der Chemie-Code bietet Ihnen, was Sie brauchen, um ein neues »Suppenrezept« für Ihre Körperchemie zu kreieren und Ihren Zellen das zu geben, was sie für ihre Funktion in einem optimalen alkalischen Zustand benötigen. Dieser alkalische Zustand ist nicht nur für die ordnungsgemäße Funktion der einzelnen Zellen erforderlich, sondern auch für die korrekte Weitergabe von Informationen aus dem Energiefeld zur Oberfläche und anschließend ins Innere der Zelle, damit diese ihre Chemie produzieren kann, die dann in Informationen an das Gehirn übersetzt wird. Auf solche Weise bringt das sensorische System präzise motorische Reaktionen auf das Leben hervor.

Zu den alkalisierenden Lebensmitteln gehören in erster Linie Obst und Gemüse. Andere Nahrungsmittel produzieren einen mehr oder weniger hohen Prozentsatz an saurer Asche. Am stärksten säuernd ist tierisches Eiweiß, gefolgt von Milchprodukten und Getreide. Koffein ist stark sauer. Dies gilt auch für Zucker, Limonade, Alkohol und stark bearbeitete Lebensmittel, die künstliche Farb- und Aromastoffe enthalten. Und natürlich verursachen Nikotin und andere süchtig machende chemische Substanzen, zusätzlich zu ihren anderen, gut dokumentierten schädlichen Wirkungen, eine Übersäuerung. Wir können die säuernde Wirkung eines Nahrungsmittels nicht unbedingt dadurch ausgleichen, dass wir mehr alkalisierende Nahrungsmittel zu uns nehmen. Beispielsweise erzeugt zu viel tierisches Eiweiß pro Tag (über 30 Gramm) mehr Säure, als wir in 24 Stunden alkalisieren können – egal, wie viel Gemüse wir essen.

Mein Vater sagte immer: »Iss Nahrungsmittel möglichst so, wie die Natur sie zubereitet hat.« Mit dem Aufkommen genetischer Veränderungen in vielen Ländern ist das aber auch nicht mehr unbedingt die Lösung. Einige Studien zeigen, dass gentechnisch modifizierte Lebensmittel die Nieren, die Leber, das Herz, die Nebennieren und die Milz von Säugetieren beeinträchtigen. Ich führe dies darauf zurück, dass sie vom Körper nicht als »echte Nahrung« erkannt werden. Viele glauben wie ich, dass die Manipulation der natürlichen chemischen Bindungen zu einem weniger vollständigen oder schwierigeren Stoffwechsel des Körpers und damit zu einer größeren Ansammlung von saurer Asche führt, deren Verarbeitung einen größeren Aufwand für den Körper bedeutet. Deshalb sollten wir nur Nahrung ohne gentechnische Veränderungen zu uns nehmen, am besten Bionahrung.

Die Ernährung spielt eine große Rolle für die Gesundheit unserer Körperchemie, aber es gibt einen weiteren Faktor, der sogar noch einflussreicher ist: unsere Gedanken.

Was wir denken

Gedanken erzeugen Chemikalien. Niederfrequente Gedanken generieren säuernde, hochfrequente alkalisierende Chemikalien. Die Erfahrung der Liebe hat die stärkste alkalisierende Wirkung auf unser System.

Wenn wir beispielsweise unter Stress stehen, produziert unser Körper in Reaktion darauf Chemikalien, um sich vor Stress zu schützen (etwa Cortisol, das »Stresshormon«). Auf Dauer führt ein erhöhter Cortisolspiegel jedoch zu einem sauren Zustand im Körper, weil sich dieser im Kampf-Flucht-oder-Totstell-Modus zuerst mit allem beschäftigt, was unser Überleben bedroht, bevor er sich dem zuwendet, was gefiltert, gereinigt und geheilt werden muss. Wenn wir uns freuen und glücklich sind, produziert der Körper Chemikalien wie etwa Dopamin (das »Wohlfühlhormon«), was eine andere Körperchemie zur Folge hat.

Arthur Guyton schreibt in seinem *Textbook of Medical Physiology* (etwa »Lehrbuch für Medizinische Physiologie«), das sogenannte retikuläre Aktivierungssystem (RAS) – eine Art Türsteher, der die eingehenden Reize nach Priorität verarbeitet – werde von unserem eigenen Denken in den Schatten gestellt. Dies führt dazu, dass unsere innersten Gedanken einen direkten, völlig unregulierten Einfluss auf unseren Kampf-Flucht-oder-Totstell-Reflex und die nachfolgende Körperchemie haben. Wir wissen, dass Gedanken die positiven Auswirkungen einer guten Ernährung auf das chemische Gleichgewicht unseres Körpers zunichtemachen können und dies auch tun. Dies bedeutet, dass wir uns perfekt basisch ernähren können und am Ende dennoch ein saures Milieu im Körper erzeugen, weil unsere (bewussten oder unbewussten) Gedanken niederfrequente Emotionen wie Wut, Hass, Missgunst, Gewissensbisse oder – Säureerzeuger Nummer 1 – übermäßige Sorge hervorbringen. Ja, andauernde oder gewohnheitsmäßige Sorgen produzieren mehr Säure im Körper, als wir alkalisieren oder neutralisieren können, egal, wie viele basische Nahrungsmittel wir zu uns nehmen.

Unser saurer pH-Wert kann sich innerhalb weniger Wochen ändern, wenn das Ungleichgewicht ernährungsbedingt ist. Ich habe jedoch schon unzählige Male den pH-Wert des Speichels und des Urins meiner Klienten getestet und festgestellt, dass er im sehr sauren Bereich war, obwohl sie sich schon ziemlich lange nahezu perfekt ernährt hatten – auf jeden Fall lang genug, um eine Veränderung ihrer Körperchemie zu bewirken. In diesem Fall besteht unser nächster Schritt darin, zu untersuchen, welche Art von Gedanken sie regelmäßig hatten und welche Emotionen sich daraus ergeben haben. Manchmal waren sich die Patienten sehr bewusst, dass sie sich gerade in einer schwierigen Situation befanden und unter Stress, Angst, Sorge und Wut litten. Oft haben wir jedoch festgestellt, dass sie nicht bewusst negativ dachten oder fühlten, sondern sich vielmehr auf Heilung, Liebe und Vergebung konzentrierten, obwohl ihre Systeme immer noch in einem sauren Zustand waren. In diesen Fällen waren zugrunde liegende unbewusste Muster für die Übersäuerung verantwortlich. Um diese Probleme zu lösen, setzen wir die Clearing-Code-Übungen »B.E.S.T.« und »B.E.S.T. Release« ein, mit denen man die unbewussten Notfälle unter der Falltür jedes Patienten beseitigen und die »Kommandozentrale« der Beziehung zwischen Thalamus und Hypothalamus neu besetzen kann.

Die Rolle, die das Unterbewusstsein für die Körperchemie spielt, kann gar nicht hoch genug eingeschätzt werden. Der Körper muss die Nachricht erhalten, dass der Notfall vorbei und er jetzt in Sicherheit ist. Dann können wir uns tatsächlich entspannen, wenn wir uns entspannen wollen. Wenn wir sozusagen in den Urlaub fahren, können wir uns tatsächlich regenerieren. Der Körper kann seine gesunde Chemie wiederherstellen, wodurch die Selbstheilung möglich wird.

Nicht immer kann das Bewusstsein dies tun, indem es frühere Erfahrungen versteht und vergibt. Daher müssen wir mit den energetischen Übungen des Clearing-Codes neue neuronale Schaltkreise aufbauen, um diese unbewussten Interferenzen aufzulösen, auch wenn wir nicht genau wissen, um was genau es sich dabei handelt. Der Chemie-Code fügt eine weitere mächtige Ressource hinzu, denn dadurch, dass wir unsere Körperchemie optimieren, werden die Maßnahmen, die wir ergreifen, um unseren Energiefluss zu erhöhen und uns für unser Seelenselbst zu öffnen, erheblich verbessert und gestärkt.

Wenn wir unterstützende, einladende körpereigene Chemikalien produzieren können, wird unsere Chemie zu einem stabilisierenden Faktor. Sie wird zu einem durchweg positiven Teil der Rückkopplungsschleife zwischen unserem Energiefeld und unserer Körperchemie und macht es uns leichter, unter verschiedenen äußeren Umständen im Seelenselbst zu verweilen. Mit anderen Worten: Wir können besser mit Stress umgehen. Dies gilt übrigens unabhängig davon, ob wir in der Schutzpersönlichkeit oder im Seelenselbst sind!

Im Chemie-Code geht es darum, eine »Körperchemiesuppe« zuzubereiten, die nach Frieden, Harmonie, Freude, Wohlbefinden und Selbstheilung schmeckt. Je mehr von unseren inneren Chemikalien mit dem Zustand der Ganzheit übereinstimmen, desto größer ist die Chance, dass wir auch dann in diesem Zustand der Ganzheit verbleiben, wenn sich unsere äußeren Umstände ändern. Sobald wir den Zustand unseres physischen Körpers ändern, wird die Ganzheit greifbarer, und wir können einen größeren Teil unserer Energie im Wohlbefinden verankern, in dem zu leben uns bestimmt ist.

Die Geschichte meiner Klientin Barbara verdeutlicht dies sehr anschaulich. Knie- und Rückenschmerzen, Schmerzen in den Handgelenken, Stimmungsschwankungen, Lethargie und Blähungen waren nur einige ihrer Symptome. Sie litt auch unter Depressionen, Angstzuständen und Schlaflosigkeit und konnte sich bei der Arbeit nicht konzentrieren. In vielen Dingen war sie derart überempfindlich, dass sie einfach nicht an irgendwelchen Aktivitäten teilnehmen oder sich auf Beziehungen einlassen wollte. Manchmal war sie sogar nah daran, nicht mehr leben zu wollen.

Bereits nach einer zehntägigen Alkalisierung ihrer Chemie hatten sich Barbaras Gelenkschmerzen merklich gebessert. Innerhalb von drei Wochen waren ihre Angstzustände weitgehend beruhigt und sie schlief die ganze Nacht durch. Ihre Stimmungsschwankungen und Konzentrationsprobleme besserten sich ebenfalls Tag für Tag. »Es fühlt sich an, als würde ich in meinem Körper einen neuen Menschen zur Welt bringen!«, sagte sie.

Ein paar Wochen später wurde Barbaras Job gekündigt. Sie war mit ihren Arbeitsbedingungen nie besonders zufrieden gewesen. Trotz all ihrer zahlreichen Beiträge für das Unternehmen verhielt sich Ihre Chefin ihr gegenüber widersprüchlich und rücksichtslos. Oft plante die Chefin Besprechungen und sagte sie in letzter Minute wieder ab. Und auf die Vorschläge, die Barbara zur Verbesserung des Unternehmens machte, ging sie gar nicht ein. Trotzdem hatte Barbara nicht damit gerechnet, entlassen zu werden – schon gar nicht per E-Mail. Sie war verärgert, weil ihr Job ihren Lebensunterhalt sicherte, und sie glaubte, sich darin ein gutes Stück weit zum Ausdruck bringen zu können.

»Gott sei Dank habe ich an diesem Alkalisierungsprogramm teilgenommen und Gott sei Dank kenne ich diese Arbeit. Ich habe etwas Derartiges überhaupt noch nie so gut aufgenommen. In der Vergangenheit hätte es mich wochen- oder monatelang beschäftigt«, sagte sie.

Dank ihrer stärkeren alkalischeren Körperchemie hatte Barbara jetzt ein deutlich besseres Gespür dafür, wer sie auf der Welt war, als sie es jemals zuvor gehabt hatte. Ganz tief innen hatte sie immer gewusst, dass dieser Job nicht wirklich ihrer Bestimmung entsprach, und jetzt wusste sie, dass sich alles zu ihren Gunsten entwickeln würde. Ihre Stabilität kam nicht mehr von außen, sondern von innen, einem großartigen Ort!

In den Chemie-Code-Übungen werden wir über Nahrung und Gedanken/Emotionen an der Körperchemie arbeiten, um die alkalische oder basische Umgebung zu schaffen, die für Heilung, Ganzheit und die wahre Erleuchtung des Seelenselbst erforderlich ist. Hier werde ich Ihnen mein basisches Ernährungsprogramm für einen optimalen Körper-pH-Wert vorstellen und Übungen anbieten, die Ihnen helfen können, ein Meister Ihrer Gedanken zu werden. Sie werden schnell damit beginnen können, ein Gleichgewicht in Ihrer Körperchemie herzustellen, besonders wenn Sie die übrigen Energie-Code-Übungen auch weiterhin machen üben. Beginnen wir mit meinem Ernährungsprogramm.

Die Chemie-Code-Übungen

ÜBUNG 1: BASISCHES ERNÄHRUNGSPROGRAMM

Das basische Ernährungsprogramm konkretisiert die Nahrungsmittel, die zu einem idealen Körper-pH-Wert und zum idealen Hormongleichgewicht für Heilung und Regeneration sowie zur Revitalisierung der Zellen führen. Je länger wir es durchführen, desto jünger werden wir.

75 bis 80 Prozent frisches Obst und Gemüse

Idealerweise essen wir viele Früchte und Gemüse roh. Sollte dies zunächst eine Herausforderung für Sie sein, beginnen Sie langsam. Vielleicht ist der Körper anfangs übersäuert und produziert nicht die richtige Menge an Enzymen, um viele rohe Lebensmittel zu verdauen. Dies ist häufig der Fall in den Verdauungssystemen älterer Menschen und von Leuten, die über einen längeren Zeitraum zu viel Junk- und Fast Food sowie frittierte Nahrungsmittel zu sich genommen haben. Aber wenn Sie langsam mit der Umstellung beginnen, etablieren Sie eine höhere Toleranz, auch wenn Sie schon älter sind. Sogar das Verdauungssystem von Menschen in ihren Neunzigern wurde durch eine basische Ernährung innerhalb weniger Wochen oder Monate jünger.

Wenn Sie bestimmte Obst- und Gemüsesorten aufgrund von Reaktionen oder »Allergien« (wie Wunden im Mund, Hautausschläge oder Ausbrüche oder Nebenhöhlenreaktionen) nicht essen können, wählen Sie die, die Sie vertragen, denn Ihre Reaktionen zeigen, dass Sie übersäuert sind und die alkalisierende Wirkung der Rohkost, die für Sie verträglich ist, daher dringend brauchen. Wenn Sie Ihren pH-Wert allmählich erhöhen, werden Sie immer mehr Varianten essen können. Der Körper produziert viele seiner Enzyme auf der Basis von Angebot und Nachfrage. Wenn Sie also neue Lebensmittel in Ihre Ernährung aufnehmen, verzehren Sie sie zunächst gekocht. Bleiben Sie dennoch offen für Ihre eigene Transformation und die Möglichkeit, bald mehr Arten von Nahrungsmitteln und vor allem »lebendigere« zu essen. Wenn Sie möchten, dass Ihr Körper lebendiger wird, müssen Sie ebensolche Nahrungsmittel zu sich nehmen!

Welche Lebensmittel Sie kombinieren, spielt auch eine Rolle für die Fähigkeit des Körpers, sie zu verdauen, weil für unterschiedliche Nahrungsmittel unterschiedliche Verdauungsenzyme erforderlich sind. Hinzu kommt, dass Enzyme, die bestimmte Nahrungsmittel verdauen, durch weitere Enzyme behindert werden, die auf andere Nahrungsmittel wirken. Beispielsweise braucht das Enzym Protease, das Eiweiß verdaut, eine andere Umgebung als die Enzyme Amylase, Maltase, Saccharase und Lactase, die Kohlenhydrate verdauen. Wenn Eiweiß und Kohlenhydrate zusammen verzehrt werden, machen sich die Enzyme gegenseitig wirkungsloser, als wenn sie einzeln oder zusammen mit anderen Nahrungsmitteln verzehrt worden wären, die gemeinsam leichter verdaulich sind. Wegen ihres hohen Wassergehalts werden zum Beispiel Melonen am besten nicht zu schweren Mahlzeiten gegessen, weil sie das enzymatische Milieu für die Verdauung verdünnen. Sie verlangsamen den Verdauungsprozess, weshalb Sie sich oft unwohl fühlen, wenn Sie zusammen mit Ihrem Mittagessen ein Stück Wassermelone essen. Aus demselben Grund sollte man am besten nicht zu viel Wasser oder andere Flüssigkeiten zu den Mahlzeiten trinken.

Die folgenden Empfehlungen sind sinnvoll für Gelenkentzündungen, chronische Verstopfungen der Nasennebenhöhlen, Allergien, Muskelschmerzen und bei chronischem Kopfschmerz oder wenn der pH-Wert Ihres Speichels niedrig ist. Sie fördern damit Ihre Verdauung und erhöhen Ihre alkalischen Reserven:

- Essen Sie Protein in Kombination mit Gemüse und nicht mit stärkehaltigen Nahrungsmitteln (etwa Brot oder Beilagen wie Nudeln, Reis und Kartoffeln).
- Essen Sie stärkehaltige Nahrungsmittel mit Gemüse und nicht mit Eiweiß.
- Essen Sie Obst für sich.
- Vermeiden Sie Molkereiprodukte.

Wenn Ihr pH-Wert niedrig ist, nehmen Sie so lange deutlich weniger tierisches Eiweiß zu sich, bis der pH-Wert wieder steigt und sich die Symptome bessern (mehr zur Messung des pH-Werts folgt in der Tabelle »pH-Test für Speichel – Auswertung der Ergebnisse«).
Anmerkung: Halten Sie sich an diese Empfehlungen, wenn Ihr pH-Wert zu niedrig (sauer) ist, bis er wieder steigt.

Nahrungsmittelkombinationen für einen höheren pH-Wert

- Essen Sie 75 bis 80 Prozent Obst und Gemüse.
- Essen Sie Obst für sich.
- Essen Sie Melonen separat.
- Essen Sie Eiweiß zusammen mit Gemüse.
- Essen Sie Stärkehaltiges zusammen mit Gemüse.

Essen Sie nicht:
- Eiweiß zusammen mit Stärkehaltigem.
- Mehr als vier bis sechs Nahrungsmittel in einer Mahlzeit.
- Molkereiprodukte.

Es gibt auch Tageszeiten, zu denen Ihr System am besten auf die Verdauung bestimmter Nahrungsmittel reagiert. Von den frühen Morgenstunden bis etwa um die Mittagszeit verdaut es Obst und Gemüse am einfachsten. Wenn Sie alkalisieren wollen, sollten Sie zu dieser Tageszeit weniger schweres Eiweiß zu sich nehmen. Ihre Hauptmahlzeit wird am besten in der Mitte des Tages von 12.00 bis etwa 18.00 oder 19.00 Uhr verdaut. Dann befindet sich der Körper im *Verdauungsmodus.* Anschließend wechselt der Körper in den *Assimilationszyklus* über, in dem er von allen guten Nährstoffen profitiert, die Sie ihm an diesem Tag zugeführt haben, und nimmt sie in die Zellstruktur auf. Dies dauert bis etwa 3.00 Uhr morgens. In dieser Zeit beginnt Ihr System mit der *Eliminierung* aller an diesem Tag aufgenommenen Toxine, befreit sich von den Nebenprodukten der Verdauung, die Sie beim Aufwachen einfach nicht mehr brauchen – dem ganzen Kram, den Sie nicht speichern müssen –, und setzt diesen Zyklus bis gegen Mittag fort. Idealerweise essen wir nach 19.00 oder 20.00 Uhr also nichts mehr.

Es gibt zwei Gründe, aus denen Sie in den frühen Morgenstunden aufwachen: Der eine ist, dass Sie möglicherweise zu viele giftige oder säurehaltige Lebensmittel zu sich genommen und dadurch Ihr System während des Eliminierungszyklus überlastet haben. Den zweiten Grund nennt die östliche Tradition der Bewusstseinsentwicklung, nach der Sie während des Eliminierungszyklus möglicherweise eher einer höherfrequenten Energie zugänglich sind und daher Ihr Bewusstsein auf eine unterbewusste und zelluläre Ebene heben können, während das Bewusstsein schläft. Aus diesem Grund wurde das Fasten oft sogar empfohlen, um den eigenen Fortschritt zu fördern. Ich habe viele Menschen durch Entgiftungs- und Reinigungsprogramme geführt, die ihnen geholfen haben, Gewicht zu verlieren, ihre energetische Schwingung zu erhöhen und Asthma, Allergien, chronische Kopfschmerzen, Rückenschmerzen, Kolitis, Geschwüre, Nahrungsmittelüberempfindlichkeit, Nesselsucht, Schlaflosigkeit, Reizbarkeit, Esssucht und andere Beschwerden zu heilen. Mit dieser verbesserten Körperchemie möchte Ihr System Sie möglicherweise aufwecken, damit das Bewusstsein diesen neuen »Schwingungssender« einschaltet und neue Schaltkreise aufgebaut werden können.

Regen Sie sich also nicht auf, wenn Sie mitten in der Nacht aufwachen, und fürchten Sie nicht, dass Sie am Morgen nicht ausgeruht sind. Fangen Sie lieber vorsichtig mit der Zentralkanal-Atmung an, und suchen Sie nach Verdichtungen, um diese Gelegenheit zu nutzen und Ihre Schwingungsfrequenz zu erhöhen. Überprüfen Sie in den Wachstunden Ihren pH-Wert. Wenn er im idealen Bereich liegt, erhöhen Sie Ihre Schwingungsfrequenz, wenn nicht, nehmen Sie die notwendigen Änderungen vor, um Ihre Körperchemie in den idealen Bereich zu bringen, damit Sie sich auf diese neue Schwingungsfrequenz einstellen und mehr von Ihrem Seelenselbst »online bringen« können. (Eine Demonstration des pH-Tests für Speichel finden Sie unter drsuemorter.com/energycodesbook, Button »Chemistry Code«, dort »Saliva pH Testing«.)

pH-Test für Speichel – Auswertung der Ergebnisse

pH-Wert	Farbe[4]	Indikationen	Alkalität	Ernährungsempfehlungen
7,5 bis 8,0	Blau bis Blau	Angst und Sorge, kurz vor der körperlichen Erschöpfung	Reserve ist verfügbar.	Reis oder Cerealien zufügen, wenn Sie Vegetarier sind.
8,0 bis 6,4	Blau bis Grün/Gelb	Drohender Ärger, chronischer Stress	Noch eine gewisse Reserve verfügbar	Mehr Gemüse, brauner Reis
6,4 bis 5,5	Grün bis Gelb	Drohender Ärger, chronischer Stress	Noch eine gewisse Reserve verfügbar	Mehr Gemüse, brauner Reis
6,8 bis 8,0+	Grün bis Blau	Bevorzugte Reaktion, gute Stressbewältigung	Adäquate Reserve	75 Prozent Obst und Gemüse 25 Prozent Fleisch und Getreide
5,5 bis 5,5	Gelb bis Gelb	Sofortige Veränderungen müssen vorgenommen werden.	Reserve ist weg oder wird nicht genutzt.	Nach und nach nur gekochtes Gemüse zufügen
5,5 bis 6,4 – 8,0	Gelb bis Grün/Blau	Nicht das Beste Nicht das Schlechteste	Reserve ist okay, Körper ist gestresst.	Weniger Fleisch und Molkereiprodukte, Obst und Gemüse zufügen
6,2 bis 6,8	Grün bis Grün	Wenig wünschenswert	Reserve ist verfügbar.	Gekochtes Gemüse zufügen, weniger Fleisch, etwas Obst

4 Die Farbzuordnungen entsprechen dem pH-Test-Set (»pH Kit«), das Sie über die Website drsuemorter.com/energycodesbook (Button »Resources«) beziehen können. In anderen Test-Sets können die Entsprechungen von den hier wiedergegebenen abweichen. Ähnliches gilt auch für die »Hinweise für die Anwendung«.

Hinweise zur Anwendung

- Trinken Sie, zwei Stunden bevor Sie den pH-Wert Ihres Speichels bestimmen, nichts anderes als Wasser.
- Reißen Sie einen Teststreifen ab und sammeln Sie Speichel unter Ihrer Zunge. Tauchen Sie den Teststreifen hinein, ohne dabei die Zunge zu berühren. Berühren Sie das Ende, das Sie in den Mund stecken, nicht mit den Fingern.
- Vergleichen Sie die Farbe auf dem Streifen **sofort** mit der Farbkarte auf dem Teststreifen-Spender. Die Farbe kann sich schon nach wenigen Sekunden wieder ändern. Schreiben Sie sich die Nummer auf.
- Nehmen Sie den Saft einer halben Zitrone in den Mund und schmecken Sie ihn im ganzen Mundraum.
- Schlucken Sie viermal, um den Zitronensaft zu entfernen, und wiederholen Sie dann den pH-Test mit dem Speichel unter Ihrer Zunge. Vergleichen Sie die Farbe des Teststreifens dann wieder **sofort** mit der Farbkarte. Schreiben Sie sich die Nummer auf.
- Ideale Werte: 6,8 **erste Zahl**
8,0 **zweite Zahl**

Energie-Code-Zulagen

Wenn Sie zu Beginn dieser Arbeit Heißhunger auf Lebensmittel bekommen, von denen bekannt ist, dass sie säuernd sind, sollten Sie sich nicht für undiszipliniert halten, weil es tatsächlich einen tieferen Grund dafür gibt. Er hat etwas mit den universellen Expansions- und Verankerungsbemühungen im Rahmen unserer Entwicklung zu tun, von denen bereits die Rede war. Wenn wir anfangen, unsere »Körperchemiesuppe« zu integrieren und zu verändern, kann es zu einer Ausdehnung unseres Energiefelds kommen, was bedeutet, dass ein Teil unseres Felds auf eine höhere Schwingungsfrequenz mit einer entsprechenden Ausdehnung des Bewusstseins springt. Plötzlich erkennen wir uns selbst nicht mehr, weil wir höherfrequente Gedanken haben als gewöhnlich. Unsere denkender Geist öffnet sich, und wir kennen uns auf einer tiefen Zell- und Schwingungsebene selbst nicht mehr.

Wenn dies geschieht, sucht unser Unterbewusstsein nach einer Möglichkeit, sich besser geerdet und mit vertrauter Energie verbunden zu fühlen. Das Ergebnis ist, dass wir uns nach »Komfortnahrungsmitteln« sehnen, die unsere Schwingung senken, damit sich Körper und Geist mehr zu Hause fühlen. Bei diesen »Ankernahrungsmitteln« handelt es sich in der Regel um schwere Kost wie Fleisch und Molkereiprodukte, fetthaltige Lebensmittel wie Eiscreme, gebratene Speisen sowie anregende Lebensmittel wie Zucker und stärkehaltige Kohlenhydrate. Sie sind nicht nur energetisch dichter, sondern machen den Körper auch sauer, und diese Säure senkt die Schwingungsfrequenz unserer Energie. (Zucker regt zwar an, was einem expansiv vorkommen mag, aber diese Expansion ist nur kurzfristig. Das langfristige Nebenprodukt des Zuckerkonsums ist eine erhöhte zelluläre Aktivität, die den Körper übersäuert, sodass wir einen »Säure-Asche-Zustand« haben, der unsere Schwingung senkt.)

Abgesehen von allem Funktionellen, möchte ich, dass Sie eines wissen: Diese Gelüste sind *normal.* Und wenn Sie sich erlauben, zu einem bestimmten Zeitpunkt ein Essen zu sich zu nehmen, auf das Sie richtig Lust haben, wird dies nicht nur Ihr Verlangen stillen, sondern kann auch die Verankerung und Integration dessen erleichtern, worauf Sie sich gerade auf der energetischen Ebene eingelassen haben. Indem Sie sich also ganz bewusst Ihrem Verlangen hingeben, können Sie Ihren Integrationsprozess vorantreiben. Sie werden jedoch bemerkt haben, dass ich »bewusst« gesagt habe! Falls wir uns unbewusst auf Komfortnahrungsmittel stürzen, werfen uns oft zwei Dinge aus der Bahn oder zurück: Wenn wir ohne bewusstes Gewahrsein schlemmen, haben wir das Gefühl, rückfällig geworden zu sein, und wir bestrafen uns selbst. Wir sagen uns, dass wir schwach sind und keine Willenskraft, Disziplin oder Selbstliebe haben. Diese Art von Selbstkritik wirft uns direkt in die Schutzpersönlichkeit zurück. Damit verlieren wir eine Menge Zeit und Energie, und unser Schwung ist dahin. Wenn wir das, was passiert, anders und bewusster interpretieren, machen wir uns keine Vorwürfe und beschimpfen uns nicht selbst. Das ist der Schlüssel zu unserem Fortschritt.

Gelüsten unbewusst zu lange nachzugeben wirft uns ebenfalls zurück. Wir laufen Gefahr, emotional der Idee anheimzufallen, dass wir niemals imstande sein werden, richtig zu essen und gut auf uns selbst aufzupassen. Aus diesem Grund sollten Sie Obacht geben, wie lange Sie etwas zulassen. Der Körper arbeitet in Zyklen von drei, sieben und 21 Tagen. Wenn ein Verlangen oder ein bestimmtes Essverhalten länger als drei Tage anhält, müssen Sie die Sieben-Tage-Marke als Stoppschild im Auge behalten. Arbeiten Sie weiter mit den Codes, die Sie bisher ausgeführt haben, damit Sie im gesamten Zeitraum von sieben Tagen gut geerdet und verankert bleiben. Dies ist wichtig, weil viele Studien zeigen, dass sich eine Gewohnheit an der 21-Tage-Marke fest verwurzelt. Wenn Sie Gelüsten so lange frönen oder ein »Saure-Asche-Essverhalten« so lange beibehalten, wird es ungleich schwieriger, aus dem Zyklus auszusteigen.

Im Idealfall gönnen Sie sich einfach bestimmte angenehme Nahrungsmittel, wenn Sie das Gefühl haben, dass Sie genau diese unbedingt essen möchten – aber nur in geringen Mengen und auf kontrollierte Weise. Der Rest Ihrer Erdung findet statt, wenn Sie tiefer in die Atemarbeit, die empfohlenen Yoga-Asanas und andere Energie-Code-Übungen eintauchen. Dieses Gleichgewicht hat den weiteren Vorteil, dass es die Gewohnheit schafft, Trost an dem einzigen Ort zu suchen, von dem er wirklich und nachhaltig kommt: aus dem Sein im Seelenselbst. Die Behaglichkeit aus einer externen Quelle – Essen oder etwas anderem – mag für den Moment funktionieren, aber sie hält niemals an.

ÜBUNG 2: BEWUSSTES ÜBEN

Eine andere Möglichkeit, eine positive Körperchemie aufzubauen und eine ideale Umgebung für das Seelenselbst zu schaffen, besteht darin, mit voller Aufmerksamkeit zu trainieren. Wenn Menschen Sport treiben, sind sie dabei nämlich oft nicht vollständig in ihrem Körper, nicht ganz präsent. Viele lenken sich ab, indem sie Musik hören oder fernsehen, während sie sich auf dem Laufband oder an den Gewichten verausgaben. Sie sind mit ihren Gedanken woanders, damit ihr Körper längere Zeit intensiver arbeiten kann. Sie sagen: »Es hilft mir bei meinem Training.«

Wenn Sie während des Trainings die Zentralkanal-Atmung durchführen, verkürzen Sie die Zeit, die erforderlich ist, um die gleichen oder bessere Ergebnisse zu erzielen. Ich habe professionelle Athleten, Triathleten und Adventure Racer darin ausgebildet, ihre eigenen Rekorde dadurch zu brechen, dass sie beim Training einfach durch den Zentralkanal atmen. Wenn Sie beim Trainieren ganz bewusst den Zentralkanal hinauf- und hinunteratmen, kommen Sie schneller voran, ohne zu ermüden. Dies liegt daran, dass Sie, wenn Sie das seelische Selbst bewusst machen, tatsächlich aus einer größeren Energiequelle schöpfen. Ich nenne dieses absichtsvolle Trainieren »Bewusstes Üben«.

Wenn Sie den Körper bewegen und den Atem gleichzeitig ganz gezielt einsetzen, bauen Sie Schaltkreise auf, um die bewusste Konzentration (Geist), Bewegung (Körper) und Atmung (Seele) zu verbinden. Dies ist die gleiche Vereinigung von Geist, Körper und Atem, von der unsere großen östlichen Lehrer schon vor Tausenden von Jahren gesprochen haben, und sie führt in relativ kurzer Zeit zu echten Veränderungen in der Körperchemie.

Wenn Sie in diesem Gewahrsein sind, ist Yoga wirklich das perfekte Beispiel für bewusste Bewegung. BodyAwake-Yoga vereint dieses bewusste Element der Zentralkanal-Atmung und der mentalen Konzentration mit traditionellen Körperhaltungen. Wenn Sie mit Yoga jedoch nichts anfangen können, gibt es viele andere Möglichkeiten, bewusst zu trainieren und Schaltkreise für das Seelenselbst zu bauen. Andere gängige Körperübungen wie Krafttraining, Joggen und Gewichtheben können durch eine bestimmte Art der Zentralkanal-Atmung, die ich in meinen Kursen unterrichte, bewusster gemacht werden. (Eine Videodemonstration des bewussten Übens finden Sie auf drsuemorter.com/energycodesbook, Button »Chemistry Code«, dort »Conscious Exercise«.)

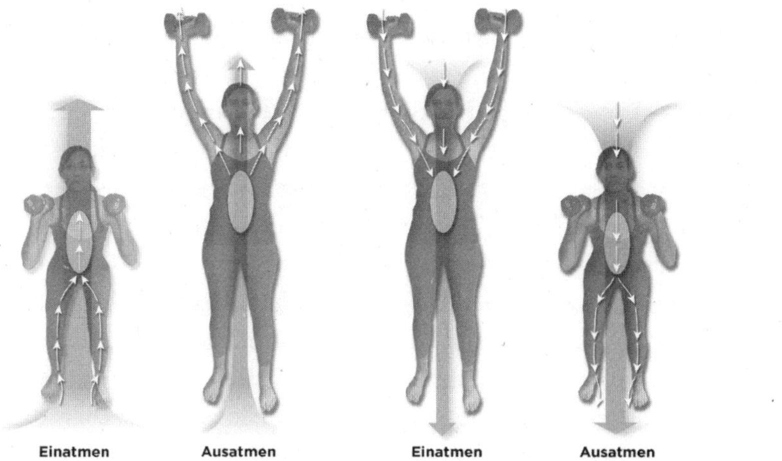

Bewusstes Üben

Die Abbildung zeigt eine gängige Gewichthebeübung mit dem Energiefluss, der sich durch den Zentralkanal bewegt, wenn Sie ein- oder ausatmen:

1. Atmen Sie, wenn Sie das Gewicht heben, aus der Erde durch *Mula Bandha* (den angespannten Beckenboden) in den Kern.

2. Atmen Sie, wenn Sie das Gewicht in der Luft halten, durch den Zentralkanal und aus dem Scheitelpunkt des Kopfes aus.

3. Kehren Sie dies nun um, indem Sie durch den Scheitelpunkt des Kopfes einatmen.

4. Wiederholen Sie den Vorgang und atmen Sie bei jeder Wiederholung der Übung durch den Kanal.

Ich habe Hunderten von Patienten und Klienten vermittelt, wie sie während eines Trainings Energie durch ihren Körper transportieren können. Die Ergebnisse sind erstaunlich. Nicht nur wird das tägliche Trainingsprogramm dadurch angenehmer, weil Sie seine erhebende und stärkende Wirkung sofort im ganzen Körper spüren können. Sie haben auch *die ganze Zeit über* mehr und länger anhaltende Energie. Und natürlich beschleunigen Sie den Wandel in Ihrem gesamten Leben, indem Sie diese Übung zu Ihrem Energie-Code-Programm hinzufügen.

ÜBUNG 3: GEDANKENCHEMIE

In dieser Übung setzen Sie Ihr Denken ein, um ganz bewusst eine basische Körperchemie zu kultivieren. Sie konzentrieren sich auf positive, hochfrequente Gedanken und erkennen und verändern alle wiederkehrenden niederfrequenten Gedanken, die dazu beitragen, dass Sie buchstäblich sauer sind. Dies verstärkt auch Ihre anderen Bemühungen, eine gesunde Körperchemie zu schaffen, und fördert sowohl eine physisch vorteilhafte Umgebung für Ihre Zellen als auch ein energetisch gesundes »Zuhause« für Ihr Seelenselbst:

1. Beginnen Sie mit der Zentralkanal-Atmung, die Ihre Ankerpunkte anbindet.

2. Konzentrieren Sie sich jetzt auf einen »siegreichen« Moment in Ihrem Leben – eine Situation, in der Sie über eine Herausforderung triumphiert haben, was sich wie ein wirklich großer Gewinn anfühlte. Erinnern Sie sich an jedes Detail, und beobachten Sie, wie sich die Energie in Ihrem Körper in Reaktion darauf bewegt. Vielleicht leuchtet über Ihrem Kopf oder um Ihre Schultern herum etwas auf, oder Ihr Herz wird weiter. Spannen Sie diesen Bereich vorsichtig an, um die Aufmerksamkeit Ihres denkenden Geistes gezielt darauf zu lenken.

3. Lassen Sie sich nun in diesem Muster nieder, und atmen Sie sanft durch den Kanal auf und ab, bis das gleiche Schwingungsgefühl in Ihrem gesamten System zu spüren ist – mit anderen Worten: bis Sie das, was Sie in Ihrem Herzen, Kopf oder Hals (oder wo immer das Gefühl zuerst war) gespürt haben, jetzt auch im Bauch, in den Hüften, den Beinen und so weiter fühlen. Sie möchten, dass sich Ihr ganzer Körper öffnet und mit der gleichen Empfindung füllt.

Dies ist eine besinnliche, meditative Atempraxis. Sie erzeugen damit einen offenen Zustand, sodass das gesamte System auf derselben Frequenz schwingen kann, weil diese Schwingung zur Körperchemie beiträgt. Sie möchten, dass der gesamte Körper an einer siegreichen Schwingung beteiligt ist. Sie möchten diese Schwingung *verkörpern.*

Sie können die gleiche Übung mit anderen, noch höheren Schwingungsfrequenzen wie Inspiration, Liebe und Freude machen. Indem wir auf diese Weise verschiedene positive »Radiosender« einstellen und ihre individuellen Frequenzen verkörpern, beeinflussen wir unsere Körperchemie mit Gedanken.

Beachten Sie, dass dies nicht mit dem identisch ist, was man landläufig unter »positivem Denken« versteht, das Sie für sich genommen nicht heilt. Auch wenn die Falltür zwischen Bewusstsein und Unterbewusstsein *offen* ist, hindert Sie positives Denken lediglich daran, nicht *negativ* zu denken, was den natürlichen Selbstheilungsprozess Ihres Körpers beeinträchtigen würde. (Wenn die Falltür geschlossen ist, haben unsere bewussten Gedanken ohnehin nur einen sehr geringen Einfluss auf unsere Gesundheit und unser Wohlbefinden.) Obwohl Sie den Geist in dieser Übung positiv fokussieren, tun Sie mehr, als nur positive Gedanken in sich zu tragen, Affirmationen zu sprechen und Träume nur mit dem denkenden Geist zu träumen. Vielmehr bringen Sie die *Schwingungen* all dieser Elemente mit einer großen Geste in den ganzen Körper, und zwar auf eine Art und Weise, die die Schwingungsfrequenz des Gewebes erhöht und Sie darin »weckt« und dort verankert, wo sie einen viel stärkeren Einfluss darauf hat, wer Sie sind und sein werden.

Sie können diese Übung auch verwenden, »um ein ›Wie‹ mit einem ›Ja!‹ zu verschmelzen«; das heißt, um die Möglichkeit, dass ein Traum wahr werden könnte, mit dem *Gefühl* zu vereinigen, dass er bereits wahr geworden *ist.* Oft fühlen sich unsere Ziele oder Träume überlebensgroß an. Wir wollen sie zwar verwirklichen, denken aber fast im selben Augenblick: »Wie komme ich dazu anzunehmen, dass ich das haben kann?« Oder: »Wie könnte mir das überhaupt gelingen?«

Aber wenn wir etwas nicht glauben – wenn wir es nicht »besitzen« –, dann bedeutet dies, dass wir seine Energie nicht anzapfen können oder dass seine Energie nicht wirklich in uns *lebendig* ist. Und wie wir mittlerweile wissen, wird etwas, was in unserem Kern und in unserem Energiefeld nicht vorhanden ist, entweder gar nicht passieren oder nicht von Dauer sein. Unsere Manifestationen werden nachhaltig, wenn wir mehr als daran glauben, wenn wir sie fühlen und wenn wir sie *sind* – in unserer feinstofflichen Energie und in unserem physischen Körper. Um dorthin zu gelangen, müssen wir die Schwingung unseres Traums verkörpern und unseren Energiefluss so verändern, dass er das Muster bildet, das unser gewünschtes Ergebnis hervorbringt. Diese Übung wird dabei helfen, ein »Wie« mit einem »Ja!« zu verschmelzen:

1. Setzen Sie sich hin und stellen Sie sich »Ja!« vor. Nur dieses eine Wort, als würde das ganze Universum »Ja!« zu Ihnen sagen, als gäbe es nur ein einziges großes »Ja!«. Es wird so sein, als befänden Sie sich in einem Zustand größter Akzeptanz und Erfüllung – in einem enorm erweiterten Zustand, in dem Sie sich ganz und vollständig fühlen.

2. Während Sie in Ihrem besten »Ja!« sitzen, merken Sie sich, wie sich die Energie in Ihrem Körper anfühlt und wie sie fließt. Gibt es einen Bereich, der Ihre Energie in die eine oder andere Richtung zieht? Vielleicht gibt es eine große, runde Erweiterung oder ein leichteres Gefühl, die oder das sich überall bemerkbar macht.

3. Denken Sie jetzt an ein Ziel, das Sie haben. Da es immer noch ein Ziel ist und sich noch nicht manifestiert hat, gehe ich davon aus, dass sich Ihre Energie verändert, sobald Sie daran denken. Das könnte bedeuten, dass mit dem Ziel eine unbewusste Störung verbunden ist, die Sie daran hindert, es zu erreichen. Vielleicht hat es etwas damit zu tun, dass Sie glauben, es könnte schwierig werden oder Ihnen könnte niemals etwas so Wunderbares passieren. Was auch immer der Glaube ist, die Empfindung, die Sie spüren, unterscheidet sich irgendwie von einem eindeutigen »Ja!«.

4. Achten Sie auf das Energiemuster des Körpers in Bezug auf diesen Wunsch, ein Ziel zu erreichen. Verankern Sie es in Ihrem Bewusstsein, indem Sie registrieren, was eine Ladung hat und wo die Energie betont wird.

5. Kehren Sie zu dem »Ja!«-Muster zurück. Wechseln Sie dann langsam zwischen den beiden Mustern hin und her, damit sie sich in Ihrem Bewusstsein miteinander verbinden können. Bald werden sie vollständig zueinanderfinden und dem Photonenfluss einen Weg bahnen, der das Ziel und das »Ja!« im selben energetischen Muster enthält. Der Körper passt sich dann an die kombinierten Muster an und erkennt dies als eine vertraute Art des Seins.

Wenn Sie einen Traum haben, aber nicht wissen, ob und wie er sich jemals manifestieren wird, hilft Ihnen diese Übung bei der Überwindung Ihrer Tendenz zu zögern, indem sie Ihnen einen energetischen Weg zur Manifestation Ihres größten »Ja!« bahnt.

Sie sollten wissen, dass Ihre Träume Ihnen gehören. Sie sind ein Teil Ihrer selbst. Wenn es nicht Ihre wären, würden Sie von etwas anderem träumen. Sie

»sollen sein«, wenn sie Ihrem höchsten Wohl dienen. Und was immer Ihre Absichten, Wünsche und Träume sind, vergessen Sie nicht, dass sich alles zuerst im Körper abspielt!

ÜBUNG 4: ENERGIE-CODE-GEHIRNYOGA

Beim Yoga geht es darum, bestimmte Körperbereiche zu bewegen, während man sich bewusst atmend auf ebendiese Bereiche konzentriert. Erstaunlicherweise kann man etwas Ähnliches ausführen, um die Gewebe des Gehirns zu beleben, und zwar mit dem, was ich als »Gehirnyoga« bezeichne.

Weil die Nachrichtenübermittlung aus den höheren Gehirnzentren und aus der Höhle von Brahma (unter anderem) so wichtig für das chemische Gleichgewicht des Körpers ist, wollen wir die Gewebe in diesem Bereich aktivieren, beleben und dazu bringen, effizienter miteinander zu kommunizieren. Wir tun dies, indem wir sie »trainieren« – sie bewegen und dabei tief durchatmen. Dies weckt bestimmte Bereiche des Gehirns und trägt zu unserer Fähigkeit bei, zu erkennen, wer wir als Seelenselbst sind.

Eine allgemeine Richtlinie für diese Übung besagt, dass Sie die Augen immer bewegen sollten, *ohne* gleichzeitig den Kopf zu verrücken. Und hier sind die einzelnen Schritte zum Ausführen des Energie-Code-Gehirnyogas:

1. Ihre Nase zeigt nach vorn und das Kinn parallel zum Boden. Rollen Sie nun die Augen so hoch, wie es Ihnen körperlich bequem möglich ist, als versuchten Sie, zur Decke zu schauen. Sie werden sofort eine gewisse Anspannung hinter den Augen spüren.

2. Spannen Sie als Nächstes die anderen Ankerpunkte an – Wurzelverschluss, Herzzentrum und Kehle/Hals –, und lassen Sie dabei die Augen nach oben gerollt. Die Ankerpunkte sollen möglichst während der gesamten Übung angespannt bleiben.

3. Atmen Sie von einem Punkt unter der Erde aus tief ein und ziehen Sie diesen Atemzug durch den Zentralkanal in Ihr Innerstes. Bleiben Sie da-

bei ganz entspannt, und sorgen Sie dafür, dass es sich einfach gut anfühlt. Atmen Sie dann von Ihrem Kern aus direkt durch den Zentralkanal in diese Spannung hinter den Augen und schließlich aus dem Scheitelpunkt des Kopfes aus.

4. Stellen Sie sich nun vor, dass an der Wand eine riesige Uhr hängt. Wenn Ihre Augen gerade nach oben schauen, ist es 12.00 Uhr. Rollen Sie die Augen jetzt zur 1.00-Uhr-Position. Atmen Sie, während Sie auf 01.00 Uhr schauen, tief ein: von einer Stelle etwa 15 Zentimeter über dem Kopf ausgehend, durch den Bereich, in dem Sie jetzt die Spannung hinter den Augen spüren, und den Zentralkanal bis in Ihr Innerstes. Atmen Sie aus dem Kern durch den angespannten Beckenboden und bis in die Erde aus.

5. Bewegen Sie die Augen nun auf 02.00 Uhr. Atmen Sie aus der Erde und durch den Kanal hinauf in den Kern ein. Wenn Sie dann von dort nach oben durch den Kanal ausatmen, spüren Sie die neue Spannung hinter den Augen und schließen die Ausatmung ab, indem Sie sich vorstellen, dass sie über Ihren Kopf hinausgeht.

6. Bewegen Sie die Augen auf 03.00 Uhr, und wiederholen Sie die obigen Schritte, indem Sie von einer Stelle über dem Kopf aus in den Körper einatmen, dabei die Ankerpunkte anspannen und den Atem dann per Bauchatmung aus dem Körper befördern.

7. Bewegen Sie sich auf die diese Weise durch die ganze Uhr, eine »Stunde« nach der anderen.

8. Wenn Sie die Uhr vollendet haben, beenden Sie die Übung mit etwas, was als *Nadi Shodhana* (oder Wechselatmung) bekannt ist (*Nadi* bedeutet auf Sanskrit ja so viel wie »Kanal« oder »Fluss« und *Shodhana* »Reinigung«). Legen Sie den Zeigefinger einer Hand auf Ihr Drittes Auge (zwischen den Augenbrauen und etwas darüber), und halten Sie mit dem Daumen und dem Mittelfinger abwechselnd jeweils ein Nasenloch

geschlossen. Atmen Sie beispielsweise durch das offene rechte Nasenloch ein. Dann schließen Sie das rechte Nasenloch, öffnen das linke und atmen aus. Dann atmen Sie links ein, schließen das Nasenloch und atmen rechts aus. Beenden Sie das Ganze, indem Sie durch das rechte Nasenloch ausatmen. Wiederholen Sie den gesamten Zyklus sechsmal.

Idealerweise machen Sie diese Gehirnyoga-Übung insgesamt viermal – einmal im Uhrzeigersinn und einmal gegen den Uhrzeigersinn mit offenen Augen und dann noch einmal in jede Richtung mit geschlossenen Augen. Und auch wenn Sie nicht jedes Mal alle vier Optionen durchführen müssen, empfehle ich Ihnen, wenn Sie erst einmal mit der Übung angefangen haben, alle Stunden in eine Richtung zu durchlaufen, statt schon nach wenigen aufzuhören. Und machen Sie um des Gleichgewichts willen auch eine Runde in die andere Richtung.

Sobald Sie diese Übung beendet haben und wieder neutral geradeaus schauen, spüren Sie sofort, dass sich in der Mitte Ihres Kopfes plötzlich etwas anderes abspielt. Sie haben ein größeres Selbst- oder Subjektgefühl – das Gefühl, die Präsenz in Ihrem Innern zu sein, die auf die Welt blickt. Gehirnyoga aktiviert auch die Schlüsselbereiche des Gehirns, die wir beleben möchten – die Bereiche im und um das dritte Ventrikelgebiet (Diencephalon oder Zwischenhirn), die sogenannte Brahma-Höhle, welche die Durchblutung und den Fluss der elektromagnetischen Energie fördern und ein optimales Umfeld für die Zubereitung einer gesunden »Körperchemiesuppe« bereitstellen. Genau wie Klavierübungen den Fingern zunehmend mehr sensorische und motorische Geschicklichkeit verleihen, baut diese Übung die sensorische und motorische Kommunikation in diesem Schlüsselbereich des Gehirns auf.

Das dem Chemie-Code zugeordnete Chakra: Drittes Auge

Der Chemie-Code bezieht sich auf das sechste Chakra, das in der Mitte der Stirn über und zwischen den Augenbrauen liegt. Dieses Energiezentrum, das für Eigenschaften wie Intuition, höhere Weisheit, Hellsichtigkeit und Inspiration bekannt ist, wird auch als »Drittes Auge« bezeichnet. Auf Sanskrit heißt es

Ajna-Chakra, wörtlich »Befehls- oder Kommandochakra«. Es ist kein Zufall, dass dieses Energiezentrum mit der Zirbeldrüse und der Hypophyse in Verbindung gebracht wird, die beide bekanntlich im Zwischenhirn liegen (in der Brahma-Höhle) und die Körperchemie ebenso steuern wie das Erwachen des Bewusstseins. Die in diesem Code gegebenen Ernährungsempfehlungen tragen ebenso wie die vorgestellten geistigen und körperlichen Übungen dazu bei, diese Drüsen zu aktivieren, das Dritte Auge zu stabilisieren und die energetische Schwingung des Körpers für Gesundheit, Vitalität und Stärkung zu erhöhen. Hier verbinden wir die Welten des Himmels (Zirbeldrüse) und der Erde (Hypophyse), indem wir ihre Energien mischen. Auf diese Weise können wir im Lauf unseres Lebens unseren sechsten Sinn entwickeln, wie es uns bestimmt ist.

Menschen, die mit dem Dritten Auge in Verbindung stehende Probleme haben, können buchstäblich nicht klar »sehen«, was in ihnen und um sie herum vor sich geht. Vielleicht ignorieren sie die Signale ihres Körpers, die ihnen sagen, wo etwas an ihrer Energie oder Körperchemie korrigiert werden muss, oder sie sind blind für niedrig schwingende Gedanken oder Beziehungsmuster, die Stress im Körper verursachen. Es mag ihnen schwerfallen, ihrem inneren Wissen zu vertrauen – den Botschaften des Hypothalamus über das, was in ihrem Körper und Energiefeld vor sich geht. Vielleicht leiden sie unter Kopfschmerzen, Augenproblemen oder Schwindel. Möglicherweise haben sie auch mit Depressionen oder Suchtverhalten zu kämpfen, weil ihre Körperchemie beeinträchtigt und ihre Fähigkeit zur Selbstregulierung eingeschränkt ist.

In der folgenden Tabelle finden Sie eine Zusammenfassung von Schlüsselmerkmalen des sechsten Chakras. Beachten Sie, wie die energetischen Eigenschaften des Chakras die Bereiche des physischen Körpers reflektieren.

Schlüsselmerkmale des Dritten Auges

Name(n)	Sechstes Chakra, Drittes Auge, **Ajna-Chakra**
Lage	Von der Mitte der Stirn nach innen in die Mitte des Gehirns, über und zwischen den Augenbrauen
Farbe	Indigo
Musiknote	A

Betroffene Körperregionen	Augen, Schädelbasis, Ohren, Nase, linkes Auge, linke Gehirnhälfte, Stirnhöhlen, **Hirnanhangs-** und **Zirbeldrüse**
Symptome der »Rückseite«	Albträume, Halluzinationen, Kopfschmerzen, Lernschwierigkeiten, Fehlsichtigkeit, neurologische Probleme, Glaukom
Merkmale der »Vorderseite«	Charisma, höhere Intuition, gesunde Sichtweise, Freiheit von Anhaftungen, Erschaffen von Aufschlussreichem, Wahrnehmung jenseits der fünf Sinne, Sehen der Bedeutung hinter dem Offensichtlichen »Ich bin derjenige hinter den Augen.«
Übungen	• Basisches Ernährungsprogramm • Bewusstes Üben • Gedankenchemie • Energie-Code-Gehirnyoga
Atmung (Wie in Kapitel 8 erläutert)	Visionäre Atmung
Yogahaltungen für bessere Integration	• Herabschauender Hund (**Adho Mukha Svanasana**) • Schulterstand (**Salamba Sarvangasana**) • Haltung des Kindes (**Balasana**) • Der aufgeschlossene Held (**Vipartia Virabhadrasana**), auch »Krieger 4« genannt • Gleichgewichtshaltungen

Neben den Übungen dieses Codes helfen auch die folgenden Yogahaltungen, dieses Chakra zu integrieren und ins Gleichgewicht zu bringen.

Yoga für den Chemie-Code

Die Asana »Herabschauender Hund« ist möglicherweise die wesentlichste Yogahaltung. Sie ist eine der ersten, die neue Schüler lernen, und eine der häufigsten in jeder Schule oder Abstammungslinie. Kinder machen sie ganz natürlich beim Spielen. Sie integriert die Seele von Natur aus in das Leben auf der Erde. Sie ist auch sehr nützlich für das Dritte Auge, weil sie die Energie, die Aufmerksamkeit und den Blutfluss zum Gehirn lenkt.

HERABSCHAUENDER HUND (ADHO MUKHA SVANASANA)

1. Sie beginnen mit Händen und Knien auf der Matte. Platzieren Sie die Hände schulterbreit auseinander, wobei Zeige- und Mittelfinger nach vorn zeigen. Erden Sie beide Hände so auf der Matte, dass Sie mit allen fünf Fingern und den Handflächen in vollem Kontakt mit dem Boden sind.

2. Drücken Sie die Zehen der hüftbreit auseinanderstehenden Beine nach unten und heben Sie die Hüften langsam nach oben und hinten. Strecken Sie die Beine so weit wie möglich, damit Ihr Körper ein umgekehrtes V bildet. Spüren Sie die Ballen der Füße und alle Zehen auf der Matte. (Wenn die Fersen den Boden erreichen, erden Sie sie ebenso wie die gesamte Außenkante jedes Fußes.) Vergewissern Sie sich, dass die Zehen zur Vorderseite der Matte zeigen oder leicht nach innen gedreht sind.

3. Strecken Sie die Arme, und lassen Sie die Schulterblätter von den Ohren weg nach außen fallen, wodurch die Schultern breiter werden. Drehen Sie die Innenseiten der Ellbogen vorsichtig zur Decke, sodass beide Hände vollständig mit der Matte verbunden bleiben.

4. Ziehen Sie das Kinn leicht zum Hals. Achten Sie darauf, den oberen Rücken nicht zu krümmen, um die Halswirbelsäule (Nacken) am Rest der Wirbelsäule auszurichten. Schauen Sie auf Ihren Nabel.

5. Bleiben Sie mindestens 60 Sekunden (oder so lange wie möglich) in dieser Haltung.

6. Um aus der Haltung herauszukommen, richten Sie den Blick auf Ihre Hände. Beugen Sie die Knie und lassen Sie sich sanft auf den Boden sinken.

Nun wollen wir BodyAwake-Übungen integrieren, während wir die Haltung »Herabschauender Hund« einnehmen:

1. Sie befinden sich in der Haltung »Herabschauender Hund« und stellen sich vor, dass Sie Ihre Füße in einem Energiereservoir in der Erde, circa 60 Zentimeter unter Ihrer Matte, verankern. Schließen Sie sich an diese Energie an, indem Sie alle vier Außenseiten jedes Fußes erden. (Wenn es hilft, können Sie die Zehen kurz anheben, um die Fußballen fester mit der Matte zu verbinden, und sie dann wieder ablegen.)

2. Aktivieren Sie Ihre Beine. Wenn die Beine gestreckt sind, heben Sie die Kniescheiben und die Oberschenkelmuskulatur an und stecken die Oberschenkel in die Hüfthöhlen. Wenn Ihre Knie gebeugt sind, spannen Sie einfach alle Beinmuskeln an. Spüren Sie, dass alles aktiviert ist.

3. Aktivieren Sie den Beckenboden *(Mula Bandha).* Atmen Sie Energie von dem Bereich unter Ihren Fußsohlen aus durch Ihre Beine und in Ihren Kern, wie bei der Übung »Tausend-winzige-Strohhalme-Atmung« (Seite 260f.). Füllen Sie Ihren Kern mit Energie, während Sie einatmen. Erden Sie die Hände auf der Matte, aber ziehen Sie die Schulterblätter dabei nicht Richtung Ohren. Spannen Sie den Bereich um Ihr Herz an und ziehen Sie die seitlich an den Rippen *(Latissimus dorsi)* ansetzenden Muskeln in Richtung Brustmitte. Spüren Sie, wie dies Ihre Hände noch fester mit der Erde verbindet.

4. Rollen Sie die Augen fest nach oben, um die Spannung hinter ihnen zu spüren, wenn Sie aus dem Scheitelpunkt des Kopfes ausatmen – aber auch durch die Arme in den Boden unter den Händen.

5. Halten Sie beim nächsten Einatmen die Augen nach oben gerollt und atmen Sie von einer Stelle circa 60 Zentimeter über dem Kopf aus sowie von einem circa 60 Zentimeter unter Ihren Händen auf der Matte befindlichen Punkt aus ein. Bewegen Sie den Atem durch den Kopf und die Mitte des Gehirns, den Hals und die Brust. Bewegen Sie ihn gleichzeitig die Arme hoch, durch die Schultern und ins Herz. Lassen Sie den gemischten Atem dann bis in den Bauch wandern. Spannen Sie den Bereich um das Herz an, und sorgen Sie dafür, dass es sich gut anfühlt!

6. Aktivieren Sie *Mula Bandha* beim Ausatmen und atmen Sie durch das untere Ende der Wirbelsäule und durch die Beine und Füße aus. Achten Sie dabei darauf, dass die Beine vollständig eingerastet sind und alle vier Außenseiten der Füße gegen den Boden drücken.

ZUSÄTZLICHE YOGAHALTUNGEN ZUR INTEGRATION DES DRITTEN AUGES

Außer der Yogahaltung »Herabschauender Hund« können Sie die folgenden Asanas einsetzen, um Ihre Arbeit mit dem Chemie-Code zu optimieren. Denken Sie daran, dass das Anspannen von Bereichen, auf die Sie Ihre Aufmerksamkeit lenken möchten, zwar vorteilhaft ist, aber genauso vorteilhaft ist das anschießende Entspannen in der Haltung. Setzen Sie Ihr bestes Urteilsvermögen ein, um in jeder dieser Haltungen mit den Atem-Code-Übungen zu arbeiten:

- Schulterstand (*Salamba Sarvangasana*),
- Haltung des Kindes (*Balasana*),
- Der aufgeschlossene Held (*Vipartia Virabhadrasana*), auch »Krieger 4« genannt,
- Gleichgewichtshaltungen.

Sie haben mittlerweile viel über Ihr authentisches Wesen gelernt und darüber, wie Sie etwas loslassen und/oder integrieren können, was Sie davon abhält, sich als das zu erleben, was Sie wirklich sind. Sie haben gelernt, Gedanken, Emotionen und sogar Nahrung auf eine Weise zu verarbeiten, die den Ausdruck und die Ausdehnung Ihres Seelenselbst fördert.

Im nächsten und letzten Energie-Code, dem Seelen-Code, werden Sie sehen, wie es ist, wenn Sie sich mit Ihrem Kern, Ihrem wahren Selbst, verbunden haben und in dieser intakten Verbindung leben.

Kapitel 10

DER SEELEN-CODE: WO DIE VIELEN EINS WERDEN

Vor einigen Jahren – ich hatte bereits eine ganze Zeit lang mit den Energie-Code-Übungen gearbeitet und unglaubliche körperliche Heilerfolge sowie mentale und emotionale Veränderungen bei mir und meinen Schülern erlebt – fühlte ich mich veranlasst, in eine tägliche Yogapraxis einzutauchen. Zu meinem Entzücken stellte ich fest, dass Yoga deutlich die Fähigkeit verbesserte, meine Schaltkreise »online zu schalten« und Informationen über meine Körperchemie, mein Energiefeld und mein Seelenselbst zu interpretieren und zu integrieren.

Immer wenn ich in einer Yogahaltung war und Verspannungen in einem Teil meines Körpers spürte, kam ich mit den Geweben in diesem Bereich in Kontakt, indem ich sie bewusst anspannte. Dann atmete ich »durch« sie hindurch. Obwohl ich im Yogakurs angewiesen worden war, »in« einen verspannten Bereich zu atmen, erwies sich die Methode, »durch« ihn zu atmen, als sehr anders, weil es einen verbindenden Kommunikationskreislauf bildete, den ich zuvor noch mit nichts anderem angesprochen hatte. Doch als ich es tat, stellte ich fest, dass sich die Verspannung sofort auflöste und ich die Haltung mit mehr Kraft, Ausdauer und Leichtigkeit weiter einnehmen konnte. Mein Körper fühlte sich leichter an, selbst als er stärker wurde.

Eines Tages war ich früh aufgestanden und eine halbe Stunde zu meinem Yogastudio gefahren, weil ich den Kurs eines ganz bestimmten Lehrers besuchen wollte, dessen Methoden mir besonders gefielen. Dort angekommen, sah ich, dass dieser Lehrer nicht da war und ein Ersatzlehrer den Kurs leiten würde. Ich war enttäuscht! Obwohl ich die Prinzipien der Energie-Codes geübt und an andere weitergegeben hatte, steckte ich flugs mitten in einer Erwartungshaltung, wie dies hier abzulaufen hätte, und fühlte mich im Stich gelassen, als es nicht so lief wie geplant.

Ich war schon einmal in einem Kurs dieses Lehrers gewesen und hatte ihn einfach nicht so sehr genossen. Er war keineswegs schlecht. Es war nur so, dass sein Tempo erheblich langsamer war, als ich es damals wollte. In den ersten Minuten des Unterrichts war ich frustriert und dachte: »Das kann ich heute nicht brauchen!« Dann, etwa zehn Minuten später, dachte ich: »Sue, das ist lächerlich. Es ist sechs Uhr morgens. Du bist seit fünf Uhr wach und eine halbe Stunde gefahren, um hier zu sein. Entweder verbringst du jetzt die nächste Stunde damit, völlig frustriert zu sein, oder du lässt los und erinnerst dich daran, dass alles, was passiert, dich unterstützt.« Mit diesem Gedanken ließ ich mich auf das langsamere, bewusste Tempo des Kurses ein.

Als ich meinen Atem auf das angeleitete Tempo verlangsamte und in meinen Kern zurückfiel, erkannte ich, dass die Bewegung, durch die wir geführt wurden, etwas Neues und Gutes für mich bereithielt. Während wir uns durch einen sich wiederholenden Ablauf von drei verschiedenen Haltungen bewegten, war mein denkender Geist in der Lage, sich absolut *präsent* sowohl in mir als auch im Raum zu entfalten. Ich hörte dem Lehrer zu, war aber gleichzeitig in außerordentlicher Weise auf die tiefinnerste Version meiner selbst eingestellt.

Plötzlich nahm ich eine neblig weiße Substanz in meinem Körper wahr. Wenn ich die Augen schloss, konnte ich »sehen«, wie diese Energie ein Muster bildete, das der Haltung entsprach, die mein Körper gerade einnahm. Wenn ich mich dann langsam in die nächste Position begab, bewegte sich die neblig weiße Substanz mit dieser Absicht. Und wenn ich mich genug in der Haltung niedergelassen hatte, führte sie mich tatsächlich zu berauschenden Details, die ich noch nie erfahren und von denen ich noch in keiner Anweisung gehört hatte. Dann führte ihre mächtige Präsenz mein System mit Weisheit in die nächste Haltung. Auf der Zellebene hatte ich das Gefühl, dass die Ursprünge des Yoga hier lagen: Etwas Inneres »wusste« es einfach. Die Haltungen wurden von unserer Essenz angeleitet, und indem wir sie ganz bewusst einnahmen, konnten wir leichter in den entsprechenden Seinszustand gelangen und diese alte Weisheit anzapfen.

Ich erlebte eine spirituelle Version meiner selbst und wollte einfach aufhören, mich zu bewegen, und in ihrer Anwesenheit sein. Ich wusste aber auch, dass das, was diese Energie in mein Bewusstsein gebracht hatte, die perfekte Kombination aus meiner Konzentration, meiner Absicht, meiner *Hingabe,* meines Atems und der Bewegung meines Körpers gewesen war; und ich wollte, dass dies auch weiterhin passierte! Ich wurde langsamer und hielt mich nicht mehr ganz an die Anweisungen des Lehrers, weil ich auf das konzentriert bleiben wollte, was in mir vorging. Ironischerweise stellte ich fest, dass der Lehrer, der einen für mich erst zu langsamen Kurs gab, nun zu schnell zu unterrichten schien.

Die Situation macht sehr deutlich, dass wir das Tempo des Lebens und die Geschwindigkeit, mit der uns Dinge präsentiert werden, annehmen, dem Geschehen vertrauen und nach seiner Perfektion zusammenarbeiten müssen. Und indem wir so vorgehen, nutzen wir ganz aktiv die Chakras und die wesentlichen Komponenten der Höhle von Brahma und anderer Gehirnzentren, die zu unserer Fähigkeit beitragen, Schöpfer zu sein und wirklich in der spirituellen Schwingung der Einheit zu leben. Wir sind uns tief im Innern bewusst, was entsteht, wenn wir unserem äußeren Leben vertrauen und es einfach leben, während es sich entfaltet. Während wir lernen, bewusst zu atmen, präsent zu bleiben und gleichzeitig sowohl die innere als auch die äußere Welt zu achten, fangen wir an, uns als Seelenselbst mit Leichtigkeit durchs Leben zu bewegen.

Als ich später an diesen Yogakurs zurückdachte, wurde mir klar, dass ich durch das Zusammenwirken von Geist, Körper, Atem und Bewegung eine subtile und umfassende Version meiner selbst erleben konnte, die mir früher nur in der absoluten Stille der Meditation zugänglich gewesen war. Zusätzliche Schaltkreise wurden aktiviert, was es mir möglich machte, mehr von meiner feinstofflichen Energiefrequenz wahrzunehmen. Und diese Schwingungsfrequenz brachte automatisch den Aufbau neuer Schaltkreise in Gang, ohne dass ich mir dessen bewusst war. Zuvor hätte jede Ablenkung (wie die Anleitungen des Yogalehrers oder die anderen Menschen im Raum) meine Konzentration zerstreut, und ich hätte so etwas Subtiles wie die Wahl eines anderen »Radiosenders« gar nicht mitbekommen. Am aufregendsten war jedoch, dass ich, erst einmal auf diese Integrationsstufe gelangt, *anderen würde beibringen können, dasselbe zu erfahren.*

Nach diesem Ereignis vermittelte ich meinen Schülern, wie man sich in die neblig weiße seelenartige Substanz einwählt und sich in der Bewegung in dieses tiefe Selbstgefühl fallen lässt. Bald hatten auch sie tiefere Wahrnehmungen auf der Yogamatte, aber ebenso gut an anderen Orten. Es ging einfach darum, den Geist zu schulen, um zu erkennen, dass wir greifbare Geistwesen sind und dass die Realität unserer wahren Natur für uns sichtbar sein kann.

Was ist der Seelen-Code?

Ich treffe oft Leute, die sagen: »Ich bin nicht sehr spirituell.« Das ist aber unmöglich, weil wir alle Seele oder göttlicher Geist *sind.* Seele ist Energie. Seele oder göttlicher Geist im Körper ist Atem. Wahre Spiritualität ist eher greifbar als religiös oder mystisch. Es ist das täglich, jede Minute stattfindende Verschmelzen von Geist, Körper und Energie zu einer vereinten Kraft, dem Seelenselbst.

Wenn wir uns auf diese einende Weise mit uns selbst beschäftigen und von diesem Ort der Einheit aus handeln, wird »Spiritualität« zu etwas, was wir erfahren, zum Ausdruck bringen und leben. Sie kann nicht mehr von dem getrennt werden, was wir sind. Wenn wir zulassen, dass unser Bauchgefühl oder unsere Intuition den denkenden Geist leitet, führen wir ein spirituelles Leben. Wenn wir erkennen, dass wir nicht von spiritueller Energie geleitet werden, sondern vielmehr selbst diese spirituelle Energie *sind* – dass dieser Geist unser »wahres« Selbst ist und nicht etwas, was wir finden oder nutzen –, handeln wir als *spirituelle Wesen.*

Der Seelen-Code verankert diese Wahrheit für uns, indem er uns Mittel und Wege gibt, uns leicht mit der tiefen Kernweisheit zu verbinden, die ständig in unserem Körpersystem aufsteigt. In diesem Code gehen wir über das Spüren und Verwalten unserer Energie hinaus und konzentrieren den denkenden Geist so, dass er diese Energie nicht mehr als von sich getrennt wahrnimmt. Wie zwei Menschen, die so viel Zeit miteinander verbringen, dass der eine die Sätze des anderen beendet, braucht es hier keinen physischen Hinweis vom einen zum anderen, um Harmonie zu erreichen. Beide leben im selben Strom des Bewusstseins.

Dies ist unser höchstes Ziel: zu einem Ort zu gelangen, an dem Seele, göttlicher und denkender Geist so eng und konsequent zusammenarbeiten, dass sie eins werden. Diese Einswerdung ist der Quantenflip. Es ist ein vollständiges

Eingehen des Seelenselbst in die Schutzpersönlichkeit, in der denkender Geist und Körper ihren angemessenen Platz als Diener der Seele einnehmen, die sich in dieser Welt durch sie zum Ausdruck bringt. Das Ergebnis dieser Verschmelzung ist eine seelenvolle Persönlichkeit, die sich liebevoll und kraftvoll mit dem Leben auseinandersetzt. Statt dass wir versuchen, uns durchzusetzen und andere zu kontrollieren, oder ihnen gefallen wollen, wissen wir jetzt, dass wir gut sind, wie wir sind, und dass das Leben nicht nur sicher ist, sondern sich immer zu unserem Vorteil entfaltet. In der Tat müssen wir überhaupt nicht groß darüber nachdenken. Das Leben ist dafür da, dass wir es leben. Mit dieser entspannten Haltung können wir einfach präsent sein und verfügbar für alles, was uns begegnet, unabhängig von der Geschwindigkeit, mit der es uns geliefert wird. Und mehr noch, wir können selbst etwas erschaffen, statt nur nach besseren Möglichkeiten zu suchen, wie wir auf etwas reagieren. Wir können, ohne zu zögern oder zu lange nachzudenken, Lebenserfahrungen sammeln, und diese Erfahrungen verraten uns wiederum noch mehr über unser wahres Wesen und unsere eigentliche Bestimmung, also darüber, warum wir hier sind.

Solange wir in der Schutzpersönlichkeit leben, richten wir unsere fünf Sinne nach außen und haben gelegentlich »so eine gewisse Ahnung« oder ein Bauchgefühl, dass über das sinnlich Erfahrbare hinaus noch etwas existiert. Wenn wir unsere Aufmerksamkeit jedoch auf die innere Welt lenken, spüren wir, dass sich *die ganze Zeit* eine tiefere Wahrheit offenbart. Diese Wahrheit, die vom zweiten Chakra ausgeht und durch den Zentralkanal aufsteigt, stand uns schon die ganze Zeit zur Verfügung, aber unser Verstand war zu sehr damit beschäftigt, darüber nachzudenken, wie das Leben »funktionieren sollte«, als dass er sie tatsächlich hätte wahrnehmen können.

Wenn sich der Verstand in diese seelenvolle Wirklichkeit einhakt und ihr wirklich vertraut, nimmt er jene ständig auftretenden evolutionären Impulse schneller wahr und kann sie übersetzen. Bald sind jeder Gedanke, jede Handlung und jede Reaktion von einem tieferen Wissen geprägt. Unsere Antworten werden zu Schulterschlüssen, die im Wesentlichen neue Möglichkeiten eröffnen. Das ist es, was wir mit den Energie-Codes kultivieren: Wir bauen mehr Schaltkreise auf, um diese Impulse zu erfassen, bis ihre Wahrnehmung natürlich und instinktiv wird und sie für den denkenden Geist »lauter« sind als sämtliche von außen kommenden Hinweise. Dann festigen wir diese Dynamik noch mehr, indem wir uns bewusst entscheiden, basierend auf der Kommunikation zwischen Seele und Geist zu handeln (oder nicht zu handeln). Ein Leben zu führen, das unserer eigenen inneren Weisheit und Wahrheit entspricht, bedeutet, als Seelenselbst zu leben.

Ich unterrichte seit 30 Jahren Menschen, bin viel gereist und habe mit Zehntausenden von Menschen gesprochen, aber ich habe noch nie jemanden sagen hören, dass er oder sie es bereute, auf ein Bauchgefühl gehört zu haben. Was ich allerdings Hunderte Male gehört habe, ist, dass jemand ein Bauchgefühl hatte, es ignorierte und später sagte: »O Mann, wie ich das bereue!« Was das heißt, kennen Sie sicher aus eigener Erfahrung.

Wir hatten alle schon Momente, in denen wir nicht wussten, was zu tun ist. Hätten wir unsere Aufmerksamkeit in diesem Moment auf unseren Kern gelenkt, wäre wahrscheinlich ein Impuls spürbar geworden, der uns auf den besten Weg geführt hätte. Wir waren jedoch nicht geschult, unsere Aufmerksamkeit auf diese Weise zu lenken. Also konnten wir dieses Bauchgefühl nicht wahrnehmen. Stattdessen haben wir wahrscheinlich eine Entscheidung getroffen, die auf den begrenzten mentalen, emotionalen oder sensorischen Informationen der Schutzpersönlichkeit basierte. Die Ergebnisse solcher Entscheidungen sind unterschiedlich, entsprechen jedoch normalerweise nicht dem, was möglich gewesen wäre, hätten wir Zugang zu unserem ganzen inneren Wissen gehabt. Mit dem Seelen-Code bewegen wir uns auf eine vollständige Integration von Körper, Geist und Seele zu, wobei unsere Richtung klar und sicher ist und Anweisungen mühelos von innen zu uns kommen, wenn dies erforderlich ist – denn dort leben wir.

Auch wenn Sie Ihren denkenden Geist, Ihren Körper, Ihren Atem und Ihre Energie vollständig integriert haben, werden Sie gelegentlich auf ein Bauchgefühl warten … und es meldet sich einfach keins. Sie spüren keinen Impuls. Es fühlt sich einfach leer und dunkel an, wie ein Hohlraum, eine Leere. Dafür gibt es einen sehr guten Grund. Fangen Sie also bitte nicht gleich an, die alte Geschichte zu erzählen, dass Sie unfähig, unzulänglich oder in irgendeiner Weise mangelhaft sind, denn dadurch wird Ihre Fähigkeit vereitelt, Ihrer Wahrheit zu folgen. Der Grund ist nämlich, dass Sie sich in der Leere der Schöpfung befinden.

IN DIE LEERE DER SCHÖPFUNG EINTRETEN

Viele Menschen glauben, die Erfahrung unseres Lebens verlaufe linear. Tatsächlich entfaltet es sich eher in Form eines Kreises – in Form mehrerer Kreise, die übereinandergestapelt wie eine aufsteigende Spirale aussähen. Mit jeder Reise durch den Kreis schließen wir einen *Zyklus* ab und gelangen zu einem höheren Standpunkt, der unserem Potenzial für Ganzheitlichkeit näher ist. So entwickeln wir uns. Ich nenne den kleineren Kreislauf »Lebens-« und den größeren »Evolutionszyklus«. Wenn einer von ihnen abgeschlossen ist, geht es weiter in die nächste Runde der sich entwickelnden Erfahrung.

Der Zyklus besteht aus drei Phasen oder Teilen. Zuerst *erschaffen* wir (Phase der *Schöpfung*). Wir bekommen einen neuen Impuls, eine neue Inspiration und ergreifen die Initiative, um das Entsprechende zu verwirklichen. In dieser Phase bringen wir etwas Neues in die Welt – ein Geschäft, eine Beziehung, ein Kind, ein Kunstwerk oder ein Musikstück. Als Nächstes folgt die Phase der *Erhaltung,* in der das »Projekt« seinen Zweck erfüllt und wir Vorteile daraus ziehen. Hier tragen wir etwas bei, fühlen uns lebendig und haben möglicherweise sogar Überfluss und Erfolg. Sobald das Projekt seinen Lauf genommen und seinen Zweck erfüllt hat, haben wir das Gefühl, dass es abgeschlossen ist und wir weitergehen müssen. Wenn wir nicht an dem festhalten, was wir im Erhaltungszyklus erlebt haben, können wir leichter durch die letzte Phase gehen, die Phase der *Dekonstruktion,* in der das Projekt zu Ende geht und wir loslassen müssen, damit ein neuer Zyklus beginnen kann.

Es überrascht nicht, dass die Phase der Dekonstruktion die ist, mit der wir normalerweise Probleme haben. Wenn wir nicht wissen, dass wir uns in einem Zyklus befinden und unser nächster Neuanfang gleich um die Ecke wartet, wenn wir nicht über unseren derzeitigen Standpunkt hinausschauen können, kann es schwierig sein loszulassen. Dies gilt vor allem dann, wenn wir im Verlauf des Zyklus nicht ganz in unserer tiefinnersten Wahrheit waren und nicht erkannt haben, wie sie zu unserer Entwicklung und Expansion beigetragen hat.

Wir können diesen Widerwillen loszulassen am deutlichsten in Beziehungen sehen. Wie oft waren Sie zu lange in einer romantischen Partnerschaft, einer Freundschaft oder einem Arbeitsumfeld? Wie oft haben Sie sich geweigert, sich zu trennen, selbst wenn Sie wussten, dass dies zu Ihrem Besten gewesen wäre?

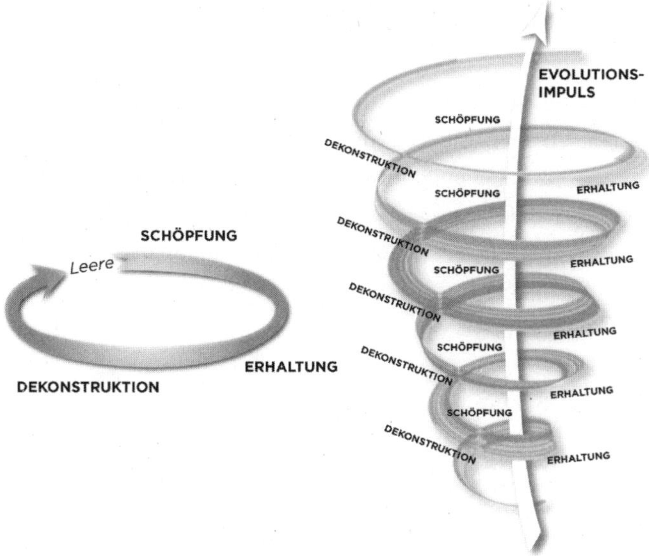

Der Zyklus des Lebens

Wenn wir etwas bauen, wollen wir, dass es für immer hält. Doch auch wenn Liebe für immer andauert, dauert ihre Empfindung in der physischen Welt nur so lange, bis der jeweilige Zyklus abgeschlossen ist.

Das Durchlaufen des Zyklus ist nicht optional. Wir haben nicht die Wahl, Phasen zu vermeiden oder zu überspringen, die uns unangenehm sind. Wir haben jedoch durchaus die Wahl, sie entweder als Schutzpersönlichkeit oder als Seelenselbst zu durchlaufen. Unser Ziel ist es natürlich, unsere Schaltkreise so weit zu erwecken, dass wir im Leben als Seelenselbst in Erscheinung treten und uns der ganzen Fülle der Erfahrung hingeben können. Dann können wir sagen: »Ich war da, ich habe alles gegeben. Was auch immer passiert, soll passieren.« Wenn wir uns andererseits verweigern und nicht alles geben, fällt es uns schwerer, loszulassen, weiterzumachen und für den nächsten kreativen Impuls zur Verfügung zu stehen.

Sobald wir erkannt haben, dass dieser Evolutionszyklus stattfindet und dass sich unsere kreative Natur hier auf diesem Planeten immer wieder neu aufbaut, wird es leichter, zu erkennen, dass es sicher ist, sich diesem Fluss einfach hinzugeben, jeden evolutionären Impuls aufkommen zu lassen und ihn als solchen wahrzunehmen.

Selbst wenn wir das Leben in allen Phasen des Zyklus vollständig annehmen und wissen, dass das Ende eines Zyklus nicht wirklich *das* Ende ist, können wir die Leere der Schöpfung erleben. Die Leere ist eine Pause, ein Stillstand, der offene Raum zwischen dem Ende eines Zyklus und dem Beginn eines neuen. An diesem Punkt gehen wir vielleicht nach innen und suchen nach unserem Bauchgefühl und dem inneren Wissen darüber, was als Nächstes kommt. Und finden – nichts. Wir haben vielleicht sogar das Gefühl, nicht mehr zu wissen, wer wir sind. Wir sind ein paar Herzschläge lang außerhalb des Zyklus und schweben in der Möglichkeit.

Das ist normal. Wenn wir in der Leere angekommen sind, haben wir eine alte Grenze überschritten und sind in einen noch nicht erkundeten Teil unserer selbst eingetreten. Wir haben noch keinen Bezugspunkt, auch nicht als Seelenselbst, sodass unsere Intuition uns noch nicht leiten kann. Wir müssen lernen, uns in der Leere, im Unbekannten wohlzufühlen und uns hinzugeben, bis wir für die nächste Schöpfungsphase bereit sind. Einigen alten östlichen Traditionen zufolge ist *alles* gleichzeitig präsent. AUM *(Om),* der kombinierte Klang *aller* Schwingungen, und *Nada,* der »innere Klang«, die korrespondierende Stille, stehen zusammen für die Leere. Wenn wir uns in diesem »Nichts« wohlfühlen, sind wir bereit für den Quantenflip zu unserem vollsten Selbstausdruck.

Dies zu erkennen ist sehr wichtig, denn paradoxerweise ist die Leere aus Überfluss gemacht! Es ist unmöglich, etwas ganz Bestimmtes darin zu identifizieren, weil nichts fehlt. Daher ist es unsere Aufgabe, dem, was diese unermessliche Weite für uns bereithält, Bedeutung und Identität zu geben – mit anderen Worten: das zu erschaffen, was wir aus der Fülle von Möglichkeiten haben möchten!

Die Übungen und Hinweise in diesem Kapitel helfen Ihnen, nicht an der Vergangenheit festzuhalten und sich elegant durch die Leere in die nächste kreative Phase Ihres Lebens zu bewegen. Je leichter Ihnen das fällt, desto leichter bleiben Sie im Seelenselbst verankert und bauen energetische Schaltkreise auf, um Ihr wahres Selbst zum Ausdruck zu bringen. Angst, Zweifel und Unsicherheit ziehen Sie nicht zurück in die Schutzpersönlichkeit. Letztendlich geht es im Seelen-Code darum, in einem Zustand der Gnade leben zu lernen, darauf zu vertrauen, dass sich das eigene Leben so entfaltet, wie es sein muss, und was immer gerade geschieht, sofort als etwas zu erkennen, was zum eigenen Besten ist, und es als Leitfaden für das weitere Wachstum zu nehmen. Indem Sie alle Ihre Erfahrungen annehmen, statt zu leiden, zu trauern, zu zweifeln oder auf andere Weise gegen den natürlichen Lebenszyklus anzukämpfen, können Sie schneller wachsen und mehr von dem manifestieren, was Sie wirklich wollen.

Die Strategien dieses Codes beschwichtigen den überaktiven Verstand und stimmen ihn auf das Seelenselbst ein, damit er wirklich präsent dafür wird und sich mit den ständig aus ihm aufsteigenden Impulsen identifiziert. Dieser Code führt uns weiter, als das bisherige allgemeine Studium der Energiemedizin geführt hat. Wir identifizieren uns mit unserer Energie, leben daraus und erschaffen so eine ganz andere Wirklichkeit. Je mehr wir wissen, dass es keine Trennung gibt – dass wir tatsächlich aus spiritueller Energie bestehen, dass wir diese Energie *sind* –, desto mehr können wir uns damit identifizieren und desto schneller können wir handeln, ohne zweimal darüber nachdenken zu müssen: ohne Fragen, ohne Zweifel und ohne dass wir andere um ihre Zustimmung bitten müssen, bevor wir uns sicher fühlen, etwas Neues anzufangen. Wenn wir die Informationen des Seelenselbst bewusst übersetzen und in unser physisches Leben bringen, laden wir den Himmel auf die Erde ein. Wir werden wahre Schöpfer und leben in »Himmel-Erde«, wo es keine Trennung zwischen beiden gibt. *Das* bietet der Seelen-Code, und hier sind die entsprechenden Übungen.

Die Seelen-Code-Übungen

ÜBUNG 1: DEN EIGENEN MEDITATIONSSTIL ENTDECKEN

Damit der Verstand sich einzugestehen lernt, dass es seine Aufgabe ist, Ihr wahres Ich zu betreuen, muss er anfangen, auf Ihr wahres Ich zu *hören*. Dieses »Ich«, das wir hier suchen, ist Ihr tiefes, wahres, authentisches Seelenselbst – das, wovon Sie wissen, dass es im Herzen der Herzen wohnt. Damit Sie das Leben führen können, das Sie als höchst wahr und erfüllend empfinden, muss Ihr Verstand dieser Version Ihrer selbst ständig und beständig dienen und sich immer darauf beziehen. Dafür muss man dem Verstand beibringen, dass es nicht nur seine Aufgabe ist, die ganze Zeit Gedanken zu denken. Er muss sich auch lange genug verlangsamen, um seine eigentliche Aufgabe zu erfüllen, nämlich zu erkennen, was Ihr wahres Ich offenbart.

Dies können Sie erreichen, indem Sie jeden Tag einige Zeit damit verbringen, dass Sie die gegenwärtige Angewohnheit des Geistes unterbrechen, wie besessen zu denken. Vergessen Sie nicht, dass der Geist – wie ein Welpe – durch ständige Wiederholung trainiert wird, während sich das Energiefeld im Nu ändern kann. Ihr Ziel ist es, die beiden anzuweisen, für eine effiziente und dauerhafte Veränderung zusammenzuarbeiten. Sie brauchen dieses Training nicht über einen längeren Zeitraum durchzuführen, aber zunächst ist es erforderlich, es regelmäßig zu machen. Die beste Möglichkeit, den sich schnell drehenden »Deckenventilator« des denkenden Geistes zur Zusammenarbeit zu bewegen, ist die Meditation.

In der Meditation ziehen wir unseren Fokus von der Außenwelt ab und richten ihn nach innen, um auf unser wahres Ich zu hören, das Seelenselbst. Das ähnelt dem, das wir bereits praktiziert haben, doch statt das Energiefeld wahrzunehmen, als ob es etwas von uns Getrenntes wäre, konzentrieren wir uns jetzt darauf, den *denkenden Geist* – der nur unser Werkzeug ist – zu trainieren und zu zähmen, damit er lernt, unser wahres Ich automatisch wahrzunehmen und zu interpretieren, genau wie es mir in der beschriebenen Yogastunde passiert ist.

Es ist nicht einfach, den denkenden Geist frei von Gedanken zu machen oder ihn sogar zu verlangsamen. Das ist kontraintuitiv zu dem, was der Verstand als Schutzpersönlichkeit tun möchte. Einige Meditationsstile passen besser zu Ihnen als andere. Manche Menschen lernen am besten mit visuellen Mitteln. Wenn sie etwas gezeichnet oder geschrieben sehen, erinnern sie sich eher daran. Manche Menschen lernen am besten kinästhetisch, also indem sie etwas ausführen, es mit dem Körper darstellen. Andere, die eher auditiv orientiert sind, lernen am nachhaltigsten, indem sie die entsprechenden Anleitungen oder Erklärungen hören.

Es folgen nun spezifische Meditationsmethoden, die auf drei grundlegenden Lernstilen basieren. Sie bedienen sich der bereits vorhandenen Schaltkreise. Beständiges, regelmäßiges Üben von im Idealfall 20 Minuten pro Tag wird Ihnen helfen, Ihren denkenden Geist darin zu schulen, still zu sein, wenn Sie auf das Seelenselbst hören und noch mehr Schaltkreise aufbauen müssen, die Sie auf Ihre innere Führung einstimmen.

Wenn Sie visuell lernen:

1. Setzen Sie sich bequem hin und platzieren Sie eine brennende Kerze vor sich. Stellen Sie einen Timer so, dass er nach fünf Minuten erklingt.

2. Atmen Sie ein paarmal tief durch, und spannen Sie dann die Ankerpunkte an: Wurzelverschluss, Herzzentrum, Kehle/Hals und Drittes Auge.

3. Beginnen Sie, langsam und sanft durch den Zentralkanal zu atmen, und setzen Sie diese Atmung für die Dauer der Übung fort.

4. Schauen Sie jetzt einfach nur in die Kerzenflamme. Ziel ist es, die gesamten fünf Minuten bei der Flamme präsent zu bleiben. Dies bedeutet, dass Sie die Gedanken vorbeiziehen lassen, die Ihnen unweigerlich in den Sinn kommen. Wenn ein Gedanke auftaucht, sagen Sie: »Darüber denke ich später nach. Im Moment – Kerzenflamme – nichts weiter.« Vielleicht atmen Sie einige Male durch, bevor der nächste Gedanke auftaucht!

Wir meditieren, um den denkenden Geist darauf zu trainieren, ohne Gedanken zu sein, damit wir die Präsenz, die von tief innen aufsteigt, wahrnehmen und unsere Aufmerksamkeit dann bewusst auf das richten können, was wir uns in der Außenwelt ausgesucht haben, ohne von der Überaktivität des Geistes kontrolliert zu werden. Gedanken wie »Mache ich das überhaupt richtig?«, »Ich kann das nicht« oder »Das ist verrückt!« sind üblich und perfekt, weil sie anschaulich machen, wie sehr der denkende Geist die Show steuert. Wenn sich also wieder Gedanken einstellen, sagen Sie einfach: »Nein. Jetzt nicht. Im Moment nur die Kerzenflamme.« Indem Sie Ihrem Geist eine visuelle Fokussierung geben, können Sie die richtige Rolle leichter spielen: Wahrnehmender des wahren Seelenselbst!

Wenn Sie kinästhetisch lernen:

1. Setzen Sie sich einige Minuten bequem hin und atmen Sie ganz langsam. Versuchen Sie nicht, den Atem durch den Zentralkanal nach oben und unten zu *treiben.* Folgen Sie dem Atem einfach, und achten Sie darauf, wie er sich auf natürliche Weise durch die Nase bewegt, ganz nach oben in die Nasen- und Nasennebenhöhlen sowie nach unten in den Hals und die Lungenspitzen.

2. Atmen Sie ein paarmal durch und spannen Sie vorsichtig und langsam das Herz und dann den Hals an. Folgen Sie dem Atem sanft weiter. Konzentrieren Sie sich wirklich darauf, wie sich die angespannten Bereiche und der Atem anfühlen, als seien Sie mit ihnen da drinnen – in Ihrem Körper. Sie können beispielsweise auf das kühlende oder wärmende Gefühl in den Nasenlöchern oder auf den spürbaren Luftstrom achten, wenn er in die Nasennebenhöhlen eintritt. Beim Ausatmen spüren Sie möglicherweise, was im Rachen passiert oder in der Lunge vor sich geht. Manchmal ist der nach oben steigende Atem deutlicher, manchmal der nach unten gehende. Achten Sie so oft wie möglich darauf, wie sich jeder Moment und jede Bewegung anfühlt.

3. Verlängern Sie die Atmung nun, indem Sie ganz langsam einatmen und dabei bis vier, sechs oder acht zählen. Atmen Sie dann auf die gleiche Anzahl von Zählimpulsen aus. Letztlich versuchen Sie, die Atmung auf zehn, zwölf oder 14 und noch mehr zu verlangsamen. Doch wo immer Sie anfangen, es geht hauptsächlich darum, für die gleiche Zeitspanne ein- und auszuatmen und den Atem zu spüren, während er sich durch den Körper bewegt. Das Zählen ist zunächst zwar hilfreich und sogar notwendig, aber wenn Sie diese Übung regelmäßig praktizieren, können Sie Ihrem System auch erlauben, dieses rhythmische Atmen nur zu fühlen und wahrzunehmen – ohne zu zählen.

Indem sie dem denkenden Geist die Aufgabe geben, den Atem auf diese Weise zu verfolgen, unterbrechen kinästhetisch Lernende den für den Geist typischen Modus des »fahrenden Zuges« und geben ihm die Möglichkeit, sich vom Energiefluss im Kern tragen zu lassen, dem Seelenselbst.

Wenn Sie auditiv lernen:

1. Setzen Sie sich an einen ruhigen Ort, an dem Sie nicht gestört werden können.

2. Schließen Sie die Augen, und sprechen oder singen Sie ein Mantra Ihrer Wahl – ein einfaches Wort oder einen Satz, das oder der eine bestimmte energetische Kraft hat und ständig wiederholt wird. Zu den häufigsten Mantras, die bei Meditationsübungen verwendet werden, gehören *Om* (oder AUM), der »universelle Klang«, *Sat Nam,* was »Wahrheit, wahre Identität« oder »Ich bin Wahrheit« bedeutet, und *Om Namah Shivaya,* was im Shaiva Siddhanta oder tantrischen Shivaismus übersetzt wird mit: »Universelles Bewusstsein ist eins.« Sie können auch ein Mantra wie »Halleluja« oder »Alleluia« wählen, »Ich bin, was ich bin« oder einfach »Ich bin«.

3. Singen, sprechen, chanten oder lassen Sie Ihr Mantra (am besten) still erklingen und wiederholen Sie es mehrere Dutzend Male oder mindestens fünf Minuten lang. Mit etwas Übung spüren Sie, wie sich Ihr denkender Geist zurückzieht, wenn der Klang des Mantras in Ihrem Bewusstsein Vorrang hat. Verlängern Sie die Übung, bis sie etwa 20 Minuten dauert. Wenn Ihr Verstand wandert, aktivieren Sie einfach sanft *Mula Bandha,* kehren zurück und fangen von vorn an.

Für auditive Lernende ist die Wiederholung eines Mantras ein sehr hilfreiches Instrument, um leichter meditieren zu können. Die Wiederholung des Wortes oder Satzes hat eine tranceähnliche Wirkung und fördert die Stille im Geist. Wenn der Klang, den Sie erzeugen, in Ihrem gesamten System widerhallt, fühlen Sie sich ganz in Ihrem Körper. Dadurch wird Ihnen deutlicher bewusst, dass Sie »der beziehungsweise die hinter den Kulissen« sind. Dies gibt Ihnen die Perspektive, die Sie brauchen, um sich nicht länger mit dem denkenden Geist zu identifizieren. Selbst wenn Sie Ihr Mantra leise »sagen« oder innerlich »beabsichtigen«, wird der Schaltkreis aktiviert, der gut auf das auditive Lernen reagiert, und der denkende Geist wird ruhig.

Sobald Sie Ihre Fähigkeit perfektioniert haben, sich während der Meditation sanft im Kern Ihres Körpers aufzuhalten, entspannen Sie gezielt alle verspannten Muskeln, um den größtmöglichen Nutzen aus jeder dieser drei Übungen zu ziehen.

Darüber hinaus bringt jedes Mantra, das starke Vokale – »ah«, »a«, »ee«, »o« und »oo« – enthält, unsere Energiezentren »online« und fördert daher das Erwachen bestimmter Aspekte unseres Bewusstseins. Wie wir den Chakradiagrammen dieses Buches entnehmen können (Seite 96f.), entspricht jedes Energiezentrum einer bestimmten Musiknote, die auf der gleichen Frequenz schwingt. Dies ist einer der Gründe, warum wir alle Musik lieben und sie gern auch mal summen, pfeifen oder singen: ihre Schwingungsfrequenzen. Vor allem klassische Musik versetzt uns in einen Zustand der vollständigen »Tastaturaktivierung«, in dem wir uns begeistert, verjüngt und inspiriert fühlen. Das liegt daran, dass so viele verschiedene Schwingungsfrequenzen gleichzeitig getroffen werden, und dies auch noch in verschiedenen Rhythmen, was die Chakras auf sehr befriedigende und erfüllende Weise aktiviert. Auch andere Ton- und Schwingungssequenzen, etwa Chants aus östlichen Kulturen, aktivieren die Energiezentren auf eine Weise, die Stille und Präsenz fördert, während wir dennoch klar und wach sein können. Aus all diesen Gründen bringt das Tönen von Mantra- und Musikschwingungen durch den Körper eine integrierende Qualität in die verschiedenen Energiezentren und auf die entsprechenden Bewusstseinsebenen.

—

Die häufigste Bemerkung, die ich von Leuten höre, die meditieren lernen, ist: »Ich versuche, zu meditieren, aber mein Kopf fängt einfach an zu *denken.*« Das ist normal und *der Grund, warum Sie meditieren wollen*! Nehmen Sie diese Erfahrung an, anstatt sie zu beurteilen, und sorgen Sie für eine bessere Beziehung zwischen Ihrem Seelenselbst und Ihrem denkenden Geist, indem Sie Liebe ins Spiel bringen.

Wenn Sie diese Meditationsübungen drei- bis viermal in der Woche ausführen, wird der ständige Gedankenfluss nach einer Weile aufgehalten, sodass Sie sich selbst jenseits Ihres denkenden Geistes erleben und den Zustand der tiefen Präsenz erfahren können, den wir alle suchen. Wir müssen die Flügel des Deckenventilators liebevoll verlangsamen, um zwischen unsere Gedanken zu kommen und zu sehen, was dahintersteckt.

Die nächste Übung kombiniert mehrere individuell wirksame Elemente, die zusammen eine Gehmeditation ergeben, die den Übergang zum Seelenselbst erleichtert.

ÜBUNG 2: ZENTRALKANAL-ATMUNG BEI SPAZIERGÄNGEN IN DER NATUR

In der Natur sind Sie entspannter. Der Stress scheint zu verschwinden, und Sie fühlen sich wohler in Ihrer eigenen Haut, eher wie Ihr »wahres Selbst«, als sei alles Falsche von Ihnen abgefallen. Vielleicht fühlen Sie sich lebendig und fröhlich, vielleicht gewinnen Sie Klarheit.

Die Energien der Natur beruhigen und beleben uns und fördern unsere kreativsten Gedanken. Sie verwandeln die Überlebensphysiologie unserer Schutzpersönlichkeit in die schöpferische Physiologie des Seelenselbst. Wenn wir in der Natur spazieren gehen, beruhigt, belebt und erdet uns ihre Energie, und wir finden zu einem schöneren Ausdruck unserer selbst. Ein nicht durch die Linse des falschen Selbst verzerrtes Wissen tritt zutage. In der Schwingungsresonanz der Natur unterstützt uns der kraftvollste Ionenaustausch auf dem Planeten physisch und energetisch dabei, den Quantenflip zu vollziehen.

Bis hierhin haben wir in diesem Code hauptsächlich in Meditation gesessen und gleichzeitig mit unserem Energiefeld und der Zentralkanal-Atmung gearbeitet. Diese Übung versetzt uns in *Bewegung* und hilft, Schaltkreise im Unterbewusstsein aufzubauen, die die Animation dieser wahren, wesentlichen Version unserer selbst unterstützen. Es reicht nicht aus, sich nur in die Meditation zurückzuziehen und mit der schönen Stille des Seelenselbst in Kontakt zu kommen (obwohl dies ein guter Ausgangspunkt ist). Letztlich müssen wir das Seelenselbst durch Handeln in die Welt bringen. Wir müssen als Seelenselbst *leben* und uns in unserem ganz konkreten täglichen Leben in Bewegung setzen, wo wir unsere gesamte Erfahrung der physischen Welt verändern können. Wir dürfen nicht einfach zulassen, dass unser wahres Selbst nur in einem meditativen Vakuum existiert.

In der Natur zu wandern oder spazieren zu gehen ist die perfekte Aktion für die Energie-Code-Arbeit. Die Frequenz der Natur ist die Schwingung Seelenselbst. Wir sind nicht von der Natur getrennt. Die Natur, das *sind* wir. Wenn wir Zeit im Freien verbringen, fällt es uns leichter, unsere wahre Wellenlänge zu finden und mit uns selbst in Harmonie zu kommen. Die Zentralkanal-Atmung steigert das Gewahrsein unseres Energiefelds, baut neue Schaltkreise auf, um unser wahres Selbst zu wecken, und integriert verstreute Einschlüsse festsitzender Energie, die uns davon abhalten, unsere Ganzheit zu erkennen und zu leben. Wenn wir beides kombinieren und die natürliche und regelmäßige Bewegung des Gehens hinzukommt, entsteht eine kraftvolle Alchemie in Körper, Gehirn und Atem. Hier die einzelnen Schritte dieser Übung:

1. Suchen Sie sich einen Ort in der Natur, an dem Sie wandern oder spazieren gehen können – im Wald, auf einer Wiese, am Meer, an einem Fluss oder Bach entlang, in den Bergen oder sogar in Ihrer eigenen Nachbarschaft … wo immer Sie in Kontakt mit der Natur sind.

2. Strecken Sie die Arme gerade über den Kopf, und schnippen Sie mit den Fingern, um Ihre Aufmerksamkeit auf ein zusätzliches Energiezentrum zu lenken, das als achtes Chakra oder Nordstern bekannt ist und etwa 45 Zentimeter über Ihrem Kopf liegt. Merken Sie sich diesen Raum. Dieses Chakra ist die Heimat der hochfrequenten Energien unseres Lebenszwecks.

3. Aktivieren Sie nun die vier grundlegenden Energie-Code-Ankerpunkte (Wurzelverschluss, Herzzentrum, Kehle/Hals und Drittes Auge), und führen Sie die Zentralkanal-Atmung durch. Fügen Sie den Nordstern als zusätzlichen Ankerpunkt für den Atem hinzu, wenn Sie ihn durch den Kanal bewegen. Sorgen Sie wie immer dafür, dass es sich gut anfühlt.

4. Üben Sie, die Eindrücke aus der schönen Natur ringsumher schwingungsmäßig mit Ihrer inneren Welt in Einklang zu bringen. Lassen Sie das äußere Heiligtum das für Sie darstellen, wonach das innere Heiligtum sucht, und beides stimmig werden. Es ist eine großartige Übung!

Einer meiner Lehrer gab einmal die Anleitung: »Jeden Tag eine Stunde in der Natur.« Das umzusetzen hat mir bei der Verkörperung sehr geholfen.

Die Elemente der Natur entsprechen bestimmten Aspekten unseres Systems und bestimmten Phasen des Evolutionszyklus. Wasser beispielsweise ist das Element des Emotionalkörpers und steht mit der Schöpfungsphase des Evolutionszyklus in Verbindung. Fließendes Wasser erleichtert unter anderem das Bewegen festsitzender Emotionen und den Fluss der Kreativität. Erde ist das Element des Wurzelchakras und steht für die Phase der *Erhaltung* im Evolutionszyklus. Ein Spaziergang durch den Wald hat eine enorm erdende und ausgleichende Wirkung. Das Element Feuer ist mit dem mentalen Körper im Solarplexus und mit der Phase der *Dekonstruktion* im Evolutionszyklus verbunden. Es brennt sich durch alte Paradigmen und beleuchtet dunkle Stellen in der Psyche. Das Element Luft (in Form von Wind) steht mit der Leere der Schöpfung in Verbindung. Es ermöglicht Expansion und hilft, dichte Energien aufzulösen, damit ein neuer Kreislauf beginnen kann.

Zusammen helfen uns diese Elemente, unsere Energie zu integrieren. Wenn beispielsweise indigene Menschen um ein Feuer tanzen, gründen sie in der Kontinuität von Kultur und gemeinsamer Erinnerung und brennen sich durch dichte Energien und mentale Blockaden, um klarer zu sehen. Wenn wir auf einem Berggipfel stehen und der Wind um uns herum bläst, haben wir vielleicht das Gefühl, dass die Zeit stehen geblieben ist und wir in die Leere eingetreten sind. Aber wir sind dennoch in den Millionen Jahre alten Zyklen der Berge verankert.

Wenn wir besser integriert sind und mehr Schaltkreise in uns aktiv werden, interpretieren wir die evolutionären Impulse, die durch uns aufsteigen, genauer und ganzheitlicher. Unsere Wünsche kommen von einer in uns aufsteigenden Vision und unsere Entscheidungen von einer höheren Sphäre unserer Bestimmung. Unsere Ideen wirken innovativ und kreativ, weil sie auf Ganzheit beruhen. Dann können wir schließlich tätig werden, um diese Ganzheit und Integration in unserem täglichen Leben anzuwenden und vollständiger als Seelenselbst zu leben.

Ja, all das kann mit einem einfachen Spaziergang am Strand oder durch den Wald beginnen.

ÜBUNG 3: ACHTSAME UND GEDANKENFREIE PRÄSENZ

Wenn der außer Kontrolle geratene Geist »sein Ding macht«, sind wir nicht wirklich *hier*. Wir sind woanders – in der Zukunft oder in der Vergangenheit – oder wiederholen einfach gedankenlos unsere gewohnte Art, Informationen zu verarbeiten und uns in bestimmte Situationen zu bringen, weil es vorgegeben oder uns einfach vertraut ist. Wir glauben dieser Vorgabe. Wir sind vorbestimmt oder vorzeitig zu einem Ergebnis gelangt, ehe das Leben überhaupt eine Chance hatte, sich zu entfalten. Um dies zu ändern, müssen wir ein neues Muster der »Freiheit von Gedanken« kultivieren.

Von der Vorherbestimmtheit zur Präsenz

Mein Leben ist ein großartiges Beispiel dafür. Vor Jahren, bevor ich als Seelenselbst zu leben begann, stand mein Körper von dem Moment an, in dem ich morgens die Augen aufschlug, unter Strom: »Ich muss meine Klinik leiten, den anderen Ärzten und dem Personal Anweisungen geben, die Patientenlast bewältigen, die Methoden meines Vaters unterrichten und mit dem halsbrecherischen Tempo klarkommen, das erforderlich ist, um dies alles zu bewerkstelligen ...« Noch bevor ich meine Füße auf den Boden gestellt hatte, befand ich mich bereits im Hochleistungsmodus. Weil ich dieses energetische Muster aus Megastress und Geschäftigkeit in meinem Körper geschaffen hatte, blieb meinem Tag gar keine andere Wahl, als sich entsprechend zu entfalten.

So sieht es aus, wenn wir auf Autopilot geschaltet haben. Es gibt keinen Platz für Wachstum, Kreativität oder spontane Freude. Es gibt keinen Raum, in dem das Seelenselbst – das wahre Selbst – auftauchen und erkannt werden könnte. Wenn Sie auf Autopilot sind, werden Sie nie das Leben haben, das Ihnen bestimmt war, als Sie auf diesen Planeten gekommen sind.

Um aus diesem Programm auszusteigen, müssen wir tief in unseren Kern eintauchen und ganz in den Moment zurückkehren, in dem wir uns *genau jetzt* befinden. Im gegenwärtigen Moment gibt es keine Probleme. Diese andere Art von Energie können Sie sehr zu Ihrem Vorteil nutzen. Heute ist es mein erklärtes Ziel, aufzuwachen und mich in den Tag zu begeben, bevor ich einen einzigen

Gedanken daran verschwende, wie er ablaufen könnte. Wenn ich anfange, etwas verstehen, interpretieren, vorhersagen, analysieren oder kategorisieren zu wollen, gehe ich einfach zur Zentralkanal-Atmung über. Während ich mich ganz auf den Atem und die liebevolle Gegenwart meines Seelenselbst konzentriere, bin ich damit beschäftigt, einfach nur zu leben.

Wenn meine Schüler Angst haben oder sich Sorgen über etwas machen, was auf sie zukommt, bitte ich sie, zu sich zu kommen und sich zu fragen: »Geht es mir in diesem Moment, gerade jetzt, gut? Ich weiß zwar, dass morgen ein schrecklicher Tag sein könnte und dass die nächste Woche wahrscheinlich eine echte Herausforderung werden wird – aber jetzt, geht es mir in diesem Moment gut?« Der Verstand wird zugeben müssen, dass es mir in der Tat in genau diesem Moment gut geht. »Und was ist mit dem nächsten Moment? Und dem übernächsten?« Die Antwort wird dieselbe sein. Indem Sie so durch einige Momente gehen, wecken Sie auf der unbewussten Ebene die Erkenntnis, dass es Ihnen *genau jetzt* immer gut geht. Nur wenn Sie sich von sich selbst entfernen und vorausschauen, ohne im Moment geerdet zu sein, sind Sie ängstlich sich.

Dies sind nun die Schritte zur Kultivierung einer achtsamen und gedankenfreien Präsenz im Hier und Jetzt:

1. Scannen Sie morgens gleich nach dem Aufwachen und noch vor dem Aufstehen Ihren Zentralkanal, und achten Sie darauf, wo Ihr Körper aktiviert ist und ob es Bereiche gibt, die Ihre Aufmerksamkeit stärker auf sich ziehen als andere.

2. Spannen Sie einen Bereich an, in dem die Energie nicht so leicht zu fließen scheint. Atmen Sie langsam und sanft durch den Zentralkanal und integrieren Sie diesen Bereich.

3. Schauen Sie später in Ihrem Chakra-Diagramm (Seite 96f.) nach, auf welche Bewusstseinsaspekte sich dieser Bereich des Körpers und des Energiesystems bezieht. Nehmen Sie sich vor, diesem Bereich für den Rest des Tages mehr Aufmerksamkeit zu schenken. Achten Sie darauf, wie er sich in Ihrem Leben bemerkbar macht und Sie möglicherweise bittet, ihn aufzuwerten.

4. Wenn Sie aufstehen, sehen Sie, wie lange Sie vollständig präsent bleiben können, während Sie sich durch Ihren Tag bewegen. Gehen Sie vom Bett weg, schauen Sie in den Spiegel, putzen Sie sich die Zähne, gehen Sie auf die Toilette … und schauen Sie, wie weit Sie in Ihrem Alltag präsent bleiben können, ohne über die Zukunft oder die Vergangenheit nachzudenken. Freuen Sie sich einfach auf das, was Sie gerade tun. Je präsenter Sie sind, desto mehr können Sie als Seelenselbst leben.

Anfangs mag es sich anfühlen, als müsse man in Zeitlupe gehen, um präsent zu bleiben. Doch je mehr Schaltkreise Sie aufbauen, desto schneller können Sie mit der Fähigkeit, »jetzt hier zu sein«, durchs Leben gehen. Dies ist eine enorm nützliche Angewohnheit, die es zu entwickeln gilt. Und die perfekte Zeit, sie einzuüben, ist der frühe Morgen, noch bevor der denkende Geist voll auf Autopilot geschaltet hat. Bewusstsein und Unterbewusstsein sind zu diesem Zeitpunkt am besten aufeinander abgestimmt und können leichter neue Funktionsmuster entwickeln. Je mehr achtsame und gedankenfreie Präsenz Sie in Ihren Tag bringen können, desto mehr Schaltkreise können Sie aufbauen, um diese tiefe innere Stille aufrechtzuerhalten, selbst wenn Sie in Bewegung sind.

Sind Sie gut im gegenwärtigen Moment verankert, und haben Sie die erforderlichen Schaltkreise »online«, können Sie auch dann noch in der Physiologie des Jetzt bleiben, wenn Sie an die Zukunft denken. Sie können sich dem Kommenden mit einer gewissen Zuversicht nähern, weil Sie sicher sind, dass Sie in jedem Moment *ganz genau* wissen, was Sie tun müssen. Weil Sie sich der Zukunft so nähern, wie Sie sich diesem einen Moment nähern – ohne Bedingungen, Anhaftungen, Urteile, Ablehnung oder Ängste.

ÜBUNG 4: VERSCHMELZEN VON MUSTERN ZUR EINBINDUNG DES SEELENSELBST

Der schnellste und direkteste Weg zur Veränderung – in Ihrem Körper und in Ihrem Leben – verläuft auf der energetischen Ebene. Das liegt daran, dass sich Energie schneller bewegt als alles andere, und zwar definitiv schneller, als wir unsere Denkmuster und Überzeugungen ändern können! Die immense Kraft des Denkens kann Photonen lenken und bewirken, dass sich etwas als »Realität« in dieser dreidimensionalen Welt manifestiert. In dieser Übung arbeiten wir mit Gedanken *und* Energie, um uns der Identifikation mit dem und der Verkörperung als Seelenselbst noch näher zu bringen.

Wie wir uns selbst definieren, wirkt sich spürbar auf das aus, was wir in unserem Leben schaffen. Wann immer wir die Worte »Ich bin« verwenden, erzeugen wir ein kraftvolles Leitmuster für unsere Energieanordnung, eine Blaupause für die Manifestation, dem unsere physische Welt folgen wird. Daher ist es äußerst wichtig, sich dessen bewusst zu sein, was wir auf »Ich bin« folgen lassen.

Zunächst hätte ich gern, dass Sie sich darüber bewusst sind, wie es sich im Körper anfühlt, wenn Sie eine Erklärung abgeben, die mit »Ich bin« beginnt. Es gibt eine gewisse Energie, die durch den Körper strömt, wenn wir »Ich bin« sagen, ganz unabhängig von der Eigenschaft, die wir bestätigen wollen. »Ich-bin«-Aussagen, die uns mit der Schutzpersönlichkeit in Einklang bringen, fühlen sich energetisch anders an als »Ich-bin«-Aussagen, die uns tiefer im Seelenselbst verankern.

Ich möchte, dass Sie das Muster des Energieflusses durch den Körper kennenlernen, wenn es Ihr Ziel ist, sich mit dem Seelenselbst zu identifizieren. (Zur Erinnerung: Das Seelenselbst ist die absolut unerschütterliche Gegenwart des Göttlichen in Ihnen, während die Schutzpersönlichkeit die relative Welt der Wahrnehmung, des Urteils und der einschränkenden Überzeugungen repräsentiert. In dieser Übung können die beiden jeweils damit verbundenen Energiemuster eins werden.) Achten Sie darauf, wo im Körper die Energiemuster blühen. Wo hasten sie? Wo integrieren sie sich? Was ist akzentuiert? Was scheint in den Hintergrund zu treten und regelrecht zu verblassen in Gegenwart dieser neuen Identität?

Ein auffälliges Muster ist beispielsweise, dass die äußeren Muskeln des Körpers – die Kampf- oder Fluchtmuskeln, die aktiv werden würden, wenn ein Bär in den Raum gestapft käme – sich entspannen, sobald wir uns in unseren Kern bewegen. Während wir uns auf den Zentralkanal des Körpers konzentrieren, die tieferen, dem Kern näher liegenden Muskeln anspannen und dort atmen, entspannen sich die äußeren Muskeln automatisch. Wir sind körperlich und emotional mehr zentriert, wenn wir uns an der zentralen Lotlinie des Körpers ausrichten.

Als sich meine persönliche Verschiebung zu meinem Seelenselbst und meiner inneren Führung allmählich integrierte, bemerkte ich eine enorme Veränderung in der Art und Weise, wie die Muskeln hinter meinen Augen im Innern meines Schädels zusammenarbeiteten. Eine Entspannung fand immer dann statt, wenn ich die Schaltkreise für das Funktionieren von innen nach außen aufbaute, statt von außen nach innen zu reagieren. Als sich mein Drittes Auge öffnete, begann sich mein Kronenchakra mit dieser anderen Welt zu verbinden, in der ich Energie sehen und als Energiewesen leben konnte.

Auch Sie können Ihre Aufmerksamkeit auf Ihre Augen lenken, wenn Sie sich ganz in Ihren innersten Kern fallen lassen. Die Muskeln entspannen sich leichter, und Sie haben möglicherweise das Gefühl, dass Sie sich mühelos hinter Ihren Augen »niederlassen«. Als ich selbst das bemerkte, begann ich meinen Augenfokus als Türöffner zu nutzen, um bewusst zum Seelenselbst überzuwechseln. Die Übung »Energie-Code-Gehirnyoga«, die wir im Zusammenhang mit dem Chemie-Code kennengelernt haben, hilft, die Energien des Seelenselbst zu aktivieren. In der Yogatradition wird diese Praxis, den Blick zu lenken, *Drishti* genannt. Sie wird eingesetzt, um die Energie einer Haltung zu verbessern und zu lenken und die mit den jeweiligen Augenpositionen verbundenen Gehirnzentren zu wecken. Sie müssen jedoch keine Yogahaltung einnehmen, um von dem gelenkten Fokus profitieren zu können.

Diese Übung wird Ihnen helfen, die Schutzpersönlichkeit und das Seelenselbst in Einklang zu bringen und sich zu einer engagierten und liebevollen irdischen Version Ihrer selbst zu entwickeln, zu Ihrem göttlichen Selbst:

1. Um die Perspektive Ihrer Schutzpersönlichkeit auszulösen, denken Sie zunächst an etwas, worin Sie nicht so gut sind, es aber gern wären. Vielleicht wünschen Sie sich beispielsweise, Sie würden mehr Geld verdienen oder wären körperlich fit und stark. Oder vielleicht überlegen Sie sich, dass Sie heute eigentlich zahlreiche Aufgaben erledigen müssen, aber nicht die Zeit haben, die Sie Ihrer Ansicht nach dafür brauchen. Suchen Sie sich einfach etwas aus, womit Sie sich ein wenig unwohl fühlen und nicht für fähig und/oder genug vorbereitet halten. Der Druck, den Sie aufgrund dieser Gedanken im Körper spüren, weist auf die Anwesenheit der Schutzpersönlichkeit hin.

2. Denken Sie eine Weile über diese Idee nach, und stellen Sie fest, welche Gedanken und Gefühle dabei in Ihnen aufkommen. *Spüren* Sie, was in Ihrem Körper passiert, wenn Sie sich auf diese Szenarien konzentrieren. Wird Ihr Nacken steif? Spüren Sie einen Energieschub im Herzen oder haben Sie plötzlich keine Kraft mehr in den Beinen? Nehmen Sie sich eine Minute Zeit, um herauszufinden, was in Ihnen vor sich geht, und merken Sie sich das.

3. Um ein besseres Selbstgefühl zu entwickeln, lassen Sie sich nun tief in den Kern des Körpers fallen und bringen konzentrierte Präsenz in den Bereich um die Wirbelsäule, den Bauch und in den Herzraum. Atmen Sie von dort aus tief entspannt in die äußere Muskulatur. Sagen Sie »Ich bin« zu sich selbst, während Sie dies tun. Wenn Sie sich in dieser Weise konzentrieren, verändert sich der Energiefluss enorm.

4. Beobachten Sie einen Moment lang, welche unterschiedlichen Gedanken und Gefühle in Ihnen aufkommen. *Spüren* Sie dann in das hinein, was energetisch in Ihrem Körper geschieht. Haben Sie plötzlich ein Gefühl von Bodenhaftung oder spüren Sie eine große Ausdehnung im Herzzentrum? Verbringen Sie einige Zeit damit, sodass der denkende Geist alle subtilen Veränderungen wahrnehmen kann, die von Ihrem Kern ausgehen, und nehmen Sie eine mentale Bestandsaufnahme vor.

5. Nun mischen Sie die beiden Muster. Atmen Sie die tief fließende Energie aus dem Kern des Seelenselbst durch den Zentralkanal und in das Muster der Schutzpersönlichkeit. Bringen Sie beide atmend »zusammen«. Die zwei werden eins, und Sie erzeugen ein neues, positives Energiemuster, während Sie ein altes Muster auflösen, das mit einem einschränkenden Gedanken verbunden ist. Die elektromagnetische Energie wird besser integriert und geerdet und kann unerschütterlich fließen. Sie können beobachten, dass Sie zwar den ganzen Tag über einschränkende Gedanken haben, aber dennoch fest an einem Ort des absoluten Wohlbefindens verankert sind. Es wird sich gut anfühlen! In Bezug auf Ihre Tendenz, sich mit der Außenwelt zu vergleichen, wird sich eine neue Grundlinie

ergeben, und für Ihre innere »Ich-bin«-Führung werden neue Schaltkreise »online gehen«.

Indem Sie die beiden isolierten Energiemuster auf diese Weise verbinden, liefern Sie Ihrem Unterbewusstsein physische Beweise dafür, dass »die Luft rein ist« – dass dieses Problem nicht länger als Bedrohung betrachtet werden muss. Sie zeigen dem Unterbewusstsein physiologisch, dass Sie sich gestärkt fühlen, weil Ihr Körper entspannter ist, während Sie über das alte Thema nachdenken. Das ist sehr kraftvoll! Wenn das Unterbewusstsein die Erfahrung der Energieverlagerung machen kann, erhält es immer mehr Erfolgsfeedback. Es spürt: »Oh, ich kann das verschieben. Ich habe gerade diese in meinem Hals und meinen Schultern eingesperrte große Energie aus der Schutzpersönlichkeit dieser Übung genommen und sie in die wahre, ermächtigte Version meines Systems übertragen.«

Diese Seelen-Code-Übung ändert das körpereigene Kommunikationssystem und macht aus einer einspurigen Ausfahrtrampe eine zweispurige Autobahn, auf der wir ständig erkennen, wie die Energie fließt, und sie dann sofort in einen anderen Fluss einladen können, der mit etwas mehr Inspiriertem, Siegreichem oder Ausgedehntem zusammenhängt. Wir wollen die Energie des Körpers kontinuierlich in Übereinstimmung mit dem bewegen, was wir den Körper lieber erleben lassen würden. Auf diese Weise verändern und gestalten wir unser Leben ganz bewusst. Dies ist wiederum wahre Schöpfung. Wir sind fähig, *durch den Körper* ein Leben zu erschaffen, das wir lieben, wenn wir uns der Funktionsweise des Körpers bewusst werden und seine Genialität nutzen.

Sobald Sie erkannt haben, wie sich das Seelenselbst im Körper anfühlt, kann der aktive Verstand die Geschwindigkeit, mit der Sie es vollständig verkörpern, dramatisch erhöhen, indem Sie – mit diesen beiden Worten »Ich bin« und Ihrer energetischen Einstellung – bestätigen, dass es das ist, *was Sie sind.* Anders gesagt: Wir können Energiemuster, die zuvor mit einem einschränkenden Gedanken verbunden waren, auflösen, indem wir durch »Ich bin« und andere kreative Aussagen bestätigen, was wir wollen, während wir das Energiemuster des Seelenselbst verkörpern. Auf diese Weise hören Sie auf, sich und Ihr Leben von außen nach innen, umgekehrt und rückwärtsgewandt verändern zu wollen, und fangen an, sich auf die einzige Art und Weise zu verwandeln, die wirklich funktioniert: von innen nach außen.

Das dem Seelen-Code zugeordnete Chakra: Kronenchakra

Im siebten oder Kronenchakra dreht sich alles um den höheren Aspekt unseres Wesens, der manchmal als »Überbewusstsein« bezeichnet wird. Der Sanskritname dieses Chakras ist *Sahasrara* (»Der tausendblättrige Lotos«) und es ist unser Zugangspunkt zu den Dimensionen jenseits der physischen Ebene.

Je mehr wir das Kronenchakra integrieren, desto mehr wechseln wir aus dem ängstlichen, ständig denkenden Geist in den überbewussten, gedankenfreien Geist über – mit anderen Worten: aus der Schutzpersönlichkeit in das Seelenselbst. Das zwanghafte Denken kommt zum Erliegen. Wir werden friedlich, konzentriert, offen, verfügbar und urteilen nicht. Wenn dies geschieht und wir uns allmählich mit dem Seelenselbst identifizieren, zerfällt das falsche Selbst der Schutzpersönlichkeit, löst sich auf, wird schwächer oder kommt ins Wanken. Und plötzlich, zum ersten Mal in unserem Leben, macht uns das nichts aus! Es macht uns nichts aus, dass wir uns nicht mehr verstecken können. Dass wir unser egoistisches Selbstbild nicht mehr aufrechterhalten können. Dass es einfach nicht mehr wichtig zu sein scheint, uns zu verteidigen oder in einem Streit das letzte Wort zu haben. Plötzlich können wir einfach präsent bleiben, wenn uns jemand herausfordert. Sprüche, die früher zu einem Streit geführt hätten – wie »Du kapierst es einfach nicht« oder »Du bist nicht gut genug [für dieses oder jenes]« –, stören uns nicht mehr. Weil wir in unserer eigenen Energie verankert und mit unserer wahren spirituellen Quelle verbunden sind, verlieren wir unseren gewünschten Fokus oder unsere gewünschte Absicht nicht aufgrund der Handlungen oder Reaktionen anderer. Wir haben die essenzielle Energie des Seelenselbst aufgebaut, damit unsere Persönlichkeit unter zahllosen Umständen nicht länger beschützt werden muss. Wir bleiben einfach in unserem Herzen und sind liebevoll präsent, weil wir wissen, dass alles in göttlicher Weise im Dienste unserer höchsten Bestimmung geschieht.

Wenn wir das Seelenselbst werden, werfen wir alle Unsicherheiten, Lähmungen und Selbstzweifel über Bord, die mit der Schutzpersönlichkeit in Verbindung stehen. Wir wissen, wer wir sind. Uns ist klar, was uns wichtig ist. Wir wissen, wie man handelt. Wir fühlen uns wohl damit, unser wahres Seelenselbst zu sein und als dieses liebevoll in der Welt tätig zu werden.

Wenn unser Kronenchakra nicht integriert ist, fühlen wir uns festgefahren. Wir fühlen uns getrennt – von anderen, vom göttlichen Geist und sogar von unserer eigenen Energie. Dies kann zu Ego-Kämpfen führen oder dazu, dass wir unseren Willen unbedingt durchsetzen wollen, außerdem zu zwanghaftem Denken, Depressionen, Angstzuständen und anderen geistig bedingten Störungen wie Epilepsie und Alzheimer. Wenn das Kronenchakra hingegen integriert ist, blüht unser Energiesystem auf wie der tausendblättrige Lotus. Wir dehnen uns immer mehr aus, werden immer empfänglicher und entwickeln uns immer weiter auf unseren natürlichsten Zustand zu – den des liebevoll präsenten Seelenselbst.

In der Tabelle finden Sie eine Zusammenfassung von Schlüsselmerkmalen des Kronenchakras. Beachten Sie, wie die energetischen Eigenschaften des Chakras die Bereiche des physischen Körpers reflektieren.

Schlüsselmerkmale des Kronenchakras

Name(n)	Siebtes Chakra, Kronenchakra, Sahasrara-Chakra
Lage	Höchster Punkt des Kopfes
Farbe	Licht/Violett, Weiß
Musiknote	H
Betroffene Körperregionen	Schädeldecke, Haut, Großhirnrinde, rechtes Auge, rechte Gehirnhälfte, Zentralnervensystem, Zirbeldrüse
Symptome der »Rückseite«	Depression, Zwanghaftigkeit, Verwirrung, Empfindlichkeit gegenüber Schadstoffen, chronische Erschöpfung, Epilepsie, Alzheimer
Merkmale der »Vorderseite«	Göttliche Persönlichkeit, Magnetismus, übernatürliche Leistungsfähigkeit, Transzendenz, im Frieden mit sich selbst, Zusammenarbeit für ein höheres Ziel, innere Vision »Ich bin ein göttliches Wesen.« - »Ich bin das.« - »Das Leben ist ein Spiegel von allem, was ich bin.«
Übungen	Den eigenen Meditationsstil entdecken Zentralkanal-Atmung bei Spaziergängen in der Natur Achtsame und gedankenfreie Präsenz Verschmelzen von Mustern zur Einbindung des Seelenselbst
Atmung (Wie in Kapitel 8 erläutert)	Zentralkanal-Atmung
Yogahaltungen für bessere Integration	Totenstellung *(Savasana)* Kopfstand *(Sirsasana)* Das Kaninchen *(Sasangasana)* Vorbeuge im weiten Spreiz *(Prasarita Padottanasana)*

Neben den Übungen dieses Codes hilft Ihnen die folgende Yogaübung, das Kronenchakra zu integrieren und ins Gleichgewicht zu bringen.

Yoga für den Seelen-Code

Savasana ist die Haltung, die am Ende der meisten Yogakurse eingenommen wird – normalerweise jedermanns Lieblingshaltung! Sie wird mit »Totenstellung« übersetzt, ist aber einfach eine Haltung der vollkommenen Stille und Hingabe. Sie hat enorme Vorteile für das Zentralnervensystem und wird mit dem Kronenchakra in Verbindung gebracht.

TOTENSTELLUNG (SAVASANA)

1. Legen Sie sich mit den Füßen hüftbreit auseinander und den Armen zu beiden Seiten des Körpers ausgestreckt auf eine Matte oder den Boden. Lassen Sie Ihre Füße nach außen fallen, die Hände liegen entspannt mit den Handflächen zur Decke zeigend. Lassen Sie Ihren Nacken seine natürliche Krümmung einnehmen, während Ihr Hinterkopf am Boden ruht.

2. Entspannen Sie ganz bewusst Ihren gesamten Körper, beginnend mit den Füßen. Lassen Sie eine Welle der absoluten Weichheit und Hingabe die Beine hinauf, in Ihre Hüften, Ihren Kern und Ihr Herz schwappen. Spüren Sie, wie sich die Entspannung über Ihre Arme bis zu den Handgelenken und den Händen ausbreitet. Entspannen Sie dann den oberen Brustbereich, die Kehle, den Nacken, das Gesicht und die Kopfhaut. Spüren Sie, wie sich die Energie jetzt freier durch Ihren gesamten Körper bewegt.

3. Entspannen Sie Ihren Atem in seinen normalen Rhythmus hinein – nicht zu tief und nicht zu flach. Richten Sie Ihre Aufmerksamkeit nach innen. Wenn eine Stelle in Ihrem Körper nicht vollständig entspannt ist, spüren Sie sie mit Ihrem Geist auf und entspannen sie dann ganz bewusst. Lassen Sie sich ganz auf den Bereich jenseits allen aktiven Denkens ein.

4. Bleiben Sie mindestens fünf bis zehn Minuten (oder länger, wenn es die Zeit erlaubt) in diesem entspannten Zustand.

5. Wenn Sie bereit sind, die Übung zu beenden, wackeln Sie mit den Fingern und Zehen. Bewegen Sie den Kopf von einer Seite auf die andere, und spüren Sie dabei, wie der Hinterkopf in Kontakt mit der Matte ist. Wenn Sie bereit sind, ziehen Sie die Knie zur Brust und rollen sich auf eine Seite. Atmen Sie ein- oder zweimal in dieser Fötuslage ein und aus und erheben Sie sich dann langsam in eine sitzende Position.

Nun wollen wir unsere Seelen-Code- und BodyAwake-Übungen in *Savasana* integrieren:

1. Während Sie diese Haltung in Rückenlage auf dem Boden einnehmen, werden Sie sich des riesigen Energiepools bewusst, der unter Ihnen noch etwa 60 Zentimeter tief in die Erde reicht.

2. Wenn die Energiewelle durch Ihren Körper schwappt, lassen Sie sie bewusst entlang des Zentralkanals und durch den ganzen Körper aufsteigen, während der Fluss des Torusfeldes im Kern ansteigt.

3. Beginnen Sie mit der Zentralkanal-Atmung. Während sich jeder Bereich des Körpers entspannt, lassen Sie sich ganz in Ihren Kern und ins Zentrum Ihres Gehirns fallen. Erlauben Sie dem denkenden Geist, sich an einem Ort jenseits des Denkens zu befreien, und verankern Sie diesen gedankenfreien Zustand tief in Ihrem System – im Beckenboden.

4. Entspannen Sie nun jeden Bereich des Körpers in einer Reihenfolge, die der Entspannung jedes Muskels bei der Übung »Tausend-winzige-Strohhalme-Atmung« ähnelt (Seite 260f.). Beginnen Sie mit den Füßen, und arbeiten Sie sich durch den ganzen Körper nach oben, wobei die Spannungen im Bereich des Herzens und des Beckenbodens zuletzt aufgelöst werden.

5. Verbringen Sie ein paar Minuten in diesem Raum der tiefen Stille, damit das Seelenselbst an die Oberfläche Ihres Bewusstseins kommen kann.

6. Wenn Sie bereit sind, wieder aus der Haltung herauszukommen, bewegen Sie sich zuerst vom Kern weg. Dabei spannen Sie die vier Ankerpunkte (Wurzelverschluss, Herzzentrum, Kehle/Hals und Drittes Auge) leicht an und atmen durch den Zentralkanal. Ein leises Flüstern, den von tief innen kommenden Klang des »Ma« von sich zu geben, betont den aufschlussreichen Ausdruck des Seelenselbst in diesem bedeutsamen Augenblick.

7. Sobald der Kern aktiviert ist, bewegen Sie Ihre kleinen Muskelgruppen (Finger, Zehen und so weiter). Denken Sie daran, dass Sie hier sind, um mit den Energie-Codes neue Schaltkreise *von innen nach außen* aufzubauen. Diese Übung erweitert jene Schaltkreise.

ZUSÄTZLICHE YOGAHALTUNGEN ZUR INTEGRATION DES KRONENCHAKRAS

Außer *Savasana* können Sie die folgenden Asanas einsetzen, um Ihre Arbeit mit dem Seelen-Code zu optimieren. Denken Sie daran, dass das Anspannen von Bereichen, auf die Sie aufmerksam machen möchten, ebenso vorteilhaft ist wie das Entspannen in den Haltungen. Arbeiten Sie nach bestem Wissen und Gewissen in jeder dieser Haltungen mit den BodyAwake-Übungen, indem Sie den Kern zuerst aktivieren respektive anspannen und dann wieder entspannen:

- Kopfstand (*Sirsasana*),
- Das Kaninchen (*Sasangasana*),
- Vorbeuge im weiten Spreiz (*Prasarita Padottanasana*).

Herzlichen Glückwunsch! Das war die siebte und letzte Reihe von Übungen, aus denen sich das Energie-Code-Programm zusammensetzt. Sie haben jetzt alle Methoden und das ganze Know-how, das Sie benötigen, um Ihren eigenen Quantenflip zum Leben als Seelenselbst zu vollziehen. Alle Energie-Codes zusammen haben Sie befähigt, Ihre Wahrnehmung, Ihre Verkörperung und Ihren Ausdruck des Seelenselbst, des göttlichen Schöpfers Ihrer Erfahrungen, zu erweitern.

Als Nächstes zeige ich Ihnen in Teil III, wie Sie die Codes zu einer kontinuierlichen täglichen Übung machen können, die einfach umzusetzen ist und mit der Sie Ihren eigenen Quantenflip am besten vorantreiben können. Wir schauen uns dann an, wie das Leben auf der Vorderseite des Modells aussieht, wo Sie aus dem Zustand wahren Schöpfertums heraus aktiv werden.

Teil III

EINE NEUE ART ZU LEBEN – DAS VERKÖRPERTE DASEIN

Kapitel 11

DEN QUANTENFLIP MACHEN, JEDEN TAG AUFS NEUE

In Teil I dieses Buches haben wir eine neue Sichtweise auf uns selbst, unser Leben und die übrige Welt gewonnen. Wir haben erfahren, dass wir brillante Seelen sind – Energiewesen – auf dem Weg, um zu unserer eigenen Großartigkeit zu erwachen, und dass uns unser Leben und alles darin widerspiegelt, wo wir aufwachen müssen. In Teil II haben wir mit dem Energie-Code-Programm erfahren, wie man aufwacht: eine neue Art, ganz bei uns zu sein und auf das Leben zu reagieren. In Teil III schauen wir uns jetzt eine neue Art zu leben an – wie wir nicht nur den Quantenflip vollziehen, sondern auch kontinuierlich Schaltkreise für die Vorderseite des Modells aufbauen können, damit wir Tag für Tag mehr von unserem Seelenselbst verkörpern.

Nun, nachdem Sie erlebt haben, wie es sich anfühlt, Ihr Seelenselbst aufzuwecken, möchten Sie wahrscheinlich alles, was Sie bisher in diesem Buch erfahren haben, auf die einfachste Art und Weise zusammenbringen und damit einen entscheidenden Fortschritt in Ihrem Leben bewirken. Darum geht es in diesem Kapitel: Um Sie dazu zu bringen, die Energie-Codes jetzt einzusetzen und zu einer neuen Angewohnheit und Lebensweise zu machen, gebe ich Ihnen mehrere klare und einfache Möglichkeiten, mit der Implementierung der Codes zu beginnen und aktiv und effizient genau das zu tun, was dazu führt, dass Sie Ihre Lebensaufgabe hier in physischer Form erfüllen und das Seelenselbst verkörpern können.

Diese Übungen fügen sich nahtlos in noch so hektische Tage ein. Sie haben verschiedene Möglichkeiten, sie in Ihren Zeitplan aufzunehmen. Wenn Sie mit Strukturen besser zurechtkommen, mögen Sie vielleicht die kurzen, formalen Abläufe. Wenn nicht, finden Sie auch andere Ideen für unstrukturierte, vielseitige (aber gleichermaßen kraftvolle) tägliche Übungen. Wählen Sie einfach die für Sie am besten geeignete Option und legen Sie los. Denn das ist wirklich das Wichtigste … dass Sie jetzt anfangen, sich bewusst mit der Energie zu beschäftigen, die Ihr wahres Ich ist. Dass Sie noch heute bewusst damit beginnen, Ihre wahre Natur zu leben, als spirituelles Wesen, das eine spirituell-physische Erfahrung macht. Es gibt buchstäblich nichts auf dieser Welt, was Sie tun könnten, um einen größeren Unterschied in Ihrem Leben zu bewirken.

Wie immer ist es Ihr Ziel, mit diesen Übungen so beständig und konsequent wie möglich Schaltkreise aufzubauen – Hochfrequenzenergie einzubringen, um den energetischen Dreck und die Verdichtungen zu erhellen und die noch nicht erwachten Teile Ihres Bewusstseins und ihres Körpers mit dem Seelenselbst zu durchdringen und zu aktivieren. Wenn Sie diese Durchdringung und Integration erst einmal erfahren haben, werden Sie nie mehr zurückblicken! Es ist jedoch wichtig, sich daran zu erinnern, dass dies keine »Ein-für-alle-Mal«-Angelegenheit ist, sondern kontinuierlich praktiziert werden sollte. Der Quantenflip und das Leben auf der Vorderseite des Modells finden nicht nur durch kognitives Verstehen statt, sondern durch *Verkörperung*.

Um diese Transformation in den Räumen zwischen den Teilchen – wo Ihr wahres Ich wohnt – zu verwirklichen, müssen Sie diese Übungen *leben,* um sie kontinuierlich zu machen: als Ihre neue Art, in der Welt zu sein. Dies führt zu Wiederholungen, die den Geist schulen. Sie möchten, dass die Standardfunktion des Geistes der durch den Körper fließenden Energie folgt, statt die Story in Ihrem Kopf zu schützen, zu verteidigen und auf andere Weise darauf zu reagieren. Das kontinuierliche Durchführen der Codeübungen zügelt den Drang des denkenden Geistes, das Leben zu puschen und voranzutreiben, was Ihre Aufmerksamkeit von Ihrem Kern ablenken und Sie aus dem intuitiven Bereich abziehen würde.

Wie für jede andere Übung sind Engagement und Gewissenhaftigkeit auch für das Training des Geistes erforderlich, damit Sie Ihre wahre Natur als Energiewesen wahrnehmen können. Es wird einige Zeit dauern (wenn auch nicht unbedingt viel Zeit), sich gründlich durch Ihr gesamtes System zu arbeiten und überall dort neue Schaltkreise aufzubauen, wo es erforderlich ist, um das Seelenselbst vollständig im Körper zu erfahren. Wenn Sie diese Übungen achtsam ausführen, werden Sie fast sofort einen Unterschied feststellen – aber eine vollständige Integration wird nicht von jetzt auf gleich geschehen (zumindest wahrscheinlich nicht). Seien Sie geduldig. Sie integrieren sich in dem Tempo, das perfekt Ihrer persönlichen Entwicklung und den Vereinbarungen entspricht, die Sie im »Gespräch an der Bushaltestelle« (Seite 74) getroffen haben, bevor Sie hierherkamen.

Keine Angst, es wird sich wirklich gut anfühlen! Und sobald Sie die Übungen regelmäßig ausführen, werden Sie Fahrt aufnehmen. Das Zellgedächtnis ähnelt dem Muskelgedächtnis. Sobald Sie mit der neuen, höheren Schwingung (des Seelenselbst) in Resonanz gehen, wirken alle Ihre Integrationsübungen zusammen. Mit anderen Worten: Sie fangen nicht jeden Tag von vorn an. Vielmehr machen Sie jedes Mal, wenn Sie eine Energie-Code-Übung durchführen, dort weiter, wo Sie zuvor aufgehört haben. Die Übung trägt sich selbst und wird autark.

Die Schwingung Ihrer Hingabe an das Erwachen zu Ihrer göttlichen Natur und deren Verkörperung wird diesen zusammenfügenden Effekt noch verstärken, weil die Schwingung der wahren Hingabe, eine Form von Liebe, die Schwingung des Seelenselbst *ist.* Ihre Hingabe bringt Sie an den Ort, an den Sie gelangen möchten. Ihre aufrichtige, von Herzen kommende, kostbare Absicht erzeugt eine Energie, die mit Ihrer Bestimmung identisch ist. Energetisch ist es die Schwingung, die mit der Schwingung des Großhirns übereinstimmt, also der Gehirnzentren über dem primitiven Gehirn. Wenn Sie diesen Ansatz wählen, kommen Sie an, bevor der Verstand überhaupt weiß, dass er sich auf die Reise gemacht hat. Indem Sie diese Schwingung durch Ihre aufrichtige Hingabe verkörpern … sind Sie schon dort!

Etwas, was ich zu Beginn dieses Buches gesagt habe, muss hier noch einmal wiederholt werden: Sie könnten in wenigen Monaten oder sogar Wochen eine völlig neue Version Ihrer selbst sein – gesünder, glücklicher, stärker. Dies geschieht jedoch nur, wenn Sie umsetzen, was Sie lernen! Die Zeit vergeht unabhängig davon, was Sie tun. Es liegt also ganz an Ihnen. Deshalb fordere ich Sie auf, diese Arbeit mit Hingabe, Leidenschaft und Zielstrebigkeit und mit Blick auf Ihre eigene Expansion und Verkörperung anzupacken. Ich verspreche Ihnen: Am Ende werden Sie dankbar sein.

Schauen wir uns also an, wie Sie all dies am besten auf Ihr tägliches Leben anwenden können. Die Frage, die mir von Teilnehmern meiner Kurse immer gestellt wird, lautet: »Wann mache ich diese Übungen?« Dann sage ich ihnen – und das ist auch die erste Option, die ich Ihnen gebe –: »Niemals nicht!«

Niemals nicht!

Nach meinem erhabenen Erlebnis war ich wie besessen davon, es noch einmal zu erleben, es sozusagen zu erschaffen. Als Ärztin ging ich meine Bemühungen wissenschaftlich an und war in der Lage, einen Zustand, der allgemein als esoterisch und unerreichbar gilt, zu systematisieren (und konsequent zu reproduzieren). Während meiner Recherchen stellte ich fest, dass diese Übungen fast überall und zu jeder Zeit durchgeführt werden können – und während man alles Mögliche macht! Ich schlage nicht vor, dass Sie mit der gleichen Leidenschaft an diese Arbeit herangehen, wie ich es getan habe, sondern lediglich, dass Sie jeden Tag versuchen sollten, mit den Energie-Code-Übungen zu arbeiten.

Wir können fast alles machen und gleichzeitig unsere sensorischen Neuroschaltungen entwickeln. Je mehr Sie diese einfachen Methoden zum Aufbau von Neuroschaltungen in Ihre alltäglichen Aktivitäten integrieren, desto natürlicher und müheloser werden sie.

Fordern Sie sich selbst heraus. Wie oft und bei wie vielen täglichen Routineaktivitäten können Sie »niemals nicht« die Grundübungen »Zentralkanal-Atmung«, »Subjekt – Objekt – Subjekt« und »In den Körper nehmen« machen? Starten Sie einen Wettbewerb mit sich selbst, um zu sehen, wie viel Zeit Sie für den Aufbau von Schaltkreisen auf die eine oder beide Arten aufwenden können, während Sie Ihren regulären Zeitplan einhalten. Machen Sie es zu etwas, worauf Sie hinarbeiten, bis es zu etwas wird, was aus Ihnen kommt.

Die folgende Liste möglicher Szenarien für den Aufbau von Schaltkreisen wird Ihnen den Einstieg erleichtern. Sie ist keinesfalls vollständig. Sie können also jederzeit Ihre eigenen Ergänzungen vornehmen.

Sie können Schaltkreise aufbauen, wenn Sie:

- im Bett liegen,
- telefonieren,
- SMS schreiben,
- im Internet surfen,
- vor dem Fernseher sitzen,
- kochen,
- essen,
- Geschirr spülen,
- auf der Toilette sitzen,
- baden oder duschen,
- spazieren gehen, joggen oder ein anderes Training machen (siehe »Bewusste Übung« im Chemie-Code),
- in einer Schlange stehen,
- Yoga machen (doppelte Punktzahl dafür!),
- einkaufen,
- Zeit in der Natur verbringen (auch hier doppelte Punktzahl!),
- ein Tier streicheln,
- Auto fahren,
- zur Arbeit pendeln,
- lesen,
- am Computer arbeiten,
- Liebe machen,
- vor einer Gruppe lehren oder sprechen,
- versuchen, eine Entscheidung zu treffen,
- die Wäsche machen,
- über etwas Schwieriges nachdenken,
- sich die Zähne putzen,
- im Garten arbeiten,
- Urlaub machen,
- ____________________ (Ihre Ergänzung).

Während ich die Codes entwickelte und immer und überall daran arbeitete, Schaltkreise aufzubauen, setzte ich so einfache Dinge, wie nach meinem Sicherheitsgurt zu greifen und mich anzuschnallen, bevor ich losfuhr, als Erinnerungshilfe und Gelegenheit zum Üben ein. Indem ich mich ein wenig mehr verdrehte, wenn ich über die Schulter nach dem Sicherheitsgurt griff, den Herzbereich anspannte und dann den Zentralkanal auf und ab atmete, baute ich neue Schaltkreise auf – ohne meinen Tagesablauf zu unterbrechen. Dann ging ich noch einen Schritt weiter: Wenn ich mich umdrehte, um beim Zurücksetzen aus der Einfahrt aus dem Heckfenster zu schauen, drehte ich den Hals etwas bewusster, zog das Kinn zum Hals und spürte den Bereich hinter den Augen. Dann zog ich den Atem hoch bis in die Mitte des Gehirns und atmete aus dem Scheitelpunkt des Kopfes aus. Dabei baute ich Schaltkreise zu den entsprechenden Gehirnzentren auf und öffnete eine »Autobahn« von meinem Herzen zu meiner kreativen Genialität.

Wenn Sie diesen Ansatz wählen, kreist das große Abenteuer des Lebens um die Frage: »Wie kann ich Schaltkreise aufbauen, wenn ich meinen Einkauf nach Hause trage oder das Zimmer aufräume? Wenn ich einen Koffer trage oder Kisten aus dem Keller hole? Achte ich dann nicht nur darauf, die richtigen Hebetechniken einzusetzen, indem ich die Knie beuge und die schweren Sachen nah am Körper trage, um meinen Rücken zu schonen, sondern auch darauf, durch den Zentralkanal auf und ab zu atmen?«

Ich lade Sie ein, zu schauen, wie kreativ Sie sein können, wenn Sie die Übungen machen möchten, *während Ihr Leben ganz normal weitergeht.* Welche anderen Perspektiven können Sie sich vorstellen? Viele weitere Ideen und die Möglichkeit, selbst in die Diskussion einzusteigen, bietet (in Englisch) meine Facebook-Seite https://www.facebook.com/DrSueMorter. Dort finden Sie auch alle Arten von Unterstützung und viele Diskussionen darüber, wie meine Kursteilnehmer und andere diese Arbeit umsetzen.

Um dies zu einer neuen Lebensweise zu machen, möchten Sie vielleicht zunächst ein paar freundliche Erinnerungshilfen einsetzen. Kleben Sie Haftnotizen an die Stellen, auf die Ihr Blick den ganzen Tag über häufig fällt: an Ihren Badezimmerspiegel, Ihren Kühlschrank, das Armaturenbrett Ihres Autos. Stellen Sie auf Ihrem Smartphone oder einem anderen Timer einen wiederkehrenden Alarm ein (etwa alle 15, 30 oder 60 Minuten). Oder koppeln Sie einfach bestimmte Aktivitäten an eine Energie-Code-Übung, sodass Sie die Übung immer machen, wenn Sie die entsprechende Aktivität ausüben. Eine meiner Schülerinnen hat es sich zur Angewohnheit gemacht, die Zentralkanal-Atmung vor jedem Toilettengang durchzuführen. Ursprünglich war das für sie eine Möglichkeit, eine Harnwegsinfektion auf natürliche Weise zu behandeln (und sie heilte innerhalb von 24 Stunden aus). Anschließend behielt sie die Gewohnheit als Teil ihrer neuen Energie-Code-Routine bei. Sie überlegte: »Warum nicht? Was soll ich in dem Moment sonst machen? Ich kann die Zeit gut nutzen!«

Im Folgenden finden Sie weitere informelle Möglichkeiten, die Energie-Code-Übungen in Ihr Leben zu integrieren, ohne an einem normalen Arbeitstag »mehr Zeit finden« zu müssen.

IN IHRER »SITZPAUSE«

Heute wird immer wieder gewarnt, dass sehr langes Sitzen unserer Gesundheit abträglich ist. Daher wird empfohlen, häufige Pausen vom Sitzen beziehungsweise Sitzpausen einzulegen. Manche Experten sagen, dass wir von jeder halben Stunde, die wir sitzen, acht Minuten im Stehen und zwei in Bewegung verbringen müssen. Ich lade Sie ein, Ihre Sitzpausen zu nutzen, um ein paar Body-Awake-Yogaübungen zu machen. Yogaübungen sind viel nützlicher, als nur aufzustehen und sich zu dehnen. Sie haben eine ganz andere Wirkung. Yogaübungen bringen den Körper in heilige geometrische Formen, die es möglich machen, dass höherfrequente Energien automatisch durch ihn hindurchfließen, und stellen mit wenig Aufwand den »Radiosender« des Seelenselbst ein – letztlich unser Ziel. Sie könnten in jeder Sitzpause eine Yogahaltung (Asana) pro Chakra einnehmen (und versuchen, täglich alle sieben Chakras abzudecken) oder in jeder Pause einen kurzen Scan durchführen, um festzustellen, welches Chakra in diesem Moment Aufmerksamkeit braucht, und dann eine entsprechende Haltung auswählen. (Eine Aufstellung der für jedes Chakra empfohlenen Yogahaltungen finden Sie unter der Überschrift »30-Minuten-Programme« auf Seite 357). Alternativ zum Yoga können Sie in Ihrer Pause auch die Übungen »Morter-Marsch« oder »mPower Step« aus Kapitel 6 durchführen, was eine enorm integrierende Wirkung auf das Zentralnerven- und das elektromagnetische System hat.

Eine weitere nützliche Möglichkeit, Ihre »Sitzpause« zu verbringen, sind Atemübungen (siehe Kapitel 8). Sie können die Übung »Farnwedelatmung«

immer dann durchführen, wenn Sie vom Stuhl aufstehen. Lehnen Sie sich nach vorn, wenn Sie zum Aufstehen bereit sind. Richten Sie Ihre Wirbelsäule dann Wirbel für Wirbel auf, während Sie langsam aufstehen und sich aufrecht hinstellen. Genauso wirkungsvoll wäre es, die Übung »Tausend-winzige-Strohhalme-Atmung« zu praktizieren.

Wenn Sie nicht in der Lage sind, sich in Ihrer Pause hinzustellen, können Sie mit der rechten Hand nach hinten greifen und die rechte Seite der Stuhllehne ergreifen. Stellen Sie Ihren rechten Fuß nach vorn und den linken nach hinten, vielleicht unter den Stuhl. Spannen Sie die vier Ankerpunkte an (Wurzelverschluss, Herzzentrum, Kehle/Hals und Drittes Auge). Greifen Sie mit der linken Hand zum rechten Knie (quer über den Körper). Drehen Sie das Kinn über die linke Schulter. Atmen Sie dann durch die Beine ein und den Zentralkanal entlang durch den ganzen Körper und schließlich durch den Scheitelpunkt des Kopfes aus. Kehren Sie nun in eine neutrale Sitzposition zurück. Atmen Sie anschließend vom Bereich über dem Kopf aus tief ein, pressen Sie den Atem durch den Herzbereich, sobald er in den Körper eindringt, und atmen Sie durch die Beine in die Erde aus. Wiederholen Sie das Ganze auf der anderen Seite. Die Energie nur mit dem Atem zu bewegen hat fast die gleiche Wirkung wie das tatsächliche Stehen, sofern Schaltkreise zur Belebung dieser wichtigen Wege zur Verkörperung aufgebaut werden.

Sie können von diesen Atemübungen immer die eine auswählen, die dem entspricht, was Sie an diesem Tag brauchen: »Gefäßatmung« für kreative Weisheit, »Solarplexusatmung« für persönliche Kraft, »Herz-Kohärenzatmung« für Liebe und Freude, »Manifestierende Atmung« für das Aussprechen Ihrer Wahrheit oder »Visionäre Atmung«, um Ihre Vision der ultimativen Lebensbewältigung zu betonen. Jede dieser Atemübungen dient dazu, mehr Lebenskraft in den zentralen Kern des Körpers zu bringen, um Energie zu vereinheitlichen und zu konservieren, statt sie im Laufe des Tages zu zerstreuen und zu verlieren. (Eine Auffrischung dieser Übungen finden Sie etwas später in diesem Kapitel.)

EIN AUGE AUF DAS INNERE HABEN

In diesem Kapitel geht es zwar wirklich um ganz konkrete, aktive Maßnahmen zur Entwicklung von Schaltkreisen, aber ich möchte Sie dennoch daran erinnern, immer »ein Auge auf das Innere« zu haben und die Übungen »in den Körper zu nehmen« – als Ihre Art, auf jeden emotionalen Auslöser und jede Ladung in Ihrem Energiefeld zu reagieren. Dies ist *der* schnellste und direkteste Weg zur Entwicklung Ihres Bewusstseins (und zur Heilung Ihres Lebens), weil Sie über die Empfindungen in Ihrem Körper direkt vom Seelenselbst Anleitungen dazu bekommen, wo Sie sich am meisten anstrengen müssen, um genau jetzt Abhilfe zu schaffen.

Ich nehme immer alles in den Körper. Ich achte immer darauf, was in meinem Körper passiert, wenn ich an einen bestimmten Gedanken denke, wenn ich versuche, einen Plan für meine Zukunft auszuarbeiten, oder mich frage, ob ich eine Einladung annehmen soll. Ich beziehe mich ständig auf die Energie in meinem Kern und achte darauf, ob sie frei fließt, wenn ich so denke, wie ich denke. Wenn ich feststelle, dass sie nicht fließt – aufgrund einer Blockade, einer Absicherung oder einer Lücke –, mache ich mich daran, Schaltkreise aufzubauen, indem ich den Bereich, in dem ich das Gefühl oder die Aufladung spüre, anspanne und durch den Zentralkanal atme. Daher möchte ich Sie wirklich ermutigen, dies nicht als eine formelle Praxis zu betrachten, sondern als etwas, das Sie die ganze Zeit ausführen.

Wenn wir uns dem Leben auf dieser »Niemals-nicht-Ebene« der Absicht und des Gewahrseins nähern, sehen wir, dass uns jede Erfahrung oder jeder Moment eine Gelegenheit zum Aufbau von Schaltkreisen bietet, die unsere Heilung, unsere Expansion und unsere Evolution erleichtern – mit anderen Worten: unser Erwachen als Seelenselbst. Es kommt einfach darauf an, wie schnell diese Transformation stattfinden soll. Wenn Sie wie ich und viele meiner Schüler sind, sind Sie so begierig darauf, das Leben auf der Vorderseite des Modells zu feiern, dass Sie ständig konzentriert sind! Das ist okay. Sie können hier absolut nichts übertreiben.

Diese innere Bezugnahme, das Atmen und Visualisieren wird Sie tatsächlich *präsenter* machen – sowohl für den gegenwärtigen Moment als auch für Ihr ganzes Leben. Es weckt Sie auf, hält Sie wachsam und verhindert, dass Sie auf Autopilot schalten oder in eine andere Art zu leben rutschen. Weil Sie Ihre Aufmerksamkeit ständig auf Ihren Kern lenken, haben Sie Zugriff auf mehr Ihrer angeborenen Ressourcen und damit mehr Möglichkeiten, Erlebnisse mit Anmut, Leichtigkeit und Bewusstsein zu bewältigen. Es macht Sie auch verfügbarer für die Liebe.

Schauen wir uns einige formellere Optionen an, die Energie-Codes in Ihren Tagesablauf zu integrieren. Sie können sich von den angebotenen Strukturen eine aussuchen oder alle umsetzen – gerade so, wie Sie Zeit haben. Je mehr Sie praktizieren, desto besser, und keine Übung schließt eine andere aus!

Morgen- und Schlafenszeitprogramme

Einige der besten Möglichkeiten zum Aufbau von Schaltkreisen bieten sich morgens kurz vor dem Aufwachen und abends kurz vor dem Einschlafen. Im Halb-schlafend-halb-wach-Zustand steht die »Falltür« zwischen Bewusstsein und Unterbewusstsein am weitesten offen, und die beiden können am einfachsten miteinander kommunizieren. Wenn sie sich verbinden, steigt unsere tiefe Wahrheit an die Oberfläche unseres Bewusstseins, wo sie uns anleiten kann, die Wünsche unseres Herzens auf die authentischste Weise zu erfüllen.

Ich lade Sie ein, den Tag immer mit den Energie-Code-Übungen zu beginnen und zu beenden. Mit dieser Routine starten Sie in den Tag, indem Sie den Zentralkanal scannen, und beenden ihn mit einem Bad in der transformierenden Schwingung der Liebe.

DER MORGENDLICHE SCAN

Machen Sie, bevor Sie Ihren Tag beginnen – noch im Bett liegend – die Übung »Achtsame und gedankenfreie Präsenz« aus dem Seelen-Code (Kapitel 10). Scannen Sie den Zentralkanal, spannen Sie alle Bereiche zusammen, die Ihrer

Aufmerksamkeit bedürfen, und integrieren Sie sie. Formulieren Sie Ihre Absichten für den Tag und geben Sie diesen Energien dabei Priorität. Schauen Sie sich die Abbildung des »Energiemenschen« auf Seite 64 an, wenn Sie weitere Empfehlungen suchen, worauf Sie sich den ganzen Tag konzentrieren sollten, und regen Sie Ihre Energie an, in diese Bereiche zu fließen, indem Sie regelmäßig durch sie hindurchatmen. Nehmen wir beispielsweise an, Sie spüren während des Scannens einen Schmerz im Nacken. Spannen Sie den Nacken als Reaktion auf diese Wahrnehmung an, und atmen Sie durch den Bereich, indem Sie ihn mit dem Zentralkanal verbinden. Entnehmen Sie der Tabelle auf Seite 96f., was sonst noch mit dem Halschakra (in diesem Fall) in Verbindung gebracht wird. Beziehen Sie alles, was Ihre Aufmerksamkeit auf sich zieht, in Ihre Absichten für diesen Tag mit ein (vielleicht springen Ihnen die Begriffe »Perfektionismus« und »Gefühlskälte« beim Lesen regelrecht ins Auge). Nehmen Sie sich vor, Ihren Perfektionismus loszulassen und abzumildern, und erlauben Sie sich, Ihre Emotionen so gut wie möglich zum Ausdruck zu bringen, während Sie durch den Halsbereich atmen und ihn mit dem Zentralkanal verbinden. Ihr Körper offenbart Ihnen, worauf Sie sich für Ihre Evolution als Nächstes konzentrieren müssen.

DANKBAR SCHLAFEN GEHEN

Immer wenn ich abends ins Bett krieche, sage ich: »Oh, ich liebe mein Bett!« Lieben Sie Ihr Bett nicht auch? Es ist der perfekte Kokon für diese Arbeit, weil wir uns dort sicher und geschützt fühlen und besser Schaltkreise aufbauen können als irgendwo sonst. Die effektivste Anstrengung wird in einem Zustand *liebevoller Präsenz* und mithilfe des *Atems* unternommen. Liebe ist die Schwingung, die die Falltür zwischen Unterbewusstsein und Bewusstsein öffnet. Präsenz ist absolute Konzentration und Gewahrsein mit dem Verstand. Und der Atem bewegt die Energie oder den Geist durch den Körper. Kultivieren Sie Ihre Fähigkeit, »einfach so nach Liebe zu streben«, während Sie es sich in Ihrem Bett gemütlich machen.

Eine perfekte Schlafenszeit-Übung und gute Ergänzung der Morgenübung »Achtsame und gedankenfreie Präsenz« ist »Liebevolle Präsenz schaffen« aus dem Herz-Code von Seite 223. Machen Sie diese Übung kurz vor dem Einschlafen, während Sie im Bett liegen (ähnlich wie die Morgenübung). Füllen Sie Ihren ganzen Körper mit Liebe und tiefer Dankbarkeit, und atmen Sie durch den Zentralkanal, um diese Schwingung in Ihrem Energiefeld zu verankern. Achten Sie darauf, wo es zu Unterbrechungen des kontinuierlichen Flusses durch den Zentralkanal kommt, und bauen Sie Schaltkreise in diesem Bereich auf, während Sie sanft in den Schlaf gleiten.

Sie können diese Übung dadurch verstärken, dass Sie den mPower Step (Seite 198) auf beiden Seiten mindestens je einmal machen, bevor Sie ins Bett gehen.

Alle reden darüber, wie wichtig Dankbarkeit ist, aber ich möchte gern über die Bedeutung von Dankbarkeit sprechen, wenn es darum geht, Schöpfer des eigenen Lebens zu sein. Wenn wir Übungen wie die oben beschriebene machen, erinnern wir uns bewusst an Dinge, die Dankbarkeit hervorrufen – nicht für ein Ergebnis in unserer Außenwelt, sondern um zu lernen, wie man das Gefühl der Dankbarkeit »macht«. Wir drücken Dankbarkeit aus, um die Schwingungsfrequenzen des Seelenselbst (Freude, Liebe, Wertschätzung und Präsenz) abzubilden. Letztlich wollen wir diese jederzeit selbst hervorrufen können. Sobald wir in der Lage sind, die Frequenz der Dankbarkeit abzurufen, indem wir an etwas denken, was wir schätzen, können wir den nächsten Schritt tun und das Gefühl der Dankbarkeit ohne besonderen Grund hervorrufen – was uns wiederum hilft, zu der Einstellung zu gelangen: »Was immer heute in meinem Leben auch passiert. Ich bin dankbar dafür. Und es gibt nichts, was irgendjemand dagegen tun kann!« Es ist wirklich stärkend, sich selbst als Meister der eigenen inneren Erfahrung zu erkennen und zu empfinden, unabhängig von den äußeren Umständen.

Zehn-Minuten-Programme

Wenn Sie jeden Tag zehn Minuten für Ihre Energie-Code-Übungen einplanen können, gibt es mehrere hochgradig integrierende Möglichkeiten, diese Zeit zu verbringen. Idealerweise sind wir mit den Übungen schon so vertraut, dass wir nicht mit dem denkenden Geist entscheiden müssen, welche wir machen, sondern uns von der Energie, die unser wahres Selbst ist, zu der leiten lassen können, die gerade gebraucht wird. Je vertrauter wir mit sämtlichen Übungen sind, desto einfacher wird es sein, genau diejenige auszuwählen, die erforderlich ist, und sie an diesem Tag auszuführen. Dennoch unterbreite ich hier ein paar Vorschläge für Übungen. Sie nehmen kaum Zeit in Anspruch und bieten Ihnen dennoch eine strukturierte Unterstützung.

ZEHN MINUTEN ACHTSAME, GEDANKENFREIE ZENTRALKANAL-ATMUNG

In der Übung »Achtsame und gedankenfreie Präsenz« (Seite 326) bringen wir den außer Kontrolle geratenen Geist, der sich ständig mit der Vergangenheit und der Zukunft beschäftigt, zum Stillstand und lenken die ganze, bewusste Konzentration des Geistes ohne einen einzigen Gedanken auf den gegenwärtigen Moment. Das ist das Gegenteil davon, auf Autopilot zu sein. Wir treten neu in jeden Tag und jeden Moment ein, ohne Erwartungen und mit einer Offenheit für Möglichkeiten. Wir beobachten einfach, was sich tatsächlich vor uns und in uns entfaltet.

Ich ermutige Sie, darauf hinzuarbeiten, diese Übung zehn Minuten lang zu machen. Besonders wirkungsvoll ist sie in einer Pause mitten im geschäftigen Arbeitsalltag, wenn Ihr denkender Geist rast, aber vorteilhaft ist sie zu jeder Zeit. Aktivieren Sie dabei die vier Ankerpunkte (Wurzelverschluss, Herzzentrum, Kehle/Hals und Drittes Auge), und fügen Sie die Zentralkanal-Atmung aus Kapitel 8 hinzu. *Seien Sie die Energie in Ihrem Inneren,* die sich durch den Zentralkanal bewegt, anstatt sich die Energie, die im Körper auf und ab geht, nur vorzustellen. Um sich letztlich mit dem Seelenselbst zu identifizieren, treten Sie mit Ihrer ganzen bewussten Konzentration in den Kanal ein und können *das sein,* ohne an irgendetwas anderes zu denken – um sich ganz darauf zu konzentrieren, diese Energie im Inneren *zu sein.*

Fordern Sie sich hier selbst heraus: »Kann ich meinen Geist entspannen und die vier Ankerpunkte einsetzen, um meine zentrale Ausrichtung zu finden und dann alle meine Muskeln zu entspannen, aber in der ausgerichteten Kernpräsenz *konzentriert bleiben* und in diesem Zentralkanal-Zustand atmen? Kann ich das bis zu zehn volle Minuten lang tun?«

ZEHN MINUTEN CHAKRA-ATEMARBEIT

Die Atem-Code-Übungen basieren auf der Atemarbeit alter Traditionen (bekannt als *Pranayama* oder »Atemkontrolle«). Yogis und Adepten, die das Bewusstsein erforschen, nutzen diese Übungen, um die Schichten des Seins zu vereinheitlichen und Impulse für die Erleuchtung zu setzen. Diese einzelnen Atemzüge, einer über dem anderen, schaffen ein Bewusstsein im Körper, das es Ihnen letztlich ermöglicht, wahrhaft zu Ihrem Seelenselbst zu erwachen. Das ist also viel mehr, als einfach nur tief durchzuatmen.

Für ein zehnminütiges Programm können Sie einfach die sechs grundlegenden Chakra-Atemübungen durchgehen. Nehmen Sie sich für jede Übung etwas mehr als neunzig Sekunden (etwa fünf bis zehn Atemzüge). Es folgt eine kurze Zusammenfassung der Übungen:

1. *Zentralkanal-Atmung* (Chakras 1 und 7): Aktivieren Sie zunächst *Mula Bandha,* spannen Sie den Herzbereich an, verengen Sie den Hals und rollen Sie die Augäpfel sanft nach oben. Atmen Sie dann durch den Zentralkanal auf und ab.

2. *Gefäßatmung* (Chakra 2): Atmen Sie nach dem letzten Zentralkanal-Atemzug wieder ein und dehnen Sie den Bauch dabei so weit wie möglich nach außen. Drücken Sie, während Sie weiter einatmen, gegen die Muskeln, die sich durch *Mula Bandha* anheben. Ziehen Sie dann beim Ausatmen den Bauch zurück in Richtung Wirbelsäule. So erlangen Sie mit dieser Buddha-Bauch- oder Gefäßatmung kreative Freiheit.

3. *Solarplexusatmung* (Chakra 3): Gehen Sie jetzt zur Solarplexusatmung über. Spannen Sie den gesamten Oberkörper und den ganzen Bereich unter dem Nabel an. Atmen Sie in den Bereich oberhalb des Nabels und unterhalb der Rippen – »Baseball, Grapefruit, Baseball, Grapefruit« –, und isolieren Sie den Bereich des dritten Chakras, den Bereich Ihrer persönlichen Macht.

4. *Herz-Kohärenzatmung* (Chakra 4): Gehen Sie mit dem Einatmen von der Solarplexus- wieder zur großen Buddha-Bauchatmung über und atmen Sie dann weiter durch den Solarplexusbereich nach oben. Heben Sie den Atem in die Brust und in die oberen Lungenlappen, sodass Sie beim tiefen Einatmen gleichzeitig in den Bauch und in die oberen Lungenlappen atmen. Atmen Sie so lange ein, bis sich der Atem über den Körper hinaus ausdehnt. Atmen Sie dann in alle Richtungen in einer riesigen Kugel aus. Atmen Sie nun aus dieser riesigen Kugel wieder in den Bauch ein, und zwar so lange, bis die oberen Lungenlappen wieder mit Luft gefüllt sind. Dies aktiviert Liebe und Freude.

5. *Manifestierende Atmung* (Chakra 5): Kommen Sie aus der Herz-Kohärenzatmung, atmen Sie vollständig aus und dann wieder ein. Indem Sie den ganzen Körper unterhalb des Halses anspannen, betonen Sie das Atmen in den Bereich des Halschakras mit Ihrer ganzen Aufmerksamkeit. Öffnen Sie den Hals so, als würden Sie gähnen, wollten den Mund während des Gähnens jedoch geschlossen halten. (Auf diese Weise einzuatmen erlaubt dem Hals, sich zu öffnen.) Atmen Sie über den Scheitelpunkt des Kopfes aus. Kehren Sie das Ganze nun um. Atmen Sie von einer Stelle über dem Kopf aus in den Hals ein, und betonen Sie ihn auf die gleiche Weise wie oben, damit er sich öffnen kann. Atmen Sie dann durch den ganzen Körper bis in die Erde aus. Diese Übung ähnelt der Zentralkanal-Atmung, wobei sich der Umschaltpunkt am Hals befindet und nicht in der Kern/Herz/Bauch-Region.

6. *Visionäre Atmung* (Chakra 6): Lokalisieren Sie das sechste Chakra, indem Sie die Augäpfel nach oben rollen und die Spannung dahinter spüren. Merken Sie sich diese Stelle. Wählen Sie ein Objekt, auf das Sie Ihre

Aufmerksamkeit richten möchten (eine Kerzenflamme, einen Talisman, einen einfachen Stein, eine Blume oder ein anderes Objekt im Raum). Platzieren Sie es einen halben bis einen Meter vor der Stelle, an der Sie sitzen. Atmen Sie so, als wollten Sie eine gerade Linie von diesem Konzentrationspunkt bis in die Mitte Ihres Gehirns ziehen, als »bewege« Ihre Einatmung den Konzentrationspunkt auf Sie zu und bis in die Mitte des sechsten Chakras oder Dritten Auges. Atmen Sie dann (in Ihrer Vorstellung) durch den Hinterkopf aus. Kehren Sie das Ganze nun um. Atmen Sie von hinten bis in die Mitte des Gehirns ein und vorn wieder aus. Verbinden Sie nun die visionäre Atmung mit der Ihnen bereits vertrauten Zentralkanal-Atmung, wobei der Wechselpunkt diesmal im Dritten Auge liegt und nicht tiefer im Zentralkanal.

Sie können dieses Übungsprogramm im Laufe des Tages jederzeit problemlos ausführen: in einer zehnminütigen Arbeitspause, wenn Sie vor dem Mittagessen auf jemanden warten, während Sie darauf warten, dass Ihre Kinder vom Karateunterricht kommen, oder auf dem Bahnsteig, bevor der Zug einfährt. Mit anderen Worten: Es ist nicht erforderlich, dass Sie allein dasitzen, die Augen schließen und sich so intensiv konzentrieren, dass Sie in der Öffentlichkeit nicht präsentierbar sind. (Versuchen Sie nur, dabei keine komischen Gesichter zu machen …!) Die Übungen sind sicher und integrativ und Sie bleiben dabei voll funktionsfähig. (Natürlich sollten Sie diese Übungen nicht bei der Arbeit machen, beispielsweise wenn Sie schwere Maschinen bedienen oder Operationen durchführen, aber ansonsten sollte alles in Ordnung sein.) Wenn Sie gelegentlich zusätzliche Unterstützung brauchen, um Ihr neues Schwingungsmuster nach dem Üben zu erden und die neuen Schaltkreise zu integrieren, können Sie einen kurzen Spaziergang machen, bevor Sie zu Ihren Aufgaben zurückkehren.

ZEHN MINUTEN GEHIRNYOGA

Beim Gehirnyoga (Seite 300ff.), das die höheren Gehirnzentren in der Mitte des Kopfes belebt, halten Sie den Kopf ruhig, bewegen die Augen rund um das Zifferblatt einer Uhr und atmen durch den Zentralkanal. Für diese zehnminütige

Übungseinheit empfehle ich, die ersten sechs bis sieben Minuten Gehirnyoga zu machen. Dies sollte Sie mindestens einmal rund um die Uhr bringen, und zwar im und gegen den Uhrzeigersinn. Verbringen Sie dann die letzten drei bis vier Minuten damit, mehrere Zentralkanal-Atemzüge mit Yogahaltungen aus dem Verankerungs-Code durchzuführen. Dieser Ablauf ist wichtig, weil Gehirnyoga eine beschleunigte Technik zur Aktivierung der höheren Gehirnzentren ist. Deshalb wollen wir eine gute Erdung und Integration dieser Veränderung im ganzen Körper sicherstellen. Wenn Sie sich benommen fühlen, machen Sie diese Übung zunächst bei sich zu Hause. Mit etwas Übung wird es jedoch immer einfacher, sie zu jeder Zeit den ganzen Tag über zu praktizieren.

ZEHN MINUTEN FARNWEDELATMUNG

Führen Sie die Farnwedelatmung fünf bis sieben Minuten lang durch und lassen Sie dann die Zentralkanal-Atmung und verschiedene Yogaübungen aus dem Verankerungs-Code folgen (Details zur Durchführung der Farnwedelatmung finden Sie auf Seite 263ff.) In diese Übung wird *Dantian* (ein wichtiger Energiespeicher) ebenso einbezogen wie der Energiefluss in der Wirbelsäule. Diese fein abgestimmte Integration ist der Schlüssel, um die Transformation aufrechtzuerhalten, die Sie in allen Energie-Codes durchmachen.

30-Minuten-Programme

Auch wenn es am vorteilhaftesten ist, sich auf das einzustellen, was Ihr Körper Ihnen sagt, und dann aus allen passenden Energie-Code-Übungen eine auszuwählen, führt auch ein tägliches Übungsprogramm von 30 Minuten zu einer schnellen und kraftvollen Transformation. Wenn Sie also eine halbe Stunde Zeit erübrigen und eine formale Struktur haben möchten, mit der Sie Schaltkreise effizient und effektiv aufbauen können, suchen Sie sich aus den folgenden halbstündigen Programmen eins aus.

EINE KOMBINATION AUS ATEMARBEIT UND MEDITATION

Diese Kombination ist weitaus integrierender als Meditation allein. Sie wählen den Meditationsstil, der Ihnen aufgrund Ihres primären Lernstils (visuell, auditiv oder kinästhetisch) am natürlichsten erscheint. Dann machen Sie zuerst die Chakra-Atemübungen. Dafür gibt es einen wichtigen Grund. Indem Sie *Prana* oder die Energie als Vorboten der Meditation durch Ihr System bewegen, wird die Wirksamkeit der Meditation erheblich gesteigert, und Durchbrüche beim Schaltkreisaufbau lassen sich leichter erzielen.

Diese »lebendige Meditation« war in den letzten 17 Jahren der Schwerpunkt meines Meditationsunterrichts. Damit bringen wir unser tägliches Leben und unser Gefühl für das Seelenselbst zusammen, sodass jeder Tag zum ausdrucksstarken und *integrierenden* Meditationserlebnis in Bewegung wird. Dies war für meine Patienten, Klienten und Schüler zutiefst hilfreich. Wenn ich mich anders mit Meditation beschäftige, vergrößert sich meiner Meinung nach der Unterschied zwischen zwei *verschiedenen* Welten – der inneren und der äußeren. Wir sind aber hier, um alles zusammenzubringen, um »Himmel-Erde« zu erfahren, und nicht, um das eine oder das andere auszuschließen.

Diese kombinierte Übung hilft Anfängern und erfahrenen Meditierenden, das Beste aus ihren Meditationsbemühungen herauszuholen, von den erstaunlichen Erfahrungen, die sie in der Meditation gemacht haben, zu profitieren und sie in ihr Nervensystem einfließen zu lassen. Und so wird es gemacht:

1. Setzen Sie sich auf einen Stuhl, mit gekreuzten Beinen auf den Boden oder auf eine Yogamatte.

2. Machen Sie »Zehn Minuten Chakra-Atemarbeit« (siehe den vorangegangenen Abschnitt).

3. Verbringen Sie die nächsten fünf Minuten damit, eine Version von *Pranayama* namens *Kapalabhati* zu machen, was mit »Schädelleuchten« übersetzt und auch als »Feueratmung« bezeichnet wird. Dabei wird im Prinzip das Gleiche gemacht wie bei anderen Atemmustern – nur sehr viel schneller. Das hat eine reinigende Wirkung auf die elektromagnetischen Kreise in Ihrem Sys-

tem, ist also eine Art energetische Hausreinigung, die den »Müll« verbrennt. Atmen Sie zunächst vollständig durch die Nase aus, und entleeren Sie den gesamten Atem aus Ihrem Bauch, indem Sie den Bauch samt Unterbauch zur Wirbelsäule ziehen. Lassen Sie dann los, und der Bauch zieht automatisch weitere Atemluft ein. Atmen Sie noch einmal kräftig durch die Nase aus. Wiederholen Sie das Ganze und erhöhen Sie dann das Tempo. Sie werden feststellen, dass Sie sich eigentlich nur auf das kraftvolle Ausatmen konzentrieren. Das Einatmen geschieht reflexartig und von selbst, wenn Sie die Bauchmuskeln zwischen den Ausatmungen kurzzeitig entspannen. Um diese Atemübung abzuschließen, verbinden Sie Atem und Zentralkanal mit ein paar tiefen, langsamen Zentralkanal-Atemzügen. (Diese Zentralkanal-Atemzüge können als Wechselatmung *[Nadi Shodhana]* für das Gleichgewicht des Gehirns durchgeführt werden.)

4. Lassen Sie nun das strukturierte Atemmuster und die Muskelspannung in Ihrem Körper los und meditieren Sie die nächsten 15–20 Minuten nach der Methode Ihrer Wahl.

5. Wenn Sie aus Ihrer Meditation kommen, machen Sie zwei Wirbelsäulendrehungen zu jeder Seite (abwechselnd), Streckungen und Beugungen, weil dies dem Körper ermöglicht, sich zu merken und zu integrieren, was Sie gerade erlebt haben. Legen Sie sich am Boden auf den Rücken. Atmen Sie den Zentralkanal auf und ab, während Sie die Knie beugen und vorsichtig nach links fallen lassen und gleichzeitig die Wirbelsäule, den Hals und das Kinn nach rechts drehen. Kommen Sie in die Mitte zurück und wiederholen Sie das Ganze zur anderen Seite. (Wenn Sie aus irgendeinem Grund nicht auf dem Boden liegen können, machen Sie diese Drehungen auf einem Stuhl sitzend. Nehmen Sie die Rückenlehne des Stuhls als Unterstützung, wenn Ihre Knie nach vorn zeigen und Sie Ihre Wirbelsäule, den Nacken und das Kinn erst nach rechts und dann links drehen.) Um die Wirbelsäule zu beugen, ziehen Sie die Vorderseite des Körpers zusammen, während Sie auf dem Boden liegen (oder auf einem Stuhl sitzen), sodass Sie sich zu einer Kugel zusammenrollen und die Knie so fest wie möglich gegen Ihre Brust drücken. Nehmen Sie zum Strecken

der Wirbelsäule die Kamelhaltung ein (Anleitungen finden Sie im Kapitel über den Clearing-Code auf Seite 194ff.). Oder Sie legen sich auf den Bauch und heben die Brust mit an den Seiten ausgestreckten Armen nach oben. (Sie können sich auch vorsichtig über die niedrige Rückenlehne eines Stuhls nach hinten strecken und dabei die Brust nach oben heben, um den Rücken zu schützen.)

Yoga bewirkt auch, dass sich die Energie aktiv durch unseren Körper bewegt. Nur zu oft haben wir jedoch eine schöne Yogastunde, die mit ein paar Minuten in *Savasana* (Totenstellung) endet. Dann setzen wir uns auf, der Unterricht ist zu Ende, und wir gehen. Wenn wir jedoch *Savasana* machen und dann nur eine Weile meditierten, könnten wir viel mehr von der großartigen Arbeit integrieren, die wir gerade auf der Yogamatte geleistet haben. Weil dies in Ihrem Yogastudio vielleicht nicht immer möglich ist, empfehle ich Ihnen dringend, sich an einen ruhigen Ort außerhalb des Studios zu begeben oder in Ihrem Auto sitzend eine kurze Meditation durchzuführen, bevor Sie ausparken.

Sich zehn zusätzliche Minuten lang ganz tief in Ihr Inneres fallen zu lassen, während Sie sich in diesem wunderbaren Zustand der Präsenz befinden, ist äußerst vorteilhaft für den Aufbau von Schaltkreisen in Ihrem Körper. Vergewissern Sie sich, dass Sie völlig klar sind, bevor Sie losfahren!

30 MINUTEN BODYAWAKE-YOGA

Yoga ist an und für sich hochgradig integrativ, vor allem wenn die Übungen mit achtsamer Atmung im Rahmen der Energie-Codes gemacht werden. Ich habe für alle Codes einfache Yogaübungen angegeben, die helfen, jedes Chakra zu öffnen und den Energiefluss darin zu erhöhen. Sie können diese Übungen in der angegebenen Reihenfolge machen oder sie vorzugsweise in Ihren Übungsablauf integrieren, um alle Chakras nacheinander zu aktivieren. Der Einfachheit halber liste ich in der Tabelle »BodyAwake-Yogahaltungen« sämtliche Übungen auf, die wir besprochen haben, sortiert nach dem jeweiligen Chakra, auf das sie sich am meisten auswirken.

BodyAwake™-Yogahaltungen			
Erstes Chakra • *Der Stuhl* • *Krieger 1* • *Yoga-Pyramide* • *Der Baum* • *Stehende Vorbeuge*	**Zweites Chakra** • *Boot* • *Taube* • *Yoga-Radfahren* • *Halber Drehsitz* • *Feueratmung*	**Drittes Chakra** • *Kamel* • *Bogen* • *Umgedrehtes Brett* • *Halbmond* • *Feueratmung*	**Viertes Chakra** • *Dreieck* • *Nadelöhr* • *Fisch* • *Drehung auf dem Rücken*
Fünftes Chakra • *Kobra* • *Pflug* • *Brücke* • *Tönen mit Klängen (Om, Ma, Ha)*	**Sechstes Chakra** • *Herabschauender Hund* • *Schulterstand* • *Haltung des Kindes* • *Der aufgeschlossene Held (Krieger 4)* • *Gleichgewichtshaltungen*	**Siebtes Chakra** • *Totenstellung* • *Kopfstand* • *Das Kaninchen* • *Vorbeuge im weiten Spreiz*	

Ich habe diese Übungen auch zu einem kurzen, aber hochwirksamen Body-Awake-Yogaprogramm zusammengestellt, das Ihnen helfen kann, die stärkenden Schaltkreise aufzubauen, die erforderlich sind, um Ihre Schutzpersönlichkeit neu zu programmieren und Ihr Seelenselbst zu aktivieren. (Die Übungsabläufe finden Sie auch unter drsuemorter.com/energycodesbook, Button »Resources«.)

30 MINUTEN HEILENDE ATEMARBEIT

Wenn Sie verletzt sind, eine körperliche Schwäche, Schmerzen oder ein gesundheitliches Problem haben – all das deutet darauf hin, dass in einem Bereich Ihres Körpers eine Energieblockade besteht oder die Energie nicht angemessen fließt –, möchten Sie vielleicht 30 Minuten am Tag mit einem heilenden Atemmuster für die betroffene Region verbringen. Leiden Sie beispielsweise an chronischen oder wiederkehrenden Harnwegsinfekten, können Sie eine halbe Stunde lang tief und intensiv durch die Bereiche des ersten und zweiten Chakras atmen und das Ganze in den Körper nehmen, wenn Sie über die Symptome nachdenken, die Sie haben. Sie könnten auch die Übung »B.E.S.T. Release« (Seite 201f.) machen, um unbewusste Störungen und ungeklärte Emotionen aufzulösen, die möglicherweise zum Fortbestehen des Problems beitragen. (Nicht aufgelöste Wut ist beispielsweise ein häufiger Grund für Harnwegsinfektionen.) Lassen Sie sich von Ihrem Körper sagen, welche Emotionen zu klären sind, da sich die Lösung wahrscheinlich auf organische Weise entfalten wird.

Wenn Sie Knieschmerzen haben, stellen Sie sicher, dass Sie gerade genug Druck auf das Kniegelenk ausüben, um die Empfindung im Knie zu verstärken, während Sie die Atemarbeit machen und den Atem durch den Bereich um das Gelenk ziehen. Spezifisches Arbeiten an verschiedenen Körperregionen eignet sich perfekt für kurze Zeiträume ein-, zwei- oder dreimal täglich. Denken Sie daran, dass der Prozess unabhängig von der Erkrankung immer ähnlich ist. Sie können diese Technik also auch auf die Behandlung anderer Erkrankungen wie Kopf-, Nacken-, Schulterschmerzen, Magenverstimmung sowie Verspannungen, Kurzatmigkeit, allgemeine Anspannung und andere Beschwerden anwenden.

Um sich zu integrieren, versucht die Energie grundsätzlich, sich durch den Körper nach oben zu bewegen. Daher liegt die Blockade stets *über* dem schmerzhaften oder nicht reagierenden Bereich. Arbeiten Sie sich mit Ihren Atemmustern immer von unten nach oben *durch* den Bereich vor, um optimale Ergebnisse zu erzielen. Beziehen Sie jedes Mal den gesamten Körper in die finalen Atemzüge ein und machen Sie ganz zum Schluss die Übung »Tausend-winzige-Strohhalme-Atmung« (Seite 260ff.).

Alle Übungen in diesem Kapitel verstärken das Seelenselbst. Integration fühlt sich für den Körper gut an. Der Körper *möchte,* dass sein Fluss wiederhergestellt wird. Er ist so gebaut, dass er sich selbst heilt, selbst reguliert und selbst erleuchtet – um sich auf seine wahre Seelennatur und seinen ursprünglichen Entwurf zuzubewegen. Mit anderen Worten: Der Körper ist *darauf ausgelegt,* das zu tun, worum wir ihn jetzt bitten. Er braucht nur ein wenig Anschubhilfe vom denkenden Geist und von unserer Absicht, damit er in Schwung kommt. Unsere Aufgabe ist es, den natürlichen Fluss zu fördern und uns ihm anzuvertrauen.

Wenn wir die angestrebte Transformation als etwas betrachten, was mehr mit dem Im-Flow-Sein zu tun hat als mit einer Veränderung, kommt sie tendenziell leichter zustande. Das liegt daran, dass es dem schützenden Verstand leichter fällt, das Fließen zu akzeptieren als den Wandel. Solange wir uns mit der Schutzpersönlichkeit identifizieren, können wir eine Veränderung nur schwer willkommen heißen. Aber wenn wir uns als Seelenselbst erkennen, spüren wir die Veränderung und nehmen sie als Flow, als Fluss wahr. Und das fühlt sich gut an. Wenn wir in den Kern des Körpers gehen und den Fluss zulassen, verschwinden die Bauchschmerzen. Nackenschmerzen lassen nach. Schwachstellen werden gestärkt, weil diese machtvolle Lebenskraft durch den Körper fließt. Wir stellen fest, dass eine »Veränderung« stattfindet – aber es ging gar nicht um Veränderung, sondern um den Flow. Wandel geschieht automatisch, wenn wir den Fluss geschehen lassen. Er schleicht sich sozusagen durch die Hintertür ein. Das ist ganz wunderbar.

—

Jetzt, da Sie eine Vielzahl einfach einzusetzender Methoden und Techniken zum Aufbau der Schaltkreise haben, mit denen Sie das Leben als Seelenselbst wahrnehmen und leben können, werden wir untersuchen, wie das Leben tatsächlich ist, sobald diese Schaltkreise aufgebaut sind: das Leben auf der Vorderseite des Modells nach dem Quantenflip.

Kapitel 12

AUF DER VORDERSEITE: ALS SEELENSELBST LEBEN

Sieben Jahre nachdem ich mich auf dramatische Weise für mein eigenes Seelenselbst geöffnet hatte, wurde ich von einer Freundin zu einer Frauenkonferenz in Copper Mountain, Colorado, eingeladen. Nach meinem Vortrag sprach mich jemand aus dem Publikum an und fragte, ob ich Interesse hätte, im kommenden Jahr auf einer Speakers Conference zu sprechen. »Natürlich«, sagte ich, ohne wirklich zu wissen, wie großartig das sein würde, wozu ich gerade Ja gesagt hatte.

Sehr bald danach kontaktierte mich ein Veranstalter und fragte, ob ich ein Beispielvideo hätte, damit sie sich einen Eindruck von meinen Präsentationen machen konnten. Ich hatte keines, war aber dabei, eins zu erstellen, weil mich jemand von der Tony-Robbins-(Motivationsredner-)Organisation ebenfalls darum gebeten hatte. Dort ging es darum, vor deren Personal-Coaching-Team zu sprechen. Also stellte ich das Video schnell fertig und schickte es ab. Eine Antwort kam umgehend. Sie wollten nicht nur, dass ich spreche, sie wollten mich am ersten Morgen der Veranstaltung als Eröffnungsrednerin!

Völlig begeistert über diese Gelegenheit, begann ich nachzudenken. Ich dachte darüber nach, was ich sagen wollte und wie ich es am besten formulieren könnte … aber zu meiner Überraschung und Bestürzung kam mir *nichts* in den Sinn! Sosehr ich mich auch bemühte, da war nichts als Leere in mir. Ich würde auf der jährlichen Vollversammlung der National Speakers Association – ihrer größten Veranstaltung des Jahres – zu einem Publikum von etwa 2000 professionellen Rednern sprechen. Mit »Mir ist nichts eingefallen« würde ich nicht durchkommen! Meine alten Schaltkreise waren davon überzeugt, dass ich alles genau planen musste. Also versuchte ich es weiter. Doch weil mein denkender Geist so verstrickt war in meine Vorstellung, wie es sein sollte, kam mir eine andere Möglichkeit, damit umzugehen, überhaupt nicht in den Sinn.

Weil die Konferenz erst ein paar Monate später stattfinden sollte, setzte ich mich alle paar Tage hin und überlegte. Doch selbst mit dem Stift in der Hand und jeder Menge Papier zur Verfügung fiel mir nichts ein. Wochen und Monate vergingen auf diese Weise. Ich machte mir jeden Moment zwischen meinen Sitzungen Sorgen über das weitere Vorgehen, und mit jedem Versuch baute sich mehr Anspannung auf. Ich entschied sogar, dass der Stift und das Papier das Problem waren, und tauschte sie gegen meinen Computer ein! Doch nach wie vor … nichts.

Bald waren es nur noch zwei Wochen bis zur Konferenz und dann nur noch eine. Und mir wollte *immer noch nicht* einfallen, was genau ich sagen sollte. Ich war mir sicher, dass ich über ein bestimmtes Thema sprechen wollte, aber das würde nur 15 Minuten dauern, und für meinen Vortrag waren *eine Stunde und 15 Minuten* angesetzt! Ich beschloss, früher zum Konferenzort zu fliegen – »zu fliehen«, um Klarheit zu gewinnen. Anderthalb Tage im Hotelzimmer, und nichts fiel mir ein. In der Nacht vor meiner Präsentation arbeitete ich immer noch daran. Ich blieb bis nach Mitternacht wach und stand dann am nächsten Morgen früh auf und hoffte auf eine Eingebung. »Ich werde duschen! Alle genialen Ideen kommen unter der Dusche!«, sagte ich mir zweckoptimistisch und hoffte, mich selbst überzeugen zu können. Dort unternahm ich meine letzte beherzte Anstrengung mit einem durchschlagenden Nullergebnis, bevor es Zeit für mich war, zu gehen. Während ich mich an diesem Morgen anzog und dann durch den Flur zum Fahrstuhl ging, fühlte ich mich, als sei meine Karriere zu Ende, bevor sie überhaupt erst richtig begonnen hatte. Es war der schmerzlichste Weg meines ganzen Lebens!

Als ich hinter der Bühne mit meinem Mikrofon ausgestattet wurde, hörte ich meinen Namen, als sie mich vorstellten und der nette Bühnenmanager sagte: »Ich glaube, das sind Sie!« Er gab mir einen sanften Schubs. Als ich mich über die Rampe zur Bühne begab, fühlte es sich an, als würde ich über die Planke gehen. Mein Ende war nah, ich spürte es!

Während ich vor den Vorhang ins Licht trat, übernahm etwas Gewaltiges die Führung in mir. Es war, als hätten sich die Niagarafälle über meinem Kopf geöffnet und strömten herein! Alles, was ich tun konnte, war, präsent zu sein und mein Bestes zu geben, um die Worte zu formen, die durch mich hindurchfluteten. Ich flog regelrecht von einem Ende der riesigen Bühne zum anderen, und mir war, als berührten meine Füße dabei nicht einmal den Boden. Wenn ich ins Publikum schaute, sah ich, dass alle voll dabei waren. Es war einer der magischsten Momente in meinem Leben. Als ich meinen letzten Satz beendet hatte, schaute ich auf den Timer. Zu meinem Erstaunen sprang er genau in dem Moment auf null. Das Publikum war begeistert von der Übung, die wir gerade gemacht hatten. Bevor alles vorbei war, gaben sie mir dreimal stehende Ovationen.

Als ich auf der Hinterbühne wieder zu atmen anfing, kam die Präsidentin des Vereins mit Tränen in den Augen herbeigeeilt, um mir zu sagen, dass meine Rede »mehr« gewesen sei, »als ich jemals erwartet hatte! Sie hat die Latte für das, was auf dieser Bühne in Zukunft passieren muss, sehr hoch gelegt!«

Nach der Konferenz bekam ich E-Mails und Briefe, in denen von den tiefgreifenden Auswirkungen meines Vortrags die Rede war. Einige von ihnen zitierten Experten auf dem Gebiet der freien Rede und fragten, ob ich bei ihnen studiert hätte. (Ich hatte von keinem Einzigen dieser Experten je etwas gehört.) Sie behaupteten steif und fest, dass ich unzählige Male geprobt und die Struktur der Rede immer wieder studiert haben musste, damit es so reibungslos verlief. Aber nein, was an diesem Tag durch mich hindurchkam, war weitaus größer als alles, was ich hätte studieren, planen oder proben können. Es war weit mehr, als mein denkender Geist sich je hätte einfallen lassen können. Was an diesem Tag durch mich hindurchkam, war reine Präsenz. Es war *der Flow.* Das hat mich verändert, auch im Hinblick auf das, wozu ich aus meinem Innern heraus in der Lage bin.

Es hat auch andere verändert. Sieben Jahre später, als ich wieder an einem Kongress der National Speakers Association teilnahm, hielten mich die Leute auf dem Flur an und erklärten begeistert, wie sehr sie diese erste Rede vor so vielen Jahren beeindruckt habe. Der Flow hatte auch sie verändert – mehr, da bin ich mir sicher, als ich es jemals allein hätte tun können. Seitdem erlaube ich meinem intuitiven Geist, die Verantwortung zu übernehmen und den Fluss zu steuern, der als Reaktion auf die Bedürfnisse jedes Publikums aus dem Inneren nach außen dringt. So funktioniert das Seelenselbst. Es hat Zugang zu einer Ganzheit und einem sehr viel größeren Wissen, als sich der Intellekt allein überhaupt vorstellen kann.

Obwohl ich bis zum letzten Moment dagegen angekämpft habe, ist diese wunderbare Erfahrung ein Beispiel dafür, wohin es bei der Entwicklung unseres Bewusstseins für uns alle geht. Mit den Energie-Codes können wir alle wie ein Trichter werden, durch den die reine Präsenz ungehindert durch uns und aus uns fließt, um unser eigenes Leben und das Leben anderer auf magische Weise zu verändern. Sobald wir diesen Fluss etablieren und zulassen, und sobald wir erkennen, dass die Präsenz, die sich durch uns bewegt, unser wahres Ich ist, haben wir mit dem radikalen und umfassenden Quantenflip begonnen.

Selbst nach einem spontanen, übernatürlichen Einblick in unser wahres Wesen, wie ich ihn durch meine erste erhabene Erfahrung bekommen habe, müssen wir immer noch Schaltkreise aufbauen, um unser tägliches Leben als Seelenselbst vollständig zu verkörpern und zu leben. Das ist okay! So funktioniert es. Statt plötzlich am endgültigen Bestimmungsort der totalen und allumfassenden Perfektion anzukommen, entfalten wir uns Stück für Stück wie die vielen Blütenblätter eines sich öffnenden Lotus zu dem Menschen, der wir wirklich sind. Wir beginnen auf jeder Ebene, vollständig zu heilen, und dehnen uns in unsere tiefe Schönheit und Größe aus.

In diesem letzten Kapitel möchte ich Ihnen einen Einblick geben, wie das Leben aussieht, wenn wir wirklich zum Trichter für den ungehinderten Fluss des Seelenselbst *werden.* Zwar ist das Leben auf der Vorderseite des Modells in seinen individuellen Ausdrucksformen für jeden von uns einzigartig, aber einige gemeinsame Merkmale beeinflussen unsere Perspektive und Interaktionen als Ganzes.

Auf der Vorderseite leben: das große Bild

Das wichtigste Merkmal des Lebens auf der Vorderseite ist, dass wir uns nicht mehr mit dem denkenden Geist, dem Verstand, sondern mit dem Seelenselbst identifizieren. Wir sprechen eher von »meinem Verstand« als von »meiner Seele« als einer äußeren, dritten Partei. Wir arbeiten nicht länger daran, den Verstand zu beherrschen, weil er seine Rolle als Beobachter und Vermittler auf natürliche Weise ausfüllt. Hier befinden wir uns einfach in einem anderen Seinszustand – in einer vertrauten Beziehung mit dem Universum, im Zustand des Flow.

Sobald wir auf der Vorderseite sind, wissen wir mit absoluter Sicherheit, dass unsere innere Welt die reale und die äußere nur deren Spiegelbild ist. Deshalb wissen wir, dass wir es »im Griff haben«, was immer auch passiert. Der analytische Verstand tritt in den Hintergrund, denkt nicht länger nach, sondern erkennt, dass wir die Essenz sind, die wir wahrnehmen, und ordnet sich unserer Entfaltung unter, statt mit ihr zu konkurrieren. Hier gibt es nichts zu »tun«. Wir müssen nur sein, was wir wirklich sind.

Unsere Gedanken sind auf das übergeordnete Wohl ausgerichtet, und wir können dieses übergeordnete Wohl in allem sehen, was durchkommt. Wir wissen ohne Zweifel, dass alles unserer eigenen Expansion dient – ebenso wie der aller anderen – und dass, was immer auch geschieht, »zu unseren Gunsten« ist. Aus diesem Grund ist Liebe automatisch da. Es gibt kein Urteil und keine Ablehnung, nur völlige Akzeptanz und absolutes Mitgefühl, das gut geerdet und integriert ist.

Wir haben Vertrauen in unsere Wünsche, weil wir wissen, dass sie durch die Liebe gefiltert werden. Wir fürchten uns nicht mehr, etwas auszusprechen oder zu manifestieren, und setzen unsere Visionen um, indem wir mutig und liebevoll handeln. Wir wissen, dass wir Herzensgüte *sind,* und vertrauen unseren Wünschen und unserem Handeln, ohne zu zögern. Wir halten nichts zurück. Wir bringen uns ganz ein! Wir wissen, dass wir uns keine besondere Schwingung wünschen würden, wenn sie nicht ein Teil von uns wäre, der bereit ist, auf den Planeten zu kommen, auch wenn er ganz anders aussehen mag, als wir ihn uns vorgestellt hatten. Wir verabschieden uns von unserer Vorstellung davon, wie die Dinge sein sollten, weil wir in »Himmel-Erde« verankert sind, wo alles letztlich unserem höchsten Wohl dient.

Wenn wir unsere Wünsche, unsere Visionen und unsere Kraft in Anspruch nehmen, erkennen die Menschen eine Stärke und Präsenz in uns, der sie nah sein wollen. Sie hören zu, wenn wir sprechen. Wir stellen fest, dass wir die Beförderung oder den Vorschuss bekommen oder die Rolle des Visionärs akzeptieren, obwohl das nie etwas war, was wir angestrebt haben. Wie meine Geschichte zu Beginn dieses Kapitels zeigt, fließt das Leben zu uns und durch uns und übertrifft alles, was wir uns jemals hätten erträumen können.

Wie Sie sich vielleicht erinnern, bestand der endgültige Plan beim »Gespräch an der Bushaltestelle« in Kapitel 2 darin, unsere Göttlichkeit zu erfahren – göttliche Liebe. Daher betrachten wir die Herausforderungen, mit denen wir konfrontiert werden, im Idealfall als die größte Unterstützung zum Erzielen genau dieses Ergebnisses. Familienbeziehungen, Finanzen und Beruf regen unsere Schaltkreise an, stellen uns vor die grundlegenden Herausforderungen, die wir an der Bushaltestelle eingefordert haben, und führen uns so zur Entdeckung unserer Großartigkeit und Liebesfähigkeit. Nachdem ich beispielsweise die Nachricht bekommen hatte, dass ich vom Testament meines Vaters weitestgehend ausgeschlossen war, brachte ich den Schmerz, sobald er sich zeigte, mit liebevoller Präsenz in den Körper und baute so die entsprechenden Schaltkreise auf, damit die Liebe wieder zu meiner Familie fließen konnte. (Und ich freute mich sogar, als ich eines Tages dann doch noch ein Paket mit ein paar Teetassen meiner Mutter bekam …!) Dies ist für uns alle möglich.

Manchmal fällt es uns schwer, zu glauben, dass wir die Wahl haben, einfach zu lieben und das wirklich in unserem Leben funktionieren zu lassen. Ich lade Sie aber noch einmal ein, es anzuprobieren. Die meisten von uns (mich eingeschlossen) sind nicht in einer Umgebung aufgewachsen, die uns lehrte, dass »nur lieben« klug oder auch nur möglich ist. Wenn Sie aber auf diese Weise Ihre Willensfreiheit akzeptieren, werden Sie sich selbst nach und nach als eine kraftvolle, liebevolle Präsenz in der Welt erleben. Diese Liebe ist wirklich bedingungslos, denn um sie zu erfahren, müssen keine anderen Konditionen erfüllt sein als Ihre eigene bewusste Entscheidung. Ihr *wahres Ich,* die wahre Essenz hinter den Kulissen der Storys in Ihrer Biografie, ist die einzige Zutat im Rezept des Lebens, das die Kraft hat, Sie aus der Versprengung wieder zu integrieren, die Felsen im Fluss aufzulösen, Ihr Leben genauso zu verändern wie das der Menschen in Ihrem Umfeld und sich als die Kraft des Universums zu manifestieren.

Der Weg der Bestimmung: eine Vorderseitenspur in der Welt hinterlassen

Wir sind hier, um Schöpfer unseres Lebens und Meister unserer Wirklichkeit zu sein. Alles in diesem Leben ist Energie, was bedeutet, *dass es nichts gibt, was Sie nicht sind.* Alles, was Sie in diesem Leben erleben und was Ihnen begegnet, ist ein perfektes Spiegelbild Ihrer inneren Welt. Das heißt, Sie sind derjenige, der über Himmel und Erde in Ihnen bestimmt und sie offenbart. Es ist Ihre Aufgabe, Ihre Bestimmung, Ihre wahre Großartigkeit zu erkennen und ihr zu erlauben, sich von innen heraus zu entfalten, indem Sie Schaltkreise aufbauen, um mehr von jener Brillanz zu verkörpern, die Sie durchströmt. Mit den Energie-Codes lernen Sie, Ihre Wahrheit von innen heraus zu spüren. Sie lassen sich in Ihrem Kern nieder und lernen, aus dem Seelenselbst zu leben, während sich Ihre Liebesfähigkeit immer weiter ausdehnt. Sie hauchen Ihren Zellen mehr Leben ein und beleben den Raum zwischen ihnen, während Sie Ihr wahres kreatives Potenzial wecken. Und schließlich verbinden Sie sich voll und ganz mit dem göttlichen Geist und öffnen Ihr System, um eine größere Version Ihrer selbst anzunehmen.

Seit Sie nach Ihrer Abfahrt von der »Bushaltestelle« hier gelandet sind, hat Ihnen das Leben in jedem Moment, in jeder Situation und mit jeder Erfahrung genau das gegeben, was Sie brauchen, um sich in ein größeres Liebesbewusstsein hineinzuentwickeln. Und das wird auch in Zukunft so bleiben. Die Welt wurde in Liebe erschaffen, und Sinn und Zweck Ihres Lebens ist es, Ihre eigene Schöpferkraft zu entdecken. Sie sind auf einem Weg der Entfaltung.

Sie sind der Atem des Lebens selbst, und wenn Sie möchten, dass das Seelenselbst lebendig und gesund ist, müssen Sie mehr von diesem Atem in Ihr Seelenselbst als in die äußere Welt atmen. Indem Sie dies tun – wenn Sie Ihre Aufmerksamkeit respektvoll, ernsthaft und aufrichtig nach innen auf den Zentralkanal richten und durch ihn auf- und abwärts atmen –, leisten Sie tatsächlich schon einen enormen Beitrag für Ihre Gemeinschaft und die gesamte Menschheit.

Um Ihre großartigste Spur in der Welt zu hinterlassen, brauchen Sie keine Fans oder Follower. Sie brauchen keine große, nach außen gerichtete Bestimmung oder Mission. Sie müssen einfach nur mehr von dem sein, was Sie bereits sind – das Seelenselbst. Der Rest fließt von dort aus.

Wenn Sie Ihre gesamte Aufmerksamkeit auf das Innere richten, dauert es nicht lange, bis sich eine Veränderung zeigt, weil das Selbst, zu dem Sie erwachen, jenseits von Raum und Zeit handelt. Projekte, bei denen man Ihnen gesagt hat, sie brauchten fünf Jahre, um sich zu manifestieren, erweisen sich beispielsweise schon nach einem Jahr als lukrativ und laufen bestens. Inspirationen und Ressourcen kommen aus heiterem Himmel und bringen Sie auf Ihrem wahren Weg voran. Komplizierte Situationen lösen sich mühelos und im Interesse aller Beteiligten auf. Es gibt nur Gewinner.

Wenn Sie mehr und mehr in der Schwingung von Liebe, Frieden, Fülle und innerer Harmonie leben, nehmen Sie allmählich genau diese Eigenschaften in Ihrer Umgebung wahr. Es ist, als hätten Sie einen Fernsehsender eingestellt, auf dem Sie sehen, hören und fühlen, dass alles, was geschieht, etwas »Gutes« an sich hat. Wenn Sie sich einmal selbst die Erlaubnis gegeben haben, »zu lieben, was immer auch kommen mag«, hat die Außenwelt keine andere Wahl, als Ihnen bedingungslose Liebe zu spiegeln. Es dauert vielleicht einige Zeit, aber es wird sich durchsetzen. Es kann gar nicht anders, als sich durchzusetzen! Wenn Sie in einem Raum der Dankbarkeit, des Feierns und der Freude leben, der alle einschließt – wo alle willkommen sind und Sie sich in ihnen erkennen –, bekommt Ihre *Schöpferversion* endlich das Leben, für das sie geboren wurde.

Stellen Sie sich das Seelenselbst als das *verbundene* Selbst vor. In meinen Kursen sage ich: »Es gibt nichts, was wir nicht sind.« Wenn wir in diesem Raum leben, erkennen wir dies automatisch an der Schwingungsfrequenz der Verbindung. Es ist in der Tat diese Verbindung, nach der wir seit der Entstehung der Schutzpersönlichkeit gesucht haben. Wir haben unser ganzes Leben auf der Suche nach dieser Verbindung verbracht, in unseren Beziehungen, unseren Aktivitäten und sogar unseren Erwartungen, aber irgendwann stellen wir fest, dass es buchstäblich unmöglich ist, auf diese Weise eine Antwort zu finden, weil uns die Außenwelt nur widerspiegelt, wie wir die »Verbindungsfrequenz« verkörpern. Je mehr wir uns der singulären Aufgabe widmen, uns als Seelenselbst zu aktivieren, desto mehr rückt seine Präsenz in unserem Leben und in der Welt in den Mittelpunkt. Wir finden die Verbindung, nach der wir gesucht haben. Sie war die ganze Zeit da und heißt »Himmel-Erde«. Sie ist der Sender, der unser volles Schöpferpotenzial ausstrahlt, mit dem wir den wahren Ausdruck unserer selbst leben können. Was könnte sinnvoller oder bedeutungsvoller sein als das?

Jetzt, da wir am Ende (dieser Etappe) unserer gemeinsamen Reise stehen, möchte ich eine letzte wichtige Anmerkung machen, die Ihnen helfen soll, das, was Sie hier erfahren haben, in die Welt zu tragen …

Lassen Sie tiefe Innigkeit zu. Erlauben Sie sich, innerlich verwundbar zu sein. Hören Sie in sich hinein, um zu erfahren, was Sie zuerst in sich ansprechen müssen, und arbeiten Sie daran, ohne es zu beurteilen oder eine Story darüber zu schreiben. Diese intime Verbindung mit Ihrem wahren Seelenselbst macht es Ihnen möglich, zu erkennen, wo Sie sich am effizientesten einbringen können, und unterstützt Sie, wenn Sie anfangen, sich authentischer in der Welt zu engagieren und zum Ausdruck zu bringen.

Bauen Sie eine heilige Beziehung zu der Art auf, »wie die Dinge laufen«. Wie sich das Universum zum Ausdruck bringt, gehört zum Wichtigsten, was es zu akzeptieren gilt und was Sie akzeptieren können, weil Sie das Universum *sind.*

Und schließlich … machen Sie Ihre Arbeit. Machen Sie sie, sooft Sie können, freudig und von ganzem Herzen. Dies ist buchstäblich das Wichtigste, was Sie in Ihrer Zeit hier auf diesem Planeten jemals tun werden.

Wenn Sie feststellen, dass Sie diese Arbeit mit anderen teilen möchten, geben Sie ihnen dieses Buch, und führen Sie dann bedeutungsvolle Gespräche mit ihnen. Indem wir uns gegenseitig bei unserem Wachstum unterstützen, entwickeln wir liebevolles Vertrauen und ermöglichen eine äußere Erfahrung dessen, was diese Welt sein sollte – eine Entfaltung im Dienste unserer Großartigkeit.

Unterschätzen Sie niemals die Macht einer einzigen Person, die Ja zu ihrem wahren Selbst sagt. Jetzt ist es an der Zeit, sich für Ihre Lebenserfahrung zu entscheiden. Ihr eigenes Erwachen aktiviert das Feld in Ihrer unmittelbaren Umgebung, und Ihre Schwingungsresonanz hat *globale* Auswirkungen. Es war schon immer Ihre Bestimmung, Ihre Macht als göttliches, energetisches Wesen der Liebe zu verwirklichen. »Himmel-Erde« wartet nur auf Ihre Erlaubnis, sich im Hier und Jetzt zu manifestieren. Werden Sie Ja sagen?

Diese Arbeit ist nicht mein Geschenk an Sie. Sie ist *Ihr* Geschenk an die Welt, denn wenn Sie sich ihr verpflichten und sie verkörpern, nehmen Sie Ihre volle Schöpferkraft in Anspruch, und die ganze Welt wird davon profitieren.

Mit großer Liebe aus dem Herzen meines Seelenselbst,
Dr. Sue

Literatur

Addington, Jack Ensign: *The Hidden Mystery of the Bible.* Camarillo, CA: DeVorss, 1969.

Alder, Vera Stanley: *The Finding of the »Third Eye«.* Rev. ed. 1968. Reprint, New York: Samuel Weiser, 1970.

Anderson, James E., MD: *Grant's Atlas of Anatomy.* 7th ed. 1978. Reprint, Baltimore: Williams & Wilkins, 1980.

Ardekani, Ali Mirabzade: »Genetically Modified Foods and Health Concerns«. *Iranian Journal of Biotechnology* 12, No. 2 (Spring 2014). doi:10.5812/ijb.19512.

Babbitt, Edwin D.: *The Principles of Light and Color.* New York: Babbitt & Co., 1878.

Becker, Robert O., und Gary Selden: *The Body Electric: Electromagnetism and the Foundation of Life.* 1985. Reprint, New York: William Morrow, 1987.

Bhagavati, Ma Jaya Sati: *The 11 Karmic Spaces: Choosing Freedom from the Patterns that Bind You.* Sebastian, FL: Kashi, 2012.

Bohm, David: *Die implizite Ordnung. Grundlagen eines ganzheitlichen Weltbildes.* Amerang: Crotona, 2018.

Brennan, Barbara Ann: *Licht-Heilung. Der Prozess der Genesung auf allen Ebenen von Körper, Gefühl und Geist.* München: Goldmann, 1994.

Brookie, Kate L., Georgia I. Best und Tamlin S. Conner: »Intake of Raw Fruits and Vegetables Is Associated with Better Mental Health than Intake of Processed Fruits and Vegetables«. *Frontiers in Psychology* 9 (2018). doi:10.3389/fpsyg.2018.00487.

Bryant, Edwin F. (Übers.): *The Yoga Sutras of Patanjali: A New Edition, Translation, and Commentary; with Insights from the Traditional Commentators.* New York: North Point Press, 2009.

Burr, Harold Saxton: *Blueprint for Immortality: The Electric Patterns of Life.* London: Neville Spearman, 1972.

Childre, Doc, und Deborah Rozman, PhD: *Transforming Depression: The HeartMath® Solution to Feeling Overwhelmed, Sad, and Stressed.* Oakland, CA: New Harbinger Publications, 2007.

Chopra, Deepak, MD, und Menas C. Kafatos, PhD: *Du bist das Universum. Entdecke dein kosmisches Selbst.* München: Heyne, 2020.

Condron, Daniel R., DM, DD, MS: *Permanent Healing.* 3rd ed. Windyville, MO: SOM Publishing, 1995.

de Vendômois, Joël Spiroux, François Roullier, Dominique Cellier, and Gilles-Eric Séralini: »A Comparison of the Effects of Three GM Corn Varieties on Mammalian Health«. *International Journal of Biological Sciences* 5, No. 7 (2009): 706–726. doi:10.7150/ijbs.5.706.

Diamond, Harvey, und Marilyn Diamond: *Fit fürs Leben – Fit for Life.* München: Goldmann, 1990.

Easwaran, Eknath (Übers.): *Die Upanischaden.* München: Goldmann, 2008.

Ganong, William F., MD: *Review of Medical Physiology.* 10th ed. Los Altos, CA: Lange Medical Publications, 1981.

Gerber, Richard, MD: *Vibrational Medicine: New Choices for Healing Ourselves.* Santa Fe, NM: Bear, 1988.

Gray, Harry, FRS: *Gray's Anatomy of the Human Body.* Edited by Charles Mayo Goss, AB, MD. 29th American ed. Philadelphia: Lea & Febiger, 1973.

Greenblatt, Matthew (ed.): *The Essential Teachings of Ramana Maharshi: A Visual Journey.* 2nd ed. Carlsbad, CA: Inner Directions Foundation, 2003.

Guyton, Arthur C.: *Textbook of Medical Physiology.* 6th ed. Philadelphia: Saunders, 1981.

Hawkins, David R., MD, PhD: *The Eye of the I: From Which Nothing Is Hidden.* West Sedona, AZ: Veritas, 2001.

–, *Transcending the Levels of Consciousness: The Stairway to Enlightenment.* West Sedona, AZ: Veritas, 2006.

Hay, Louise L.: *Gesundheit für Körper und Seele.* 4. Aufl., Berlin: Allegria, 2011.

Holmes, Ernest: *The Science of Mind: A Philosophy, a Faith, a Way of Life.* Rev. ed. 1938. 1st Trade Paperback ed., New York: Tarcher, 1998.

Hunt, Valerie V.: *Infinite Mind: Science of the Human Vibrations.* Malibu, CA: Malibu Publishing, 1995.

Iyengar, B. K. S.: *Licht auf Yoga. Das grundlegende Lehrbuch des Hatha-Yoga.* Neuausgabe. München: O. W. Barth, 2010.

John, Da Free: *The Yoga of Consideration and the Way that I Teach.* Clearlake, CA: Dawn Horse Press, 1982.

Kandel, Eric R., und James H. Schwartz (eds.): *Principles of Neural Science.* 1981. Reprint, New York: Elsevier, 1983.

Kelder, Peter: *The Eye of Revelation: The Ancient Tibetan Rites of Rejuvenation.* Edited by J. W. Watt. Booklocker.com, 2008.

Khalsa, Dharma Singh, MD, und Cameron Stauth: *Meditation as Medicine: Activate the Power of Your Natural Healing Force.* New York: Fireside, 2002.

Leeson, Thomas S., MD, PhD, und C. Roland Leeson, MD, PhD: *A Brief Atlas of Histology.* Philadelphia: Saunders, 1979.

Lipton, Bruce H., PhD: *Intelligente Zellen. Wie Erfahrungen unsere Gene steuern.* Burgrain: KOHA, 2016.

Maghari, Behrokh M., und Ali M. Ardekani: »Genetically Modified Foods and Social Concerns«. *Avicenna Journal of Medical Biotechnology* 3, No. 3 (Juli 2011): 109–117.

Maximow, Alexander A., und William Bloom: *A Textbook of Histology.* 6th ed. 1952. Reprint, Philadelphia: W. B. Saunders, 1953.

McTaggart, Lynne: *Das Nullpunkt-Feld. Auf der Suche nach der kosmischen Ur-Energie.* 4. Aufl., München: Goldmann, 2007.

Moore, Keith L., PhD, FIAC: *Clinically Oriented Anatomy.* 2nd ed. Baltimore: Williams & Wilkins, 1985.

Morter, M. T., Jr., DC: *An Apple a Day?: Is It Enough Today?* Rogers, AR: B.E.S.T. Research, 1996.

–, *Correlative Urinalysis: The Body Knows Best.* Edited by John M. Clark, DC. Rogers, AR: B.E.S.T. Research, 1987.

–, *Dynamic Health: Using Your Own Beliefs, Thoughts and Memory to Create a Healthy Body.* Rev. ed. Rogers, AR: B.E.S.T. Research, 1997.

–, *The Healing Field: Restoring the Positive Energy of Health.* Rogers, AR: B.E.S.T. Research, 1991.

–, *The Soul Purpose: Unlocking the Secret to Health, Happiness, and Success.* Rogers, AR: Dynamic Life, 2001.

–, *Your Health, Your Choice: Your Complete Personal Guide to Wellness, Nutrition and Disease Prevention.* Hollywood, FL: Frederick Fell, 1990.

Myss, Caroline, PhD: *Chakren. Die sieben Zentren von Kraft und Heilung.* 14. Aufl., München: Knaur, 2000.

Netter, Frank H.: *The CIBA Collection of Medical Illustrations. Vol. 4, Endocrine System and Selected Metabolic Diseases.* 1965. Reprint, Summit, NJ: CIBA Pharmaceutical, 1981.

New, Susan A.: »Intake of Fruit and Vegetables: Implications for Bone Health«. *Proceedings of the Nutrition Society* 62, No. 1 (November 2003): 889–899. doi:10.1079/ pns2003352.

Oschman, James L.: *Energiemedizin. Konzepte und ihre wissenschaftliche Basis.* 2. Aufl., München: Urban & Fischer, 2009.

Oschman, James L., Gaétan Chevalier, und Richard Brown: »The Effects of Grounding (Earthing) on Inflammation, the Immune Response, Wound Healing, and Prevention and Treatment of Chronic Inflammatory and Autoimmune Diseases«. *Journal of Inflammation Research* 8 (2015): 83–96. doi:10.2147/JIR.S69656.

Percival, Harold W.: *Thinking and Destiny: With a Brief Account of the Descent of Man into This Human World and How He Will Return to the Eternal Order of Progression.* 1946. Reprint, Dallas: Word Foundation, 1987.

Pert, Candace B.: *Moleküle der Gefühle. Körper, Geist und Emotionen*. Reinbek: Rowohlt, 2001.

Pusztai, A., PhD: »Genetically Modified Foods: Are They a Risk to Human/Animal Health?«. *American Institute of Biological Sciences* (2001). www.actionbioscience.org.

»The Puzzling Role of Biophotons in the Brain«. *Technology Review* (Blog). 17. Dezember 2010. www.technologyreview.com.

Rahnama, Majid, et al.: »Emission of Mitochondrial Biophotons and Their Effect on Electrical Activity of Membrane via Microtubules«. *Journal of Integrative Neuroscience* 10, No. 1 (March 2011): 65–88. doi:10.1142/s0219635211002622.

Rinpoche, Sogyal: *Das tibetische Buch vom Leben und vom Sterben. Ein Schlüssel zum tieferen Verständnis von Leben und Tod.* Vollständige und überarbeitete Taschenbuchausgabe, München: Knaur, 2013.

Rolf, Ida P.: *Rolfing. Strukturelle Integration. Wandel und Gleichgewicht der Körperstruktur.* 2. Aufl., München: Irisiana, 1997.

Rose, Colin, und Malcolm J. Nicholl: *Accelerated Learning for the 21st Century: The Six-Step Plan to Unlock Your Master-Mind.* New York: Dell, 1997.

Schiffer, Fredric, MD: *Of Two Minds: A New Approach for Better Understanding and Improving Your Emotional Life.* London: Pocket, 2000.

Schimmel, H. W.: *Functional Medicine.* Heidelberg: Karl F. Haug Verlag, 1997.

Sheldrake, Rupert: *Das schöpferische Universum. Die Theorie des morphogenetischen Feldes.* 5. Aufl. München: Ullstein, 2009.

Sills, Franklyn: *Craniosacral Biodynamics.* Rev. ed. Vol. 1. Berkeley, CA: North Atlantic Books, 2001.

Snell, Richard S., MD, PhD: *Clinical Neuroanatomy for Medical Students.* Boston: Little, Brown, 1980.

Solomon, Eldra Pearl, und P. William Davis: *Understanding Human Anatomy and Physiology.* New York: McGraw-Hill, 1978.

Storrs, Carina: »Stand Up, Sit Less, Experts Say; Here's How to Do It«. CNN. 7. August 2015. Aufgerufen im Januar 2018. http://www.cnn.com/2015/08/06/health/how- to-move-more/index.html.

Taylor, Jill Bolte, Dr.: *Mit einem Schlag. Wie eine Hirnforscherin durch ihren Schlaganfall neue Dimensionen des Bewusstseins entdeckt.* München: Knaur, 2010.

Van Auken, John: *Edgar Cayce's Approach to Rejuvenation of the Body.* Virginia Beach, VA: A.R.E. Press, 1996.

Van Wijk, R.: *Light in Shaping Life: Biophotons in Biology and Medicine*. Geldermalsen, Netherlands: Meluna, 2014.

Wapnick, Kenneth: *Die Vergebung und Jesus. Zentrale Lehren von Christentum und Ein Kurs in Wundern.* 3. durchgesehene Aufl., Freiburg i. Br.: Greuthof, 2018.

Yukteswar Giri, Swami Sri: *The Holy Science.* 8th ed., 1990. Reprint, Los Angeles: Self-Realization Fellowship, 2013.

Arbeitsmaterialien und Hilfsmittel

Informationen zu Live-Kursen mit Dr. Sue finden Sie auf:
www.DrSueMorter.com

Die folgenden Arbeitsmaterialien und Hilfsmittel finden Sie auf der Website drsuemorter.com/energycodesbook. Rufen Sie dort regelmäßig »Resources« auf, weil wir unser Angebot ständig erweitern und aktualisieren, um Sie besser unterstützen zu können. Bitte beachten Sie, dass für diese Übungen und Techniken keine Vorkenntnisse erforderlich sind.

108 Ways to Embody Your Magnificence **(Buch), Dr. Sue Morter, 2017.**

Tipps zur Stressbewältigung und zum Umgang mit Missverständnissen im Leben. Sie ermöglichen einen Paradigmenwechsel hin zur Wirklichkeit der Fülle, in der uns »alles zu Diensten« ist. Dr. Sue zeigt uns in diesem unterhaltsamen, zutiefst aufschlussreichen Leitfaden, wo immer wir ihn aufschlagen, mit einfachen und kurzen Empfehlungen, wie wir die Sichtweise der vollkommenen Eigenverantwortung annehmen können, um zu manifestieren, wer wir wirklich sind.

108 Ways to Embody Your Magnificence **(Audio), Dr. Sue Morter, 2015.**

Audioversion von *108 Ways to Embody Your Magnificence,* die Ihnen hilft, ganz bewusst in den vollen Ausdruck Ihres wahren Selbst einzutreten. Hören Sie diesen Text, während Sie durch den Park fahren oder spazieren. Lernen Sie, während Sie leben, und leben Sie, während Sie lernen.

BodyAwake™ III – Breathwork from The Energy Codes® Chakras One, Two, and Three **(Video), Dr. Sue Morter, 2013, 2018 (2. Auflage).**

Wir sind Energie – Klangschwingung und Licht. Wir sind hier, um diese Energie meisterhaft handhaben zu lernen, und zwar jenseits unserer Gedanken und einschränkenden Überzeugungen. Bewusste Atemarbeit führt in den kreativen, sicheren Raum, den wir brauchen, um unsere Überzeugungen elegant zu ändern. In den Chakras 1, 2 und 3 lernen Sie, Energie zu bewegen, um unbewusste Blockaden zu lösen und die Schleier zu durchdringen, die verhindern, dass alle Aspekte Ihres Bewusstseins integriert werden, dass die Vitalität erhöht und ein Übergang vom Überleben zum Erschaffen möglich wird.

BodyAwake™ IV – Yoga Activation **(Video), Dr. Sue Morter, 2013, 2018 (2. Auflage).**

Yoga beweist seit Tausenden von Jahren, dass es bestimmte Körperhaltungen gibt, die eine bessere körperliche, geistige und emotionale Heilung ermöglichen. In Verbindung mit bewussten Atemmustern verbessern sie unsere Orientierung und Einstellung im Leben und helfen uns, das größere Bild zu sehen und Stress in Chancen zu verwandeln. In *BodyAwake IV* werden grundlegende Yogahaltungen zur Verbesserung des Energieflusses und zum Einsatz von Yoga als Energiemedizin vorgestellt – wie bei den Energie-Code-Übungen in diesem Buch beschrieben. Begleiten Sie Dr. Sue durch eine Reihe von Anleitungen für sanfte, bewusste Körper- und Atemübungen, die Körper und Geist nähren.

BodyAwake™ V – Healing Patterns **(Video), Dr. Sue Morter, 2014, 2018 (2. Auflage).**

Verletzungen und Stress können den Energiefluss auf seinem Weg durch den Körper verlagern und verlangsamen. In blockierten Energiesystemen stagniert die Erholung und Verjüngung der Zellen. Heilung findet statt, wenn die Energie ihren natürlichen Fluss wiedererlangt. Hier vermittelt Ihnen Dr. Sue, wie Sie Energie in und durch Ihren Körper bewegen können, und zwar mit bestimmten Techniken, die die feinstofflichen Energiefelder für die Heilung neu anordnen. Sie lernen, wie Sie bestimmte Schmerzmuster (ob aufgrund einer Verletzung oder einer unbekannten Erkrankung) lösen und diese Techniken auch auf andere spezifische Heilungsbedürfnisse anwenden können.

BodyAwake™ VI – Yoga Practices **(Video), Dr. Sue Morter, 2015, 2018 (2. Auflage).**

In *BodyAwake VI* gibt Dr. Sue Anleitungen für Yogaübungen, die von der Energie-Code-Atemarbeit durchdrungen sind, und weist Sie an, *Prana* – Heilungsenergie – bewusst durch das Gewebe zu bewegen. Werden Sie flexibler, beschleunigen Sie die Heilung und finden Sie Ihre tiefere Kernpräsenz. Diese Übungen sollen es Ihnen ermöglichen, in Bewegung zu meditieren. Dazu gehören die Übung »Der Stuhl«, eine Übung für fortgeschrittene Anfänger und zwei Übungen für Fortgeschrittene.

BodyAwake™ VII – Advanced Breathwork from The Energy Codes®, Chakras Four, Five, Six, and Seven **(Video), Dr. Sue Morter, 2015, 2018 (2. Auflage).**

Aktivieren Sie diese Chakras und binden Sie sie für mehr Heilung und Kreativität zusätzlich in Farnwedel-Atemmuster ein. Ganz bewusst in bestimmte Bereiche des Körpers zu atmen bringt die entsprechenden Gewebe, die diese höheren Bewusstseinsebenen beherbergen, in Übereinstimmung, erweckt und belebt sie. In diesem Videoprogramm vermittelt Dr. Sue Ihnen Atemmuster, die Ihre Selbstheilungsfähigkeit ebenso aktivieren wie Ihre Fähigkeit, Erleuchtung zu erlangen, zu integrieren, zu manifestieren und vollständig zu lieben.

BodyAwake™ VIII – Stacking Up the Column – Central Channel Enhancement **(Video), Dr. Sue Morter, 2015, 2018 (2. Auflage).**

Seelenfrieden und ein Gefühl des Wohlbefindens sind selbstverständlich, wenn wir lernen, die Bindung des Egos an unser Leben zu lösen. Dr. Sue führt Sie durch einen Prozess, bei dem der denkende Geist nach innen gelenkt wird, um diese Freiheit zu fördern. Sie werden lernen, Ihre übermäßig leistungsstarken, vorsichtigen oder schützenden Muster freizugeben, indem Sie dieses starke Gefühl der Zentriertheit und Verbundenheit mit Ihrer wahren Leidenschaft entwickeln. Dr. Sue führt Sie in den inneren Kern Ihres Wesens, zu Ihrem Seelenselbst, damit automatisch mehr Flow, mehr Leichtigkeit und Überfluss in Ihrem Leben stattfinden können. Erleben Sie absolute Präsenz, indem Sie das Bewusstsein in Ihrem innersten Wesen stärken. Bauen Sie im Kern Ihres Wesens ein Bewusstsein für Kraft und Vitalität auf, und stärken Sie Ihre Fähigkeit, unter Stress klar ausgerichtet zu bleiben.

BodyAwake™ IX – Conscious Calisthenics: Exercise for Everyone **(Video), Dr. Sue Morter, 2016.**

Bewusstes Trainieren ist eine Art Quantensprung über die traditionelle Bewegung hinaus. Es erhöht Ihre Schwingung und Lebenskraft und fördert die Vitalität im Körper. Das bewusste und absichtliche Bewegen von Energie durch den Körper in Verbindung mit fokussierter Atmung hilft uns dabei, neue Neurokreisläufe zu erzeugen, die uns auf höhere Bewusstseinsebenen führen. Setzen Sie zusammen mit dem BodyAwake-Atemtraining das Heben von Gewichten, Ausfallschritte, Trainingsbänder und so weiter ein, um einen größeren Nutzen aus den Anstrengungen zu ziehen, die Sie bereits zur Verbesserung Ihrer Gesundheit unternommen haben. Verankern Sie Ihr Bewusstsein, während Sie mehr Körperkraft entwickeln. Machen Sie dies regelmäßig, um Geist, Körper und Atem zu integrieren und zu stärken.

BodyAwake™ Yoga for Healing – Three Yoga Practices to Embrace Vitality and Embody Flow **(Audio), Dr. Sue Morter, 2018.**

Dr. Sue führt Sie durch eine langsame, sanfte Yogapraxis mit konzentrierter Atemarbeit, um die angeborene Heilungsintelligenz und die wesentliche restaurative Energie durch den Körper zu bewegen, insbesondere zum Zweck der körperlichen Heilung. Das Chakra-System der Energie-Codes tritt in den Vordergrund, vor allem auch die in diesem Buch nicht ausführlich besprochenen Chakras 8, 9 und 10, um die hochfrequente, feinstoffliche Energie bewusst auf der Yogamatte zu verkörpern. *BodyAwake Yoga for Healing* integriert und verjüngt Geist, Körper und Seele im Zentralkanal des Körpers. Diese MP3-Audio-CD enthält drei Yogaübungen für Anfänger und Fortgeschrittene, die bei einem Heilungsretreat in Evergreen, Colorado, live aufgezeichnet wurden. Konsultieren Sie Ihren Arzt, bevor Sie mit diesem oder einem anderen Trainingsprogramm beginnen.

The Bus Stop Conversation – Soul Contracts and Life Purpose **(Audio mit Arbeitsbuch), Dr. Sue Morter, 2014.**

Wir kommen mit mächtigen Seelenverträgen in dieses Leben, mit Vereinbarungen, die wir auf unserem Weg darüber getroffen haben, was wir in diesem Körper und auf diesem Planeten erleben wollen. Entdecken Sie, dass Ihnen alles – von Ihren schmerzhaftesten Erfahrungen bis zum Erhabenen – nicht einfach widerfahren ist. Es ist vielmehr *für* Sie geschehen. In *The Bus Stop Conversation* führt Sie Dr. Sue in eine zutiefst persönliche Erforschung, die Ihre Sicht auf alles in Ihrem Leben kraftvoll und tief greifend verändern wird.

Fear into Fire – Tools from The Energy Codes® for Passionate Life Purpose **(Audio), Dr. Sue Morter, 2015.**

Hinter jeder Angst brennt ein unterdrücktes, leidenschaftliches Feuer, das in unser tägliches Leben zurückkehren muss. Wohlstand und Leidenschaft sind ein und dasselbe. Verwandeln Sie Ihre Ängste für immer, indem Sie einen totalen Paradigmenwechsel vollziehen, und lernen Sie: Entscheidungen aus diesem leidenschaftlichen Raum in Ihnen zu treffen; das Unsichtbare zu beherrschen, um kraftvolle Ergebnisse zu erzielen; sich vom Gedankengeplapper des Sich-selbst-infrage-Stellens zu befreien und einen Realitätsverschiebung zu bewirken, indem Sie die Angst in das mächtige Werkzeug der Transformation verwandeln, das sie sein soll.

Front Side, Back Side – Awaken the Creator Within **(Audio mit Arbeitsbuch), Dr. Sue Morter, 2013.**

Wenn es einen Maßstab für die Einschätzung des persönlichen Selbstwerts gäbe, wäre die Vorderseite (der Medaille) die ideale Perspektive: frei und stark. Die Rückseite wäre die veränderte

Perspektive: unfähig und unwürdig. Sinn und Zweck Ihrer Lebensreise ist es, mit jedem Aspekt Ihrer Erfahrung zur Vorderseite des Modells zu gelangen. Dr. Sue zeigt Ihnen, wie Sie Ihre Lebenserfahrungen nutzen können, um für Ihre wahre Kraft zu erwachen. Enthält Lehrgespräche mit Ausschnitten aus Live-Präsentationen, Meditationen und besinnlichen Übungen.

Lineage Yoga – Light Is Your Lineage, Love Is Your Legacy, Three Yoga Practices **(Audio), Dr. Sue Morter, 2013.**

Dr. Sue führt Sie mit klaren Anweisungen durch Atemarbeit und grundlegende Yogaübungen (Asanas), die Ihren Körper reinigen, Ihren Kern öffnen und Ihnen helfen, Ihr Zentrum im Leben zu finden. Erleben Sie eine tiefere Form der Verkörperung mit Dr. Sues inspirierenden Erkenntnissen über Yoga, die auf den Technologien und Lehren alter Zivilisationen basieren. Dieses Audioprogramm enthält drei Kurse für Anfänger und Fortgeschrittene, die während Dr. Sues *Lineage Retreat* in Sedona, Arizona, aufgezeichnet wurden.

Passionate Purpose – The Power of Doing YOUR **Thing (Audio), Dr. Sue Morter, 2015.**

Leidenschaft *(passion)* bezieht sich nicht auf bestimmte Erfahrungen, sondern auf unsere Fähigkeit, Zugang zu unserer eigenen Wahrheit, zu dem, was wir wirklich sind, zu haben und daraus zu leben. Es geht nicht darum, was wir erreichen wollen, sondern darum, was wir *sein* sollen. Es geht darum, unsere Großartigkeit an den Tag zu legen. Sie brauchen kein Wunder und keinen Guru. Beides *sind* Sie schon. In diesem zweistündigen Audioprogramm von Dr. Sue erfahren Sie, wie Sie Ihre Kraft und Ihre Leidenschaft entdecken, ans Licht bringen und einsetzen können, und zwar für den Rest Ihres Lebens.

Sacred Stream Yoga – *Conscious Movement of* **Prana** *for Healing, Three Yoga Practices* **(Audio), Dr. Sue Morter, 2016.**

Für Heilung und Vitalität ist ein vollständiger und reichlicher Energiefluss durch den Körper entscheidend. Uralte und heilige Körperübungen, gepaart mit bewusster Atmung, bringen diesen Energiefluss in Gang und den Körper zurück in seinen natürlichen, sich selbst heilenden Zustand. Der heilige Strom verläuft senkrecht vom Kopf bis zum Steißbein und ist der Energiefluss durch den tiefen Zentralkanal des Körpers. Hier wohnt der ewige und maßgebliche Selbstheiler. Diese Übung soll die tief greifende, angeborene Heilungspräsenz im Kern Ihres Seins wecken und integrieren. Sie verankern Ihr Energiefeld, richten sich an der Kraft der Natur aus, bauen bewusste Präsenz in Ihren Kraftzentren auf und lernen Asanas, die Ihnen Zugang zu Ihrer tiefen Weisheit verschaffen. Sie bauen Neurokreisläufe für Manifestation und Selbstausdruck auf und erleben Ihr Seelenselbst im physischen Bereich.

Test-Set zum Bestimmen des pH-Werts (pH Kit)

Komplettes Set zum Testen des Speichel-pH-Werts mit Indikatorpapier, Säuretabletten für pH-Vergleichstests und Anleitungsheft für die Interpretation der Testergebnisse mit entsprechenden Empfehlungen zur Verbesserung des pH-Werts.

Dank

Dieses Buch hatte bis zu seiner Veröffentlichung einen begnadeten Weg hinter sich. Zunächst möchte ich mich bei Bonnie Solow von Solow Literary für die wunderbare Vermittlung des Manuskripts an Simon und Schuster bedanken. Ihr Glaube an diese Arbeit und an mich hat in der Tat mein Leben verändert. Und vor allem hat sie mich mit ihrer Freundschaft gesegnet.

Jedes Buch braucht ein Verlagsteam, und *Die Energie-Codes* hatten das große Glück, ein enorm talentiertes Team zu haben, angefangen mit meiner genialen Herausgeberin Sarah Pelz, deren Klarheit und Sachkenntnis uns auch mit einer Expertin auf dem Gebiet der Codes zusammengebracht hat, der Mitherausgeberin Leslie Meredith. Leslies Vertrautheit mit der Wissenschaft und ihre brillante Beherrschung des Redaktionsprozesses haben dieses Projekt zu einem alchemistischen Prozess gemacht, an dem Herz, Verstand und Seele beteiligt waren. Ich fühle mich geehrt durch die engagierten Beiträge dieser beiden erstaunlichen Frauen.

Zutiefst dankbar bin ich dem kleinen Kreis von Engeln, die seit den ersten Augenblicken meines erhabenen Erwachens einen heiligen Raum für mich bewahrt haben: Marci Shimoff für ihre leidenschaftliche Anregung und Ermutigung, ein Buch zu schreiben, für ihr Fachwissen bei der Entwicklung seines Inhalts sowie für ihre Liebe und ihr Licht vom ersten Tag an. Noch einmal, sie ist mein Engel und Wundermacher. Suzanne Lawlor danke ich dafür, dass sie als Trägerin der Wahrheit und glühende Verehrerin der göttlichen Liebe so unerschütterlich präsent in meinem Leben ist, und AlexSandra Leslie dafür, dass sie alle möglichen Dinge von einer höheren Warte aus sehen kann.

Eine erstaunliche Schriftstellerin verfügt über ein unschätzbares Talent, und ich hatte das Glück, die genau passende zu finden, um mit einer Synthese aus Tradition und Inspiration, östlicher und westlicher Perspektive, Innovation und authentischer Sorgfalt eine bestimmte Botschaft zu transportieren: Brookes Nohlgren. Ihre Genialität besteht darin, dass sie mein gesprochenes Wort in einen narrativen Fluss gebracht und dieses Buch geschaffen hat. Die seltene Hingabe, mit der es ihr gelungen ist, diese Inhalte im Dienste einer besseren Welt zu erfassen und mitzuteilen, hat mich tief berührt – tausend Dank an sie! Ich danke auch Bryna Haynes, einer hervorragenden Redakteurin, für ihre Weisheit, ihre Hingabe, ihre Gewandtheit sowie ihre redaktionellen Ergänzungen und inhaltlichen Fachkenntnisse. Auch sie war ein wahrer Segen für mich.

Weil ich so viel auf Reisen bin, »braucht es ein Dorf«, um mein Leben zu führen. Mein großartiges Team am Morter Institute bezeichnet sich liebevoll als »The Village People«. Ich haben jeden Tag das Glück, sie meine Freunde und mein geliebtes Team nennen zu können: Kris Conlin, meine rechte Hand für Details und Organisation und eine engagierte Verbündete bei der Redaktion dieses Buches. Ich bin ihr für ihre Integrität und Standhaftigkeit auf ewig dankbar. Ohne ihre Brillanz gäbe es dieses Buch gar nicht. Andrea Stumpf hat beim Schreiben geholfen und Modell für Bilder gestanden und damit jeden Aspekt dieses Projekts verbessert. Ich bin unendlich dankbar für ihren hellen Geist und ihre Liebe zur Herzensgüte. Monica Turner bin ich dankbar für ihr wunderbares Talent und die Hingabe, mit der sie die Kunstwerke auf diesen Seiten geschaffen hat, sowie für ihre ständige Freundschaft. Glynis Pierce danke ich für die Flugleitung am Morter Institute und für alles, was sie für mich tut. Danke auch an Breeze Woodlock, weil sie so viele Stunden und schon so viele Jahre für mich da ist.

Meine Anfänge auf der spirituellen Reise und das »Lichtstrahl-Erwachen« waren kostbare Phasen in meinem Leben, eine Zeit der seelischen Entfaltung. Meine engen Seelenfreunde von damals haben für immer einen Platz in meinem Herzen: Melanie Mills, Mary Ann Shurig, Dr. Rebecca Anderson, Arielle Azeez (Pinky), Bill Psillas, Dr. Michael Hermann, Keith Chaon und (damals noch) Windy Woodland sowie Julia Moses, die leider schon verstorben ist.

Viele meiner geliebten Lehrer sind nicht mehr auf diesem Planeten, leben aber jeden Tag in meiner Hingabe und dem, was ich lehre, weiter. Ich kann kaum in Worte fassen, wie dankbar ich ihnen bin: Ma Jaya Sati Bhagavati, eine der schönsten Lehrerinnen der bedingungslosen Liebe in meinem Leben. Sie gab mir den spirituellen Namen Saraswati Ma Jaya, der eine Brücke zwischen Wissenschaft und Kunst schlägt, lange bevor ich wusste, dass dies mein Schicksal ist. Ich verneige mich auch vor Shirdi Baba, Neem Karoli Baba, Ramana Maharshi, Virginia Essene und Angeles Arrien. Ohne eure körperliche und ätherische Führung wäre ich nicht hier.

Reverend Michael Beckwith danke ich dafür, dass er mir in den höheren Reichen begegnet ist und mich in dem bestätigt hat, was ich als wahr erkenne, sowie dafür, dass er mich ermutigt hat, aufzutreten und es zu offenbaren. Lynne McTaggart und Dr. Joe Dispenza danke ich für ihre wunderbare Ermutigung, dieses beachtliche Projekt in Angriff zu nehmen und einem weltweiten Publikum diese Botschaft zu überbringen.

Dr. Vicki Knapke und Dr. Scott Cooper, meinem besten Freund seit über 30 Jahren, danke ich für ihre Liebe zu B.E.S.T. und zum Morter Institute und dafür, dass sie mir zwischen meinen Reisen ständig mit ihrer Freundschaft und Fürsorge zur Verfügung stehen.

Die Yogastudios, die mir über die Jahre hinweg Raum für meine Yogaforschung und -entwicklung gegeben haben, haben ihre Spuren in diesem Buch hinterlassen, und jedes Mal, wenn ich meine BodyAwake-Yogakurse gebe, erinnere ich mich an sie. Vielen Dank an: The Yoga Center, Heather Thomas und Karen Fox; Cityoga School of Yoga and Health, Dave Sims; Marsha Pappas und Nikki Myers sowie Blooming Life Yoga Studio and School, Lily Kessler.

Ganz herzlich bedanke ich mich bei Dr. Raj Maturi und Cassie Stockamp für ihre anmutigen Yogademonstrationen, die gefilmt wurden und als Quellen zur Verfügung stehen. Ryan Penington danke ich für seine kreativen und professionellen Videoaufnahmen. Ein großes Dankeschön geht an Jeralyn Glass von Crystal Cadence, Music of the Heart, für die musikalische Begleitung der Meditationen zu diesem Buch.

Ich bedanke mich auch bei den vielen Patienten, Klienten und Schülern, deren Geschichten dazu beigetragen haben, diese Botschaft zu veranschaulichen, und bei unzähligen Patienten und Schülern, deren viele Fragen zu den Antworten geführt haben, die jetzt als »Energie-Codes« bezeichnet werden.

Die Familie ist immer die Wurzel unseres Erwachens, unserer Verkörperung und unserer Befreiung. Sowohl unsere Herkunft als auch unsere Entscheidungen offenbaren die Bestimmung unseres Seelenselbst. Wie kann man einer Mutter und einem Vater besser danken, als in seinem eigenen höchsten Selbst zu leben? Dazu gibt es nicht mehr zu sagen als: »Mama und Papa, es war ein Segen, euch als Eltern gehabt zu haben.« Meine Dankbarkeit gilt auch meinen Brüdern, Dr. Ted und Dr. Tom, sowie ihren Frauen, meinen lieben Schwägerinnen Janna und Anna, weil sie die Arbeit unseres Vaters fortgeführt und seinen Traum in all den Jahren verwirklicht haben – und weil sie mich lieben. Ich liebe sie sehr.

Und natürlich danke ich meiner geliebten Dr. Elisa Zinberg, die bei jedem Schritt auf dem Weg dabei war – bei jeder Reise, jeder Entscheidung und jeder Entdeckung –, dafür, dass sie Sophie und Gracie so sehr liebt und sich ohne Ende um unzählige wichtige Dinge kümmert. Lucy, meine ewige Liebe und tiefste Dankbarkeit sind dir gewiss.

Über die Autorin

Dr. Sue Morter, internationale Vortragsrednerin, Meisterin der bioenergetischen Medizin und Quantenfeldvisionärin, lehrt die Umschulung des Nervensystems und des feinstofflichen Energiesystems in einem Prozess namens *Embodiment* (Verkörperung). In ihren Seminaren und Retreats zu den Energie-Codes und BodyAwake-Yoga sowie in ihren BodyAwake-Videos beleuchtet sie die Beziehungen zwischen Quantengedanken, Energiemedizin und Heilung, indem sie die Nervenimpulse im Körper mithilfe des Geistes und durch tiefes Atmen neu strukturiert. Sie trainiert das Gehirn neu, verändert alte Gedächtnismuster und zeigt uns, wie wir über das Gehirn hinausgehen und so eine nachhaltige Heilung herbeiführen können. Sie betrachtet es als ihre Lebensaufgabe, die Göttlichkeit der ganzen Menschheit zu erwecken. In diesem Sinne hält sie Yoga-, Meditations- und Selbstheilungsretreats in Mexiko, Bali, Peru, Ägypten, Indien, Irland, auf den Osterinseln sowie in den USA ab.

Dr. Sue ist in mehreren Dokumentarfilmen zu sehen, darunter *The Opus, The Cure Is …, Discover the Gift* und *Femme.* Sie war 30 Jahre lang in Gremien zur Erteilung von Berufsausübungsbewilligungen sowie in Organisationen für Humandienstleistungsberufe tätig. Als prominente Wortführerin ihres Berufsstands hat sie zahlreiche Auszeichnungen für herausragende Leistungen in den Bereichen natürliche Gesundheitsfürsorge und transformationale Führung bekommen.

Sie ist Gründerin und Vordenkerin des *Morter Institute for BioEnergetics,* einer Organisation, die sich der Vermittlung von Techniken zur Selbstheilung und einer neuen Lebensführung auf der Grundlage von Quantenwissenschaft und Energiemedizin, Bewusstseinssteigerung und Lebensbeherrschung verschrieben hat. Das Morter Institute ist eine internationale Adresse für Heilung und Gesundheitserziehung und bietet seit den Achtzigerjahren Kurse und Behandlungen an, die von Hunderttausenden besucht und in Anspruch genommen werden. Dr. Sue ist eine Meisterlehrerin der *BioEnergetic Synchronization Technique* (B.E.S.T.), einer kraftvollen Heilmethode aus der Energiemedizin, die von ihrem Vater entwickelt wurde und an medizinisches Fachpersonal weltweit weitergegeben wird.

Sie schöpft aus ihrer Erfahrung als Ärztin, die mehr als 30 Jahre lang Zehntausende von Patienten betreut hat, bezieht ihre Inspiration aus einer Erweckung während der Ausübung einer uralten Meditationspraxis, die ihr ganzes Leben verändert hat, und aus ihrer persönlichen Leidenschaft, den Code des Lebens selbst zu knacken. Sie begeistert ein wissenschaftliches Publikum ebenso wie Menschen, die an den Themen »Persönlichkeitsentwicklung«, »Spiritualität« und »Gesundheit« interessiert sind, indem sie die Welten der Wissenschaft, des Geistes und der menschlichen Möglichkeiten verbindet. Sie hatte in den letzten drei Jahrzehnten immer große Freude daran, ihre Entdeckungen mit Hunderttausenden von Zuschauern zu teilen – sowohl live als auch online.

Als alteingesessene Vortragsrednerin und Moderatorin im Bereich der Selbsthilfe im Gesundheitswesen steht Dr. Sue mittlerweile an mehr als 250 Tagen im Jahr auf der Bühne – unterrichtet, leitet Workshops oder gibt Keynotes und andere Präsentationen. Von ihr stehen Dutzende von CDs, DVDs und Online-Hilfsmaterialien zur Verfügung.

Als aktives Mitglied des *Transformational Leadership Council* arbeitet sie mit vielen anderen einflussreichen Lehrern, Heilern und Wortführern zusammen, um eine bessere Welt zu schaffen.

Zwischen den Vorträgen genießt Dr. Sue ihr friedliches Zuhause auf dem Land in der Nähe von Indianapolis, Indiana, zusammen mit ihrer Partnerin und zwei Zwergschnauzern. Zeitweilig lebt sie auch auf Long Island, New York.

Weitere Informationen zum Morter Institute, zu den BioEnergetic-Behandlungsprogrammen, zu Dr. Sues Energie-Code-Kursen, zu BodyAwake-Yoga, zur BodyAwake-Yogalehrerausbildung und zu JourneyAwake-Exkursionen zu heiligen Stätten auf der ganzen Welt finden Sie im Internet unter: www.DrSueMorter.com.